腹壁整形美容外科

Aesthetic Plastic Surgery of the Abdomen

主编：（意）阿尔贝托·迪·朱塞佩（Alberto Di Giuseppe）

（美）梅尔文·A. 希夫曼（Melvin A. Shiffman）

主译：陶　凯　时　杰　梁久龙

U0251564

北方联合出版传媒（集团）股份有限公司

辽宁科学技术出版社

沈阳

© 2019辽宁科学技术出版社
著作权合同登记号：第06−2019−48号。

版权所有·翻印必究

图书在版编目（CIP）数据

腹壁整形美容外科 /（意）阿尔贝托·迪·朱塞佩，（美）梅尔文·A. 希
夫曼主编；陶凯，时杰，梁久龙主译 .—沈阳：辽宁科学技术出版社，2019.9
ISBN 978−7−5591−1193−7

Ⅰ . ①腹… Ⅱ . ①阿… ②梅… ③陶… ④时… ⑤梁… Ⅲ . ①腹壁—美容—
整形外科学 Ⅳ . ① R656.3

中国版本图书馆 CIP 数据核字 (2019) 第 101843 号

出版发行：辽宁科学技术出版社
　　　　　（地址：沈阳市和平区十一纬路 25 号　邮编：110003）
印 刷 者：辽宁新华印务有限公司
经 销 者：各地新华书店
幅面尺寸：210mm×285mm
印　　张：30.75
插　　页：4
字　　数：600 千字
出版时间：2019 年 9 月第 1 版
印刷时间：2019 年 9 月第 1 次印刷
责任编辑：凌　敏　陈　刚
装帧设计：袁　舒
责任校对：徐　跃

书　　号：ISBN 978−7−5591−1193−7
定　　价：398.00 元

联系电话：024−23284363
邮购热线：024−23284363
E-mail:lingmin19@163.com

献 词

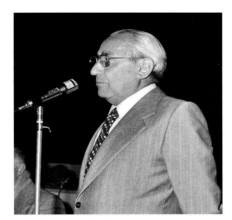

弗朗西斯科·迪·朱塞佩

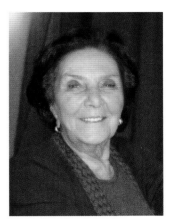

莎拉·迪·朱塞佩

谨以此书献给我的父母，弗朗西斯科·迪·朱塞佩和莎拉·迪·朱塞佩。

弗朗西斯科·迪·朱塞佩是一位心血管医生。1950—1960 年，他在意大利推动了心血管成为专门的学科。他在家乡安科纳建立了一所医院，名为"蓝西斯（Lancisi）"，这是当地第一所专门治疗心脏病和风湿病的医院，用于为成年人和儿童提供心血管外科治疗。这所医院很快成为意大利最高水平的心脏病医院之一，50 年之后依然处于领先水平。

莎拉·迪·朱塞佩是一位教师，长期在西尔维亚省彼尔弗朗西斯科任教。对于我来说，她是一位慈爱的母亲，同时也是时尚和富于爱心、原则性的榜样人物。

感谢上帝赋予我双亲的指导和激励，感谢他们的养育和教导！

感谢母亲！

感谢父亲！

（意）阿尔贝托·迪·朱塞佩

推荐序

　　很荣幸在此向大家推荐由希夫曼和迪·朱塞佩两位教授主编的一部佳作。这部著作不是简单的多种手术技术的罗列，而是涵盖了腹壁整形的诸多领域和专题。作者们在书中对相关解剖和实用的技术给予了详细的介绍，对于术后常见问题，如术后并发症、术后不良效果和患者不满意的影响因素等，也进行了详尽的阐述。我作为一名腹壁整形进展的研究者和见证者，非常感谢作者们的无私分享。这部著作一定会成为整形外科医生们阅读相关文献最为重要的补充。

　　本书为读者们呈献了有关腹壁整形及相关各领域的丰富知识！感谢作者们的努力！

天主教大学整形外科主任

卡洛斯·柴卡斯学院研究生院教授

巴西整形外科学会会员

美国美容整形外科学会会员

国际美容整形外科教授

艾维·彼坦格威

前 言

过去的 10 年里，在美容整形外科领域，腹壁整形术取得了很大的进展。许多新技术的出现在实现腹壁美观的同时，减少了手术的创伤。例如，在对腹壁血管解剖有深入了解的基础上，萨坦哈教授提出了吸脂腹壁整形术。此外，还有一些其他的新的技术手段，例如第三代超声装置（Vaster），通过对腹部、腰部和后背部等部位的深层脂肪组织的精准塑形，实现了最佳的外形和美观效果。

同时，业内出现了一些新的理念。例如，通过对腰部塑形和对腹外斜肌及腹直肌表面脂肪组织的精雕，可以重现"马甲线"，从而采用新颖的手术方法使患者具有如运动员般的腹部外观。应用这种方法之后，年轻人和年老者都可以像坚持锻炼、营养均衡的运动员一样，拥有健美的腹部曲线。随之而来，对于该项技术的需求也逐年增多。

本书的目的在于介绍有关腹壁整形的最新技术、方法和手术方式，向读者介绍最前沿的相关进展。

感谢我的朋友麦尔温（Melvin），他的卓越工作使本书得以顺利面世。

（意）阿尔贝托·迪·朱塞佩（Alberto Di Giuseppe）

译者名单

主 译

陶 凯　北部战区总医院整形外科

时 杰　北部战区总医院整形外科

梁久龙　北部战区总医院整形外科

副主译

黄 威　中国医科大学附属第一医院整形外科

常 鹏　北部战区总医院整形外科

田雅光　北部战区总医院整形外科

俞楠泽　北京协和医院整形外科

柴 筠　南京医科大学附属苏州医院整形外科

冀晨阳　成都格至医生集团有限公司

戴海英　海军军医大学长海医院整形外科

孙宇航　河北工程大学附属医院整形外科

张 倩　北部战区总医院整形外科

译 者（以姓氏笔画为序）

王宏宇　解放军第 983 医院烧伤整形美容科

王诗培　武汉大学中南医院整形美容科

王洪一　北部战区总医院整形外科

王 敏　武汉大学中南医院整形美容科

历 志　北部战区总医院心血管外科

刘 旺　解放军 464 医院整形美容科

刘清亮　河南省人民医院整形外科

李 伟　北部战区总医院整形外科

李 杨　空军军医大学第一附属医院整形外科

李建民　中国医科大学附属盛京医院超声科

余泮熹　中国医学科学院整形外科医院

宋英莉　北部战区总医院整形外科

宋起滨　中国医科大学附属盛京医院整形外科

张文俊　海军军医大学附属长征医院整形外科

张　瑛　海军军医大学附属长征医院整形外科

张　巍　北部战区总医院肝胆外科

陈　刚　南京中医药大学附属医院整形外科

陈冠军　装备发展部办公厅亚运村门诊部整形美容科

陈海华　杭州市第一人民医院整形科

陈敏玮　青岛和睦家医院医疗美容科

林茂辉　贵阳美莱医疗美容医院整形美容外科

金　元　北部战区总医院整形外科

周　伟　武汉大学中南医院整形美容科

周　南　北部战区总医院麻醉科

孟　浩　北部战区总医院胸外科

南　华　广州修志夫医疗美容门诊部美容外科

徐志山　北部战区总医院整形外科

徐　勇　海军军医大学附属长征医院整形外科

高中玉　上海览海医疗美容门诊部

郭　亮　武汉大学中南医院整形美容科

桑　晨　山东省诸城市人民医院烧伤整形科

彭　鎏　广西医科大学

董　冰　北部战区总医院整形外科

曾令寰　四川省中西医结合医院医疗美容科

谢　冰　沈阳医学院附属第二医院整形美容科

滕海燕　北部战区总医院整形外科

目　录

第一部分

历　史

第 1 章　腹壁整形术的历史

希德 · Ｊ . 米拉弗蒂（Sid J. Mirrafati），

梅尔文 · Ａ . 希夫曼（Melvin A. Shiffman）著

1.1　前言

　　腹壁整形术可以解决腹壁组织过多和瘢痕等问题，同时也能纠正腹壁肌肉（腹直肌和腹外斜肌）松弛。腹壁整形是一种有创性操作，其并发症的发生率和死亡率虽然不高，但是后果严重，特别是在与腹部脂肪抽吸等操作同时进行时。腹壁整形是一个塑造身体轮廓的过程，应该根据体形个体化设计手术切口，并缩紧松弛的腹直肌，以防止术后腹壁膨隆。腹壁整形术的一个重要的美学难点是脐部成形。

1.2　历史

　　德马尔斯（Demars）和马克思（Marx）[1]最先报道了切除部分腹壁脂肪和皮肤与脐部成形的联合手术。凯利（Kelly）[2]采用横向腹壁切口切除多余的皮肤及皮下组织，并对脐部进行了重建（图 1.1）。

　　高德特（Gaudet）和莫里斯汀（Morestin）[3]采用横向腹壁切口治疗 1 例巨大脐疝，同时切除了多余的腹壁皮肤和脂肪，并完整保留了脐部。温霍尔德（Weinhold）[4]首先尝试横向结合纵向的三叶草形切口，获得了更好的腹部轮廓（图 1.2）。德雅尔丹（Desjardin）[5]报道应用椭圆形纵向切口一次性切除了 22.4kg 的腹壁皮肤及皮下组织。莫里斯汀（Morestin）[6]报道了 5 例采用与凯利（Kelly）类似的横向椭圆腹壁切口切除大容量脂肪的操作，而乔利（Jolly）[7]则倾向于采用低位横向椭圆切口。

　　巴布科克（Babcock）[8]报道了应用与温霍尔德（Weinhold）类似的纵向椭圆切口，但对腹壁分离的范围更大（图 1.3）。此外，他还利用金属线技术对皮下进行了减张处理。贝克（Beck）[9]通过两个弧形的横向切口做椭圆形腹壁切除，一个切口位于脐上方，一个切口位于脐下方。如果患者没有合并脐疝，则保留脐部。谢普尔曼（Schepelmann）[10]通过改良的巴布科克（Babcock）方法，采用从剑突到耻骨的泪滴形切口进行手术（图 1.4）。该方法能够去除更多的下腹部组织。

　　弗里斯特（Frist）[11]在腹壁整形术中通过皮下隧道法将脐部重新移位至切口上方。索雷克（Thorek）[12]采用脐部下方的 V 形切口，将两侧腹部的皮肤和脂肪组织去除（图 1.5）。如果需要，可以通过弧形切口将脐部作为复合组织进行移植。

　　1931 年，弗莱什 – 西比修斯（Flesch–Thebesius）和惠斯海默（Wheisheimer）[13]改良了索雷克（Thorek）的方法，设计出包含脐部的手术切口。1939 年，索雷克（Thorek）[14]再一次报道了此方法的临床应用。索马洛（Somalo）[15]采用圆形的从前向后的切口对腹壁进行全面塑形。皮克（Pick）[16]和巴尔茨基（Barsky）[17]分别于 1949 年和 1951 年发表论文，对索雷克（Thorek）的横向切口进行了改良，在两侧增加了纵向的楔形切口（图 1.6）。加蒂埃（Galtier）[18]采用了四角星形的切除方法（图 1.7）进行手术。1957 年，弗农（Vernon）[19]报道了应用超低脐下横向切口联合广泛分离和脐部转位的技术（图 1.8）进行手术。杜富尔门托

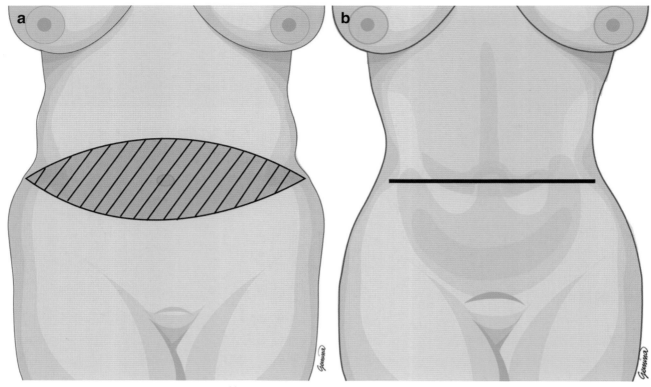

图 1.1　（a）切除部位。（b）术后瘢痕 (Kelly [2])

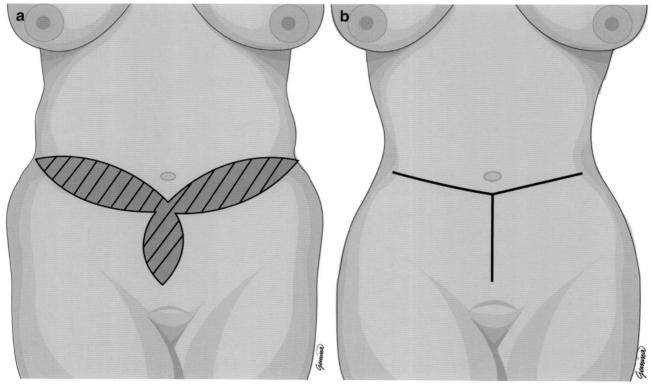

图 1.2　（a）切除部位。（b）术后瘢痕 (Weinhold [4])

（Dufourmentel）和穆利（Mouly）[20] 在 1959 年对弗农（Vernon）技术进行改良，在中间部分加入了一个小的垂直切口（图 1.9）。

冈萨雷斯－乌罗阿（González-Ulloa）[21] 以及维兰（Vilain）和杜布塞特（Dubouset）[22] 分别在 1960 年和 1964 年报道了与皮克（Pick）和巴尔茨

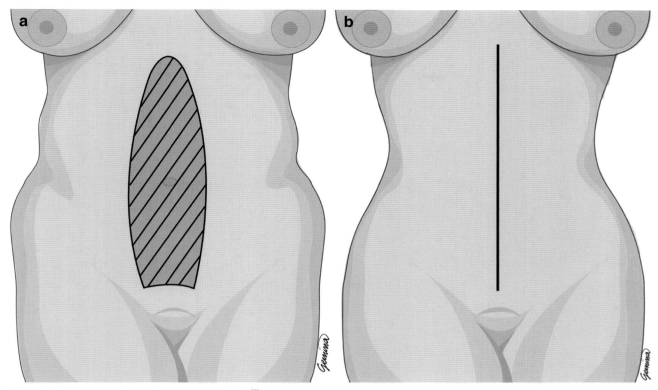

图 1.3 （a）切除部位。（b）术后瘢痕 (Babcock [8])

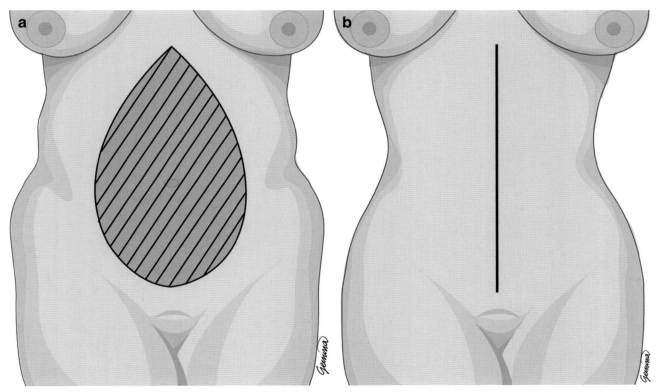

图 1.4 （a）切除部位。（b）术后瘢痕 (Schepelmann [10])

基（Barsky）类似的腹壁整形术。1965 年，斯帕达福拉（Spadafora）[23] 报道了一种与弗农（Vernon）法类似的技术，将切口向下设计至更隐蔽的部位。

其切口始于中部，邻近阴阜，在腹股沟区弧形向上至髂前上棘。1967 年，卡利亚（Callia）[24] 报道的技术与斯帕达福拉（Spadafora）法相近，只是将

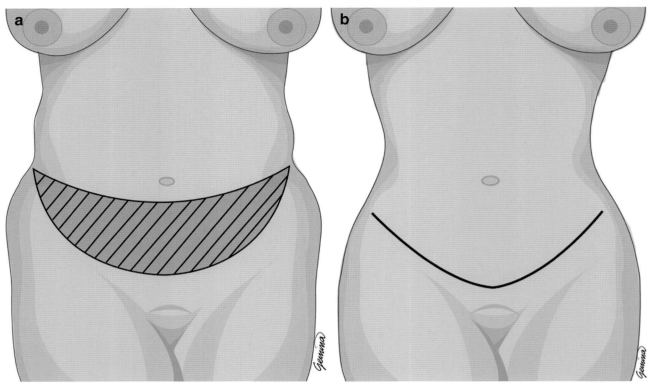

图 1.5 （a）切除部位。（b）术后瘢痕 (Thorek [12])

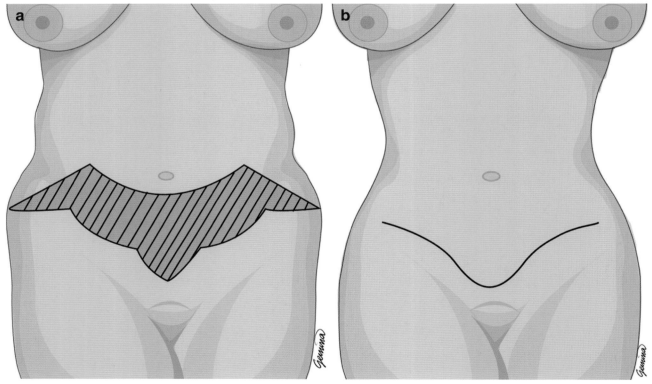

图 1.6 （a）切除部位。（b）术后瘢痕 (Pick [16] 和 Barsky [17])

切口设计在腹股沟区下方（图 1.10）。该方法不仅把瘢痕设计在更隐蔽的区域，而且对大腿外侧也具有一定的提升作用。

在 1967 年之前，有 3 种主要的腹壁整形方法，分别为：横向切口、纵向切口、横向加纵向联合切口（图 1.11）。

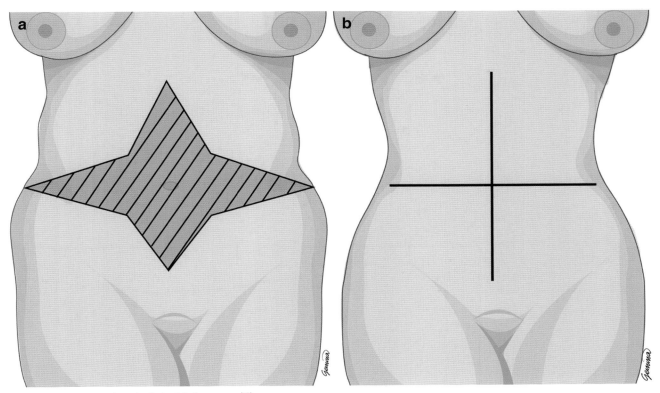

图 1.7　（a）切除部位。（b）术后瘢痕 (Galtier[18])

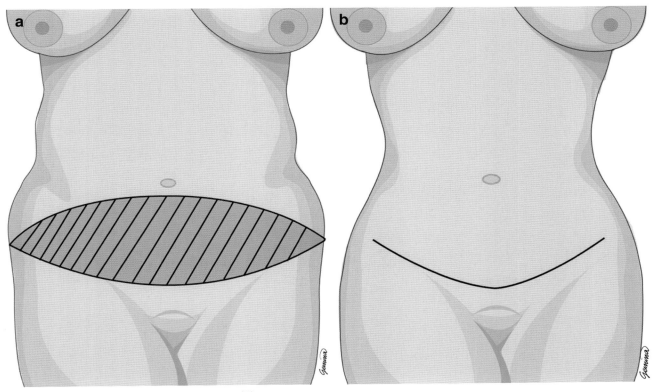

图 1.8　（a）切除部位。（b）术后瘢痕 (Vernon[19])

1967 年以后，整形医生们为了追求更低位和更隐蔽的切口，在卡利亚（Callia）法的基础上进行了多种改良。

1967 年皮塔吉（Pitanguy）[25] 报道了他的手术方法取得了良好的疗效。1967—1975 年，他再次对 500 余例腹壁整形联合乳房整形案例进行了报

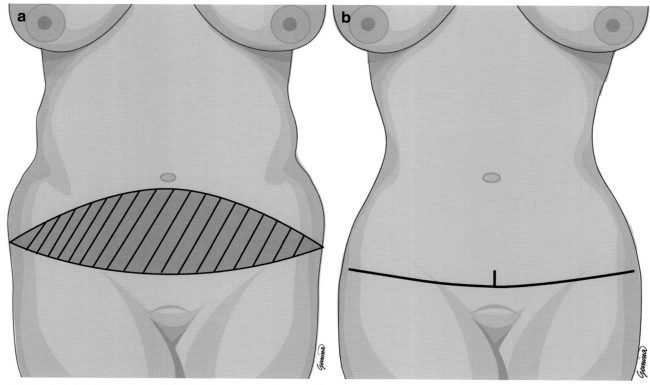

图 1.9 （a）切除部位。（b）术后瘢痕 (Dufourmental 和 Mouly[20])

道[26]。皮塔吉（Pitanguy）不仅采用了更低位的横向腹壁—腹股沟切口，而且提倡进行广泛的肋骨下缘分离、腹直肌紧缩和局部加压技术（图 1.12）。

1972 年，雷吉诺特（Reginault）[27] 发明了 W 形切口整形技术，并于 1975 年对此项技术进行了改良[28]。切口始于阴毛边界下方 1~3cm，在阴阜处呈一弧形，经腹股沟褶皱向外上方延伸(图 1.13)。此方法减轻了既往手术对阴阜的牵拉和术后瘢痕。1973 年，格瑞则（Grazer）[29] 报道了 44 例腹壁整形联合其他手术操作的病例，他提倡采用经皮纹的低位横向切口并向外侧延伸至原脐部水平，使之位于比基尼线上（图 1.14）。1977 年，贝克（Baker）[30] 提出了腹壁整形术的推荐模式（图 1.14）。

1978 年，普拉纳斯（Planas）[31] 提出了"腹壁下拉缝合（Vest over Pants）"技术。该方法采用从脐部延伸到外侧的低位横向切口，将上腹部游离形成的皮瓣下拉覆盖下腹部，根据局部张力切除组织，可使瘢痕隐藏在裤线以内。1940 年，索马洛（Somalo）[32] 提出将横向切口延伸到后腰部形成一带状的环形腹壁整形术后，该技术不断得到发展。1959 年，冈萨雷斯－乌罗阿（González-Ulloa）[33] 使其更加流行。

1995 年，巴罗迪（Baroudi）和莫雷斯（Moraes）[34] 报道了类似自行车车把的腹壁整形术切口。在这一操作过程中，耻骨段在阴毛的水平线下方保持较低的水平，而侧方处于高位，凸形切口向髂前上棘延伸（图 1.15）。

伊鲁兹（Illouz）[35] 将脂肪抽吸与腹壁整形结合起来，这是一种革命性的创新。腹壁整形可以修复底层的肌肉，而脂肪抽吸可以重塑上覆的脂肪轮廓，但在脂肪抽吸时必须注意中腹部是危险区，而侧腹部是安全区。大量文献报道应用此方法取得了良好的效果[36–41]。

萨尔丹哈（Saldanha）[42] 和阿维拉（Avelar）[43] 则对脂肪抽吸联合腹壁整形术进行了改进。在脂肪抽吸术后切取下腹壁皮瓣，而不对上腹部皮瓣进行分离，单纯地将皮瓣自然下拉、缝合。

脂肪抽吸也使迷你腹壁整形术重新受到重视。在此之前，因为迷你腹部整形术只能改善少量的下腹部皮肤和脂肪，其应用十分有限。艾尔巴兹（Elbaz）和弗拉格尔（Flageul）[44] 在 1971 年首先提出微小腹壁整形术，格里森斯坦（Glicenstein）于 1975 年对其进行了改进[45]。在脂肪抽吸术得到应用后，威尔金森（Wilkinson）和斯瓦茨（Swartz）[46]

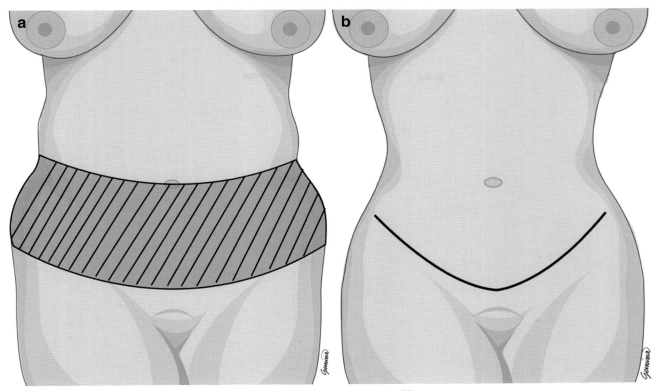

图 1.10　（a）切除部位。（b）术后瘢痕 (Gonzalez-Uloa[21]，Vilain，Dubousset[22])

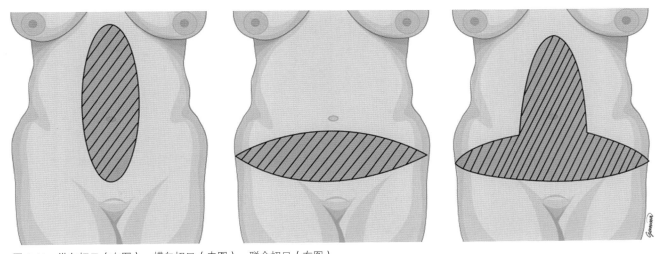

图 1.11　纵向切口（左图）。横向切口（中图）。联合切口（右图）

于 1986 年报道了 35 例迷你腹壁整形案例。1987 年，格林明（Greminger）[47] 也报道了一组有 14 例迷你腹壁整形的病例。

脂肪抽吸术与超声、激光、水动力、动力辅助和射频技术结合后不断取得进展。全腹壁整形与迷你腹壁整形在技术上有着许多不同，这些技术已成为美容手术和形体雕塑的一个组成部分。此外，还有新技术不断涌现，使腹壁整形术向出血少、恢复快的方向不断发展。

1.3　脐整形

高德特（Gaudet）和莫里斯汀（Morestin）[3] 首先尝试对患者脐部进行美容整形。脐部重建包括很多类型的切口，有圆形、横向线形、水平线形、垂直线形、U 形、V 形、倒 U 形和倒 V 形。

当患者罹患巨大脐疝，原脐部无法保留时，需要进行脐重建或脐切除 [3,6,9]。

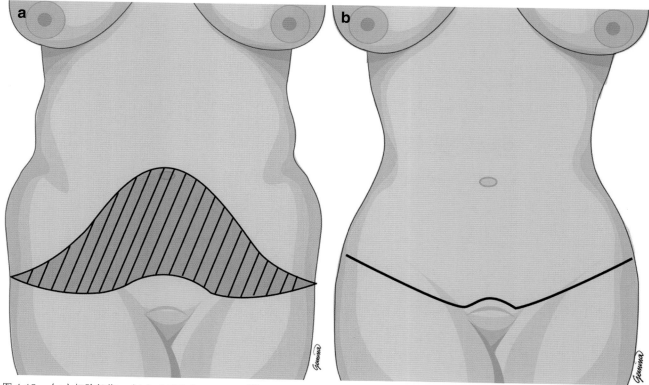

图 1.12 （a）切除部位。（b）术后瘢痕 (Pitanguy[25])

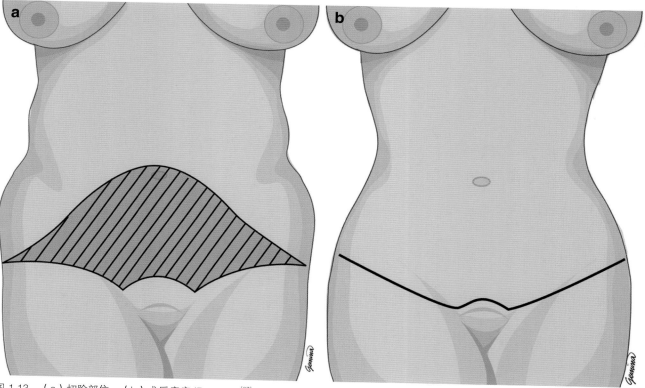

图 1.13 （a）切除部位。（b）术后瘢痕 (Regnault[27])

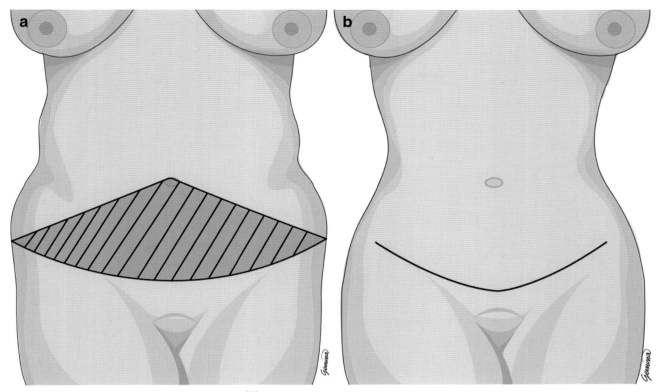

图 1.14 （a）切除部位。（b）术后瘢痕 (Grazer[29])

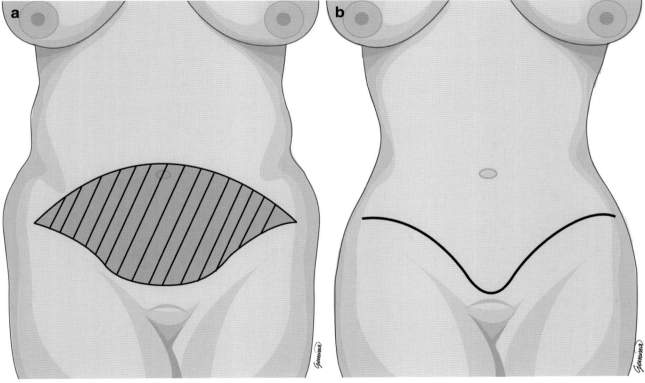

图 1.15 （a）切除部位。（b）术后瘢痕 (Baroudi 和 Moraes[34])

参考文献

[1] Voloir P. Operations plastiques sous-aponeurotiquessur la paroi abdominale anterieure. Thesis, Paris;1960. p. 25.

[2] Kelly HA. Report of gynecological cases. (excessive growth of fat). Johns Hopkins Med J. 1899;10:197.

[3] Gaudet F, Morestin H. French Congress of Surgeons. Paris; 1905. p. 125.

[4] Weinhold S. Bauchdeckenplastik. Zentralbl F Gynak.1909;38:1332.

[5] Desjardins P. Resection de la couche adi d'obesite extreme (lipectomie). Rapport par Dartigues. Paris Chirurg. 1911;3:466.

[6] Morestin A. La restauration de la paroi abdominalepar resection etendue des teguments et de la graissesous-cutanee et le plissement des aponeuroses superfi cielles envisage comme complement de la cure radicaledes hernies ombilicales. Paris: These; 1911.

[7] Jolly R. Abdominoplasty. Berl Klin Wochens-chr.1911;48:1317.

[8] Babcock W. The correction of the obese and relaxed abdominal wall with special reference to the use of buried silver chain. Phila Obstet Soc. 1916;14:1916.

[9] Beck C. Pendulous abdomen. Cure by removal of excess fat and obliteration of ventral hernias. SurgClin Chicago. 1917;1(4):731–736.

[10] Schepelmann E. Bauchdeckenplastik mit besonde-rer Berucksichtigung des Hangebauches. Beitr Klin Chir.1918;3:372.

[11] Frist J. Zur reduktion des bauchdeckenfattes gelegen-tlichvon laparotomien. Wien Klin Woche Schr. 1921;34:266-268.

[12] Thorek M. Plastic surgery of the breast and abdominal wall. Springfi eld: Charles C. Thomas; 1924.

[13] Flesch-Thebesius M, Wheisheimer K. Die operation des hangebauches. Chirurg. 1931;3:841.

[14] Thorek M. Plastic reconstruction of the female breast and abdomen. Am J Surg. 1939;43(2):268–278.

[15] Somalo M. Dermolipectomia circular del tronko. Sem Med. 1940;47:1435–1443.

[16] Pick JF. Abdomen. In: Pick JF, editor. Surgery of repair: principles, problems, procedures, vol. 2.Philadelphia: JB Lippincott; 1949. p. 435.

[17] Barsky AJ. Principles and practice of plastic surgery. Baltimore: Williams & Wilkins; 1950.

[18] Galtier M. Surgical therapy of obesity of the abdominal wall with ptosis. Mem Acad Chir. 1955;81(12-13):341–344.

[19] Vernon S. Umbilical transplantation upward and abdominal contouring in lipectomy. Am J Surg. 1957;94(3):490–492.

[20] Dufourmental C, Mouly R. Chirurgie Plastique. Paris:Flammarion; 1959. p. 381–389.

[21] Gonzalez-Ulloa M. Belt lipectomy. Br J Plast Surg.1960;13:179–186.

[22] Vilain R, Dubousset J. Technique et indications de lalipectomie circulaire. 1250 observations. Ann Chir.1964;18:289–300.

[23] Spadafora A. Abdomen adiposa y pendulodermoli-pectomiailiaco-inguino-pubiana. Prensa Universitaria (Buenos Aires). 1965;114:1839–1842.

[24] Callia W. Uma plastica para um cirurgiao geral. Med Hosp. 1967;1:40–41.

[25] Pitanguy I. Abdominal lipectomy: an approach to it through an analysis of 300 consecutive cases. Plast Reconstr Surg. 1967;40(4):384–391.

[26] Pitanguy I. Abdominal lipectomy. Clin Plast Surg. 1975;2(3):401–410.

[27] Regnault P. Abdominal lipectomy, a low "W" incision. New York: New York International Society of Aesthetic Plastic Surgery; 1972.

[28] Regnault P. Abdominoplasty by the "W" technique. Plast Reconstr Surg. 1975;55(3):265–274.

[29] Grazer FM. Abdominoplasty. Plast Reconstr Surg.1973;51(6):617–623.

[30] Baker TJ, Gordon HL, Mosienko P. A template (pattern)method of abdominal lipectomy. Aesthetic Plast Surg. 1977;1(1):167–176.

[31] Planas J. The "vest over pants abdominoplasty". Plast Reconstr Surg. 1978;61(5):694–700.

[32] Somalo M. Circular dermolipectomy of the trunk.

Semin Med. 1940;1:1435.

[33] Gonzalez-Ulloa M. Circular lipectomy with transposition of the umbilicus and aponeurolytic technique.Cirurgia. 1959;27:394–409.

[34] Baroudi R, Moraes M. A "Bicycle-Handlebar" type of incision for primary and secondary abdominoplasty. Aetshetic Plast Surg. 1995;19(4):307–320.

[35] Illouz Y. Body contouring by lipolysis: a 5-year experience with over 3000 cases. Plast Reconstr Surg. 1983;72(5):591–597.

[36] Elbaz JS. Esthetic abdominoplasty with preliminary liposuction. Ann Chir Plast Esthet. 1987;32(2):148–151.

[37] Cardoso de Castro C, Cupello AM, Cintra H. Limited incision abdominoplasty. Ann Plast Surg.1987;19(5):436–447.

[38] Dillerud E. Abdominoplasty combined with suction lipoplasty. a study of complications, revisions, and risk factors in 487 cases. Ann Plast Surg. 1990;25(5):333–343.

[39] Dillerud E. Complications of suction-assisted abdominoplasty combined with other surgical procedures.Plast Reconstr Surg. 1990;85(6):994–995.

[40] Ousterhout DK. Combined suction-assisted lipectomy, surgical lipectomy, and surgical abdominoplasty.Ann Plast Surg. 1990;24(2):126–132.

[41] Matarasso A. Liposuction as an adjunct to a full abdominoplasty.Plast Reconstr Surg. 1995;95(5):829–836.

[42] Saldanha OR, de Souza Pinto EB, Mattos Jr WN, Pazetto CE, Lopes Bello EM, Rojas Y, dos Santos MR, de Carvalho AC, Filho OR. Aesthetic Plast Surg. 2003;27(4):322–327.

[43] Avelar JM. Abdominoplasty combined with lipoplasty without panniculus undermining: abdominolipoplastya safe technique. Clin Plast Surg. 2005;33(1):79–90.

[44] Elbaz JS, Flageul G. Chirurgie Plastique de 1'Abdomen. Paris: Masson; 1971.

[45] Glicenstein J. Diffi culties of surgical treatment of abdominal lipodystrophies. Ann Chir Plast. 1975;20(2):147–155.

[46] Wilkinson TS, Swartz BE. Individual modifi cations in body contour surgery. Plast Reconstr Surg. 1986;77(5):779–784.

[47] Greminger RF. The mini-abdominoplasty. Plast Reconstr Surg. 1987;79(3):356–365.

第二部分

解剖学

第 2 章　前腹壁肌群的解剖

奥汉·E. 阿斯兰（Orhan E. Arslan）著

2.1　前言

前腹壁从外到内依次为：皮肤、浅筋膜、深筋膜、腹外斜肌、腹内斜肌、腹横肌、腹直肌、锥状肌以及腹横筋膜。外科医生在行腹壁整形术时必须熟悉腹壁的解剖结构。

2.2　体表标志与神经支配

前腹壁最外层的皮肤比后腹壁薄得多。皮下结缔组织的弹性使皮肤收缩并可导致切口裂开。此外，结缔组织的纤维呈水平走行，形成明显的兰格（Langer）线。如果手术切口垂直于兰格（Langer）线的方向，就会造成瘢痕明显和切口裂开。由于支配前腹壁的血管和神经沿着兰格（Langer）线的方向分布，横向的手术切口更容易迅速地愈合，瘢痕较小且极少导致血管和神经损伤或裂开。前腹壁皮肤的另一个特点是真皮层允许一定程度的拉伸，从而抵抗持续的牵拉。怀孕的子宫可以对前腹壁施以压力，破坏真皮结缔组织的纤维，从而形成与兰格（Langer）线垂直的妊娠纹。

腹壁主要由胸腹神经的终末支支配。这些神经同时支配腹壁肌肉和腹膜，此结构特点可以解释在腹膜炎发病过程中所形成的剧烈疼痛和板状腹。腹壁组织带有特定的体表标记，部分标记在身体健康的个体中尤为明显。其中一个标记是位于腹直肌之间由腱膜形成的白线上的纵向沟槽，两侧则在腹直肌外侧缘形成另一组纵向的弧形半

月线。

成人的肚脐位于第 3 和第 4 腰椎椎间盘水平之间，对应于耻骨和剑突连线中点的位置。它是胎儿脐带部分的附着部，包含了卵黄囊和脐血管。在新生儿和肥胖的成年人中，因腹壁肌群力量薄弱，肚脐可能会处于较低的位置。由于腹壁皮肤的刺激所导致的肚脐移位具有一定的临床意义。当腋中线的腹壁皮肤受到一个钝性物体由外向肚脐方向的刺激时，引起的腹壁浅反射包括腹部肌肉的收缩和肚脐向受刺激一侧的位移。该反射缺失与开胸术后疼痛[1]和脊柱侧弯患者的脊髓空洞症的早期症状有关[2,3]。而该反射完整表明第 9~11 脊髓节段未受损伤。阑尾在前腹壁的常见投影位置被称为麦氏点，可以通过脐和髂前上棘连线的中点外 1/3 交界点来确定。

脐膨出是一种发生在胎儿肠快速发育扩张时期的罕见的先天性脐疝，在胎儿发育的第 6 周，通过脐孔进入胚外体腔，而在大约第 10 周时却未能回到腹腔。这种生理性疝发生后，突出的内脏将返回扩大的腹腔内。因此，这种情况是由滞留于腹腔外的一种生理性的肠疝气发展而来的。该生理缺陷通常伴有其他先天性异常，表现为一层菲薄的腹膜和羊膜组成的疝囊。在一项连续大样本新生儿的研究中，脐疝患儿的生存率大大低于腹裂的患儿。这项研究证明高龄产妇妊娠与脐膨出密切相关，往往合并先兆流产[4]。脐膨出在很大程度上与基因或染色体异常有关，新生儿患病率为 3/10 000，其治疗过程复杂，目前尚不能做到产

前进行准确的排除性诊断[5]。

出生后 1 年内发生的脐疝，是由脐孔关闭失败所引起的。剧烈的哭闹和持续的咳嗽会显著增加腹内压，从而导致部分腹内脏器突入疝囊。这种疝气常发生于非洲裔美国人中。嵌顿性疝或脐部的巨大缺损可能需要进行手术治疗。成人嵌顿性、绞窄性脐疝常见于白线区无弹性肌腱结构的缺陷。产后的妇女更易发生这种类型的疝。多次生产容易导致妇女患嵌顿性脐旁疝，此时疝囊通常包含部分大网膜，经肚脐上方或下方的白线疝出。肚脐受第 10 肋间神经支配，腹部的脐以上区域由第 7~8 肋间神经的感觉支支配，而以下区域则由第 11 肋间神经、肋下神经、髂腹下神经和髂腹股沟神经支配。

像其他肋间神经一样，第 7 和第 8 肋间神经分为前皮支和外侧支。前皮支是这些肋间神经的末端分支，穿过腹直肌鞘的外侧边缘支配前腹壁的皮肤。外侧支的两个小分支弧形穿行至腹直肌外侧缘，穿过腹横肌和腹内斜肌腱膜，平行肋缘走行于腹直肌内表面，支配腹壁皮肤。

第 9~11 肋间神经穿过横膈膜、腹横肌和腹内斜肌腱膜的后层，然后分为侧支和前支，与第 7~8 肋间神经走行类似。第 9 肋间神经是一条较大的分支，胸骨角较大的人群通常在行科彻（Kocher）切口时容易受损。第 10 肋间神经随着其他肋间神经的前分支向前下方延伸至脐部。腹直肌综合征会引起腹中部及旁正中区域的麻木和感觉异常，这与腹直肌鞘内的肋间下 (胸腹) 神经卡压有关。

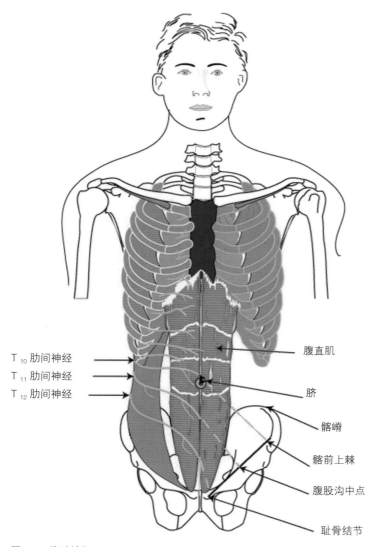

T_{10} 肋间神经
T_{11} 肋间神经
T_{12} 肋间神经

腹直肌

脐

髂嵴

髂前上棘

腹股沟中点

耻骨结节

图 2.1　腹壁神经

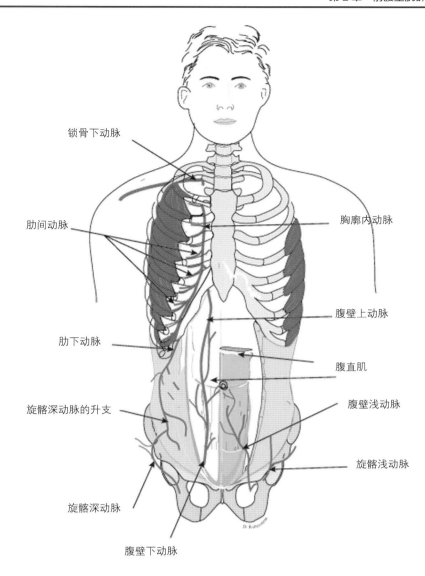

锁骨下动脉

肋间动脉

肋下动脉

旋髂深动脉的升支

旋髂深动脉

腹壁下动脉

胸廓内动脉

腹壁上动脉

腹直肌

腹壁浅动脉

旋髂浅动脉

图 2.2　腹壁动脉

　　事实上，胸腹神经也参与腹肌和腹膜的神经支配，这就解释了在腹膜炎发病过程中为什么会存在剧烈疼痛和板状腹。同样，肋骨和膈胸膜周围炎症、下胸椎结核、软骨间关节半脱位的弹响肋综合征，或者下胸脊神经背侧神经节的带状疱疹也可产生腹壁疼痛感。单根肋间神经损伤的患者通常会出现一种束带样、环绕腹部的缩窄性疼痛。肋间神经或椎旁神经节阻滞也可以用来治疗胸壁和肋骨的癌性疼痛。研究表明，因腹壁整形导致的疼痛可以通过肋间神经、髂腹股沟神经和髂腹下神经的联合阻滞实现长期缓解 [6]。

　　可以在锁骨中线与肋弓下方的交界处快速敲击以评估第 7~9 节胸椎脊髓节段的完整性。通过敲击脐外侧腹壁可以观察第 9~11 胸椎脊髓节段的情况。通过敲击锁骨中线与腹股沟韧带的交界处，

可以了解胸 11 至腰 1 脊髓段的损伤程度 [7]。

　　阑尾炎或美克尔憩室炎初期的患者，可感觉到脐周部位的内脏疼痛，疼痛区域相当于第 10 胸脊髓皮神经支配的区域。其可能的机制是，这两个结构的内脏痛觉纤维伴随交感神经末梢纤维返回其发出的区域（胸 10 脊髓）。内脏传入神经降低了胸 10 脊髓感觉神经元的阈值，因此，来源于这一区域皮肤的非痛觉刺激，就会反映为疼痛（会聚易化理论）。其他纯粹来自于患病内脏传入神经也会有会聚的表现，比如，阑尾与躯体传入神经位于同一脊髓节段，因此可能触发大脑误解疼痛刺激的来源，误认为其来自第 10 胸脊髓皮神经，而不是真正受到刺激的内脏（会聚投射理论）。

　　腹壁其余的神经支配来自腰 1 脊神经段发出的腰丛的髂腹下和髂腹股沟分支。髂腹下神经走

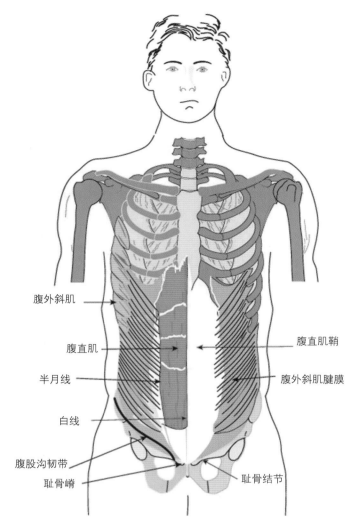

腹外斜肌

腹直肌

半月线

白线

腹股沟韧带

耻骨嵴

腹直肌鞘

腹外斜肌腱膜

耻骨结节

图 2.3　腹外斜肌、腱膜和腹股沟韧带

行于后腹部，至髂嵴处穿入并支配腹横肌和腹内斜肌，其后分为外侧支和前支。仅髂腹下神经的前支达到腹股沟浅环区域，支配耻骨上区皮肤和腹内外斜肌。行阑尾切除术时，将麦氏切口置于髂前上棘上内侧可以保留该分支[8]。研究还表明，当胃肠道和妇科检查结果均呈阴性时，腹部外科手术后的持续性下腹部疼痛最有可能与髂腹股沟和髂腹下神经的卡压有关[8]。

　　与髂腹下神经类似，髂腹股沟神经也向前下方穿行于腹横肌和腹内斜肌之间，然后穿入腹内斜肌，于腹内斜肌和腹外斜肌之间延伸至腹股沟管，在男性精索或女性子宫圆韧带的下外侧下降并从腹股沟浅环穿出。其同时含有运动及感觉神经纤维，支配外生殖器前部的感觉，运动纤维支配腹内斜肌和腹横肌的下半部分。髂腹股沟神经可能缺失，或很小，或者上移与髂腹下神经共干

走行。

　　一份解剖学研究显示，在 40% 的标本中，髂腹股沟神经没有感觉支。30% 的髂腹股沟神经与生殖股神经有交通支，并成为腹股沟的主要神经。在余下的 30% 中，髂腹股沟神经皮支主要支配腹股沟皱襞、男性阴茎根部和阴囊前部，以及女性阴阜和大阴唇前部[9]。

　　阑尾切除术、腹股沟疝修补术或其他前下腹部的手术，均可能损伤髂腹股沟神经，从而造成下腹部肌肉薄弱和疝气。事实上，髂腹股沟神经及其生殖支的变异明显，这也极大地增加了损伤的概率。腹股沟韧带内的髂腹股沟神经受到卡压（髂腹股沟综合征），可能使其分布的感觉区域产生慢性疼痛[10]。同样，术后持续性下腹痛在缺乏胃肠道和妇科检查结果阳性证据的情况下，应该注意腹股沟或髂腹下神经卡压的可能性。腹壁

内复发性神经瘤导致的疼痛可通过腹膜后近端切除术来处理[8]。

2.3　皮肤和血管淋巴管

脐部是动脉供血、静脉和淋巴回流的分水岭。肚脐上方区域静脉回流入上腔静脉，而以下区域主要回流入下腔静脉。这样的分布使上腔静脉和下腔静脉之间的分支建立侧支静脉吻合（腔静脉吻合），在侧腹通过胸腹壁静脉连接胸外侧静脉和旋髂浅静脉。

尽管有这个分界线，小的附脐静脉却汇入门静脉。由于附脐静脉和腹壁浅静脉之间的交通静脉，门静脉和下腔静脉之间建立起旁路路径，分别利用附脐静脉和腹壁浅静脉汇入门静脉和下腔静脉。因门静脉高压引起的附脐静脉曲张形成了一种特异性体征——美杜莎之头——希腊神话中头部缠满了蛇的妖怪。除了连接附脐静脉和胸腹壁静脉的交通静脉，腹壁浅静脉引流前腹壁下部的浅表组织，并直接汇入大隐静脉。大隐静脉通向股静脉，再汇入髂外静脉，然后通过髂总静脉进入下腔静脉，腹壁浅静脉的静脉血汇入下腔静脉。如前所述，静脉血还通过附脐和部分闭塞的

脐静脉进入门静脉系统。

胸腹壁静脉连接胸外侧静脉和旋髂浅静脉，汇集腹中部的静脉血。胸外侧静脉汇入腋静脉，再通过一系列静脉通道进入上腔静脉。同样，旋髂浅静脉内的静脉血通过一系列静脉通道进入下腔静脉。这些复杂的静脉连接建立起一种腔静脉之间的吻合，其在下腔静脉闭塞时变得活跃起来。旋髂浅静脉是最靠外下侧的静脉，收集下腹部浅表组织的静脉血。

脐周有两套淋巴管道系统。收集脐上区域的淋巴管汇入胸小肌下缘沿胸外侧血管分布的腋窝淋巴结的前组或胸组；而脐下区域的淋巴管汇入腹股沟韧带远端的腹股沟浅淋巴的外侧组和内侧组。

同样，为前腹壁供血的几个动脉系统也在脐周会聚，包括腹壁上动脉、腹壁下动脉、腹壁浅动脉、旋髂浅动脉、旋髂深动脉、膈肌动脉、肋间后动脉、肋下动脉和腰动脉。

腹壁浅动脉是腹股沟韧带下方的股动脉的中间支。它潜行于前腹壁的浅筋膜中并提供血供，与腹壁下动脉的终末分支形成吻合[11]。

在腹壁浅动脉的外侧，另有一个较小的分支血管，是旋髂浅动脉，起源于股动脉，向髂前上

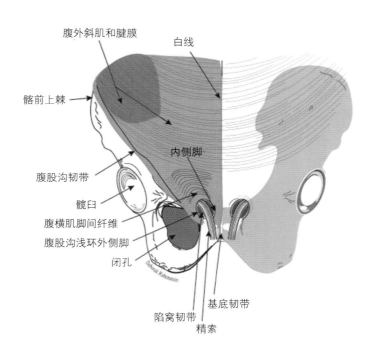

图 2.4　腹外斜肌腱膜、腹股沟浅环和腹股沟韧带

棘延伸。其与髂前上棘的关系使得当手术需要使用腹股沟皮瓣时，可以在腹股沟区通过皮肤来定位[12]。其在阔筋膜中延伸至腹部的浅筋膜，然后与髂外动脉的旋髂深支和髂内动脉的臀上支形成吻合。

腹壁下动脉是髂外动脉的主要分支，多起源于髂外动脉内侧，也可能起源于股动脉，或者罕见地从闭孔动脉发出。该分支从腹股沟深环的内侧缘上升，深入腹膜，形成腹壁下动脉襞（脐外侧韧带）。当其向腹直肌和肚脐方向延伸时，形成了黑塞尔巴赫（Hesselbach）三角的外侧界，即发生腹股沟直疝的位置。腹壁下动脉穿过腹横筋膜，在弓状线水平进入腹直肌的后壁。在上腹部的下1/3处，与上腹壁和后肋间动脉的终末分支相连通，从而在锁骨下动脉、髂外动脉和腹壁动脉的分支之间形成侧支循环。这一动脉吻合不仅可以作为主要动脉阻塞时可能的旁路动脉途径，而且在设计和切取纵向腹壁筋膜皮瓣时也非常重要[13]。在其起始部，腹壁下动脉还发出了提睾肌支和耻骨支。

提睾肌动脉供应提睾肌、腹内斜肌延伸形成的精索被膜、女性的圆韧带，还通过与腹主动脉的睾丸动脉支和膀胱下动脉的输精管动脉支吻合供应睾丸。耻骨动脉在耻骨后方下降并为壁层腹膜和前腹壁肌肉供血。耻骨动脉分支与腰动脉、旋髂动脉、腹壁浅动脉、闭孔动脉的分支相吻合。在1/3的人群中，该分支由闭孔动脉发出。提睾肌动脉通过发出皮支供应下腹部皮肤和腹外斜肌腱膜。

数支主要动脉的分支参与了前腹壁的血供，这些主要动脉有股动脉、髂外动脉、锁骨下动脉、肋间动脉以及腹主动脉。这些分支包括了腹壁浅动脉、阴部外浅动脉、旋髂浅动脉、旋髂深动脉、腹壁上动脉、腹壁下动脉、肋间后动脉、肋下动脉、膈肌动脉和腰动脉[11]。

前腹壁的血供部分来自胸廓内动脉的膈肌支和腹壁上支。腹壁上动脉是胸廓内动脉的一个分支，在第6肋软骨水平发出，在腹直肌鞘内下降，在脐周围与髂外动脉的腹壁下分支建立吻合。其在胸横肌前，平行于胸骨下降，由胸骨旁淋巴结所环绕。腹壁上动脉继续向下延伸至"莫尔加尼（Morgagni）"胸肋三角，这是肋骨和膈肌胸骨附着处的间隙。该间隙允许腹壁上动脉在剑突中部进入腹直肌鞘的后层，并在上腹部上1/3处横向转入腹直肌前鞘。腹壁上动脉为腹直肌、膈肌和腹部皮肤供血[13]。腹壁上动脉也通过镰状韧带与肝动脉形成交通。膈肌动脉在胸廓内动脉发出两支低位肋间前动脉之前向侧方分出，是胸廓内动脉的终末支，其在第7~9肋软骨的后方向下外侧走行。该血管还供应前腹壁肌肉，并与旋髂深动脉和低位的两支肋间后动脉形成吻合。

另一供应下外侧腹壁的血管是旋髂深动脉，在腹壁下动脉起始部的外侧从髂动脉发出，走行于腹股沟韧带后外侧，走行于由前方的腹横筋膜和后方的髂筋膜形成的鞘中。旋髂深动脉在穿出腹内斜肌后走行于腹内斜肌和腹横肌之间，与腹壁下动脉、腹主动脉腰支、髂腰动脉及髂内动脉的臀上分支形成吻合。

前腹壁还接受来自低位的2~3支肋间后动脉的血供。这些血管在相应的肋间隙和肋沟中走行，位于肋间后静脉的下方和肋间神经的上方，伴随肋下动脉、腹壁上动脉和腰动脉一起供应前腹壁。之后它们通过外侧缘进入腹直肌鞘，与腹壁上、下动脉形成吻合。由胸主动脉发出的肋下动脉，最初走行在第12肋的下方和第12胸椎的前方，与下肋间后动脉、腹壁上动脉、腰动脉吻合交通并供应前腹壁。

前腹壁也接受来自腰动脉的血供。腰动脉起源于腹主动脉。这些血管穿过腹横肌并在腹横肌和腹内斜肌之间走行，与髂腰动脉、肋下动脉、旋髂深动脉、腹壁下动脉和下肋间后动脉相吻合。

脐的后表面是肝圆韧带和脐韧带/皱襞的会合处。肝圆韧带是脐静脉的残迹，可能在婴儿早期仍然开放，可以用于溶血性疾病如胎儿成红细胞增多症患者的置管和输血[14]。由覆盖的壁腹膜转化而来的脐韧带/褶皱分为正中部、内侧部和外侧部。脐正中韧带由脐尿管残余部分形成，这是一个连接尿囊和膀胱的胚胎结构。这一结构可能是未闭的，允许膀胱的内容物通过脐排出。位于脐尿管外侧的脐动脉上段闭塞部分，形成脐内侧韧带，而腹壁下动脉及覆盖其的壁层腹膜构成脐外侧韧带或腹壁下动脉襞。脐的后表面也可能有梅

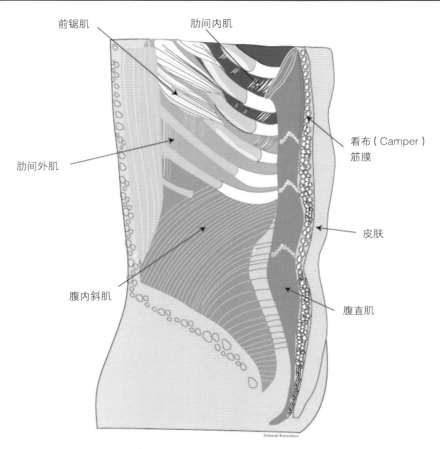

图 2.5 腹外斜肌深面为更薄的腹内斜肌

克尔（Meckel）憩室的纤维延伸。梅克尔（Meckel）憩室是在回肠末端发育的卵黄管胚胎残余，其偶尔会突出腹前外侧壁而成为利特雷（Littre）疝。

2.4 组织结构

当切开皮肤时，一层柔软的、可分离的、大部分是脂肪组织的浅筋膜层——看布（Camper）筋膜，便显露出来。一个人的膳食情况决定了其这一层的厚度。在剖宫产手术关腹时，缝合看布（Camper）筋膜有利于预防术后浅层切口的裂开[15]。

斯卡帕（Scarpa）筋膜是浅筋膜的深层，在下腹壁更为明显[16]。看布（Camper）和斯卡帕（Scarpa）筋膜之间包含了腹股沟浅淋巴结和相关联的其他淋巴管，以及皮肤的血管和神经。深筋膜包裹着腹外斜肌腱膜，与斯卡帕（Scarpa）筋膜有松散的联接。由于其坚韧的胶原性质，斯卡帕（Scarpa）筋膜可以用来缝合固定腹壁手术切口。儿童的可回缩（活动）异位睾丸可以在阴囊和前腹壁之间来回移动。睾丸回缩常见的位置在斯卡帕（Scarpa）筋膜和覆盖腹外斜肌的深筋膜之间，也被称为腹股沟浅环，通常由疏松结缔组织填充。

浅筋膜的两个层继续向会阴延伸，并被重新命名。在男性，斯卡帕（Scarpa）筋膜和看布（Camper）筋膜联合延续为肉膜，成为阴囊的外平滑肌层。斯卡帕（Scarpa）筋膜与会阴科勒（Colle）筋膜延续为会阴浅袋的下壁。这个区域的尿道破裂，可能导致血液和尿液渗入此袋中，并通过斯卡帕（Scarpa）筋膜和科勒（Colle）筋膜最终蔓延至外生殖器和下腹壁。由于斯卡帕（Scarpa）筋膜与大腿上部的阔筋膜在腹股沟韧带下方紧密连接，因此从破裂的尿道扩散开的液体和尿液不会蔓延到大腿远端。在白线和耻骨联合之间，在阴茎或阴蒂的根部附近，斯卡帕（Scarpa）筋膜增厚，形成一种被称为"祥状韧带"的四边形胶原结构。掀起斯卡帕（Scarpa）筋膜后可以显露出腹壁的深筋膜，其牢牢地附着在深层肌膜和腹外斜肌腱膜上，通常延续为包绕精索的精索外筋膜和外生殖器深筋膜。在白线下端前方，深筋膜汇集成阴茎或阴蒂的悬韧带。

2.5 腹壁的肌群

去除深筋膜后，前腹壁的肌肉组织及其腱膜便暴露出来，包括腹外斜肌、腹内斜肌、腹横肌、腹直肌和锥状肌。它们通过收缩和扭转维持腹内压，促进分娩、呕吐、排便、排尿和咳嗽。同时，它们通过压迫下胸壁来加强呼气。临床查体时发现卡尔内（Carnett）征阳性，即腹壁肌肉收缩时腹部压痛增加或保持不变，通常表明疼痛并非来源于胃肠道而是来源于腹前外侧壁（疝气、肌筋膜疾患或神经卡压）[17]。

腹外斜肌是腹壁最浅表的肌肉（图 2.1~ 图 2.3），其大部分向下、向内侧走行至腹直肌外缘，除了来自下两根肋骨的肌束，它起源于第 7 或第 8 肋骨的外表面，垂直向下，与前锯肌和背阔肌相互交错，止于髂嵴。几乎所有的肌纤维都位于脐与髂前上棘连线的上方，很少低于这条线。腹外斜肌的内表面与腹内斜肌的外表面之间的空隙以及覆盖这些肌肉的筋膜层包含了供应腹壁的脉管系统和神经。插入髂嵴的腹外斜肌的垂直部分的后缘构成佩蒂特（Petit）下腰三角的前界，背阔肌构成其后界，髂嵴构成其下界。这一三角较宽，罕见发生佩蒂特（Petit）疝，且极少发生嵌顿[18]。

一项关于腹外斜肌动脉血供的研究证实，其上部由肋间后动脉供应，而尾部主要由旋髂深动脉供应，髂腰动脉也参与供应。研究同时发现，旋髂深动脉外侧支和髂腰动脉向外侧走行，而前支从背侧穿过肌肉[19]。旋髂深动脉在腹外斜肌血供中的主导地位已由库茨巴里（Kuzbari）等的一项动脉灌注研究所证实[20]。

2.6 腹外斜肌、腱膜和腹股沟韧带（图 2.3）

腹外斜肌在腹直肌的外侧边缘延续为腱膜，覆盖于腹直肌表面，构成腹直肌鞘的前层。同时与腹内斜肌和腹横肌腱膜交织形成腹白线。腹白线是腹壁正中线上的腱性纤维索，其从剑突延伸至耻骨联合、耻骨嵴之间。"白线支座"是指白线附着于耻骨嵴上的三角形部分。

白线的脐上部分明显较宽，并将腹直肌完全分开，而下半部分则很窄，没有明显的分界线。白线的乏血管性质使其成为外科手术切口的良好入路。从第 9 肋软骨附近的肋弓延伸至耻骨结节的腹直肌边缘，标记为半月线（Spigelian）。后者也标志着肋间神经进入腹直肌的位置，因此手术切口不可设计在该部位。半月线与道格拉斯（Douglas）弓状线的交界处（腹直肌鞘后层上 2/3 和下 1/3 之间的过渡点）可发生半月线（Spigelian）疝，其由腹膜外脂肪及其覆盖的皮肤、浅筋膜和腹外斜肌腱膜组成。

在髂前上棘和耻骨结节之间的腱膜向后、向上折叠形成了腹股沟（Poupart）韧带，其将腹股沟疝和股疝的发生位置分开。同时也是腹壁向大腿过渡的标志。其弯曲的边界构成腹股沟管和黑塞尔巴赫（Hesselbach）三角的底部，并与水平面成斜角。

2.7 腹外斜肌腱膜、腹股沟浅环和腹股沟韧带（图 2.4）

腹股沟浅环外侧脚后表面可触及腹股沟韧带的反折部分，其由外斜肌腱膜的纤维组成，向上内侧走行至联合腱前方，汇入腹直肌鞘和白线。腹股沟韧带内侧端部分纤维在耻骨结节处向下后方走行，并向外侧转折形成三角形的金伯纳特（Gimbernat）韧带或腹股沟韧带耻骨部。这个三角形的韧带与股静脉之间由股管隔开，是股疝的潜在部位。大腿阔筋膜延伸到腹股沟韧带，与耻骨筋膜、耻骨梳的骨膜和横筋膜的纤维形成筋膜腔隙韧带。其位于耻骨前下方约 1cm，耻骨结节外侧约 3cm，参与构成包裹股动静脉的股鞘。

库珀（Cooper）韧带是沿着耻骨梳锐缘向外延伸，连接间隙韧带基底部的坚韧纤维带。来源于耻骨筋膜和白线支座的纤维进一步加强了该韧带。福雷（Faure）[21] 和卢梭（Rousseau）[22] 等的报告显示，加强该耻骨筋膜在腹股沟区的腔镜手术和女性尿失禁手术中有重要意义。腹股沟疝修补术中的麦克维（McVay）法就是将腹横筋膜锚定在库珀（Cooper）韧带上[23]。

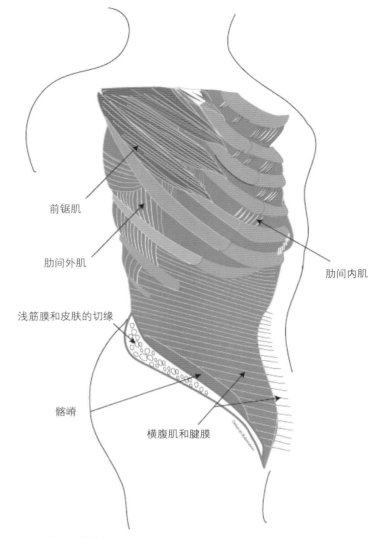

前锯肌

肋间外肌

肋间内肌

浅筋膜和皮肤的切缘

髂嵴

横腹肌和腱膜

图 2.6　腹横肌及其腱膜

腹股沟韧带后方的缝隙允许支配大腿的血管和神经通过，被延续于髂腰肌筋膜和腹股沟韧带的髂耻弓分为血管室（血管间隙）和肌肉室（肌肉间隙）。股静脉、股动脉和将其包绕的股鞘以及内侧的股环位于血管室内，而肌肉室内则含有股神经和髂腰肌。腹股沟浅环是腹外斜腱膜上的裂孔，位于腹股沟韧带的上方和耻骨结节的上外侧。

尽管存在一定变异，但由于女性的圆韧带相对较细，其腹股沟浅环通常会小一些，且局限于腹股沟韧带的内侧 1/3 处。腹股沟浅环的外侧脚连接于耻骨结节，构成强韧的外边界；而内侧脚在耻骨联合处交错，形成内边界，顶点由脚间纤维将内外侧脚相连，以阻止腹股沟浅环的过度扩张。男性精索和女性圆韧带由腹外斜肌腱膜延续而来

的精索外筋膜包裹着，从腹股沟浅环外侧脚表面越过，腹外斜肌由下方的 5~6 根肋间神经的腹侧支支配。

在腹外斜肌深面，是薄得多的腹内斜肌（图2.5），其起源于腹股沟韧带的外侧 2/3 和髂嵴，与背阔肌共同起源于胸腰筋膜。其肌纤维，特别是来自髂嵴和胸腰筋膜的纤维，垂直于腹外斜肌纤维的方向向上外侧走行，附着于下 3~4 根肋骨的下缘，并延续于肋间内肌。腹内斜肌在腹直肌的外侧缘延续为腱膜，并与同侧和对侧的腹肌腱膜构成白线。

由腹股沟韧带起源的腹内斜肌腱膜与腹横肌腱膜，在腹直肌前、男性精索或女性圆韧带的上方拱起，形成联合腱（腹股沟镰），附着于耻骨嵴和耻骨梳的内侧区，在巴西尼（Bassini）疝修补术中

可缝合到腹横筋膜和腹股沟韧带的反折部分[24-27]。联合腱位于腹股沟浅环的后方，形成可阻止腹股沟疝进展的天然屏障。但也由于同样的原因，腹股沟直疝疝囊可以通过联合腱的腱膜组织疝出。

尽管在附着点和结构特征上有所变化，但联合腱常常连接腹直肌鞘前层和腔隙韧带，其多变的纤维束将腹横肌横向连接于耻骨上支。在腹直肌鞘的上 2/3 处（由弓状线或脐与耻骨联合连线中点以上的部分所确定），腹内斜肌腱膜分为两层。前层与腹外斜肌腱膜覆盖腹直肌的前表面，而后层与腹横肌腱膜、横肌筋膜覆盖腹直肌的后表面。在弓状线以下或脐与耻骨联合连线中点以下的腹直肌鞘下 1/3 处，腹内斜肌腱膜变为单层，并加入腹外斜肌和腹横肌腱膜参与形成的腹直肌鞘前层。

腹内斜肌构成腰上三角的外侧界，这是腰疝的一个潜在部位。这个三角形区域的内侧界为竖脊肌外缘，外下界为腹内斜肌后缘，上界为第 12 肋[28]。

腹内斜肌及其腱膜结构内松散排列的疏松纤维延伸到精索和睾丸周围，形成提睾肌及筋膜。腹横肌的纤维由精索内筋膜分为内、外两部分，通常也辅助提睾[29]。其细长而不规则的内侧部起自耻骨结节、联合腱或腹横肌，而厚的外侧部直接来源于腹股沟韧带及其与髂前上棘的附着处。该平滑肌接受来自股神经生殖器支的运动神经支配，其起源于 $L_1 \sim L_2$ 脊髓节段。提睾肌及其筋膜在腹内斜肌的下缘包绕精索和睾丸，至耻骨结节位置融入腹直肌前鞘。据研究报道，在疝修复术中谨慎地解剖提睾肌及其筋膜可以极大地增加腹股沟管和腹股沟深环的显露[30]。在女性个体中，提睾肌外部的零星纤维包裹在圆韧带周围。提睾反射时提睾肌发生收缩，这是一种由大腿内上侧刺激引起的快反射，将睾丸向腹股沟浅环提升。研究主要集中于睾丸扭转和提睾反射过度活跃之间的关联，以及寒冷天气下这一状况的进一步加重[31]。腹内斜肌接受下第 6 肋间神经腹侧支及髂腹下神经和髂腹股沟神经的支配。

腹外斜肌与腹内斜肌、腹直肌联合收缩，可使脊柱弯曲。腹外斜肌和腹内斜肌收缩可使同侧躯体外展或侧屈。同侧腹外斜肌与对侧腹内斜肌收缩可使腰椎旋转。

腹横肌是前腹壁的最后层肌肉，相对较薄且宽，由腹内斜肌深面水平的纤维组成（图 2.6）。和腹内斜肌一样，腹横肌纤维起源于髂嵴、腹股沟韧带和胸腰筋膜，但有一些额外的纤维束来自第 5 肋或第 6 肋的内表面，与膈肌外周部分肌肉的起源交叉。腹横肌有可能缺失或与腹内斜肌相融合，或因筋膜裂隙而中断。其在腹直肌的外侧缘附近延续为腱膜，并融入其他腹肌的腱膜，形成腹直肌鞘和白线。例外的是，在剑突水平，腹横肌沿腹直肌深面走行，在更接近白线的位置变为腱膜。

在腹直肌鞘的上 2/3，相当于弓状线上方的部分（脐和耻骨联合连线的中点），腹横肌腱膜加入腹内斜肌腱膜的后层和腹横筋膜，参与构成腹直肌鞘后层。在腹直肌鞘下 1/3，相当于腹直肌鞘弓状线以下的部分（脐和耻骨联合连线的中点），腹横肌腱膜加入腹外斜肌腱膜，参与构成腹直肌鞘前层。腹横肌腱膜的低位纤维跨越男性精索或女性圆韧带，向内下方走行，融入腹内斜肌腱膜后，止于耻骨结节而形成联合腱。

半月线（Spigelian）疝指在腹直肌外侧缘（半月线）的腹横肌腱膜缺损。由腹膜外脂肪包围的疝囊位于外斜肌腱膜后方，因此往往是腹壁间疝，不易触及或诊断[32]。无论发病时的年龄如何，这种疝都可能是先天性起源，常见于下腹部弓状线以上，可以与新生儿腹股沟疝同时发生[33]。获得性半月线（Spigelian）疝可以继发于肥胖、既往手术史、瘢痕，也可能是门诊透析、非卧床腹膜透析或其他疝的并发症[34]。患有这种罕见疝的患者常表现为局部疼痛或绞窄导致的肠梗阻。

腹横肌由下方第 5 支或第 6 支肋间神经腹侧支以及肋下、髂腹下和髂腹股沟神经支配。一般来说，腹肌的神经支配，特别是肋间神经，具有广泛的交通和相当多的重叠。这一情况可以解释 1 ~ 2 肋间神经损伤时造成有限或难以察觉的功能缺陷。与此相反，腹直肌由神经分段支配，缺乏重叠，因此，单根肋间神经损伤最容易引起腹直肌节段性缺陷而非整个肌肉的功能障碍。

作为一种抵消腹内压的力量，腹横肌收缩对脊柱的作用十分重要。一直以来，人们都认为腹横肌收缩与腹内外斜肌的功能相似。与腹直肌和

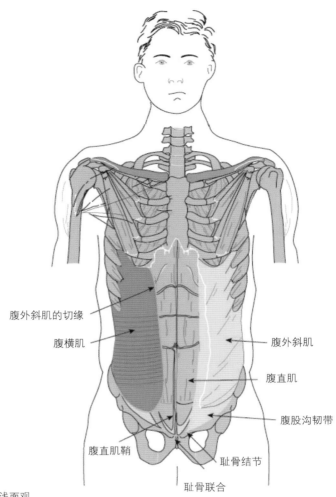

腹外斜肌的切缘

腹横肌

腹外斜肌

腹直肌

腹股沟韧带

腹直肌鞘

耻骨结节

耻骨联合

图 2.7　腹壁肌肉的浅面观

腹外斜肌相比，腹横肌对化学或体积相关性刺激的反应更为敏感。已有研究证实，支配该肌肉的运动神经元远远超出其他仅发挥呼吸功能所需的传入和传出神经[35]。

　　腹直肌是位于白线两侧的纵向肌肉。其被相当厚的鞘所包围，并且向远端延伸时并不完全一致。其近端附着于剑突和第 5~7 肋软骨，下端内侧区与耻骨联合附着，并与对侧腹直肌相连，外侧区附着于耻骨嵴、耻骨梳和耻骨结节。与脐下部分不清晰的界限相比，腹直肌的脐上部分被白线广泛地分开。腹直肌的外侧缘形成了半月线，其与右侧肋弓相交处是胆囊底的体表标志。在健康者身上，半月线是一条从耻骨结节延伸至第 9 肋软骨之间的明显的弧形沟。腹直肌通常被 3 条与腹直肌前鞘紧密结合的横向腱划分为波浪状的几段。最高的腱划通常靠近剑突，最远端的腱划位于脐平面，与第 10 肋骨呈节段性相关，并由第

10 肋间神经支配，而中间腱划位于上述两者之间。由于其对前腹壁的支撑作用，手术切断这些腱划会导致切口疝的发生。因此，切口可以取在腹直肌的任何地方，除了腱划处。

　　为了显露腹直肌及其相关的血管和神经，在每一个腱划处都要小心地切开腹直肌鞘。可采用经腹直肌前鞘和腹直肌的旁正中切口，因为术后腹直肌的解剖复位可以保护缝合的腹膜。腹直肌是由下方第 6 肋间神经或第 7 肋间神经的分支支配，经其外侧缘穿入腱划，因此手术切口不可设计在半月线及其周边，因其可能导致肌肉的失神经性萎缩。腹直肌折叠及相关的皮瓣推进和腹外斜肌转位术，将大大改善腰部和腹部正面观的美学效果[36]。

　　腹直肌鞘（图 2.7、图 2.8）内包含腹直肌和锥状肌、下方第 5 肋间神经或第 6 肋间神经的末端分支以及腹壁上、下动脉，其由腹内外斜肌、

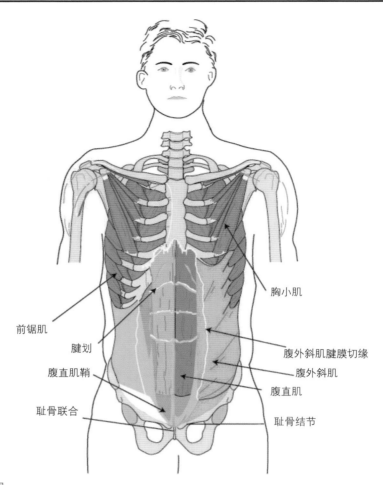

前锯肌
腱划
腹直肌鞘
耻骨联合

胸小肌
腹外斜肌腱膜切缘
腹外斜肌
腹直肌
耻骨结节

图 2.8 腹壁肌肉深面观

腹横肌的腱膜及腹横筋膜组成。弓状线将其分为上、下两种结构模式，对应于多层和单层腹直肌后鞘的过渡部位。弓状线也位于脐与耻骨联合连线的中点，在弓形线的上 2/3 处，腹直肌鞘的前层由腹外斜肌腱膜和腹内斜肌腱膜的前层组成，而其后层由腹内斜肌腱膜的后层、腹横肌腱膜以及腹横筋膜组成。观察弓状线以下的腹直肌鞘，可以看到所有腹部扁肌的腱膜转向前方，而后方仅留下单层的腹横筋膜。因此，在此水平，腹直肌鞘前层由所有腹部扁肌的腱膜联合而成，而腹直肌鞘后层仅剩下腹横筋膜。

肋弓也是腹直肌不同分层模式的标志。在肋弓以上，腹直肌鞘的前层仅由腹外斜肌的腱膜形成，因为这一水平的腹直肌位于肋软骨上，腹内斜肌和腹横肌的腱膜仅能扩展到肋缘。追踪肋弓下腹横肌时，可以发现在这个水平其延伸向腹直肌的后方。腹直肌鞘内包含了锥状肌、腹壁上和

腹壁下血管、下方第 5 肋间神经或第 6 肋间神经的终末分支。

尽管腹壁血管破裂后自发性腹直肌鞘内血肿极为罕见，但在妊娠最后 3 个月或产后初期发生急性腹痛时，外科医生应警惕这种可能性[37,38]。腹直肌分离时两侧的腹直肌会因腹白线的拉伸和变宽而向两侧分离，这可能与分娩相关。布劳曼（Brauman）[39] 的一项研究显示，在没有腹直肌分离的女性中可以看到显著的前腹部突出，而在罹患腹壁分离的个体中则相反，表现出扁平的腹部。同一研究表明，腹壁突出应该代替腹壁分离作为腹壁薄弱的标志，修复腹壁分离的方案最终应该基于对突出程度的评估。腹直肌由下方第 6 或第 7 个胸椎神经的腹侧支支配。

当骨盆和下肢保持不动时腹直肌收缩会使脊柱前屈。同样，当躯干固定时腹直肌收缩将使骨盆前移。俯屈是腹直肌的主要功能，特别是在仰

卧位时，以抵抗引力的作用。

锥状肌如果存在，将是一块位于腹直肌鞘内、腹直肌末端前方的小三角肌。这块易变的小肌肉存在于 2/3 的人群中，起源于耻骨联合和耻骨嵴，其顶端逐渐变细，并在与弓形线交界处插入腹白线。这块肌肉的确切功能尚未阐明，一般认为其作用为拉紧白线。

锥状肌受肋下神经运动纤维支配，极少情况下接受髂腹下神经或髂腹股沟神经分支的支配。肋下神经是第 12 胸椎神经的前支，沿第 12 肋下缘与肋下血管伴行。其与肋间神经有相似的走行，穿过腹横肌和腹内斜肌腱膜，在髂前上棘后方穿越髂嵴，然后分成内、外侧支，内侧支发出运动纤维支配锥状肌，外侧支传递臀前区皮肤的感觉。

前腹壁的最内层是腹横筋膜，其类似于覆盖胸腔的胸内筋膜，作为腹内筋膜的一部分覆盖整个腹腔[40,41]。腹横筋膜位于腹横肌和腹膜外脂肪之间，在腹直肌鞘的上 2/3 加入腹横肌腱膜和腹内斜肌腱膜后层。在腹直肌鞘的下 1/3，这个筋膜是腹直肌后表面唯一的一层组织。腹横筋膜深入腹股沟韧带，形成股血管鞘前层，并向上延续为横膈膜下表面非常薄的一层筋膜，称为膈下筋膜。

在后腹部，腹横筋膜加入胸腰筋膜前层和下方的盆内筋膜。其在腹股沟处增厚，在髂前上棘和耻骨联合连线中点附近形成腹股沟管深环。对应于腹股沟韧带下方股动脉穿行的位置，腹股沟深环位于腹壁下血管外侧，腹横肌腱膜弓形纤维下方。安德鲁斯（Andrews）等[42]报道，腹股沟管深环位于该点外侧 0.52cm 处。

此外，腹横筋膜骨性附着于髂嵴和耻骨梳，腱性附着于腹股沟韧带后缘和联合腱。腹横筋膜以管状鞘的形式覆盖精索，即精索内筋膜，其穿过腹横肌和腹内斜肌的弓状纤维下方，融合于鞘膜壁层。腹股沟睾丸固定术可以通过分离精索内筋膜来完成[43]。莫罗内（Morone）[44]和威特（Witte）[45]等也指出，腹横筋膜在腹股沟疝修补术中具有重要意义，其对腹股沟管后壁起支撑作用。

在蒂欧（Teoh）等[46]的一项研究中发现，由腹横筋膜聚缩而成的髂耻弓沿着腹股沟韧带的后部延伸，向内侧附着于耻骨上，侧向与髂筋膜融合。在腹横筋膜深面、腹膜的表面，有一层薄薄的腹膜外结缔组织——浆膜下筋膜。其在下腹部变得松弛而富含脂肪，使得膀胱能够扩张，同时在下腹部作为潜在的腔隙——博格罗斯（Bogros）间隙，在腹股沟疝修补术中可用于放置补片。当其接近髂嵴、耻骨、腹主动脉、下腔静脉以及肾周（肾筋膜）时，该层变得更厚且含有更多脂肪。腹膜外脂肪在上腹部疝气时可通过上腹部的白线突出，没有疝囊。这种疝在站立时可见，并与缺血性疼痛相关。当患者表现为严重的上腹部疼痛时，在鉴别诊断时应排除慢性消化性溃疡。

参考文献

[1] Benedetti F, Amanzio M, Casadio C, Filosso PL,Molinatti M, Oliaro A, Pischedda F, Maggi G.Postoperative pain and superfi cial abdominal refl exes after posterolateral thoracotomy. Ann Thorac Surg.1997;64(1):207–210.

[2] Zadeh HG, Sakka SA, Powell MP, Mehta MH. Absent superfi cial abdominal refl exes in children with scoliosis.An early indicator of syringomyelia. J Bone Joint Surg Br. 1995;77(5):762–767.

[3] Yngve D. Abdominal refl exes. J Pediatr Orthop. 1997;17(1):105–108.

[4] Stoll C, Alembik Y, Dott B, Roth MP. Risk factors in congenital abdominal wall defects (omphalocele and gastroschisi): a study in a series of 265,858 consecutive births. Ann Genet. 2001;44(4):201–208.

[5] Prefumo F, Izzi C. Fetal abdominal wall defects. Best Pract Res Clin Obstet Gynaecol. 2014;28(3):391–402.

[6] Feng LJ. Painless abdominoplasty: the effi cacy of combined intercostal and pararectus blocks in reducing postoperative pain and recovery time. Plast Reconstr Surg. 2010;126(5):1723–1732.

[7] DeGowin RL, Jochimsen PR, Theilen EO, editors. DeGowin & DeGowin's bedside diagnostic examination.5th ed. New York: Macmillan Publishing Co;1987. p. 813–814.

[8] Liszka TG, Dellon AL, Manson PN. Iliohypogastric nerve entrapment following abdominoplasty. Plast Reconstr Surg. 1994;93(1):181–184.

[9] Rab M, Ebmer J, Dellon AL. Anatomic variability of

the ilioinguinal and genitofemoral nerve: implications for the treatment of groin pain. Plast Reconstr Surg.2001;108(6):1618–1623.

[10] Schorl M, Schweikardt B, Kaminski M. Idiopathic entrapment neuropathy of the ilioinguinalis nerve a differential diagnosis in inguinal pain. Schweiz Rundsch Med Prax. 2000;89(5):197–200.

[11] Hester Jr TR, Nahai F, Beegle PE, Bostwick 3rd J.Blood supply of the abdomen revisited, with emphasis on the superfi cial inferior epigastric artery. Plast Reconstr Surg. 1984;74(5):657–670.

[12] Reimann R, Fritz G. The inquinal-fl ap-anatomical studies of the axial vessels and their course. Handchirurgie. 1975;7(3):109–114.

[13] Onishi K, Maruyama Y. Cutaneous and fascial vasculature around the rectus abdominis muscle: anatomic basis of abdominal fasciocutaneous fl aps. J Reconstr Microsurg. 1986;2(4):247–253.

[14] Schild RL, Hoch J, Plath H, Geissen C, Fahnenstich H,Dame C, Hansmann M. Perinatal management of fetal hemolytic disease due to Rh incompatibility combined with fetal alloimmune thrombocytopenia due to HPA-5b incompatibility. Ultrasound Obstet Gynecol.1999;14(1):64–67.

[15] Del Valle GO, Combs P, Qualls C, Curet LB. Does closure of Camper fascia reduce the incidence of post- cesarean superfi cial wound disruption? Obstet Gynecol. 1992;80(6):1013–1016.

[16] Markman B, Barton Jr FE. Anatomy of the subcutaneous tissue of the trunk and lower extremity. Plast Reconstr Surg. 1987;80(2):248–254.

[17] Carnett JB. Intercostal neuralgia as a cause of abdominal pain and tenderness. J Surg Gynecol Obstet.1926;42:625–632.

[18] Rosato L, Paino O, Ginardi A. Traumatic lumbar hernia of the Petit's triangle. A clinical case. Minerva Chir. 1996;51(12):1125–1127.

[19] Schlenz I, Schlenz I, Burggasser G, Kuzbari R,Eichberger H, Gruber H, Holle J. External oblique abdominal muscle; a new look on its blood supply and innervation. Anat Rec. 1999;255(4):388–395.

[20] Kuzbari R, Worseg A, Burggasser G, Schlenz I,Kuderna C, Vinzenz K, Gruber H, Holle J. The external oblique muscle free fl ap. Plast Reconstr Surg.1997;99(5):1338–1345.

[21] Faure JP, Hauet T, Scepi M, Chansiguad JP, Kamina P, Richer JP. The pectineal ligament: anatomical study and surgical applications. Surg Radiol Anat.2001;23(4):237–242.

[22] Rousseau MA, Perdu M, Ledroux M, Delmas V. Pectineal ligament of Cooper. Micromorphometric study. Morphologie. 1999;83(260):67–69.

[23] Voboril Z. Inguinal hernioplasty according to Lotheissen and McVay. Acta Medica (Hradec Kralove). 1999;42(1):25–27.

[24] Grabenhorst R. Evaluation of Bassini reconstruction principle for inguinal hernia. Zentralbl Chir.1994;118(12):767–773.

[25] Mittelstaedt WE, Rodrigues Junior AJ, Duprat J,Bevilaqua RG, Birolini D. Treatment of inguinal hernias. Is the Bassini's technique current yet? A prospective, randomized trial comparing three operative techniques: Bassini, Shouldice and McVay. Rev Assoc Med Bras. 1999;45(2):105–114.

[26] Dirksen CD, Beets GL, Go PM, Geisler FF, Baeten CG, Kootstra G. Bassini repair compared with laparoscopic repair for primary inguinal hernia: a randomised controlled trial. Eur J Surg. 1998;164(6):439–447.

[27] Maggiore D, Muller G, Hafanaki J. Bassini vs Lichtenstein: two basic techniques for inguinal hernia treatment. Hernia. 2001;5(1):21–24.

[28] Hamasaki K, Yatsugi T, Mochinaga N. A case of superior lumbar hernia. Nippon Geka Gakkai Zasshi.1994;95(9):719–722.

[29] Shafi k A. Re: Applied anatomy of the cremasteric muscle and fascia. J Urol. 1997;158(3 Pt 1):889.

[30] Redman JF. Applied anatomy of the cremasteric muscle and fascia. J Urol. 1996;156(4):1337–1340.

[31] Korkes F, Cabral PR, Alves CD, Savioli ML, Pompeo AC. Testicular torsion and weather conditions: analysis of 21,289 cases in Brazil. Int Braz J Urol. 2012;38(2):222–228.

[32] Sachs M, Linhart W, Bojunga J. The so called Spigelian hernia – a rare lateral hernia of the abdominal wall. Zentralb Chir. 1998;123(3):267–271.

[33] White JJ. Cocomitant Spigelian and inguinal hernias in a neonate. J Pediatr Surg. 2002;37(4):659–660.

[34] Engeset J, Youngson GG. Ambulatory peritoneal dialysis and hernial complications. Surg Clin North Am.1984;64(2):385–392.

[35] Iscoe S. Control of abdominal muscles. Prog Neurobiol. 1998;56(4):433–506.

[36] Nahas FX. Advancement of the external oblique musclefl ap to improve the waistline: a study in cadavers.Plast Reconstr Surg. 2001;108(2):550–555.

[37] Humphrey R, Carlan SJ, Greenbaum L. Rectus sheath hematoma in pregnancy. J Clin Ultrasound.2001;29(5):306–311.

[38] Miyauchi T, Ishikawa M, Miki H. Rectus sheath hematoma in an elderly woman under anti-coagulant therapy. J Med Invest. 2001;48(3-4):216–220.

[39] Brauman D. Diastasis recti: clinical anatomy. Plast Reconstr Surg. 2008;122(5):1564–9. Has not been added to the reference.

[40] Bendavid R, Howarth D. Transversalis fascia rediscovered.Surg Clin North Am. 2000;80(1):25–33.

[41] Memon MA, Quinn TH, Cahill DR. Transversalis fascia:historical aspects and its place in contemporary inguinal herniorrhaphy. J Laparoendosc Adv Surg Tech A. 1999;9(3):267–272.

[42] Andrews BT, Burnand KG, Ferrar D. Putting a fi ngeron the deep inguinal ring. J R Coll Surg Edinb.1996;41(2):90–92.

[43] Hutcheson JC, Cooper CS, Snyder 3rd HM. The anatomical approach to inguinal orchiopexy. J Urol.2000;164(5):1702–1704.

[44] Morone G, Meriggi F, Forni E. An update of Bassini's operation for the treatment of inguinal hernia. G Chir.1994;15(6-7):317–320.

[45] Witte H, Hegelmaier C, Balzer KM, Witte B. Relevance of the fascia transversalis in inguinal hernia repair using total extraperitoneal plastic reconstruction. Chirurg. 1997;68(5):493–495.

[46] Teoh LS, Hingston G, Al-Ali S, Dawson B, Windsor JA. The iliopubic tract: an important anatomical landmark in surgery. J Anat. 1999;194(Pt 1):137–141.

梅尔文·A．希夫曼（Melvin A. Shiffman）著

3.1　血管的解剖（图 3.1）

来自胸主动脉的肋间后动脉分布于第 9 肋下间隙，其在前方与胸廓内动脉前支（乳内动脉）

或膈肌动脉相吻合[1]。下方两条肋间后动脉继续向前走行，从肋间进入腹壁，与肋下动脉、腹壁上动脉、腰动脉相吻合。这些动脉为腹壁外侧供血。肋间下动脉是胸廓内动脉分支的最后一对，位于

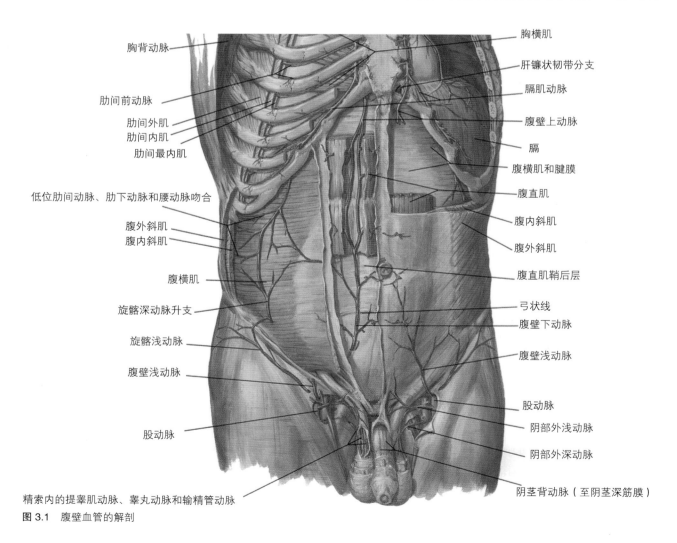

图 3.1　腹壁血管的解剖

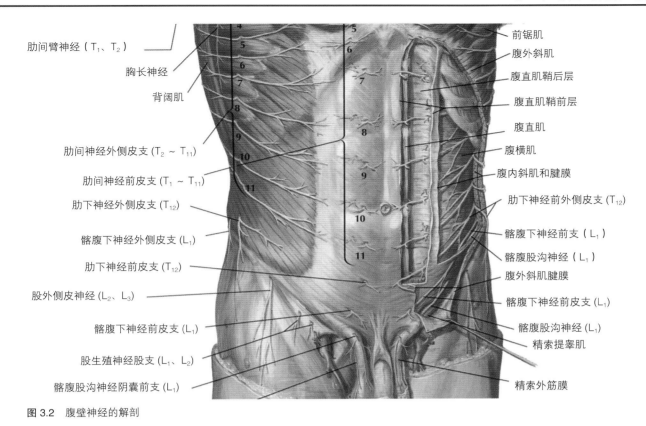

肋间臂神经（T₁、T₂）

胸长神经

背阔肌

肋间神经外侧皮支（T₂ ~ T₁₁）

肋间神经前皮支（T₁ ~ T₁₁）

肋下神经外侧皮支（T₁₂）

髂腹下神经外侧皮支（L₁）

肋下神经前皮支（T₁₂）

股外侧皮神经（L₂、L₃）

髂腹下神经前皮支（L₁）

股生殖神经股支（L₁、L₂）

髂腹股沟神经阴囊前支（L₁）

前锯肌

腹外斜肌

腹直肌鞘后层

腹直肌鞘前层

腹直肌

腹横肌

腹内斜肌和腱膜

肋下神经前外侧皮支（T₁₂）

髂腹下神经前支（L₁）

髂腹股沟神经（L₁）

腹外斜肌腱膜

髂腹下神经前皮支（L₁）

髂腹股沟神经（L₁）

精索提睾肌

精索外筋膜

图 3.2　腹壁神经的解剖

第 12 肋下方。每条动脉穿入腹横肌腱膜，走行于腹横肌和腹内斜肌之间，最终与腹壁上动脉、后下肋间动脉和腰动脉相吻合。

乳内动脉（胸廓内动脉）起源于锁骨下动脉，降至第 6 肋间水平，分为肌膈动脉和腹壁上动脉。在上方 6 个肋间隙间，其分出两侧支，称为肋间前动脉。膈肌动脉下行并发出分支到第 7、第 8、第 9 肋间，其分布类似于肋间从乳内动脉（胸廓内动脉）分支的动脉。膈肌动脉供应腹壁季肋区和前外侧的肌群。

腹壁上动脉向下走行进入腹直肌鞘，最终与腹壁下动脉吻合。腹壁上动脉为腹直肌和前腹壁外侧供血。

腹壁下动脉从髂外动脉发出，向上穿过腹横筋膜，在腹直肌和腹直肌鞘后层之间走行。腹壁下动脉分支与腹壁上动脉和肋间动脉吻合，为腹部肌肉和部分腹壁供血。

腹壁浅动脉起自股动脉，在腹股沟韧带前穿出向上，在两层腹壁浅筋膜之间上行至脐部。阴部外动脉起自股动脉，分布于腹部下区的体表。

旋髂深动脉起始于髂外动脉，与腹股沟韧带并行，为髂肌和前外侧腹壁下半部分供血。旋髂浅动脉起自股动脉，与腹股沟韧带伴行，并为腹股沟区腹壁浅表部和大腿前侧供血。

腰动脉起自腹主动脉，为腰椎和背部及腹壁供血。

脐部有两套血管系统。深层的血供来源于腹壁下动脉，而浅层的血供则来自第 10 肋间动脉的真皮下血管网。尽管腹壁下动脉和腹壁浅动脉穿支直接进入真皮下血管网，为皮下脂肪和皮肤供血，但在行腹壁整形术时会将这些穿支、真皮下血管网切断，只留下肋间动脉和腰动脉来为腹壁真皮下血管网供血。

3.2　神经系统的解剖（图 3.2）

第 2 ~ 6 胸神经腹支经肋间血管下的肋间隙向前行，其终末支形成胸前皮神经。来自第 6 胸神经前皮支的小分支支配胸骨下角上部的腹侧皮肤。每条肋间神经在到达相邻肋骨前都有侧支和外侧皮支。皮神经外侧支分成前支和后支。第 5 和第 6 胸神经分支支配腹外斜肌。

第 7 ~ 11 胸神经腹侧支从肋间隙向前进入腹壁，支配腹直肌。第 9 ~ 11 肋间神经穿过腹内斜肌腱膜后层，提供肌肉的神经支配。第 10 肋间神经提供包括脐部在内的皮肤的神经支配。

第 12 胸神经（肋下神经）发出交通支至第 1 腰神经（腰背神经）。外侧皮神经支配腹内斜肌、腹外斜肌和髂棘到脐之间的皮肤。

来自第 1 腰脊神经前支的髂腹下神经干形成分支走行于肋下神经下方，到达腹壁下部。其支配髂嵴、髂上（腹股沟）区和下腹部（耻骨）区的皮肤，同时也为腹内斜肌、腹外斜肌和腹横肌提供神经支配。

髂腹股沟神经干来源于第 1 腰脊神经前支，穿行于腹壁肌肉之间，向下进入腹股沟管。其支配男性阴囊皮肤和女性大阴唇、耻骨区和大腿内侧部，同时也支配腹内斜肌和腹横肌。

参考文献

[1] Williams PL, Warwick R. Angiology. In: Williams PL, Warwick R, editors. Gray's anatomy. 36th ed.Philadelphia: WB Saunders Co.; 1980. p. 621–800.

第 4 章 　腹壁脂肪的解剖

黛安娜·龙科尼（Diana Ronconi）著

4.1　皮肤

皮肤是人体最大的器官，覆盖着整个体表，并且延伸到空腔脏器内的黏膜层。

皮肤含有 3 个层次：

（1）表皮层位于皮肤的最外层，分为基底层（又名生发层）、棘层、颗粒层、透明层和角质层。

（2）真皮层位于表皮层下方，包含致密的结缔组织、毛囊和汗腺。真皮层由乳突层和网状层构成，但两层间无明显界线。

（3）皮下组织由脂肪和结缔组织构成（图 4.1）。

4.2　皮下组织

皮下组织的脂肪层由浅筋膜分为两层（图 4.2 ～图 4.4)。

（1）网状层（Areolar Layer）为皮下脂肪浅层。这一层较为疏松，具有良好的弹性和延展性，由相互交织的疏松组织纤维（包括胶原纤维、弹性纤维和网状纤维）和血管构成。

（2）板状层（Lamellar Layer）为皮下脂肪深层，由纤维结缔组织构成，富含源自肌肉筋膜层的血管和梭形脂肪细胞。

4.3　腹壁的肌群

腹壁分为 3 层：内部的腹膜层、中间的肌肉层和外部的皮肤层。肌肉层包括腹直肌、腹内斜肌、

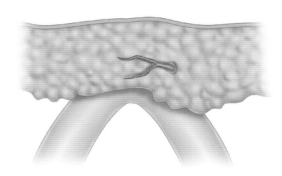

图 4.1　侧腹壁真皮网状层及皮下组织

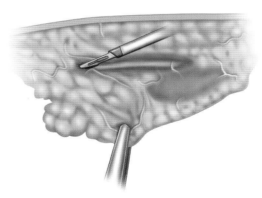

图 4.2　浅筋膜及浅筋膜分层

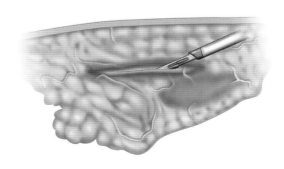

图 4.3　侧腹壁浅筋膜

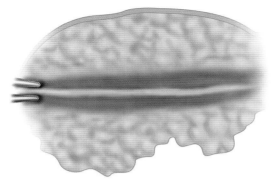

图 4.4　皮下脂肪的网状层和板状层及小梁样筋膜

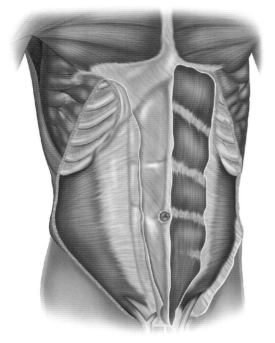

图 4.5　腹壁肌群解剖

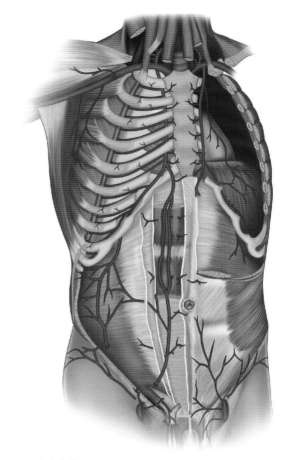

图 4.6　腹壁血管 1

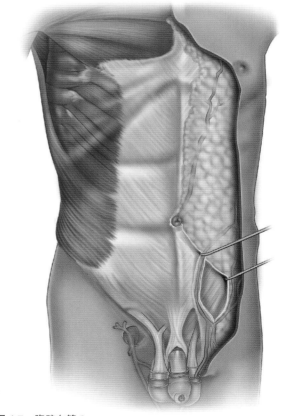

图 4.7　腹壁血管 2

腹外斜肌、腹横肌和锥状肌（图 4.5）[1]。

（1）腹直肌。直肌位于前腹壁正中线的两旁，居于腹直肌鞘内，为上宽下窄的带状多腹肌，起自胸骨剑突和第 5 ~ 7 肋软骨，止于耻骨底部。其肌纤维被 4 条横向腱划分成多个纵向的肌腹。

（2）腹外斜肌。腹外斜肌位于腹壁肌肉的最浅层，起自下方 8 个肋骨的外侧面，呈扇形发出，肌束由外上方斜向前下方，垂直向下止于耻骨联合，参与形成腹股沟环。

（3）腹内斜肌。腹内斜肌位于腹外斜肌深面，起于髂嵴，肌纤维呈扇形展开，止于上方的肋骨及内侧的腹白线。腱膜参与腹直肌鞘和腹白线的构成。腱膜下缘参与腹股沟管上壁的形成。

（4）腹横肌。腹横肌位于腹壁肌群的最内层，肌纤维呈水平方向走行，起自下方 6 个肋骨的外侧面，止于腹直肌腱膜，腹横肌下缘参与腹股沟管上壁的形成。

（5）锥状肌。锥状肌为一小块三角形肌肉，位于腹壁中线下部。起于耻骨上支前表面，在耻骨结节和耻骨联合之间，融入腹白线。

4.4　腹壁的血管

4.4.1　中轴血管

中轴血管由腹壁上动脉和腹壁下动脉吻合形成。腹壁下动脉在近腹股沟韧带中点稍内侧处发自髂外动脉，沿腹直肌缘上行，分为深支和浅支(图4.6、图 4.7)。腹壁上动脉起于胸廓内动脉，走行于腹直肌与腹直肌鞘后层之间，分为深、浅两支。

4.4.2　侧轴血管

侧轴血管由源自乳内动脉的肌膈动脉和源自髂外动脉的旋髂深动脉吻合而成。下腹壁的浅表部分血供来自腹壁下动脉和阴部外动脉。

参考文献

[1] Netter FH. Atlas of human anatomy. Philadelphia:WB Saunders; 2014.

第三部分

技　术

第 5 章 月经周期对腹壁整形患者术中及术后出血的影响

玛莉哈·莫哈尔（Maleeha Mughal），马克·索尔丁（Mark Soldin）著

5.1 前言

围术期出血是外科医生面临的主要挑战之一，在某些情况下直接影响患者的并发症发生率和死亡率[1]。能够减少术中及术后出血对患者和外科医生均大有裨益。减少术中及术后出血可以减少术后并发症的发生，并缩短住院时间。腹壁整形术的过程中常伴随着大量失血。数据显示，腹壁整形术后血肿形成的发生率为3%[1]。文献综述表明，手术失血情况随外科手术的等级差异而存在巨大的差异[2]。此外，高血压、男性患者以及体重迅速减轻后进行身体塑形的患者，术中出血和血肿形成的发生率较高[3]。

大量研究证实了影响外科出血量的因素，同时也可以应用一些技术来减少术中及术后出血。在过去的10年中，血管收缩剂的使用[2, 4-7]和低血压麻醉越来越流行[8,9]。有研究表明，血管收缩剂的使用能降低围术期出血并发症的发生率。文献对腹壁整形术发生并发症的病因进行了广泛探讨。然而，对于激素变化与围术期出血增加相关性的研究方面，目前仍处于初级阶段。

5.2 月经期的影响

5.2.1 月经期间女性体内的激素变化

最近的研究表明，对于乳房缩小整形术和鼻整形术，月经期间的激素变化与其围术期出血呈正相关[10,11]，其原因是这些手术所涉及的解剖部位中的雌激素敏感性较高。

已有文献很详尽地记载了月经周期中乳腺组织的周期性变化[12]。众所周知，在月经周期中乳腺组织的形态会发生变化。这种变化的一种体现是在细胞复制的过程中，随着雌激素影响的不断增加，在月经周期的第二阶段具有更高的细胞增殖率[13]。针对非肿瘤性乳腺组织进行的研究表明，在围月经期，小叶间质水肿和瘀血增加[14,15]。这与处于此阶段的女性患者出现乳房肿胀有关。传统的有关月经期对于乳腺组织变化的影响因素的研究更多的是基于临床经验和主观观察。拉特伦塔（LaTrenta）和霍夫曼（Hoffman）[12]首先指出，在月经期间行乳腺手术，会增加围术期出血。萨温（Sawin）的研究证明，与绝经后妇女相比，绝经前期妇女行乳房手术时出血会更多[16]。这一结果归因于在绝经后，妇女体内腺体组织与致密脂肪组织发生转变，从而进一步证明激素变化对出血的影响。萨里格奈（Sarigunay）等[10]的研究表明，在月经期前进行乳房缩小整形术的出血风险较高。他们建议在月经周期的第0~7天和第21~28天避免进行乳房缩小整形术。

在接受鼻整形术的患者中，月经周期也会对围术期的出血产生影响。鼻黏膜因激素水平的变化而发生不同的改变。在排卵期，雌激素水平升高，结缔组织水肿，血管增多，鼻黏膜充血[17,18]。因此，与月经前期相比，排卵期更易导致出血增加[11]。女性体内可发生周期性形态学变化的其他组织有

子宫、阴道、结膜和咽鼓管[19~24]。

然而，研究表明，月经周期对腹壁组织的影响却很小。佩林（Perin）等[25]的研究首次借助超声来观察正常月经周期中腹部和大腿区域脂肪组织厚度的变化。他们的研究表明，皮下脂肪厚度在月经周期的前半段下降，在月经前期最低，月经期时达到最大厚度。腹部皮下组织在月经期变得更厚，1周后排卵周期中腹部皮下组织减少为最小厚度。然而，与性激素感受区不同，目前并没有客观依据证实月经周期对腹部区域有影响。

5.2.2 月经周期对腹壁整形的影响

文献中尚没有证据表明月经周期的不同阶段会导致腹壁整形术患者的围术期出血风险增高。芬迪奇奥格尔（Findikcioglu）等[11]收集了41例女性腹壁整形患者，检测她们围术期（术中＋术后48h）的出血情况。他们将患者分为3组：处于排卵期（月经周期的第8~20天）的患者、处于月经前期（第0~7天、第21~28天）的患者以及处于绝经期后的患者。这些患者的失血量均没有显著增加，因此研究结论为，月经周期中的激素变化不会影响那些非性激素敏感区域（如腹部）的出血情况[26]。与乳腺组织和鼻黏膜的研究结果形成鲜明对比的是，腹部手术不受月经周期的直接影响。先前有研究报道，激素水平会影响行子宫切除术患者的术中出血情况，但巴罗（Baron）等[27]却指出这两者并没有相关性。

芬迪奇奥格尔（Findikcioglu）等[11]的研究表明，月经期对腹壁整形术患者围术期的出血量没有影响。然而，该研究只是一个小样本的病例报道，这些数据还应该与其他对性激素不敏感的解剖学区域进行的实验结合起来分析。

有些外科医生常避免在月经期进行手术。这一行为的主观性很强，可能与患者的体验和医生的偏好有关。

结论

月经周期对某些组织的影响是不可争辩的。关于月经周期对腹壁整形术围术期出血影响的有限文献指出，两者并没有直接联系。目前大多数美容手术都是作为一个手术过程的一部分来进行的。因此，在同时做不同的美容手术的情况下，需要综合考虑月经周期中激素变化的影响。由于月经并不是手术的禁忌证，患者可以在月经周期接受标准腹壁整形术。在进行乳房缩小整形术或隆鼻术时，应该考虑调整手术时间以避免发生严重的并发症。还需要进一步的研究来证明月经周期对体内非性激素敏感的其他区域是否有影响。

参考文献

[1] Stewart KJ, Stewart DA, Coghlan B, Harrison DH, Jones BM, Waterhouse N. Complications of 278 consecutive abdominoplasties. J Plast Reconstr Aesthet Surg. 2006;59(11):1152–1155.

[2] Wilmink H, Spauwen PH, Hartman EH, Hendriks JC, Koeijers VF. Preoperative injection using a diluted anesthetic/adrenaline solution signifi cantly reduces blood loss in reduction mammaplasty. Plast Reconstr Surg. 1998;102(2):373–376.

[3] Iglesias M, Ortega-Rojo A, Garcia-Alvarez MN, Vargas-Vorackova F, Gonzalez-Chavez AM, Gonzalez-Chavez MA, Butron P, Pineda-Solis K. Demographic factors, outcomes, and complications in abdominal contouring surgery after massive weight loss in a developing country. Ann Plast Surg. 2012;69(1):54–58.

[4] Metaxotos NG, Asplund O, Hayes M. The effi cacy of bupivacaine with adrenaline in reducing pain and bleeding associated with breast reduction: a prospective trial. Br J Plast Surg. 1999;52(4):290–293.

[5] Villafane O, O'Sullivan ST, Venkataramakrishnan V. Minimising blood loss in reduction mammoplasty by local infi ltration of vasoconstrictor agents. Br J Plast Surg. 1999;52(5):421–422.

[6] Liddle AM, Hall AP, Arrowsmith J, Smith G. Effect of infi ltration with ropivacaine on blood loss during reduction mammoplasty. Br J Anaesthesia. 1998;81(6):974–975.

[7] Thomas SS, Srivastava S, Nancarrow JD, Mohmand MH. Dilute adrenaline infi ltration and reduced blood

loss in reduction mammaplasty. Ann Plast Surg. 1999;43(2):127–131.

[8] Kop EC, Spauwen PH, Kouwenberg PP, Heymans FJ,van Beem HB. Infl uence of controlled hypotension versus normotension on amount of blood loss during breast reduction. J Plast Reconstr Aesthet Surg.2009;62(2):200–205.

[9] Ervens J, Marks C, Hechler M, Plath T, Hansen D,Hoffmeister B. Effect of induced hypotensive anaesthesia vs isovolaemic haemodilution on blood loss and transfusion requirements in orthognathic surgery:a prospective, single-blinded, randomized,controlled clinical study. Int J Oral Maxillofac Surg.2010;39(12):1168–1174.

[10] Sariguney Y, Demirtas Y, Findikcioglu F, Ayhan S,Latifoglu O, Cenetoglu S, Celebi C. Proper timing of breast reduction during the menstrual cycle. Ann Plast Surg. 2004;53(6):528–531.

[11] Findikcioglu K, Findikcioglu F, Demirtas Y, Yavuzer R, Ayhan S, Atabay K. Effect of the menstrual cycle on intraoperative bleeding in rhinoplasty patients. Eur J Plast Surg. 2009;32(2):77–81.

[12] LaTrenta GS, Hoffman L. Breast reduction. In:Rees TD, LaTrenta GS, editors. Philadelphia: WB Saunders; 1994. p. 926–1002.

[13] Ramakrishnan R, Khan SA, Badve S. Morphological changes in breast tissue with menstrual cycle. Mod Pathol. 2002;15(12):1348–1356.

[14] van Bogaert LJ. Effect of hormone on human mammary duct in vitro. Horm Metab Res. 1978;10(4):337–340.

[15] Vogel PM, Georgiade NG, Fetter BF, Vogel FS,McCarty Jr KS. The correlation of histologic changes in the human breast with the menstrual cycle. Am J Pathol. 1981;104(1):23–34.

[16] Sawin CT. Endocrine physiology and pathophysiology. In: Goldwyn RM, editor. Plastic reconstructive surgery of the breast. Boston: Little, Brown and Co;1976.

[17] Armengot M, Marco J, Ruiz M, Baixauli A. Hormones and the nasal mucosa. A bibliographic review. An Otorrinolaringol Ibero Am. 1990;17(3):317–328.

[18] Armengot M, Basterra J, Marco J. Nasal mucociliary function during the menstrual cycle in healthy women. Rev Laryngol Otol Rhinol. 1990;111(2):107–109.

[19] Fowler PA, Casey CE, Cameron GG, Foster MA,Knight CH. Cyclic changes in composition and volume of the breast during the menstrual cycle, measured by magnetic resonance imaging. Br J Obstet Gynaecol. 1990;97(7):595–602.

[20] Leimola-Virtanen R, Pennanen R, Syrjanen K,Syrjanen S. Estrogen response in buccal mucosa acytological and immunohistological assay. Maturitas.1997;27(1):41–45.

[21] Kramer P, Lubkin V, Potter W, Jacobs M, Labay G,Silverman P. Cyclic changes in conjunctival smears from menstruating females. Ophthalmology. 1990;97(3):303–307.

[22] Nir D, Weissman A, Drugan A, Zimmer EZ,Danino J, Shenhav R, Joachims ZH. Effect of estrogen on eustachian tube performance. Am J Otol.1991;12(2):119–121.

[23] Ellegard E, Karlsson G. Nasal congestion during the menstrual cycle. Clin Otolaryngol Allied Sci.1994;19(5):400–403.

[24] Navarrete-Palacios E, Hudson R, Reyes-Guerrero G, Guevara-Guzman R. Correlation between cytological characteristics of the nasal epithelium and the menstrual cycle. Arch Otolaryngol Head Neck Surg.2003;129(4):460–463.

[25] Perin F, Pittet JC, Schnebert S, Perrier P, Tranquart F,Beau P. Ultrasonic assessment of variations in thickness of subcutaneous fat during the normal menstrual cycle. Eur J Ultrasound. 2000;11(1):7–14.

[26] Findikcioglu K, Findikcioglu F, Sezgin B, Demirtas Y, Yavuzer R. The impact of the menstrual cycle on intra-operative and postoperative bleeding in abdominoplasty patients. J Plast Reconstr Aesthet Surg.2012;65(12):e338–343.

[27] Baron DA, Hardie T, Leventhal JL, Della Badia CR. Timing of hysterectomy surgery during the menstrual cycle–impact of menstrual cycle phase on rate of complications: preliminary study. J Am Osteopath Assoc. 1999;99(1):25–27.

第6章 脐部定位器

法达 · 福禄赞普（Fardad Forouzanpour）著

〔附言：诚挚地怀念我的父亲——大卫 · 福禄赞普（David Forouzanpour）医生。他富有同情心和爱心，感化着我，感化着无数人。他无比信任我，给了我人世间所能得到的最好的礼物。让我认识到，每一门科学都以哲学为起点，以艺术为终点。〕

脐部定位器是在腹壁整形术中用于脐部定位的装置，患者在脐成形术中辅助应用后可以得到一个理想的脐部外观。

6.1 前言

1993 年，我作为外科住院医生在芝加哥协助我的导师理查德 · 卡莱尔（Richard Caleel）医生（美容重建外科主任）完成了 1 例腹壁整形术，这是我参与的第 1 例腹壁整形术。从此，我开始痴迷于重建组织解剖和形体雕塑所带来的变化，并对此产生敬畏之心。为达到腹壁整形术完美的美学效果，医生往往要一丝不苟，并苛求细节。随着经验的积累，我逐渐意识到：在腹壁整形术的总体效果中，脐部的位置相当重要。整形外科医生应对此了如指掌。

1998 年，我在贝弗利山公司（加利福尼亚）开始从事美容与修复重建工作，此时我依旧沉迷于腹壁整形术，并享受其带来的独有的挑战。在总结其他外科医生治疗脐部异位患者的经验之后，我于 2001 年前后提出了"脐部定位器"（Umbilical Locator，UL）这一概念。该方法使术中定位脐部的位置更加方便简单，效果确切可靠。最终，产品的原型由普拉斯拉（Plasto）国际科技有限公司生产并问世。此后不久，"脐部定位器"于 2002 年首次应用于临床，帮助了无数外科医生解决了在腹壁整形术中面临的共同难题，使他们更加方便地定位脐部，并再造出更具美学标准的脐部外观[1]。

6.2 历史

1899 年，凯莉（Kelly）[2] 描述了一个通过切除腹部脂肪来进行腹壁整形术的案例。她采用腹部横向切口进行脂肪切除，进而对腹壁进行塑形。这也是腹壁整形术史上的首次报道，至今已有 100 多年的历史。这期间随着人类对病理生理学和微循环的深入研究，腹壁整形术也取得了迅速的发展，不仅美学效果更加显著，在实际的操作中也更加安全。

腹壁整形术在其发展过程中，经历了数次伟大的技术进步和观念革新。如：1931 年帕索特（Passot）[3] 提出的皮下剥离联合脂肪切除术式；1949 年福厄兹（Foged）[4] 强调了术中止血的重要性；1957 年吉利斯（Gillies）和米拉德（Millard）[5] 提出了腹壁整形术后应保持屈膝体位以减少伤口张力的理念；1964 年巴尔茨基（Barsky）[6] 首次提出在腹壁整形术后使用腹带的观念；1967 年，皮塔吉（Pitanguy）[9] 提出了在下腹部设计腹壁整形切口的理念，随后雷吉诺特（Reginault）[10] 和格瑞则（Grazer）[11] 建议将设计线改为在"比基尼线"内进行。

腹壁整形术中的脐成形术也经历过一系列技术演变。1924 年，索雷克（Thorek）[7] 首次报道了关于保留脐部的方法，即：留脐蒂于腹壁，将脐部及周围皮肤环形切除后移植至新的位置。1957 年弗农（Vernon）[8] 首次报道了脐部的转位和重新定位。然而，直至 1974 年和 1975 年才由巴罗迪（Baroudi）[12] 明确强调了脐部美学的重要性。

6.3　腹壁的解剖

腹壁上界为肋缘和剑突，两侧为腋前（中、后）线，下界为骨盆。由 6 个不同层次的结构组成：皮肤、浅筋膜、脂肪、肌肉、腹横筋膜和壁腹膜。有一些重要的软组织和骨性标志，可用于术前评估和标记。这些可触及的骨性标志包括剑突、肋缘、耻骨联合和髂前上棘。软组织标志包括腹白线、半月线以及本章所论述的最重要的结构——脐部。

此外，腹直肌、腹横肌和腹内外斜肌共同构成了腹壁前外侧强大的肌肉群。这些肌肉群由筋膜鞘所包绕。腹直肌筋膜的上 2/3 由腹内外斜肌腱膜形成前鞘，腹内斜肌和腹横肌腱膜构成后鞘。下 1/3 没有后鞘，除了腹横肌内板、腹横筋膜和腹膜在腹直肌后方走行外，所有腱膜层均移行于腹直肌前方，参与前鞘的构成。因此，腹直肌后鞘下缘腱膜呈游离状，称为弓状线、半环线或道格拉斯（Douglas）半环线，大约位于脐部与耻骨联合连线的中部水平。

6.3.1　腹壁血供

腹壁的血供依赖于多条动脉，包括上方的 2 条和下方的 2 条。上方的 2 条来源于由锁骨下动脉分出的胸廓内动脉，为腹壁上动脉和肌膈动脉；下方的 2 条由髂外动脉发出，为腹壁下动脉和旋髂深动脉。腹壁上动脉从上方进入腹直肌鞘，于肌肉后方下行。腹壁下动脉穿过腹横筋膜上行于腹直肌与腹直肌鞘后层之间，上行与腹壁上动脉吻合。由此，便形成了锁骨下动脉和髂外动脉之间的侧支循环。旋髂深动脉在腹横肌和腹内斜肌之间走行，平行于腹股沟韧带[13]。

6.3.2　脐部

所有的胎生哺乳动物都有脐部结构，它是生命起源的标志，通过脐部连接脐带，孕育新的生命。脐部（希腊语称 Omphalos，有中心、焦点之意）

在腹部美学中起到画龙点睛的作用。然而，关于其在腹壁的确切位置的描述却少之又少。

脐部结构的本质其实是由脐带脱落而遗留在腹壁上的瘢痕。在胎儿发育过程中，脐带是胎盘为胎儿提供血液营养的通道，脐带闭锁后，脐血管向内回缩，遗留一底部凹陷的瘢痕，是腹壁所有层次融合在一起的位置。脐部的底部，瘢痕产生的同时也形成一个名为脐乳头的突起。由于脐部融合了腹壁的所有层次，是腹壁最薄弱的部位，所以容易形成脐疝。

脐部的位置会存在一定的变异，但最常见于腹中线与髂前上棘连线的交会处，大致在第 3~5 腰椎之间[14]。根据艾可东斯莫（Eycleshymer）和斯楚梅克（Schoemaker）的报道[15]，脐部的平均位置在第 4 腰椎的下 1/3 处。理想情况下，脐部至阴唇前联合的距离是 18~21cm，而阴毛轮廓线正上方距离阴唇前联合 5~7cm。脊柱侧弯、腹部脂肪堆积、腹壁皮肤松弛、脐疝、既往手术或其他因素都可能导致脐部位置发生变化。

此外，脐部的形状、大小、长度、深度以及整体观也因人而异（图 6.1 ~ 图 6.4）。例如，凹陷程度、开口大小、基底大小、中部隆起存在与否以及其他形态在很大程度上取决于个体皮下脂肪量、皮肤松弛度、肌张力以及腹水的情况。

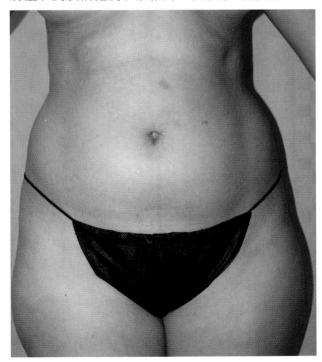

图 6.1　脐部较深，无脐上皱襞。脐部偏离了中心位置

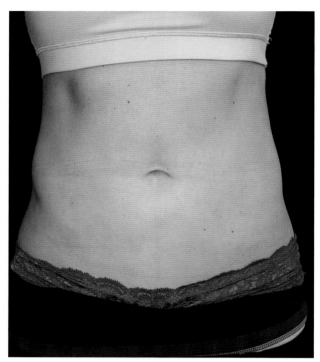

图 6.2　中度脐上皱襞，脐部开口较窄。脐部形态在水平方向有延伸

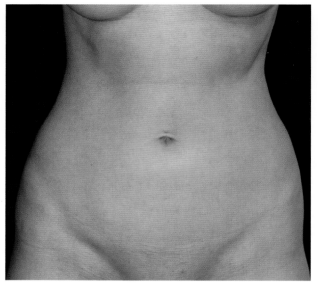

图 6.4　轻度脐上皱襞，脐部开口窄。脐上皱襞处有皮肤穿刺后（脐环）遗留的小孔

在腹部皮瓣剥离过程中以上这些丰富的血管确保了脐部有充分的血供。在腹壁整形术的操作过程中，真皮下和多数的深部血管会因脐周环形切口而中断。此时，经腹直肌的穿支血管将继续为脐部提供血供。

6.4　适应人群

外科医生需要在术前对患者进行精心评估，以便选择正确的术式。术式的选择取决于患者的皮肤、肌肉、脂肪含量情况，是否合并腹壁疝，以及既往腹部手术遗留的瘢痕情况。高龄、高血压、心脏病、糖尿病、上腹部瘢痕和超重都是腹壁整形术的相对禁忌证。不是每位患者都适合进行腹壁整形术，仔细地进行术前评估对选择正确的治疗至关重要，这一点需要特别注意。

此外，对于有吸烟史的患者需要慎重[18]。吸烟除对肺功能有损伤外，还影响微循环，进而影响术后切口的愈合。择期手术的患者需在术前戒烟至少 2 周。

最适合腹壁整形术的患者群是身体健康且无吸烟史的年轻女性。这样的患者或因腹部过于肥胖，或因妊娠、体重下降、衰老引起腹壁松弛，或是想通过腹壁整形去除妊娠纹或下腹壁瘢痕，是进行腹壁整形术的最佳适应人群。要保证手术

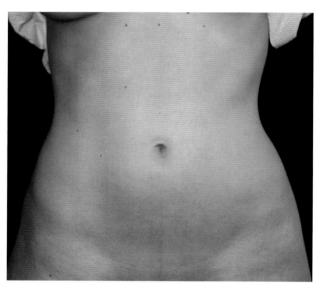

图 6.3　环形开口且位置居中，无脐上皱襞遮盖

脐部血供

除真皮下血管网以外，脐部还有数个深层的血供来源，包括：①双侧腹壁下动脉的几个小分支和一个直接通向脐部的上行大分支，走行于肌肉和腹直肌后鞘之间；②肝圆韧带；③脐正中韧带[16]；④从腹直肌发出至脐部的穿支[17]。

效果，进行腹壁整形术的患者术后还须保持适当的饮食和规律的锻炼，以防体重反弹。

6.5　人口统计学

据美国整形外科医生协会的统计，在 2001 年[19]美国共进行了 58 567 例腹壁整形术，占进行整形手术患者的 4%，但低于所有整形手术操作例数的 0.5%。女性患者占所有腹壁整形术患者的 97%。大多数患者的年龄介于 35 ~ 50 岁之间，占 58%；35 岁以下的患者占 20%；50 岁以上的患者占 22%。在 2001 年，所有接受整形手术的患者中有 82% 是白人，7% 是西班牙裔美国人，5% 是非裔美国人，5% 是亚裔美国人。2012 年共有 106 628 名患者进行了腹壁整形术[20]，2013 年有 111 986 人[21]。毋庸置疑，腹壁整形术的需求极大，这些数据会逐渐递增。

6.6　并发症

腹壁整形术最常见的并发症包括：切口裂开、血清肿形成、感染、增生性瘢痕、组织去除不足和脐部瘢痕明显。其他并发症包括：皮肤坏死（重度或轻度）、脐部坏死、会阴区抬高、疼痛性神经瘤、腹压升高引起的胃反流以及髂总静脉回流减少引起的深静脉血栓[22]。

脐部再植可能出现的并发症包括：瘢痕明显、瘢痕环状畸形、脐孔狭窄、位置不佳或美学效果差。

脐部定位的方法有：

（1）钳夹脐蒂做引导，术者的手置于皮瓣下，确定脐位，于皮瓣上穿刺形成横向孔洞[23]。

（2）将橡胶纽扣缝合至脐蒂，触诊确定脐部的位置[24]。

（3）肌肉腱膜折叠后，测量阴唇前联合与肚脐部之间的距离。缝合下方切口后，在腹壁皮肤上参照之前测量的距离确定新脐部的位置。

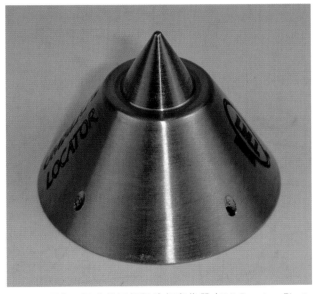

图 6.6　可高压灭菌的不锈钢脐部定位器（IMI Beauty，Plasto Tech International Inc., Irvine,California）

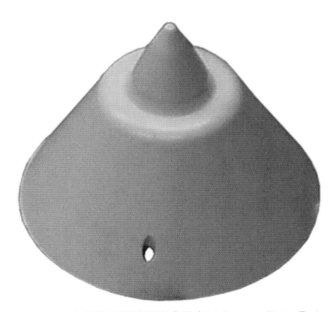

图 6.5　一次性聚丙烯脐部定位器（IMI Beauty, Plasto Tech International Inc., Irvine,California）

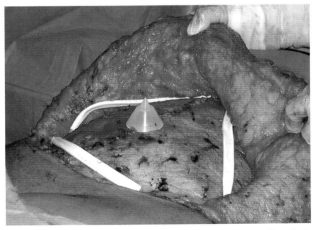

图 6.7　牵起腹部皮瓣，纵向折叠腹直肌腱膜，放置引流管，将脐部定位器置于脐蒂中心上方

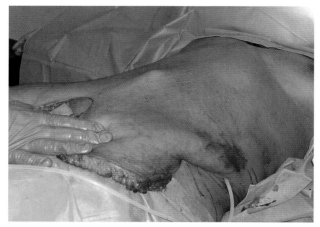

图 6.8 将腹部皮瓣下拉，覆盖脐部定位器及创面，并确保皮瓣上标记的中线和阴阜区标记的中线对齐

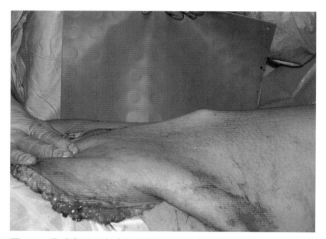

图 6.9 通过皮瓣下方脐部定位器顶出的突起确定再造肚脐的位置

（4）术前将缝线缝合于剑突处的皮肤上，利用缝线测量该处与脐部之间的距离。缝合腹壁下切口后，以相应的缝线距离确定新脐部的位置。

（5）测量脐部至剑突以及脐部至双侧髂前上棘的距离。缝合腹壁下切口后，新脐部的位置由脐部、剑突和髂前上棘之间的交点确定。

6.7 脐部定位器的操作流程

整形外科医生曾经为了准确确定脐部位置而绞尽脑汁。在以往，如果不使用脐部定位器，想要准确定位脐部位置非常困难，只能获得大概的位置。腹壁整形术中，脐部定位器的使用简化了皮瓣覆盖原脐部之后的定位，使用简单、方便且效果可靠。

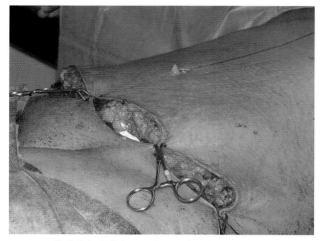

图 6.10 将中线与术前标记对齐，于脐部定位器突起部位切开，确定新的脐部位置，并切除部分皮下脂肪，可见脐部定位器的尖端穿过新的脐部切口

术前，在患者处于站立位时先进行标记。在胸骨上切迹至阴唇前联合之间做一条连线，确定中线，并标记原脐部。手术开始后，在脐部 12 点钟方向用 4-0 尼龙线缝合 1 针以确定其位置，随后沿中线在脐部上方和耻骨区下方各做一处缝线，进一步标记中线。

腹壁整形术的切口一般位于耻骨上方，切开后用电刀分离至腹直肌筋膜表面，并充分止血。将脐部从其附着的腹部皮肤上进行切开松解，保留脐蒂。随后将腹部皮瓣进行广泛的游离松解，上至胸骨剑突，两侧至肋缘，继而进行腹直肌腱膜的纵向折叠，范围自剑突至脐部，再由脐部至会阴区。折叠腱膜后需要放置引流管并给予固定。

脐部是一个三维立体的结构，整形外科医生应该从多维的角度来对其进行定位。根据前述的体表解剖标志，必须确认对称性，以避免发生解剖变异。脐部定位器分为一次性使用（图 6.5）和可重复使用（图 6.6）两种类型。使用时将其从无菌包装中取出，浸泡于无菌生理盐水/抗生素溶液中。掀起腹部皮瓣时，将定位器正对着脐部放置于腱膜折叠线上的脐蒂之上（图 6.7）。确定腱膜折叠线居中后，可通过定位器侧孔将定位器缝合于腹直肌腱膜上。然后使用皮钉或巾钳等将腹壁皮瓣向下拉拢，覆盖肌肉腱膜创面，初步闭合切口。测量拟切除的多余皮肤脂肪组织，如有两侧皮肤的"猫耳畸形"，也可以及时发现并处理（图 6.8、图 6.9）。

为获得尽可能自然的脐部外观，人们已设计了多种切开方法，包括圆形、三角形和 T 形的切口等。有研究为了遴选出最符合美学标准的脐部，对 147 名 18~62 岁的女性脐部进行图像分析[25]。结果表明：T 形或垂直状的、具有上皱襞的脐部被认为最美的，得分最高；任何程度的突起、水平状外观或扭曲变形都会降低得分；外观宽大的脐部得分往往不及纤细的脐部。由此得出结论，理想的脐重建目标之一是制造出一个小巧的 T 形或垂直状伴有上皱襞的脐部。

接下来是脐部定位器发挥优势的关键步骤。将腹壁皮瓣切口拉拢后，根据之前的定位，定位器尖端可精确地顶住皮瓣而形成突起。切开皮肤，定位器尖端便可穿过皮肤（图 6.10）。可通过该切口取出定位器，在下腹壁切口完全缝合完毕后取出即可。将脐蒂缝合于腹壁的脐部切口处，可以借助缝线和腹壁皮瓣的作用，将脐部的外形进行一定程度的调整。比如：在 12 点钟和 6 点钟的位置可以利用缝线将两侧皮缘固定在腹直肌腱膜上，从而形成垂直方向的凹陷。脐部的缝合可以使用 3-0 Monocryl 和 5-0 Proline 线间断缝合。

"工欲善其事，必先利其器。"脐部定位器自发明以来，解决了脐部精准定位这一看似简单而实际上却相对困难的问题，保证了手术的美学效果，成为该医疗领域的前沿技术器械。

结论

近些年，整形术后拥有一个自然的手术效果已是基本趋势，也成为接受整形手术的客户群体心中的目标。同样，腹壁整形术后美观的脐部极为重要。美观和自然是腹壁整形术要达到的两个终极目标。如果没有正确实施脐部定位操作，可能会造成脐部的外观畸形、位置异常等，将无法得到一个美丽自然的脐部，从而有悖于进行腹壁整形术的初衷。

腹壁整形术和脐成形术对患者自我形象的提升和幸福感的加强有很大的促进作用。整形外科医生应该是完美主义者，需要不断寻求最巧妙、完美和无可挑剔的手术结果。变形和位置异常的脐部是腹壁整形术后令人极不满意的并发症之一，

应当极力避免。总之，一个完整的腹壁整形术需要重建一个新的脐部，借助于脐部定位器，外科医生可以避免很多麻烦，创造出更自然、精致、好看的脐部，患者也因此而受益。

参考文献

[1] Forouzanpour F, Karmali H. The umbilical locator: bringing simplicity to surgery. Am J Cosm Surg.2008;25(3):157–161.

[2] Kelly HA. Report of gynecological cases excessive growth of fat. John Hopkins Med J. 1899;10:197.

[3] Passot R. La Chirurgie Esthetique Pure: Technique et Resultats. Paris: Gaston Doin et Cie; 1931. p. 176–180.

[4] Foged J. Operative treatment of abdominal obesity, especially pendulous abdomen. Br J Plast Surg. 1949;1(4):274–283.

[5] Gillies H, Millard Jr DR. The principles and art of plastic surgery, vol. 2. Boston: Little Brown & Co.; 1957.

[6] Barsky AJ, Kahn S. Principles and practice of plastic surgery. New York: McGraw-Hill; 1964.

[7] Thorek M. Plastic surgery of the breast and abdominal wall. Springfi eld: Charles C Thomas; 1924.

[8] Vernon S. Umbilical transplantation upward and abdominal contouring in lipectomy. Am J Surg.1957;94(3):490–492.

[9] Pitanguy I. Abdominal lipectomy: an approach to it through an analysis of 300 consecutive cases. Plast Reconstr Surg. 1967;40(4):384–391.

[10] Regnault P. Abdominal lipectomy: a low "W" incision. New York: New York International Society of Aesthetic Plastic Surgery; 1972.

[11] Grazer FM. Abdominoplasty. Plast Reconstr Surg.1973;51(6):617–623.

[12] Baroudi R, Keppke EM, Tozzi-Netto F. Abdominoplasty. Plast Reconstruct Surg. 1974;54(2):161–168.

[13] O'Rahilly R, Muller F, Carpenter S, Swenson R,Basic human anatomy. Chapter 25: abdominal wall.2008. https://www.dartmouth.edu/~humananatomy/Accessed 12/20/14

[14] Ellis H. Clinical anatomy: applied anatomy for students and junior doctors. New York: Wiley; 2006.

[15] Eycleshymer AC, Schoemaker DM, Potter P, Smith C, Jones T. A cross-section anatomy. New York:Appleton-Century--Crofts; 1911. p. 36.

[16] Stokes RB, Whetzel TO, Sommerhaug E, Saunders CJ.Arterial vascular anatomy of the umbilicus. Plast Reconstr Surg. 1998;102(3):761–764.

[17] Neo EN, Harries R. Umbilical necrosis post unilateral transverse rectus abdominis myocutaneous fl ap. Med J Malaysia. 2008;63(1):69–70.

[18] Manassa EH, Hertl C, Olbrisch RR. Wound healing problems in smokers and nonsmokers after 132 abdominoplasties. Plast Reconstr Surg. 2003;111(6):2082–2087.

[19] Abdominoplasty. http://www.SurgeryEncyclopedia.com/A-Ce/Abdominoplasty.htm . Accessed 1/31/15.

[20] American Society of Plastic Surgeons, 2012 Cosmetic Plastic Surgery Statistics. http://www.plasticsurgery.org/news/plastic-surgery-statistics/2012-plasticsurgery-statistics Accessed 1/31/15.

[21] American Society of Plastic Surgeons, 2013 Cosmetic Plastic Surgery Statistics. http://www.plasticsurgery.org/news/plastic-surgery-statistics/2013.html.Accessed 1/31/15.

[22] Aly A, Rotemberg SC, Cram A. Abdominoplasty. In:Guyuron B, Eriksson E, Persing JA MD, Chung KC,Disa J, Arun Gosain A, Kinney B, Rubin JP, editors.Plastic surgery: indications and practice. Edinburgh:Saunders Elsevier; 2009. p. 1609–926. Chapter 122.

[23] McCarthy JG. Plastic surgery. In: The trunk and lower extremity, vol. 6. Philadelphia: Saunders; 1990.p. 3939.

[24] Grabb WC, Smith JW. Plastic surgery, vol. 3. Boston:Little, Brown & Co; 1979. p. 841.

[25] Craig SB, Faller MS, Puckett CL. In search of the ideal female umbilicus. Plast Reconstr Surg.2000;105(1):389–392.

第 7 章　保留斯卡帕（Scarpa）筋膜的腹壁整形术

安东尼奥·科斯塔尼亚－费雷拉（António Costa-Ferreira），马科·雷贝洛（Marco Rebelo），路易斯·瓦斯康（Luis Vásconez），约瑟·阿马兰蒂（José Amarante）著

7.1　前言

腹部轮廓手术，通常被称为腹壁整形术，无论其目的是修复重建还是整形美容，都是十分常见的手术。美国整形外科医生协会统计了 2012 年美国十大整形外科手术，腹壁整形术的操作数量排名第六，共计 106 628 例 [1]。根据美国整形美容外科学会的美容手术国家数据库统计，自 1997 年以来，腹壁整形术的操作数量大约增加了 333% [2]。增幅如此之大的原因有许多，例如近年来减肥手术的增加以及整形美容手术的普及。同时，由于腹壁整形术的效果满意确切，对患者自我形象的提升和生活质量的改善有着十分积极的影响 [3-6]，这也进一步促使了该手术例数的增加。腹壁整形术并不是美国独有的，而是全世界整形外科医生最常进行的手术之一。在全球最常进行的美容手术中排名第四，仅次于吸脂术、隆胸术和重睑术 [7]。

腹壁整形术的概念于 20 世纪 60 年代至 70 年代逐渐形成，弗农（Vernon）、卡利亚（Callia）、皮塔吉（Pitanguy）、雷吉诺特（Regnault）、格瑞则（Grazer）和巴罗迪（Baroudi）[8-12] 均做出了重要贡献。他们定义了其手术原则：低位横向的腹部切口、在深筋膜层游离皮肤和皮下组织至肋缘、收紧腹部肌肉腱膜以纠正腹直肌分离、切除多余的腹部皮肤和皮下组织、脐部重新定位以及关闭皮肤切口。这些原则至今依然适用，成为传统或经典的腹壁整形术的基础。20 世纪 90 年代，脂肪抽吸术的引入使腹壁整形术进一步发展，两

者在很多情况下常联合应用 [13,14]。自 100 多年前，第 1 例腹壁整形术出现以来，这一技术不断改进发展。总体来说，这是一项安全有效的手术 [25]。

尽管经典的腹壁整形术取得了良好的手术效果，但仍有报道显示，其存在着显著的并发症和二次手术概率。有 meta 分析 [3,4,15-27] 表明，腹壁整形术后并发症的总体发生率为 39%，血清肿的发生率为 23%。2011 年，纳胡拉（Najera）[27] 发表了一篇回顾性队列研究的文章，共有 200 名患者进行了腹壁整形术，并发症的总体发生率为 50%，血清肿的发生率为 26%。尼曼（Neaman）[15] 在 2013 年同样发表了一篇回顾性研究的文章，该研究中纳入了同一中心的 6 名外科医生进行的 1008 例腹壁整形术，是迄今为止已发表的最大规模的研究。此项研究中并发症的总体发生率为 33%，二次手术修复率为 36%，血清肿的发生率为 15%。

过去的研究曾经对下腹壁的脂肪进行过描述，腹壁的脂肪分为两个不同的层次，即浅层和深层，并被一层被称为斯卡帕（Scarpa）筋膜的膜性结构所分隔 [28-39]，大量的研究数据证实了这一概念 [28-30,35,39-41]。因此，也可以说腹壁的脂肪层次为 3 层结构，包括斯卡帕（Scarpa）筋膜、浅层脂肪和深层脂肪，其中浅层的脂肪具有明显的体积优势，而深层的脂肪不足总厚度的 25% [39]。对肥胖程度影响最大的是浅层脂肪 [39]。

斯卡帕（Scarpa）筋膜在经典腹壁整形术中常常被忽视，但也有人认为其有可能在此类手术中起着重要的作用，即减少最常见的并发症——血

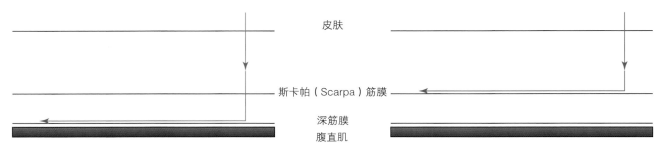

皮肤

斯卡帕（Scarpa）筋膜

深筋膜

腹直肌

图 7.1 腹壁整形术在脐下区域的解剖平面：（左）经典方法（红线）与（右）保留斯卡帕（Scarpa）筋膜法（绿线）

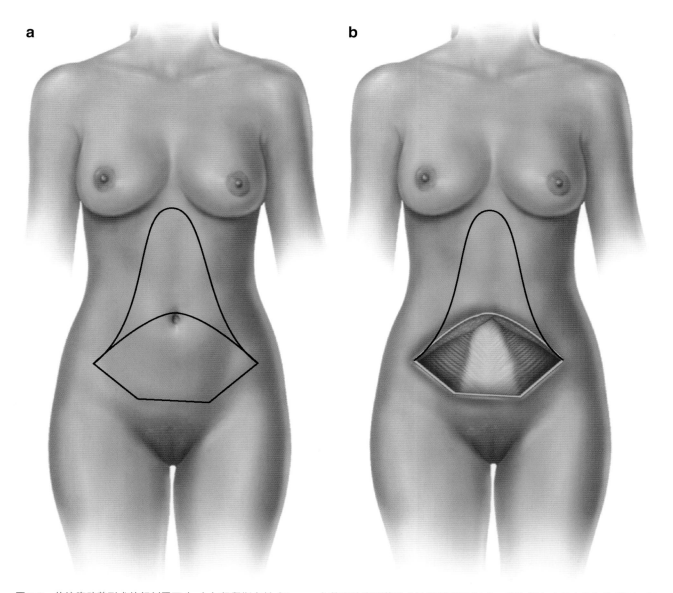

图 7.2 传统腹壁整形术的解剖平面（a）与保留斯卡帕（Scarpa）筋膜的腹壁整形术的解剖平面（b）。蓝色线条表示皮肤切除范围，黑色线条表示剥离的范围。（a）在深筋膜层次上进行剥离。（b）除红线区域外均行深筋膜层表面剥离，红线标注区域在斯卡帕（Scarpa）筋膜表面进行剥离

清肿[42,43]。经典的腹壁整形术是在肌层表面进行手术剥离的。有人认为，在更浅的解剖平面进行剥离可以减少腹壁整形术相关的并发症。这个理念首先由勒卢恩（Le Louarn）提出[42]，后来瓦斯科内兹（Vasconez）[44-46]和萨尔丹哈（Saldanha）[47,48]也就此发表了他们的经验。这些人认为，腹部皮瓣应该在两个不同的手术平面上进行解剖，而不是经典腹壁整形术中使用的单个平面。在脐上区域应该与经典的腹壁整形术一样，在肌肉腱膜表面分离，而在脐下则应在斯卡帕（Scarpa）筋膜层进行分离。这种术式改良的主要目的是通过保护淋巴管来降低血清肿的发生率。

本章作者已应用这种双平面腹壁整形术理念10 余年，并就这个问题进行了两项前瞻性对照研究[49,50]。使用更浅的解剖平面有助于降低血清肿的发生率，这一点已经得到了充分的证实，同时还具有引流量更少、拔管时间更早、住院时间更短以及血清肿和感染发生率更低等优势。从医生和患者的评估角度来看，通过这种技术往往也能获得很好的美学效果。

7.2　手术技巧

本章提出的腹壁整形术包含脐部转位、腹直肌腱膜折叠和侧腹脂肪抽吸，与经典的腹壁整形术基本相同，只是在脐下区域选择了更浅的解剖平面（图 7.1），在脐上区域和脐下中线区域仍然进行经典的深筋膜表面剥离（图 7.2）。这种双平面腹壁整形术适用于具有腹部皮肤脂肪过量并伴肌肉松弛的患者（Matarasso III 型和 IV 型）[51]。排除标准：与外科手术相关的风险因素较高者、肥胖症患者中至少 6 个月没有保持体重稳定者、准备怀孕者以及体重指数超过 30kg/ ㎡者（经历过减肥手术的除外）。主动吸烟者须在术前 6 周停止吸烟或减少至每天 3 支。

术前所有患者要被常规给予依诺肝素 40mg 皮下注射（至少在术前 2h 进行，且住院期间每天维持）和静脉滴注广谱抗生素。腹壁整形术的术前标记和手术技巧在不同文献中均有详细的描述，整形外科医生应当加以灵活应用[52]。下切口通常设计在阴唇前联合上方 6~7cm 处。本章作者更倾向于

这样的设计，即使在脐部转位后，在原脐部的皮瓣缝合后可能会留下垂直状瘢痕，但该瘢痕也不会太高，可以隐藏于比基尼线内。

采用全麻进行手术，消毒铺巾后，沿术前的标记线切开皮肤和浅层脂肪。在切口侧方开始暴露斯卡帕（Scarpa）筋膜（图 7.3）。根据瓦斯科内兹（Vasconez）所描述的那样[44,45]，剥离时可使用电刀，也可以采用手法钝性剥离。分别用 2 把巾钳提起皮瓣的左、右两端，沿斯卡帕（Scarpa）筋膜平面逐渐剥离（图 7.4、图 7.5）。一位术者用双手向下施压，另一位助手做垂直牵引，按此方法操作较为简便。在两侧距中线几厘米处停止操作，改用电刀（电凝模式）切除中线处条状区域的斯卡帕（Scarpa）筋膜及其深层脂肪（图 7.6、图 7.7）。暴露深筋膜，从而有利于折叠剑突至耻骨区域的腹直肌腱膜。然后继续在深筋膜表面进行适当宽度（以足够允许肌肉腱膜折叠为宜的程度）的剥离，直到肋下缘水平。

近年来，本章作者一直使用电刀（电凝模式）进行脐上和脐下所有层次的剥离，其效果与剥离法相仿。与腹直肌腱膜层的经典解剖平面相比，斯卡帕（Scarpa）筋膜平面相对不清晰，也很难找准层次，在手术解剖过程中很容易被破坏，解剖出来的该层次存在脂肪与筋膜交替的状况，并非质地均一（图 7.5）。可以通过电刀的使用将这个问题的发生率降至最小，剥离时需要助手向上牵拉皮瓣，而主刀医生同时在斯卡帕（Scarpa）筋膜上向下施压。

皮瓣剥离后术者通常会对剑突至耻骨范围内的腹直肌腱膜进行纵向折叠，脂肪抽吸通常局限于腹部两侧，上腹部则不进行抽脂。腱膜折叠时可以使用褥式缝合或渐进式张力缝合。

由于脐部和耻骨上区的皮下脂肪层厚度常常存在差异，另外，深部脂肪占腹壁总厚度的比例从脐水平的 43% 下降到耻骨水平的 19%[34,39]，因此需要对上腹部的皮瓣进行修剪使其厚度与下方切口边缘相等。用巾钳或皮钩在中线处提起上腹部皮瓣，并使用组织剪剪除皮瓣远侧区域斯卡帕（Scarpa）筋膜下的脂肪，以避免两个切口边缘之间存在潜在的不平整。这也是手术当中的一个要点。

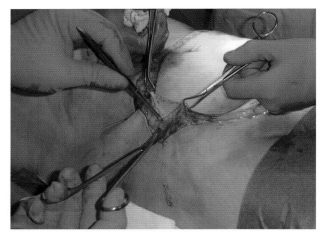

图 7.3　在切口一端开始显露斯卡帕（Scarpa）筋膜

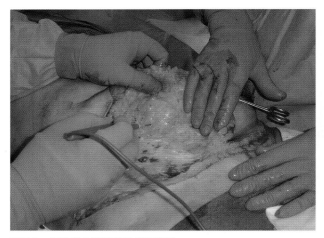

图 7.6　切除腹中线附近的深层脂肪

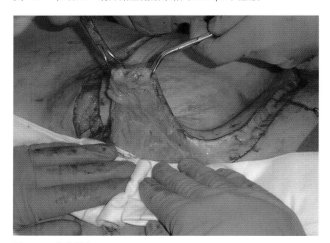

图 7.4　手法剥离

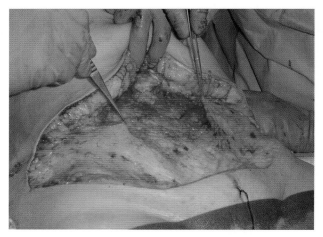

图 7.7　保留下腹部两侧的斯卡帕（Scarpa）筋膜和深部脂肪，切除多余的皮肤和脂肪组织。在近中线处行深筋膜层分离。镊子所夹即为斯卡帕（Scarpa）筋膜

天单侧引流量 ≤ 30mL 时，可拔除引流管。术后第 1 天应鼓励患者适当走动，佩戴弹力衣至少 6 周，6 周内避免剧烈活动。

7.2.1　病例 1（图 7.8）

32 岁女性患者，体重指数 23，既往有剖宫产手术史。行保留斯卡帕（Scarpa）筋膜和侧腹吸脂的腹壁整形术。术中切除组织量为 510g。术后下腹部两侧引流管保留 2 天，第 1 天引流量为 5mL 和 50mL，第 2 天引流量为 15mL 和 10mL。

7.2.2　病例 2（图 7.9）

42 岁女性患者，体重指数 25，孕产 3 次，每次均为剖宫产。行保留斯卡帕（Scarpa）筋膜和侧

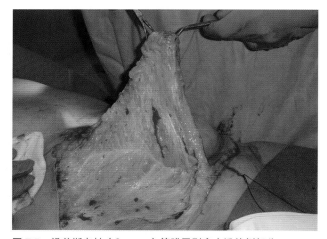

图 7.5　沿着斯卡帕（Scarpa）筋膜层剥离皮瓣外侧部分

因为需要在患者髋关节处于弯曲的状态下进行下腹壁切口缝合，所以手术床的折叠功能非常重要。腹部切口下方需留置 2 根引流管。术毕患者麻醉未清醒前就应当为其佩戴弹力衣。术后 24h，无论引流量多少，均不拔出引流管。随后每

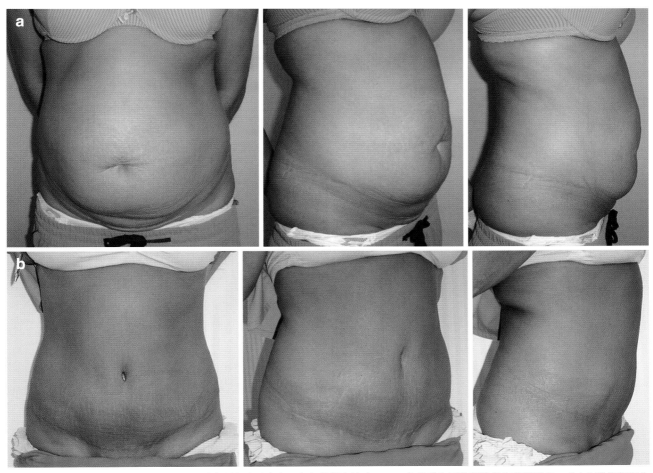

图 7.8　32 岁女性患者，体重指数 23，既往有剖宫产手术史。行保留斯卡帕（Scarpa）筋膜和侧腹吸脂的腹壁整形术。术中切除组织量为 510g。术后下腹部两侧引流管保留 2 天，第 1 天引流量为 5mL 和 50mL，第 2 天引流量为 15mL 和 10mL。（a）术前。（b）术后 2 年

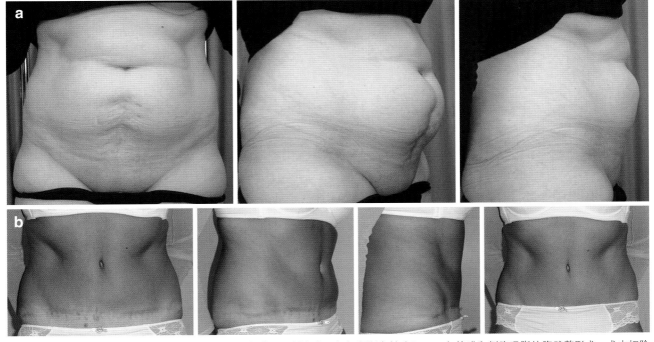

图 7.9　42 岁女性患者，体重指数 25，孕产 3 次，每次均为剖宫产。行保留斯卡帕（Scarpa）筋膜和侧腹吸脂的腹壁整形术。术中切除组织量为 810g。术后引流管保留 2 天，第 1 天引流量为 0mL 和 10mL，第 2 天引流量为 20mL 和 30mL。（a）术前。（b）术后 27 个月

腹吸脂的腹壁整形术。术中切除组织量为810g。术后引流管保留2天，第1天引流量为0mL和10mL，第2天引流量为20mL和30mL。

7.2.3　病例3（图7.10）

34岁女性患者，体重指数23，接受过减肥手术（腹腔镜胃旁路术，初始体重为105kg，减轻60kg），孕产2次，每次均为剖宫产。行保留斯卡帕（Scarpa）筋膜和侧腹吸脂的腹壁整形术。术中切除组织量为800g。术后引流管保留3天，第1天引流量为0mL和25mL，第2天引流量为20mL和35mL，第3天引流量为5mL和10mL。

7.2.4　病例4（图7.11）

56岁女性患者，体重指数26。有两次怀孕史，既往平均每天抽烟10支（手术前4周减少到3支/天）。行保留斯卡帕（Scarpa）筋膜和侧腹吸脂的腹壁整形术。术中切除组织量为830g。术后引流管保留2天，第1天引流量为20mL和5mL，第2天引流量为20mL和25mL。

7.3　讨论

文献记载了很多可以降低传统腹壁整形术并发症发生率的外科技巧，如：选择性分离[53-55]、闭式引流[25,56]、内固定技术[26,57-62]、避免电刀分离皮瓣[63,64]、弹力包扎[65]、硬化剂治疗[66,67]、应用纤维蛋白胶[68-70]以及避免过早活动[71]等。但没有任何一个方法对所有的案例都有效。据报道，仅血清肿的发生率就高达40%[16,19,21,25-27]，是腹壁整形术后最常见的并发症，而预防血清肿的最常见方法是使用负压引流管[25]。大多数从事腹壁整形术的整形外科医生都倾向于放置至少2根引流管，但其走向和出口随医生的个人偏好而不尽相同[72]。通常24h内每侧的引流量≤30mL时，可以将引流管拔除，但每个医生对此标准的评判亦各有所见[72]。

关于降低血清肿的方法，勒卢恩（Le Louarn）医生提出了他的理念。他建议摒弃腹直肌筋膜这一传统的解剖分离平面，转而选择更浅的层面[42,43]。本章作者10余年来也一直在临床中应用这一理念，还进行了两项前瞻性的对照研究，以评估在腹壁整形术中使用较浅解剖平面［保留斯卡帕（Scarpa）

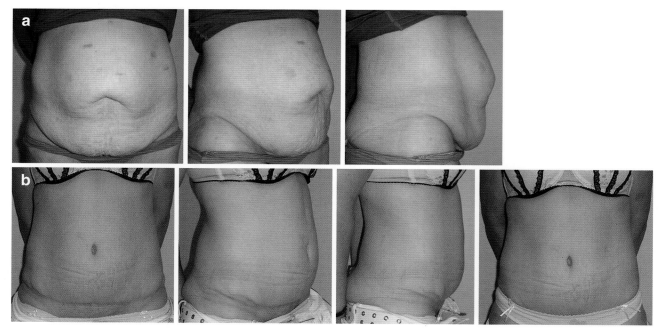

图7.10　34岁女性患者，体重指数23，接受过减肥手术（腹腔镜胃旁路术，初始体重为105kg，减轻60kg），孕产2次，每次均为剖宫产。行保留斯卡帕（Scarpa）筋膜和侧腹吸脂的腹壁整形术。术中切除组织量为800g。术后引流管保留3天，第1天引流量为0mL和25mL，第2天引流量为20mL和35mL，第3天引流量为5mL和10mL。（a）术前；（b）术后2年

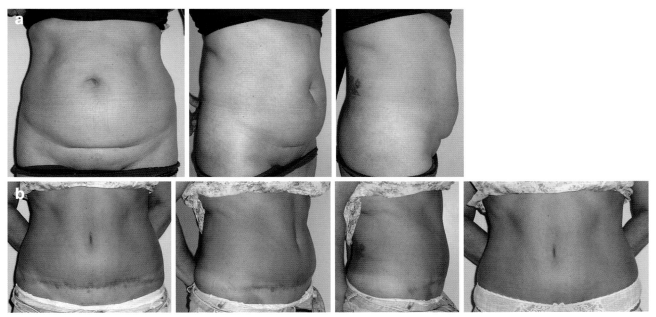

图 7.11　56 岁女性患者，体重指数 26。有两次怀孕史，既往平均每天抽烟 10 支（手术前 4 周减少到 3 支／天）。行保留斯卡帕（Scarpa）筋膜和侧腹吸脂的腹壁整形术。术中切除组织量为 830g。术后引流管保留 2 天，第 1 天引流量为 20mL 和 5mL，第 2 天引流量为 20mL 和 25mL。（a）术前。（b）术后 16 个月

筋膜）的临床效果[49,50]。

其中第一项研究侧重于早期术后效果，是一项单中心的前瞻性对照研究，纳入了 208 名接受腹壁整形术的女性患者，有 143 名患者接受了经典的腹壁整形术，65 名患者接受了脐部以下保留斯卡帕（Scarpa）筋膜的腹壁整形术[49]。所有患者均留置 2 条引流管，在 24h 内引流量每侧 ≤ 30mL 时拔除引流管。这一前瞻性研究发现，在斯卡帕（Scarpa）筋膜层次剥离下腹部皮瓣有 3 个重要且具有统计学意义的临床效果：总引流量降低 58.9%，引流管拔除时间平均提早 2.0d 以及总住院时间平均减少 1.9d[49]。

第二项研究则更深入地总结了双平面腹壁整形术后的早期和晚期临床效果，是一个遵循临床对照试验报告标准规范（CONSORT）的随机对照试验研究[50]。研究为临床对照试验，纳入了 160 名女性患者，并随机分配到两个组：A 组为经典腹壁整形术组，B 组为保留斯卡帕（Scarpa）筋膜的腹壁整形术组。所有患者均留置 2 根引流管，在 24h 内引流量每侧 ≤ 30mL 时拔除引流管。结果表明，保留斯卡帕（Scarpa）筋膜可降低总引流量（66%）、每日引流量（前 6 天为 69%）、引流管拔除时间（3 天）、引流管留置时间过长的病例

数（超过 6 天的患者从 26/80 例减少到 1/80 例）以及血肿（80%）／感染（83%）／血清肿（87%）等的发生率，对患者术后的恢复有促进作用。除血肿和感染两项外，其他差异都具有统计学意义。在血肿和感染方面也呈现出了明显的临床效果。关于 B 组术后的美学效果，88% 的医生认为是"非常好"，91% 的患者认为是"好"。而 A、B 两组间的美学效果差异，未能在统计学的分析中体现。

保留斯卡帕（Scarpa）筋膜组术后引流量减少，说明患者达到引流管拔除标准（在 24h 内引流量每侧 ≤ 30mL）的时间提前。在这两项研究中，与经典腹壁整形术第 6 天拔除引流管相比，双平面腹壁整形术平均在第 3 天拔除引流管[49,73]。留置引流管是减少血清肿发生的重要方法[22,25,72,74]，但引流管的拔除却可以改善患者的舒适度和活动度，促进患者术后的恢复。在这一点上，保留斯卡帕（Scarpa）筋膜的双平面腹壁整形术效果可谓事半功倍。

在第二项研究中，研究者还对患者每天的引流量进行了评估，结果证实两组之间的绝对值差异很大[73]。在保留斯卡帕（Scarpa）筋膜组，引流量从第 1 天到第 10 天均显著降低（图 7.12）。两组间每天的引流量差异均有统计学意义。同时，

虽然每日引流量存在差异，但两组间每日引流量的变化曲线相同：都是术后第 2 天引流量达到最大值，随后逐渐减少，直到引流管拔除。

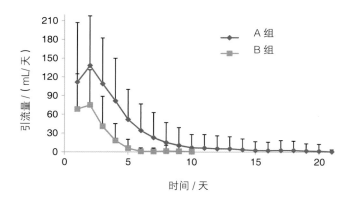

图 7.12　A 组［不保留斯卡帕（Scarpa）筋膜，80 例］和 B 组［保留斯卡帕（Scarpa）筋膜，80 例］的平均每日引流量（平均值 ± 标准差）。统计学分析结果证实：从第 1 天到第 10 天，B 组的每日引流量明显较 A 组少，差异均具有统计学意义（$p < 0.05$）(Student's t –test)

这两项研究的另一个重要结论源于对引流管拔除时间的分析，具体地说，经典腹壁整形术组引流管留置时间最长为 22d，而保留斯卡帕（Scarpa）筋膜组则为 10d[49]。接受经典腹壁整形术的患者有 32.5% 需要引流 6d 以上，相比之下保留斯卡帕（Scarpa）筋膜组只有 1.2%[50]。因此，可以得出这样的结论：保留斯卡帕（Scarpa）筋膜的腹壁整形术避免了长时间留置引流管。这是一个非常重要且具有实质性的发现。部分学者在报道经典腹壁整形术中使用引流管的临床资料时发现长时间（≥ 8d）留置引流管的情况不在少数[15,21,22,55]，最长时间同样超过 20d[21]。最具对比意义的是尼曼（Neaman）[15] 的研究，它是迄今为止发表的关于腹壁整形术样本量最大的回顾性研究。研究对 6 名外科医生进行的 1008 例腹壁整形术患者进行了分析，所报道的引流管留置天数如下（平均值 ± 标准差）：术者 A 为 10.6 ± 2.3d；术者 B 为 11.7 ± 1.5d；术者 C 为 17.3 ± 1.9d；术者 D 为 9.8 ± 1.2d；术者 E 为 17.3 ± 2.6d；术者 F 为 14.3 ± 1.8d。术者 A 到 F 分别进行了 210 例、213 例、119 例、203 例、176 例和 87 例腹壁整形术。对比他们的研究结果可以分析出，手术方式的改良非常重要，术中采用下腹部更浅解剖平面的分离可

将平均引流管拔除时间缩短至 3d[49,50,75,76]，有效地避免了长时间地留置引流管[49,50,76]。

在上述随机对照试验中发现，A 组和 B 组之间的血清肿发生率同样有着统计学差异[50]。与 A 组（经典腹壁整形组）相比，B 组［保留斯卡帕（Scarpa）筋膜的腹壁整形组］的血清肿发生率降低了 86.7%（图 7.13）。其他的并发症，如需要输血、血肿（出血）、感染等，虽然两组间并不存在明显的统计学意义，但 A 组的发生率更高。保留斯卡帕（Scarpa）筋膜的 B 组在血肿（出血）和感染这两方面的发生率分别减少了 80% 和 83.3%。

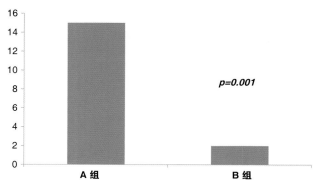

图 7.13　A 组［不保留斯卡帕（Scarpa）筋膜，80 例］和 B 组［保留斯卡帕（Scarpa）筋膜，80 例］发生血清肿的例数。B 组血清肿的发生率显著降低（$p = 0.001$）（$\chi 2$ 检验）
图中从左到右：A 组；B 组

近期文献回顾

近期其他学者发表的文献也进一步佐证了腹壁整形术中使用更浅解剖平面的优点，其显著的临床及统计学优势在表 7.1 中进行了归纳总结。

萨尔丹哈（Saldanha）[48] 报道过一项回顾性研究，总共有 940 例患者，其中 445 例行保留斯卡帕（Scarpa）筋膜的吸脂腹壁整形术，495 例行经典腹壁整形术。在去除下腹部多余脂肪之前，使用 6mm 吸脂针对脐下区域的浅层、部分深层脂肪进行吸脂塑形，以确保腹壁整形术期间清楚直视并保留斯卡帕（Scarpa）筋膜[48]。在萨尔丹哈（Saldanha）[48] 的研究中，斯卡帕（Scarpa）筋膜的保留区域与本章作者的前瞻性研究中的区域非常相似。萨尔丹哈（Saldanha）的研究显示，保留斯卡帕（Scarpa）筋膜的吸脂腹壁整形术后，血清

肿（由 60% 降至 0.4%）、表皮坏死（由 3.8% 降至 0.2%）、伤口裂开（由 5.1% 降至 0.4%）和皮瓣坏死（由 4% 降至 0.2%）等并发症均有减少，并且这些减少均有统计学意义。血清肿的发生，在保留斯卡帕（Scarpa）筋膜的吸脂腹壁整形术中并无显著减少（由 0.6% 降至 0.2%）。

方（Fang）[75] 也发表过一项纳入 202 例患者的回顾性研究，其中 103 例接受了类似的双平面腹壁整形术，99 例接受了经典腹壁整形术。经典腹壁整形术组与双平面腹壁整形术组术中均采用了肿胀液浸润注射，并用手术刀进行锐性分离，只是双平面腹壁整形术组术中下腹部区域在斯卡帕（Scarpa）筋膜浅面进行分离，保留了肌筋膜表面的一些深部脂肪组织。研究者指出，在较瘦的患者中，腹壁皮瓣的解剖层次正好位于斯卡帕（Scarpa）筋膜浅面，但在较胖的患者中，解剖层次需稍深一些，以去除斯卡帕（Scarpa）筋膜下的部分脂肪。根据患者体重的轻重，双平面腹壁整形术采取以上两种方法的其中一种，但研究者并没有研究胖瘦患者间的预后差异。这项研究表明，在腹壁整形术中采用更浅的解剖平面进行分离皮瓣，可以提前 3 天拔除引流管。拔除引流管的标准是每 24h 引流量 ≤ 30mL。对并发症也进行了对比，经典技术组与双平面技术组之间的差异并无统计学意义，但浅层次解剖技术组的血清肿发生率有下降的趋势。该研究中经典腹壁整形术组的血清肿发生率相当低，仅有 7%，研究者认为这是因为没有使用电凝而用手术刀进行锐性分离。

此外，科勒（Koller）[77] 根据一项纳入 50 例患者 [25 例采用保留斯卡帕（Scarpa）筋膜的腹壁整形术，25 例采用经典的腹壁整形术] 的前瞻性研究发现，保留斯卡帕（Scarpa）筋膜可以显著减少总引流量，降低血清肿的发生率。但就引流管拔除时间来看，其差异没有统计学意义。在这项研究中，所有解剖均使用超声刀进行分离，深层脂肪没有进行抽吸或切除。

以上这 3 项报道为双平面腹壁整形术增添了重要的佐证。尽管如此，研究者们在手术层次和深层脂肪的处理方面仍存在差异。萨尔丹哈（Saldanha）和科勒（Koller）使用了与笔者相似的手术层次，但前者进行了深层脂肪的抽吸，而科勒（Koller）没有。与经典腹壁整形术相比，方（Fang）等的研究也采用了较浅的解剖平面，但与笔者不同，他们的解剖层面位于斯卡帕（Scarpa）筋膜下的深层脂肪。尽管技术上存在差异，但这些研究都客观地证实了腹壁整形术中采用较浅解剖层次具有优势，他们的研究数据与笔者的两项前瞻性研究结果一致（表 7.1）。因此，这里有充分的科学证据支持使用更浅层次来进行腹壁整形术，而非经典手术中所采用的层次。

在提出腹壁整形术中应用更浅解剖层次的同时，这些研究者也提出，可以对深层脂肪进行抽吸以减少其体积 [42-46,53]。但是反对者认为，深层脂肪通常比浅层脂肪薄，对腹部轮廓的改变作用有限，这是建立在 41 例行腹壁整形术的女性患者的手术标本解剖研究之上的结论 [39]。进行解剖研究后研究者证实，腹部大部分脂肪位于斯卡帕（Scarpa）筋膜之上，在腹壁整形术中不处理斯卡帕（Scarpa）筋膜和深层脂肪对腹部轮廓的影响较小。另一方面，也有学者仍会对腹部深部脂肪过于臃肿存在一定程度的担忧 [78]，但目前这一担忧缺乏科学依据。

除了上述的双平面腹壁整形术外，另一种可能降低血清肿发生率的方法是内固定技术，即将皮瓣和深筋膜之间进行间断缝合固定。姆拉迪克（Mladick）[62] 最先简要地介绍了这一技术，之后巴罗迪（Baroudi）和费雷拉（Ferreira）[57] 则对此技术进行了更为详尽的描述，采用的是"褥式缝合"联合引流以减少创面内无效腔和剪切力。在他们的研究中，引入了"渐进式减张缝合"的概念，具有双重的作用：减少无效腔和无张力推进腹部皮瓣。人们已经证实，这样的解决方案对于预防血清肿是有效的 [25,79]，甚至可以不使用引流管 [61]。为了研究引流和渐进式减张缝合在预防血清肿方面的作用，安迪斯（Andrades）[25] 进行了一项纳入 60 例腹壁整形术患者的随机对照试验。试验结果表明，渐进式减张缝合的应用显著延长了手术时间，降低了引流量。然而，所有研究队列之间的血清肿总体发生率并没有显著差异。需要指出的是，由于对照组（没有引流也没有采用渐进式减张缝合）中有 10 名患者产生了较大体积的血清肿，该组的研究被迫中断，血清肿的发生

表 7.1　关于保留斯卡帕（Scarpa）筋膜腹壁整形术的一些对比研究

	萨尔丹哈 Saldanha (2009)[48]	方(Fang)(2010)[75]	科斯塔－费雷拉（Costa-Ferreira）(2010)[49]	科勒（Koller）(2012)[77]	科斯塔－费雷拉（Costa-Ferreira）(2013)[50]
研究类型	回顾性	回顾性	前瞻性	前瞻性	随机临床研究
病例总数	940	202	208	50	160
病例数［保留斯卡帕（Scarpa）筋膜］	446	103	65	25	80
病例数（经典腹壁整形术）	494	99	143	25	80
引流量下降	NA	NA	下降 58.9% ($p < 0.001$)	下降 ($p < 0.001$)	下降 65.5% ($p < 0.0001 =$)
引流管拔除时间更早	NA	3 天 ($p < 0.0001$)	2 天 ($p < 0.001$)	无统计学差异	3 天 ($p < 0.0001$)
血清肿	下降 59.6% ($p < 0.0001$)	下降 (NS)	NA	下降 ($p < 0.001$)	下降 86.7% ($p = 0.001$)

NS: 无统计学差异（$p > 0.05$）；NA: 缺乏数据；除了萨尔丹哈（Saldanha）的研究外，其余所有研究的引流管拔除标准都是相同的，即：24h 内引流量每侧 ≤ 30mL。

率为 50%。这项研究的结论是，外科医生进行腹壁整形术时，应至少使用这两种方法中的一种（放置引流或渐进式减张缝合），而两种方法联合应用并未显示出更大的优势。这两种技术并无协同作用，因为渐进式减张缝合与引流管的联合使用并不会减少血清肿的发生率。留置引流管或采用渐进式减张缝合，或者两者同时使用具有相同的血清肿发生率、并发症总体发生率和美学效果[35]。但是，留置引流管比渐进式减张缝合更为容易，并且不会延长手术时间。因此，应用负压引流仍是最广为接受的防止血清肿的方法[25,72]。这在马塔拉索（Matarasso）[22] 对 497 位进行了 11 016 例腹壁整形术的整形外科医生进行的调查中得到了充分的证实：98% 的外科医生会在腹壁整形术后使用负压引流。

经典腹壁整形术解剖层次的改良对患者的恢复以及降低并发症的发生率具有积极的影响，而且也同时被证实不会影响美学效果。在双平面腹壁整形术中采用不同解剖平面比经典腹壁整形术难度更大，层次也没有那么清晰。如果不够谨慎，很容易破坏斯卡帕（Scarpa）筋膜。尽管如此，这种技术上的改良也可以非常容易地应用到实践中去，而不会影响手术时间及传统腹壁整形术的一般原则。在临床上，与其他腹壁整形术的最新进展（如限制部分区域的皮瓣剥离和脂肪抽吸）很容易结合起来，并对手术效果产生巨大影响。

最后，需要继续持之以恒地追求高水平的循证研究，使腹壁整形术成为愈加安全的手术操作。目前仍有一些问题值得研究，例如：皮瓣剥离的方法（手术刀片/电刀）可能和血清肿的发生有着密切的关系。就目前而言，现有的报道仍存在争议，需要强有力的科学依据来验证哪一种方法更佳[64,80-83]。

结论

现有的前瞻性临床研究结果[49,50]表明，保留斯卡帕（Scarpa）筋膜和深层脂肪的腹壁整形术有诸多的优点：更少的引流量、更早的引流管拔除时间、避免长时间引流和更短的住院时间等。这些优点使其在临床上都有显著优势。本章所反复强调的双平面解剖降低血清肿的发生率已被充分证实。与此同时，血肿及感染的发生率也得以降低，美学效果与经典的腹壁整形术相近。

基于这些充分的临床数据，本章作者建议外科医生进行腹壁整形术时，在脐下区域避免经典腹壁整形术的解剖平面，采用更浅层次的解剖，并完全保留斯卡帕（Scarpa）筋膜及其深层脂肪。

参考文献

[1] American Society of Plastic and Reconstructive Surgeons. 2000/2011/2012 national plastic surgery statistics: cosmetic and reconstructive procedure trends. Available at: http://www.plasticsurgery.org/news/plastic-surgery-statistics/2012-plastic-surgerystatistics.html . Accessed 17 Jan 2014.

[2] Richter DF, Stoff A. Abdominoplasty procedures.In: Neligan PC, editor. Plastic surgery. 3rd ed.Philadelphia: Elsevier; 2013. p. 530–558.

[3] Grazer FM, Goldwyn RM. Abdominoplasty assessed by survey, with emphasis on complications. Plast Reconstr Surg. 1977;59(4):513–517.

[4] Hensel JM, Lehman JA, Tantri MP, Parker MG,Wagner DS, Topham NS. An outcomes analysis and satisfaction survey of 199 consecutive abdominoplasties.Ann Plast Surg. 2001;46(4):357–363.

[5] Bolton MA, Pruzinsky T, Cash TF, Persing JA.Measuring outcomes in plastic surgery: body image and quality of life in abdominoplasty Patients. Plast Reconstr Surg. 2003;112(2):619–625.

[6] Papadopulos NA, Staffl er V, Mirceva V, Henrich G,Papadopoulos ON, Kovacs L, Herschbach P, Machens HG, Biemer E. Does abdominoplasty have a positive infl uence on quality of life, self-esteem, and emotional stability? Plast Reconstr Surg. 2012;129(6):957e–962.

[7] ISAPS Global Statistics. Available at: http://www.isaps.org/press-center/isaps-global-statistics .Accessed Jan 2015.

[8] Pitanguy I. Abdominal lipectomy: an approach to it through an analysis of 300 consecutive cases. Plast Reconstr Surg. 1967;40(4):384–391.

[9] Grazer FM. Abdominoplasty. Plast Reconstr Surg. 1973;51(6):617–623.

[10] Baroudi R, Keppke EM, Netto FT. Abdominoplasty. Plast Reconstr Surg. 1974;54(2):161–168.

[11] Regnault P. Abdominoplasty by the W technique.Plast Reconstr Surg. 1975;55(3):265–274.

[12] Jackson IT, Downie PA. Abdominoplasty-the waistline stitch and other refi nements. Plast Reconstr Surg.1978;61(2):180–183.

[13] Matarasso A. Liposuction as an adjunct to a full abdominoplasty.Plast Reconstr Surg. 1995;95(5):829–836.

[14] Dillerud E. Abdominoplasty combined with suction lipoplasty: a study of complications, revisions,and risk factors in 487 cases. Ann Plast Surg.1990;25(5):333–343.

[15] Neaman KC, Armstrong SD, Baca ME, Albert M,Vander Woude DL, Renucci JD. Outcomes of traditional cosmetic abdominoplasty in a community setting:a retrospective analysis of 1008 patients. Plast Reconstr Surg. 2013;131(3):403e–410.

[16] Mohammad JA, Warnke PH, Stavraky W. Ultrasound in the diagnosis and management of fl uid collection complications following abdominoplasty. Ann Plast Surg. 1998;41(5):498–502.

[17] Chaouat M, Levan P, Lalanne B, Buisson T, Nicolau P, Mimoun M. Abdominal dermolipectomies: early postoperative complications and long-term unfavorable results. Plast Reconstr Surg. 2000;106(7):1614–1618.

[18] van Uchelen JH, Werker PMN, Kon M. Complications of abdominoplasty in 86 patients. Plast Reconstr Surg.2001;107(7):1869–1873.

[19] Hafezi F, Nouhi AH. Abdominoplasty and seroma.Ann

Plast Surg. 2002;48(1):109–110.

[20] Stewart KJ, Stewart DA, Coghlan B, Harrison DH,Jones BM, Waterhouse N. Complications of 278 consecutive abdominoplasties. J Plast Reconstr Aesthet Surg. 2006;59(11):1152–1155.

[21] Kim J, Stevenson TR. Abdominoplasty, liposuction of the fl anks, and obesity: analyzing risk factors for seroma formation. Plast Reconstr Surg.2006;117(3):773–779.

[22] Matarasso A, Swift RW, Rankin M. Abdominoplasty and abdominal contour surgery: a national plastic surgery survey. Plast Reconstr Surg. 2006;117(6):1797–1808.

[23] Neaman KC, Hansen JE. Analysis of complications from abdominoplasty – A review of 206 cases at a university hospital. Ann Plast Surg. 2007;58(3):292–298.

[24] Fraccalvieri M, Datta G, Bogetti P, Verna G, Pedrale R, Bocchiotti MA, Boriani F, Obbialero FD, Kefalas N, Bruschi S. Abdominoplasty after weight loss in morbidly obese patients: a 4-year clinical experience. Obes Surg. 2007;17(10):1319–1324.

[25] Andrades P, Prado A, Danilla S, Guerra C, Benitez S, Sepulveda S, Sciarraffi a C, De Carolis V.Progressive tension sutures in the prevention of postabdominoplasty seroma: a prospective, randomized,double- blind clinical trial. Plast Reconstr Surg.2007;120(4):935–946.

[26] Khan UD. Risk of seroma with simultaneous liposuction and abdominoplasty and the role of progressive tension sutures. Aesthetic Plast Surg.2008;32(1):93–99.

[27] Najera RM, Asheld W, Sayeed SM, Glickman LT.Comparison of seroma formation following abdominoplasty with or without liposuction. Plast Reconstr Surg. 2011;127(1):417–422.

[28] Markman B, Barton FE. Anatomy of the subcutaneous tissue of the trunk and lower-extremity. Plast Reconstr Surg. 1987;80(2):248–254.

[29] Avelar J. Regional distribution and behavior of the subcutaneous tissue concerning selection and indication for liposuction. Aesthetic Plast Surg.1989;13(3):155–165.

[30] Johnson D, Cormack GC, Abrahams PH, Dixon AK. Computed tomographic observations on subcutaneous fat: implications for liposuction. Plast Reconstr Surg. 1996;97(2):387–396.

[31] Abu-Hijleh MF, Roshier AL, Al-Shboul Q, Dharap AS, Harris PF. The membranous layer of superfi cial fascia: evidence for its widespread distribution in the body. Surg Radiol Anat. 2006;28(6):606–619.

[32] Chopra J, Rani A, Rani A, Srivastava AK, Sharma PK. Re-evaluation of superfi cial fascia of anterior abdominal wall: a computed tomographic study. Surg Radiol Anat. 2011;33(10):843–849.

[33] Nakajima H, Imanishi N, Minabe T, Kishi K, Aiso S. Anatomical study of subcutaneous adipofascial tissue:a concept of the protective adipofascial system (PAFS) and lubricant adipofascial system (LAFS).Scandinavian J Plast Reconstr Surg Hand Surg.2004;38(5):261–266.

[34] Harley OJ, Pickford MA. CT analysis of fat distribution superfi cial and deep to the Scarpa's fascial layer in the mid and lower abdomen. J Plast Reconstr Aesthet Surg. 2013;66(4):525–530.

[35] Worseg AP, Kuzbari R, Hubsch P, Koncilia H, Tairych G, Alt A, Tschabitscher M, Holle J. Scarpa's fascia fl ap: anatomic studies and clinical application. Plast Reconstr Surg. 1997;99(5):1368–1380.

[36] Nahai FR. Anatomic considerations in abdominoplasty. Clin Plast Surg. 2010;37(3):407–414.

[37] Lancerotto L, Stecco C, Macchi V, Porzionato A, Stecco A, De Caro R. Layers of the abdominal wall: anatomical investigation of subcutaneous tissue and superfi cial fascia. Surg Radiol Anat. 2011;33(10):835–842.

[38] Hunstad JP, Repta R. Anatomic considerations in abdominal contouring. In: Hunstad JP, Repta R, editors.Atlas of abdominoplasty. 1st ed. Philadelphia:Saunders; 2009. p. 5–13.

[39] Costa-Ferreira A, Rodrigues-Pereira P, Rebelo M, Vásconez LO, Amarante J. Morphometric study (macroscopic and microscopic) of the lower abdominal wall. Plast Reconstr Surg. 2014;134(6):1313–1322.

[40] Lockwood TE. Superfi cial fascial system (SFS) of the trunk and extremities: a new concept. Plast Reconstr

Surg. 1991;87(6):1009–1018.

[41] Johnson D, Dixon AK, Abrahams PH. The abdominal subcutaneous tissue: computed tomographic, magnetic resonance, and anatomical observations. Clin Anat. 1996;9(1):19–24.

[42] Le Louarn C. Partial subfascial abdominoplasty. Our technique apropos of 36 cases. Ann Chir Plast Esthet.1992;37(5):547–552.

[43] Le Louarn C. Partial subfascial abdominoplasty. Aesthetic Plast Surg. 1996;20(2):123–127.

[44] Gardner PM, Vasconez LO. Liposculpture and lipectomy superfi cial to Scarpa's fascia. Oper Tech Plast Reconstr Surg. 1996;3(1):42–46.

[45] Vásconez LO, de la Torre JI. Abdominoplasty. In: Mathes SJ, Hentz VR, editors. Plastic surgery. 5th ed.Philadelphia: Elsevier; 2006p. 87–118.

[46] Espinosa-De-Los-Monteros A, de la Torre JI,Rosenberg LZ, et al. Abdominoplasty with total abdominal liposuction for patients with massive weight less. Aesthetic Plast Surg. 2006;30(1):42–46.

[47] Saldanha OR, Pinto EB, Matos Jr WN, Lucon RL, Magalhaes F, Bello EM. Lipoabdominoplasty without undermining. Aesthet Surg J. 2001;21(6):518–526.

[48] Saldanha OR, Federico R, Daher PF, Malheiros AA, Carneiro PR, Azevedo SF, Saldanha Filho OR,Saldanha CB. Lipoabdominoplasty. Plast Reconstr Surg. 2009;124(3):934–942.

[49] Costa-Ferreira A, Rebelo M, Vasconez LO, Amarante J. Scarpa fascia preservation during abdominoplasty: a prospective study. Plast Reconstr Surg.2010; 125(4):1232–1239.

[50] Costa-Ferreira A, Rebelo M, Silva A, Vásconez LO,Amarante J. Scarpa fascia preservation during abdominoplasty:randomized clinical study of effi cacy and safety. Plast Reconstr Surg. 2013;131(3):644–651.

[51] Matarasso A. Abdominolipoplasty: a system of classify cation and treatment for combined abdominoplasty and suction-assisted lipectomy. Aesthetic Plast Surg.1991;15(2):111–121.

[52] Pitanguy I. Abdominal lipectomy. Clin Plast Surg.1975;2(3):401–410.

[53] Saldanha OR, Pinto EB, Mattos Jr WN, Pazetti CE, Lopes Bello EM, Rojas Y, dos Santos MR, de Carvalho AC, Filho OR. Lipoabdominoplasty with selective and safe undermining. Aesthetic Plast Surg.2003;27(4):322–327.

[54] Kolker AR. Improving esthetics and safety in abdominoplasty with broad lateral subcostal perforator preservation and contouring with liposuction. Ann Plast Surg. 2008;60(5):491–497.

[55] Heller JB, Teng E, Knoll BI, Persing J. Outcome analysis of combined lipoabdominoplasty versus conventional abdominoplasty. Plast Reconstr Surg.2008;121(5):1821–1829.

[56] Zide BM. To reduce your seroma rate. Plast Reconstr Surg. 1999;103(3):1098–1099.

[57] Baroudi R, Ferreira CA. Seroma: how to avoid it and how to treat it. Aesthet Surg J. 1998;18(6):439–441.

[58] Pollock H, Pollock T. Progressive tension sutures:a technique to reduce local complications in abdominoplasty. Plast Reconstr Surg. 2000;105(7):2583–2586.

[59] Pollock H, Pollock T. Reducing abdominoplasty complications.Aesthet Surg J. 2002;22(5):475–476.

[60] Pollock T, Pollock H. Progressive tension sutures in abdominoplasty. Clin Plast Surg. 2004;31(4):583–589.

[61] Pollock TA, Pollock H. Progressive tension sutures in abdominoplasty: a review of 597 consecutive cases. Aesthet Surg J. 2012;32(6):729–742.

[62] Mladick RA. Progressive tension sutures to reduce complications in abdominoplasty. Plast Reconstr Surg. 2001;107(2):619.

[63] Porter KA, O'Connor S, Rimm E, Lopez M.Electrocautery as a factor in seroma formation following mastectomy. Am J Surg. 1998;176(1):8–11.

[64] Rousseau P, Vincent H, Potier B, Arnaud D,Darsonval V. Diathermocoagulation in cutting mode and large flap dissection. Plast Reconstr Surg.2011;127(5):2093–2098.

[65] Pitanguy I. Evaluation of body contouring surgery today: a 30-year perspective. Plast Reconstr Surg. 2000;105(4):1499–1514.

[66] Nichter LS, Morgan RF, Dufresne CR, Lambruschi P,Edgerton MT. Rapid management of persistent

seromas by sclerotherapy. Ann Plast Surg. 1983;11(3):233–236.

[67] Laverson S. Polidocanol for refractory seroma. Plast Reconstr Surg. 1999;104(4):1212.

[68] Saltz R, Sierra D, Feldman D, Saltz MB,Dimick A, Vasconez LO. Experimental and clinical applications of fi brin glue. Plast Reconstr Surg.1991;88(6):1005–1015.

[69] Schwabegger AH, Ninkovic MM, Anderl H. Fibrin glue to prevent seroma formation. Plast Reconstr Surg. 1998;101(6):1744.

[70] Wattin GR, Van Loock K. Sprayed fi brin glue in lipoabdominoplasty and abdominoplasty. Plast Reconstr Surg. 2011;128(4):378e–379.

[71] Beer GM, Wallner H. Prevention of seroma after abdominoplasty. Aesthet Surg J. 2010;30(3):414–417.

[72] Friedland JA, Maffi TR. MOC-PS(SM) CME article:abdominoplasty. Plast Reconstr Surg. 2008;121(4Suppl):1–11.

[73] Costa-Ferreira A, Vasconez LO, Amarante J. Reply:scarpa fascia preservation during abdominoplasty:randomized clinical study of effi cacy and safety. Plast Reconstr Surg. 2013;132(5):873e–874.

[74] Andrades P, Prado A. Composition of postabdominoplasty seroma. Aesthetic Plast Surg. 2007;31(5):514–518.

[75] Fang RC, Lin SJ, Mustoe TA. Abdominoplasty fl ap elevation in a more superfi cial plane: decreasing the need for drains. Plast Reconstr Surg. 2010;125(2):677–682.

[76] Costa J, Costa-Ferreira A, Rebelo M, Valença-Filipe P, Reis J, Silva A, Amarante J. Scarpa fascia preservation during abdominoplasty: what's the point? Plast Reconstr Surg. 2011;128(4S):61.

[77] Koller M, Hintringer T. Scarpa fascia or rectus fascia in abdominoplasty fl ap elevation: a prospective clinical trial. Aesthetic Plast Surg. 2012;36(2):241–243.

[78] Swanson E. Scarpa fascia preservation during abdominoplasty:randomized clinical study of effi cacy and safety. Plast Reconstr Surg. 2013;132(5):871e–873.

[79] Nahas FX, Ferreira LM, Ghelfond C. Does quilting suture prevent seroma in abdominoplasty? Plast Reconstr Surg. 2007;119(3):1060–1064.

[80] Araco A, Sorge R, Overton J, Araco F, Gravante G.Postbariatric patients undergoing body-contouring abdominoplasty two techniques to raise the fl ap and their infl uence on postoperative complications. Ann Plast Surg. 2009;62(6):613–617.

[81] Marsh DJ, Fox A, Grobbelaar AO, Chana JS. Abdominoplasty and seroma: a prospective randomized study comparing scalpel and handheld electrocautery dissection.J Plast Reconstr Aesthet Surg. 2015;68(2):192–196.

[82] Valença-Filipe R, Martins A, Silva Á, Vásconez LO, Amarante J, Costa-Ferreira A. Dissection technique for abdominoplasty. Plast Reconstr Surg Global Open. 2015;3(1), e299.

[83] Valenca-Filipe R, Martins A, Costa J, Carvalho J,Silva A, Vasconez LO, Amarante J, Costa-Ferreira A.Dissection technique for abdominoplasty: a prospective study. Plast Reconstr Surg. 2014;134(4 Suppl 1):129–130.

第 8 章 "巴西法(Brazilian)"腹壁整形术中脐下斯卡帕(Scarpa)筋膜内移改善腰部曲线

巴塞姆 · M . 莫萨德(Bassem M.Mossaad),詹姆士 · D . 弗锐姆(James D. Frame)著

8.1 前言

腹壁整形术是一种不断发展变化的整形外科手术。最初,这种术式主要针对那些腹部皮肤脂肪过多或伴有妊娠纹(肥胖纹)导致腹部外观不佳的患者。之后,为了满足普通人群日益增长的美学要求,同时为了解决外科医生面临的一些临床问题(诸如腹直肌分离),腹壁整形术逐渐得到了迅速的发展[1-3]。最终,腹壁整形术范畴中诞生了一个新的概念——躯干年轻化。该概念将躯干和大腿定义为一个环形的美学单位,范围可从乳房一直延伸至膝盖[4]。

躯干年轻化的主要难题之一是恢复正常的腰部轮廓曲线。通常情况下,腹部由于妊娠和衰老的双重作用,表现为皮肤松弛、皮肤及皮下脂肪过多、肌肉腱膜系统松弛等。这些表现是常规腹壁整形术最需要解决的临床问题[5]。当实施传统的腹壁整形术时,解决以上这 3 个基本问题必定是外科医生的当务之急[6]。同时,腰部作为躯干环形美学单位的一部分,同样也必须要摆在躯干年轻化的重要位置。

8.2 腰部

腰部是腹部的一部分,功能重要。很多衣物依赖于腰的存在而发挥作用,如腰带、束腰等。近年来,腰围测量已经成为研究肥胖等相关医学问题的重要临床指标。腰部是展现人们体形外观

的重要的解剖部位之一。所谓"楚腰纤细",一个纤细、曲线玲珑的腰部,是女性最重要的特质之一。因此,腰部的外形对女性来说尤为重要。

大部分人都能够辨认出腰的位置,但是,迄今仍没有一个统一的、可重复的和可比较的方法对腰围进行精确测量。这种情况部分是由于人类的体形存在很大的差异,部分是由于不同的应用场合对"腰"的理解不同。目前已有许多研究对"腰"或"腰围"进行了定义。国际标准化组织(ISO)8559—1989 对腰围的定义为:被测试者直立,腹部放松状态下,骨盆上方(髂前上棘)和肋下缘之间自然腰身的周长[7]。很显然,该定义缺乏规范性,比如该线位于肋下缘和骨盆上方之间的哪个位置?是水平的还是其他什么方向?但另一方面,缺乏规范性或许更适合不同的个体,沿着该区域的腰部曲线,可以自然轻松地寻找到合适的位置测量腰围。

美国和欧洲平民体表测量资源项目(CAESAR®)将腰围定义为:被测量者处于直立位,双手自然下垂,经过被测量者自己最认可的腰部位置水平方向上的最小周径[7]。因每个人对腰部的在意程度不同,"最认可"的位置也不尽相同。例如,关心衣服是否合身的男性,可能认为腰就是可以维系裤子的最低部位,大概在髂骨上缘或髂前上棘的水平,而热衷于体形是否好看的女性则认为腰就是腹部最细的那个位置。

腰部的测量在服装行业比较困难,因为在这个领域里测量的主要目的是为了穿衣打扮,但不

同个体之间又往往存在明显的解剖差异。这个问题在进行美容手术的时候却并非十分突出，因为对于绝大多数求美者而言，腰是介于髂骨和肋下之间最窄的部位。但需要特殊注意，相当一部分人的腰部并非是水平对称的，或者跟脐部不在同一个水平位置。关注了这些细节，对腹壁整形术中腰部轮廓曲线的改善将大有裨益。

8.3 腰部的美学标准

很多人认为体重和体形联系密切，但其实这是个误区。比如两个体重一样的女性，体形可能会明显不同。身体脂肪量绝对值的多少决定着体重，但脂肪的分布则决定着体形。更合理的脂肪分布，对于女性来说，更增添雌性魅力[8]。

观察身体体脂分布的一个方法是测量腰围和臀围的比率，即腰臀比。在评价女性吸引力的参数中，腰臀比是较为可靠的一个指标。青春期时，在雌激素的刺激下，女性脂肪沉积于臀部。雌激素水平的升高导致腰臀比降低。换言之，腰臀比可以作为女性生育能力和性成熟度的一个指标。女性在青春期前，腰臀比相对较高。进入青春期后，臀部脂肪的沉积导致该比率下降。当年龄增长，进入绝经期后，臀部脂肪逐渐萎缩，而腹部脂肪开始增长，腰臀比又会升高。因此，腰臀比也是衡量衰老的一项指标[9]。近年来，出现了一些关于女性身体吸引力指标的研究[10]，得出最佳的腰臀比为 0.7，这也刚好符合青春期女性的体形。

总之，纤细的腰部、低的腰臀比，是女性展现女性特质的重要因素，也是生育能力强、年轻的象征。因此，拥有一个年轻的腰部曲线，是诸多寻求腹壁美容的女性所梦寐以求的。

8.4 腰部年轻化：一项具有挑战的工程

要改善腰部形态，首先要面对 3 个最基本的问题：腹部皮肤过多、脂肪过多、肌肉腱膜松弛[11]。这是一项非常具有挑战性的工程，因为腹壁整形术中腹部肌肉腱膜折叠几乎对腰部起不到期望的效果[12]，并且对腹部皮瓣剥离区域的限制又使得人们无法对腰部的肌肉腱膜进行折叠。

如果仅仅是侧腹部脂肪过多，通过吸脂可以轻松地处理；但如果同时皮肤也过多，要使其平整而没有附加切口则似乎是个不可能完成的任务[12]。1991 年，洛克伍德（Lockwood）[13] 提出了浅筋膜系统（SFS）概念，对该领域贡献巨大。浅筋膜系统是皮下和肌肉筋膜之间的疏松结缔组织，富含脂肪，脂肪之间形成 1 至数层的水平纤维状间隔，与垂直、斜行的纤维间隔纵横交错。人体的体表标志很大程度上取决于浅筋膜系统的解剖特点，以及其和脂肪、肌肉筋膜的关系。同时，洛克伍德（Lockwood）在其文献中描述了它在腹壁整形术和身体中下部提升术中的重要性[14, 15]。

在澳大利亚墨尔本召开的 2008 年国际整形外科医生年会（ISAPS）上，若奥·埃尔马·拉莫斯（Joao Erfon Ramos）首先提出了"巴西法（Brazilian）"腹壁整形术。本章作者以该方法为基础，阐述利用斯卡帕（Scarpa）筋膜来达到收紧侧腰部和改善腰部曲线轮廓的效果。

8.4.1 手术技巧

患者采用全身麻醉，术者尽可能将腹部下方切口线设计在阴部毛发区域上方皮肤皱褶处，同时标记经过脐部的腹部上方切口（图 8.1）。切口设计线两侧的长度取决于患者坐位时对患者皮肤松弛度的判断。与传统方法相同，该方法同样包括切除多余皮肤的软组织、松解剥离皮瓣和折叠腹中线区域的腱膜。"巴西法（Brazilian）"腹壁整形术和传统腹壁整形术有两个根本不同点：①脐下腹中线两侧各切除约 4cm 宽的皮肤及皮下组织，于腹直肌前鞘表面完全切除（图 8.1、图 8.2）。两侧于斯卡帕(Scarpa)筋膜表面用超声刀（Ethicon）切除皮肤及腹部两侧浅层脂肪，暴露斯卡帕（Scarpa）筋膜及深部脂肪组织。②传统法需要从剑突到两侧肋缘将腹部皮瓣进行广泛的分离，"巴西法（Brazilian）"腹壁整形术则不需要如此，而是采用肿胀脂肪抽吸技术，用脂肪抽吸的办法来达到皮肤组织的移动。同样，"巴西法（Brazilian）"腹壁整形术也需要在腹中线部位分离出 1 个隧道，以便折叠腹直肌腱膜和重新定位脐部（图 8.3)。"巴西法（Brazilian）"腹壁整形术和 2003 年萨尔丹

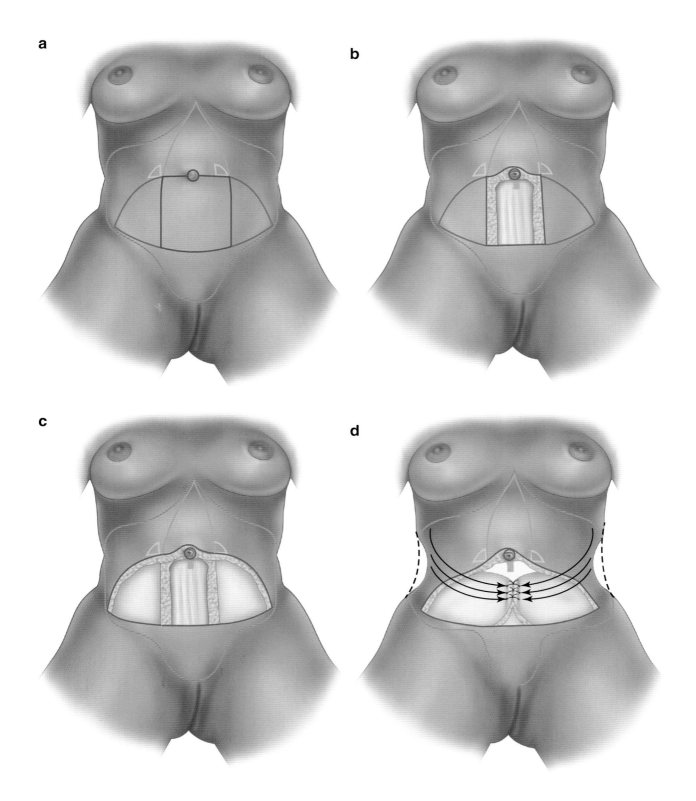

图 8.1 "巴西法(Brazilian)"腹壁整形术的步骤图示。(a)术前标记:红线代表切口,脐下蓝色矩形线代表皮肤浅筋膜全层切除区,两边绿色三角形线代表斯卡帕(Scarpa)筋膜保留范围,脐上浅蓝色三角形线代表腱膜折叠需要的游离范围,黄色小三角代表斯卡帕(Scarpa)筋膜的切除范围,粉红色线条代表吸脂区域。(b)脐下腹中线旁皮肤及皮下组织全层切除。(c)两侧斯卡帕(Scarpa)筋膜表面皮肤和浅层脂肪切除,保留斯卡帕(Scarpa)筋膜及深层脂肪。(d)拉拢斯卡帕(Scarpa)筋膜向内移动并将其缝合于中线,牵拉力作用于侧腰部,改善腰部轮廓曲线。

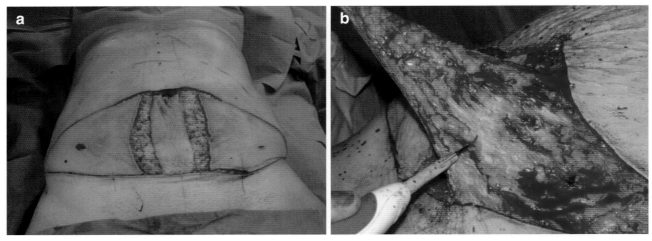

图 8.2 （a）腹部上、下切口以及脐下拟全层切除之皮肤和浅筋膜组织。（b）利用超声刀在斯卡帕（Scarpa）筋膜表面分离，切除上方皮肤及浅层脂肪组织，超声刀所指处为白色的斯卡帕（Scarpa）筋膜

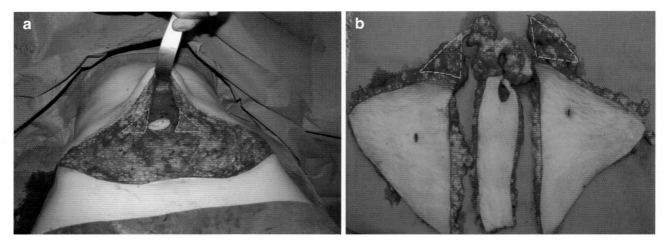

图 8.3 （a）腹中线处腹部皮瓣的局部剥离区域。斯卡帕（Scarpa）筋膜与腹部皮瓣交界处拟切除三角形斯卡帕（Scarpa）筋膜范围（黄色标注），以预防脐下两侧斯卡帕（Scarpa）筋膜向中部拉拢缝合后形成的局部突起。（b）切除的腹部组织：中部的皮肤和皮下浅筋膜全层组织、两侧斯卡帕（Scarpa）筋膜表面的皮肤及浅层脂肪组织和脐两侧切除的三角形斯卡帕（Scarpa）筋膜组织（黄色标注）

哈（Saldanha）等报道的保留斯卡帕（Scarpa）筋膜的吸脂腹壁整形术相似，萨尔丹哈（Saldanha）等是采用有限的剥离，保留脐下斯卡帕（Scarpa）筋膜[16, 17]。同时，对"巴西法（Brazilian）"腹壁整形术进行了一些改进。阴阜部位也进行了吸脂和提升，并将斯卡帕（Scarpa）筋膜缝合固定于腹直肌前鞘，把衰老下垂的 U 形阴部外观变为略显年轻的 V 形。在皮瓣松解分离完毕后，需要确定新的脐部位置。通常先贯穿腹壁皮瓣，将脐部缝合 1 针，以便精确确定脐部的位置，一般在阴阜毛发区上缘 9cm。之后，拉拢两侧斯卡帕（Scarpa）筋膜，向中线缝合，将其固定于折叠后的腹直肌腱膜上。这种下腹部表浅筋膜系统的整体内侧牵拉移动可以对侧腰部产生一定的收紧效果，并消

除创面中部无效腔（图 8.1、图 8.4 和图 8.5）。拉拢腹壁创缘皮肤，闭合创面之前，在斯卡帕（Scarpa）筋膜和上方腹部皮瓣连接处，切除一小块三角形斯卡帕（Scarpa）筋膜（Burow's 三角）（图 8.3），以防止其在向中线推进后，在腹部皮瓣中央产生突起。腹壁创面用可吸收线分 3 层进行缝合，在肚脐位置处做一"心形"切口，与原脐部进行缝合。缝合后伤口用 Prineo™（Ethicon）和 Dermabond™（Ethicon）两种敷料进行覆盖。因为腹部创面不存在无效腔，因此不放置引流管。

8.4.2 结果

从 2008 年 1 月到 2012 年 3 月，本章作者团

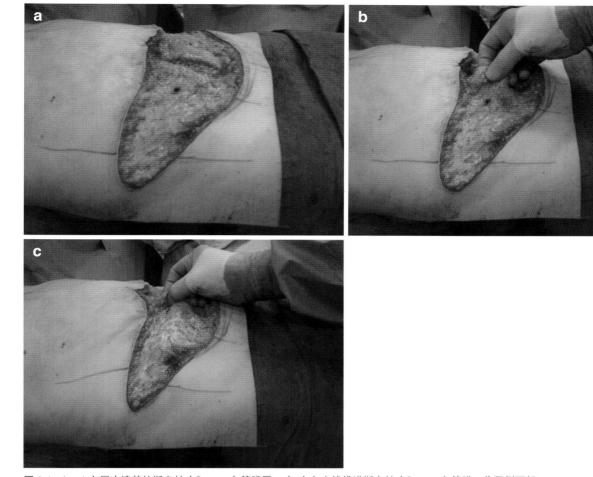

图 8.4　（a，b）层次清楚的斯卡帕（Scarpa）筋膜层。（c）向中线推进斯卡帕（Scarpa）筋膜，收紧侧腰部

队实施了 87 例"巴西法（Brazilian）"腹壁整形术，除 1 名男性外，其他患者均为女性。患者年龄为 27~69 岁（平均年龄 47 岁）。术前、术中和术后拍照，随访期为 2 个月到 3 年。总体并发症的发生率极低（4.5%），血肿的发生率为 1.14%，仅 1 例需要外科引流处理，是一位体重迅速减轻的患者。未发生需要引流的血清肿并发症。仅 1 例出现了伤口问题（1.14%），即"V-loc"缝线引起的窦道，经保守处理后愈合。有 2 例需要进行修整手术（2.2%，进行中部吸脂和去皮手术）。术后随访显示，患者对腰部轮廓的改善有较高的满意度。术前和术后照片也显示腰部曲线得到了明显的改善（图 8.6 ~ 图 8.11）。

8.5　讨论

在决定女性魅力方面，身体脂肪的分布比脂肪的含量更有参考意义。知道了这一点，重塑腰部轮廓曲线的重要性就不言而喻了。辛格（Singh）在调查选美比赛选手的体脂变化时发现：尽管审美观会略有变化，但最理想的腰臀比均大致保持在 0.7[18]。

目前改善躯体轮廓的手术有很多，尤其是关于腰部的。一些技术强调对腹壁的肌肉腱膜进行处理。普斯拉基斯（Psillakis）[19] 把双侧腹外斜肌缝合到腹直肌腱鞘上，以此缩小腰围。随后，他又改进了该技术，将腹外斜肌进行剥离后缝合到中线上，并同时切除第 7 和第 8 肋软骨，减轻上腹部凸度，进而减少上部腰围[20]。尽管作者没有对该技术的并发症发生率进行讨论，但如此广泛的剥离及肋软骨的去除，极有可能提高并发症的发生率。杰克逊（Jackson）等[21] 描述了腰线缝合法，在腹直肌腱膜中部折叠后，于脐水平对腰部肌肉腱膜进行水平折叠，以减少远期垂直方向上

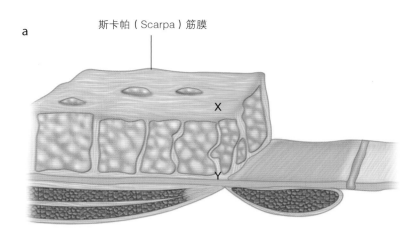

图 8.5 (a) 斯卡帕（Scarpa）筋膜和下方脂肪。X 和 Y 为同一截面上的两个点。(b) 向内推动斯卡帕（Scarpa）筋膜，并于中线处和对侧斯卡帕（Scarpa）筋膜相缝合。斯卡帕（Scarpa）筋膜通过下方脂肪进行移动（水平箭头），X 点向中部移位，Y 点仍固定于腹壁肌肉腱膜上

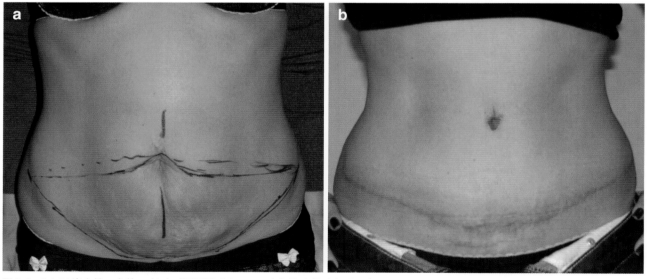

图 8.6 (a) 44 岁女性，术前。（b）"巴西法（Brazilian）"腹壁整形术后 6 个月

筋膜过多的问题。皮纳（Pina）[22] 描述了在腹直肌后鞘折叠的同时进行折叠区腹直肌切除的方法，用于治疗严重的腹直肌分离。阿伯拉莫（Abramo）等 [23] 提出 H 形腱膜折叠方式，在腱膜垂直折叠的顶部和底部再同时进行水平折叠，折叠后腱膜缝合线呈一横向 "H" 状。这种水平折叠不仅可以减轻肌肉腱膜的松弛，而且可以向下方牵拉皮瓣，减少下腹部皮瓣缝合处的张力。马克斯（Marques）等 [24] 描述了在腹部腱膜垂直折叠上方再进行水平折叠的方法，同时在腹外斜肌和腹直肌结合处，平行于垂直方向，进行双侧腹外斜肌和腹内斜肌融合部分的折叠 [25]，这种方法和 1978 年普斯拉基斯（Psillakis）[19] 提出的术式很相似。拉米尔（Ramirez）[26] 主张进行腹直肌腱膜的分离和修复，

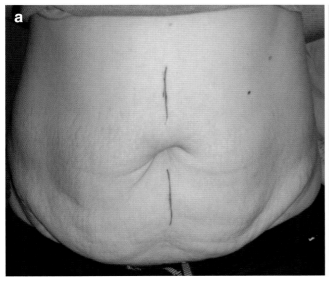 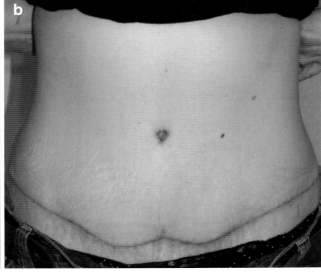

图 8.7 （a）37 岁女性，术前。（b）"巴西法（Brazilian）"腹壁整形术后 3 个月

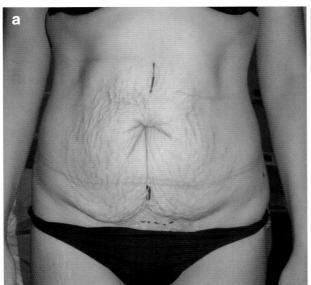 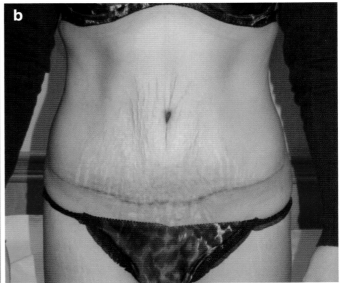

图 8.8 （a）40 岁女性，术前。（b）"巴西法（Brazilian）"腹壁整形术后 6 个月

切开腹直肌前鞘，把腹直肌和腹直肌前鞘分别向内推进，和对侧的相应组织在中线处进行缝合。这种修复方法减少了中线修复处的张力，使得腹外斜肌能更好地被拉紧，因此可以改善腰部轮廓曲线。

此外，还有一些其他的矫正腹部皮肤过多和脂肪沉积的术式。比如，斯图基（Stuckey）[27] 描述了中腹部腹壁整形术，直接切除脐周多余的皮肤和脂肪组织。

冈萨雷斯－乌罗阿（González-Ulloa）[28] 描述了"腰带"状脂肪切除手术，切除了下腹部、侧腰部和后背区域多余的脂肪和皮肤。卡维尔（Carwell）

等 [29] 描述了环形躯干整形术，环形切除多余躯体组织的同时进行了腹壁整形术。1995 年，洛克伍德（Lockwood）[4] 阐述了侧方高张力腹壁整形术（High Lateral Tensionabdominoplasty Technique）。在该研究中，他讨论了两个重要的理念：①不采用广泛的直接分离，而采用吸脂的方法，对腹部皮瓣进行不连续的分离，足以达到皮瓣推进和闭合伤口的要求。这个观点最早出现在伊鲁兹（Illouz）[30] 的研究中。②由于皮肤在腹中线部位牢固地附着在白线上，侧腰部的皮肤松弛比中央部位更为严重。因此，不是从下腹部，而是从侧腰部切除更多的皮肤。这样可以更好地改善腰部外形，并沿

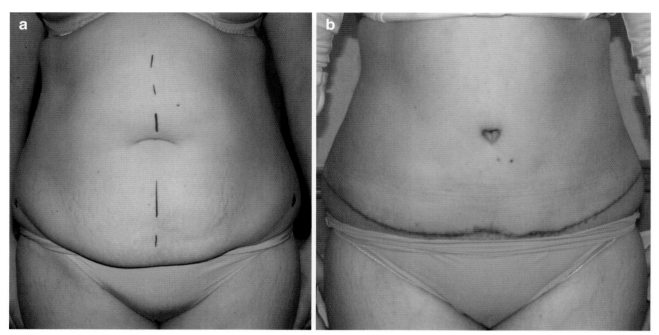

图 8.9 (a)38 岁女性，术前。（ b ）"巴西法（ Brazilian ）"腹壁整形术后 3 个月

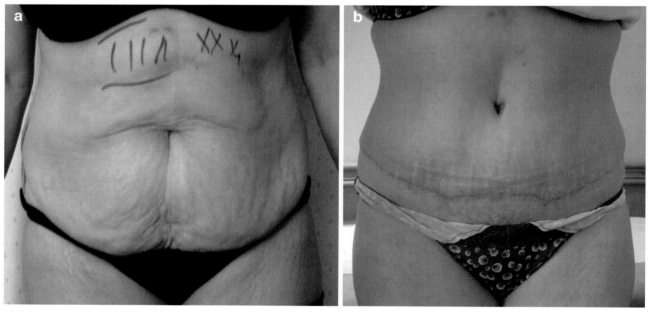

图 8.10 (a)45 岁女性，术前。（ b ）"巴西法（ Brazilian ）"腹壁整形术后 6 个月

股臀区域提升身体下部 [5]。近年来，腹部皮瓣下拉技术得以改进，引入了一些新的改良方法。例如，利用大范围脂肪层的移动性来促使皮瓣移动，可以得到更安全的多余皮肤切除入路，更可靠地减小无效腔等 [31]。

马鲁奇（ Malluci ）等 [32] 阐述了一种多方向筋膜滑动技术（ Differential Fascial Glide Technique ）以收紧侧腹部。用该技术切除过多的皮肤和脂肪后，可以于腹部皮瓣上留出 2~3cm 的浅筋膜边缘。

将腹部皮瓣向上剥离至剑突和肋缘后，再沿着预留的浅筋膜浅面剥离 3~4cm，以便筋膜可以向不同方向滑动，再将其向内下方牵拉以收紧腰部。尽管该技术有其优点，但由于浅筋膜边缘的深层和浅层均被剥离，有血供不好而坏死的风险，本章作者也曾报道过这种并发症。此外，腹部皮瓣的广泛剥离也会增加血清肿和皮瓣坏死的风险。在进行腹壁整形术时，通常没有必要过度矫正腹直肌分离，否则会改变腹前壁的生物力学及稳定

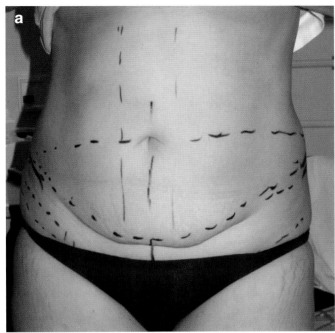 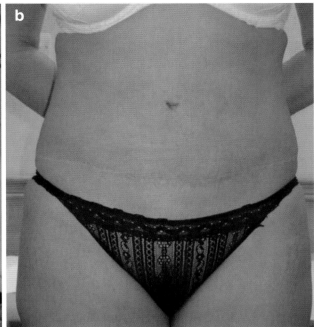

图 8.11 (a)43 岁女性，术前。（b）"巴西法（Brazilian）"腹壁整形术后 2 年

性。外观不美的腰线是脂肪不均匀或过度分布、肌肉或筋膜松弛及皮肤老化共同作用的结果。本章的方法强调了这 3 种因素的每一种，并采用一系列技巧来进行腹壁整形，包括：吸脂去除过多的脂肪，充分的腹直肌腱膜纵向折叠矫正其分离，下腹部多余皮肤切除，水平方向浅筋膜收紧，下腹部两侧斯卡帕（Scarpa）筋膜及其下方深部脂肪的保留，为皮瓣提供了更有保障的血供。在手术开始时进行的吸脂去除了浅筋膜层的很多脂肪细胞，在腹壁上有利于斯卡帕（Scarpa）筋膜向中线滑动，将下腹壁表浅筋膜向内侧收紧，使侧腰部收紧，腰部曲线更美观。同样，脂肪抽吸也可使皮瓣无须进行广泛剥离即可以向下方推动，从而避免了无效腔的产生。而无效腔常见于其他术式，极易导致并发症。

结论

浅筋膜系统（SFS）的主要作用是包裹、支撑和塑形躯干及四肢的脂肪，并将皮肤附着于深部组织。随着衰老、生育和体重改变，整个皮肤—脂肪 - 浅筋膜系统会变得松弛或相应拉伸，产生软组织下垂和脂肪堆积。浅筋膜系统悬吊对于躯干和四肢的轮廓塑形手术非常重要，和面部提升

中的面部表浅肌肉腱膜系统（SMAS）作用相似，它分散了皮瓣张力，有效提升局部软组织下垂，并提供了持久的支撑作用 [13]。

参考文献

[1] Grazer F. Abdominoplasty. Plast Reconstr Surg. 1973;51(6):617–623.

[2] Planas J. The "vest over pants" abdominoplasty. Plast Reconstr Surg. 1978;61(5):694–700.

[3] Regnault P. Abdominoplasty by the W technique.Plast Reconstr Surg. 1975;55(3):265–274.

[4] Lockwood TE. Maximizing aesthetics in lateraltension abdominoplasty and body lifts. Clin Plastic Surg. 2004;31(4):523–537.

[5] Lockwood TE. High-lateral-tension abdominoplasty with superfi cial fascial system suspension. Plast Reconstr Surg. 1995;96(3):603–615.

[6] Seung-Jun O, Thaller SR. Refi nements in abdominoplasty.Clin Plast Surg. 2002;29(1):95–109.

[7] Veitch D. Where is the human waist? Defi nitions, manual compared to scanner measurements. Work. 2012;41 Suppl 1:4018–4024.

[8] Singh D. The adaptive signifi cance of female

attractiveness:role of waist to hip ratio. J Pers Soc Psychol.1993;65(2):293–307.

[9] de Ridder CM, Thijssen JH, Bruning PF, Van den Brande JL, Zonderland ML, Erich WB. Body fat mass, body fat distribution, and plasma hormones in early puberty in females. J Clin Endocrinol Metab.1990;70(4):888–893.

[10] Prantl L, Grundl M. Males prefer a larger bust size in women than females themselves: an experimental study on female bodily attractiveness with varying weight, bust size, waist width, hip width,and leg length independently. Aesthet Plast Surg.2011;35(5):693–702.

[11] Seung-Jun O, Thaller SR. Refi nements in abdominoplasty.Clin Plastic Surg. 2002;29(1):95–108.

[12] Baroudi R. Flankoplasty: a specifi c treatment to improve body contouring. Ann Plast Surg. 1991;27(5):404–420.

[13] Lockwood TE. Superfi cial fascial system (SFS) of the trunk and extremities: a new concept. Plast Reconstr Surg. 1991;87(6):1009–1018.

[14] Lockwood TE. Transverse fl ank-thigh-buttock lift with superfi cial fascial suspension. Plast Reconstr Surg. 1991;87(6):1019–1027.

[15] Lockwood T. Lower body lift with superfi cial fascial system suspension. Plast Reconstr Surg.1993;92(6):1112–1122.

[16] Saldanha OR, De Souza Pinto EB, Mattos Jr WN, Pazetti CE, Bello EM, Rojas Y, dos Santos MR, de Carvalho AC, Saldanha Filho OR. Lipoabdominoplasty with selective and safe undermining. Aesthet Plast Surg.2003;27(4):322–327.

[17] Saldanha OR, Federico R, Daher PF, Malheiros AA, Carneiro PR, Azevedo SF, Saldanha Filho OR,Saldanha CB. Lipoabdominoplasty. Plast Reconstr Surg. 2009;124(3):934–942.

[18] Singh D, Bronstad PM. Sex differences in the anatomical locations of human body scarifi cation and tattooing as a function of pathogen prevalence. Evol Hum Behav. 1997;18(6):403–416.

[19] Psillakis JM. Abdominoplasty: some ideas to improve results. Aesthet Plast Surg. 1978;2(1):205–215.

[20] Psillakis JM. Plastic surgery of the abdomen with improvements in the body contour. Pathophysiology and treatment of aponeurotic musculature. Clin Plast Surg. 1984;11(3):465–477.

[21] Jackson IT, Downie PA. Abdominoplasty-the waistline stitch and other refi nements. Plast Reconstr Surg.1978;61(2):180–183.

[22] de Pina PD. Aesthetic abdominal deformities: a personal approach to the posterior rectus sh e ath and rectus muscle. Plast Reconstr Surg. 1985;75(5):660–666.

[23] Abramo AC, Viola JC, Marques A. The H approach to abdominal muscle aponeurosis for the improvement of body contour. Plast Reconstr Surg. 1990;86(5):1008–1013.

[24] Marques A, Brenda E, Ishizuka MA, Abramo AC,Andrews JM. Abdominoplasty: modifi ed plication. Br J Plast Surg. 1990;43(4):473–475.

[25] Marques A, Brenda E, Pereira MD, De Castro M,Abramo AC. Abdominoplasty with two fusiform plications.Aesthet Plast Surg. 1996;20(3):249–251.

[26] Ramirez OM. Abdominoplasty and abdominal wall rehabilitation: a comprehensive approach. Plast Reconstr Surg. 2000;105(1):425–435.

[27] Stuckey JG. Midabdomen abdominoplasty. Plast Reconstr Surg. 1979;63(3):333–335.

[28] Gonzales-Uloa M. Belt lipectomy. Br J Plast Surg.1960;13:179–186.

[29] Carwell GR, Horton SE. Circumferential torsoplasty. Ann Plast Surg. 1997;38(3):213–216.

[30] Illouz YG. A new safe and aesthetic approach for suction abdominoplasty. Aesthet Plast Surg.1992;16(3):237–245.

[31] Uebel CO. Lipoabdominoplasty: revisiting the superior pull-down abdominal fl ap and new approaches. Aesthet Plast Surg. 2009;33(3):366–376.

[32] Mallucci P, Pacifi co M, Waterhouse N, Sabbagh W. The differential fascial glide: a technical refi nement in abdominoplasty. J Plast Reconstr Aesthet Surg. 2007;60(8):929–933.

第 9 章 采用无引流渐进式减张缝合的腹壁整形术：合理性、简洁性及美观性

哈兰·波洛克（Harlan Pollock），托德·艾伦·波洛克（Todd Alan Pollock）著

> 手术的简洁性是其完美性的标尺。
> ——18 世纪法国外科医生皮埃尔–约瑟夫·德索尔（Pierre–Joseph Desault）

9.1 前言

通常情况下，人们发现解决问题的最佳方案往往是一个简洁的方案，正所谓"大乐必易，大礼必简"。对于手术过程中产生的比较大的腔隙，最简单有效的办法就是关闭该腔隙。腹壁整形术时可能由于皮瓣的剥离而产生较大的组织间隙，进一步出现大量液体聚集（血清肿、血肿），对此，最简单的办法就是关闭该组织间隙。正是这个简单的理念，促进了本章所述的渐进式减张缝合（PTS）的产生和完善。渐进式减张缝合技术的发展已经历了 40 年，逐渐成为符合逻辑、简洁而有效的技术手段，可以使腹壁整形术的并发症更少，恢复更快，并带来更好的患者体验。

本章作者最初在 2000 年发表了应用这一技术进行腹壁整形术的手术研究，并引入了术语"渐进式减张缝合"[1]。随后，本章作者又发表了一些关于渐进式减张缝合在腹壁整形术中应用的文章，对 10 年间应用此技术的 597 例患者进行了总结回顾[2]。这些文章也涉及这一技术在诸如面部提升、提眉和背阔肌皮瓣[3-5]供区闭合等其他手术中的应用，同样证明其简洁、有效、用途广泛。也有其他外科医生发表过类似的技术[6]。多年来，其他研究[7-12]已经证实了渐进式减张缝合的优点，也有一些研究通过使用连续缝合代替间断缝合来调整和简化了该技术[13-15]。

本章将重点讨论在腹壁整形术中使用渐进式减张缝合的手术技巧。目的是使外科医生在将这一技术应用到他们的手术实践时，能够减少一些困难或担心。在通常情况下，对于外科医生来说，如果希望他们在自己的外科手术中做出重大的调整，他们首先必须充分理解并接纳这个理念。

渐进式减张缝合是将推进皮瓣牢固地固定到相应推进位置上的一个简单的缝合技术。它本身不是一项手术，仅仅是手术过程中的一个操作步骤，可以应用于任何包含推进皮瓣的手术中（例如面部提升、提眉以及各种修复重建手术）。这个理念最初应用于腹壁整形术中，这也正是本章讨论的重点。

闭合无效腔是应用这项技术的初衷，也是渐进式减张缝合在腹壁整形术中最明显的优点，通过将皮瓣牢固地固定在下层组织，可以极为有效地预防血清肿的产生。如果认真分析容易产生血清肿的手术的共同点，那么可以发现手术部位组织的相对运动是产生血清肿的主要原因之一。作为佐证，可以考虑借鉴两个涉及较大皮瓣的常见手术。例如，经常使用很大的头皮瓣来关闭局部的头皮缺损。然而，在此类手术中，血清肿很少发生。其原因是，这个解剖区域几乎没有组织的相对运动，因此没有影响创面愈合的移动性因素。另一个例子是背阔肌供区，这可以说是目前已知的最容易出现术后血清肿的部位。其原因可能是

由于肩背部区域在各个方向活动度都很高。没有良好的固定，运动就会反复破坏愈合早期脆弱的创面组织，导致炎症，并伴有液体渗出。腹壁整形术后术区同样会出现这种运动，而且是断断续续、多方向的。对腹壁整形术后血清肿的分析也表明，液体成分更倾向于炎症性而非淋巴性的[16]，这更进一步证实了这一推测。

通过渐进式减张缝合可以实现术区大范围的浅筋膜与深筋膜的牢靠固定，可以防止创面的相对运动，促进早期愈合，并使得患者术后早期行动更方便，不必弯腰活动。还有其他几个理论上的优点，虽然已经在临床上观察到效果，但仍待进一步研究证实。比如，这种缝合通过将皮瓣的张力分散到浅筋膜上的多个固定点，从而使皮瓣末端有更好的血运。即使皮瓣整体张力较大，皮瓣切缘真皮层内也有大量的毛细血管，所以皮瓣远端坏死很少见。还有，患者术后可以尽早活动及恢复直立姿势，发生静脉血栓（VTE）的风险也相应降低。

9.2　手术技巧

需要重点强调的是，渐进式减张缝合是腹壁整形术中的一个步骤，并不是一个独立的手术，外科医生可以将其应用于他们自己所习惯的腹壁整形术式中去。在本章中，笔者将分享其在腹壁整形术中应用的技术细节以及渐进式减张缝合的操作流程。希望这些细节和流程对那些正在研究腹壁整形术的外科医生有帮助，并且也能为那些更有经验的人提供借鉴。同时，不必照搬手术中的每一个细节。渐进式减张缝合应该由一种实践上升为理论，并再回到实践中去。以此为指导，外科医生可以根据患者的个体情况、手术中的判断或者其他更为合理的方式，结合标记、切开、分离、吸脂以及其他技术细节等进行具体的操作。

即使采用渐进式减张缝合，外科医生同样需要思考是否需要留置引流管。本章作者在应用渐进式减张缝合的腹壁整形术中不使用引流管，并且有充分的研究来证明其可行性。有研究表明，引流管和渐进式减张缝合的联合应用并不能使手术结果更好[7]。但是，留置引流管是腹壁整形术中一个不可或缺的步骤，放弃引流管而采用渐进式减张缝合这一打破常规的大胆做法，对于一些外科医生来说，可能需要一个逐渐适应的过程。一旦外科医生熟练掌握了这项技术，并且亲眼目睹了患者术后血清肿的发生率下降，就可以大胆淘汰引流管了。

9.2.1　术前准备

在患者处于站立位时做术前标记，包括切口的位置、体表标记（如人体中线、髂前上棘等）和皮瓣切除或吸脂区域等。

在术前等候区，需对患者采取一定保暖措施（如使用暖风机），小腿部位需佩戴一个连续加压装置来预防深静脉血栓。一般于术前 1h 内静脉预防性应用抗生素。青霉素过敏患者可使用万古霉素，其他患者均应使用一代头孢菌素。手术期间，每间隔 4h 重复给予一次抗生素。外科医生和麻醉医生根据患者的具体情况选择麻醉方式。本章作者的患者约 2/3 采用了全麻，其余患者使用术中实时监测的静脉镇静麻醉。

如患者术前计划行腰背部脂肪抽吸，首先需使患者处于俯卧位，先进行腰背部吸脂。抽脂完毕后，皮内缝合切口并包扎。然后将患者体位更换为仰卧位，保持髋关节屈曲，在腘窝处放置垫枕。将患者两臂外展，固定于托手架上。手术时间预计超过 3h，需留置尿管，若无特殊情况，可于手术结束时拔出。术中注意使用防压疮垫，并尽可能使用暖风机使患者保持正常体温。如还需进行其他手术，比如胸部手术，应分别进行消毒、铺单，以便患者保暖。按标准进行术区消毒，有时需要适当扩大消毒范围和铺单区域。典型的消毒范围是从乳房下皱襞到略高于膝盖的区域。

手术开始时，先对计划切开的区域进行局部浸润麻醉，局麻药中应加入适量肾上腺素。通过吸脂切口，使用克林（Klein）穿刺套管将标准肿胀溶液注射至拟吸脂和剥离的区域。约 15min 后，血管收缩逐渐起效。如术中另需布比卡因，则此处仅使用含肾上腺素的生理盐水溶液进行浸润注射即可。

9.2.2　脂肪抽吸

如果有脂肪抽吸的指征，则先行吸脂。在绝大部分案例中，笔者使用动力辅助吸脂装置（MicroAire®），并遵循脂肪分离，脂肪抽吸和脂肪层均一化理念（Separation Aspiration Fat Equalization，SAFElipo技术）进行脂肪抽吸（包括躯干后部）[17]。注射肿胀液后，先于吸脂区域插入直径5mm的具有"篮子状"顶部的套管，但不进行抽吸。利用该吸脂管反复进行脂肪与脂肪间、脂肪与血管间的分离，直至阻力显著降低。继而更换为直径5mm的双梅赛德斯（Mercedes）吸脂管，对预定区域进行抽吸，直至该区域呈现出理想轮廓，或达到相对较薄的厚度。腹部前方脂肪抽吸时，只在斯卡帕（Scarpa）筋膜的深面进行抽吸。随后需要用"篮子状"顶部套管进行脂肪层均一化处理，拟行切开的区域，不需要进行此项操作[17]。上腹部皮瓣吸脂时，应避免吸脂过度，一方面是因为术后皮瓣会通过拉伸变得更薄，另一方面是为了使皮下保持一定的饱满度，这样切口缝合后才能保证与较厚的阴阜区组织相匹配。如有必要，皮瓣剥离后还可以进行开放性脂肪切除或再次吸脂。

9.2.3　皮瓣剥离和腹直肌分离的修复

沿腹部手术切口标记线进行横向及脐周切开直至深筋膜。长度视患者的个人情况和要求而定。从深筋膜表面掀起皮瓣，不须为了保护淋巴管而刻意留下深层脂肪。但在阴阜区上方可适当保留部分脂肪，以便弥补缝合伤口时较薄的腹部皮瓣和较厚阴阜之间存在的厚度差。剥离皮瓣时用刀片锐性剥离或用电刀操作均可。本章作者两种方法均经常使用，两者引起血清肿的概率基本相同。出血时采用单极电凝进行止血。

皮瓣剥离的宽度取决于患者的具体情况。只有通过皮瓣的游离，才能将腹部上方的皮肤有效地向下推进。也可以通过不连续游离皮瓣结合吸脂的办法来达到该目的，但更为常用的是直接进行大面积的游离。对大多数患者而言，下腹部皮瓣可完全分离，自下而上到剑突的高度，宽度逐渐变窄。

皮瓣游离后，如果存在腹直肌分离，则需进行修复。大多数情况下本章作者使用0号倒刺聚二氧六环丁酮（Polydioxanone）线进行连续缝合2遍。分离更严重时，先用0号涤纶/聚酯（Dacron/Polyester）线间断缝合一排，再用倒刺线连续缝合。腹直肌分离修复完成后，因缝线的原因，可能会存在修复处上方皮瓣被向中间挤压的情况，因此往往还需要再向上适当地剥离皮瓣。剥离后的创面用生理盐水冲洗。为缓解术后疼痛，通常用布比卡因进行筋膜软组织内浸润注射。

9.2.4　渐进式减张缝合在上腹部的应用

患者髋关节屈曲，处于头低脚高的手术体位，这样腹部创面的上、下缘可以处于相对一致的水平，更有利于缝合。髋关节一般屈曲45°，角度可略有变化。渐进式减张缝合往往可以对皮瓣的向下推进起到强有力的作用，所以不必过度使髋关节屈曲，以免手术操作受限。

渐进式减张缝合的学习需要有个过程，但实际上缝合本身对一位训练有素的整形外科医生来说并不困难。主刀医生和助手之间应多练习以便更好地配合。缝合开始时，主刀医生左手可向下拉皮瓣，右手持针，在皮瓣中线最高点进针，出针后再将其缝合于拟推进点远端1~2cm的深筋膜上。因为深筋膜有一定的松弛性和弹性（图9.1），所以要多出1~2cm。随后，助手向下牵拉皮瓣，同时主刀医生打结（图9.2）。继续缝合直至固定点达到脐部残端。

一般来说，在脐上进行3针的渐进式减张缝合，不同患者所需针数也不尽相同。脐上最后一针缝合于脐上紧靠脐部残端的位置。在大多数情况下，在脐上方只进行中线处缝合。

推荐使用0号维克里（Vicryl）缝线[聚乳酸羟基乙酸（Polyglactin）910]进行中线处缝合，2-0维克里（Vicryl）缝线用于中线两侧的缝合。体形偏瘦的患者中线处采用2-0维克里（Vicryl）缝线即可。大针更有助于缝合，爱惜康（Ethicon CTX）针（Ethicon，Inc.，Somerville，N.T.）或类似尺寸的针恰好合适，便于缝合且可确保组织的牢固对合。缝合皮瓣时仅需穿过浅筋膜，不包括

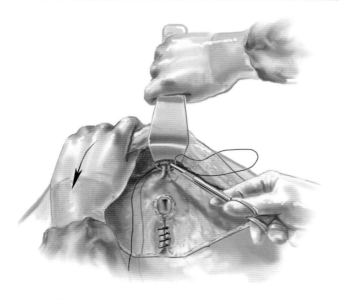

图 9.1 渐进式减张缝合的位置：助手牵拉皮瓣，主刀医生左手固定皮瓣，右手缝合，于皮瓣下方进针，穿过浅筋膜后出针。然后左手向下方牵拉皮瓣，右手缝合深筋膜

真皮层。通过浅筋膜可为皮瓣下移提供相应的传导力。

需要注意的是，在每针渐进式减张缝合后，其对应位置的皮肤表面会出现凹陷。这是正常现象，正是由于承受张力的推进组织和未推进组织之间在此处过渡所致。一旦一针减张缝合完成，张力即转移到下一针，前一个凹陷就会消失，并出现在推进皮瓣的更远端，术语上称之为"推进窝"（Advancement Dimple）。如果医生进行了正确的缝合，缝合挂靠组织为浅筋膜而非真皮，就不会出现持续的凹陷。如缝合有问题，可以拆除并重新缝合。皮瓣被向下推拉的过程中，力量或方向有轻微的变化，偶尔也会导致皮肤出现凹陷或褶皱。如果缝合深度正确，没有缝到真皮层，皮肤会逐渐松弛，通常在 24h 内，褶皱就会消失。

9.2.5 缝合脐部和脐成形

轮廓美观、自然、瘢痕隐蔽的脐部是腹壁整形术成功的关键要素。但是目前脐部的重建一直都是传统腹壁整形术在美学上的薄弱环节。自然的脐部是腹部中央的一个浅层凹陷，轮廓良好，大小合适且瘢痕隐蔽。但大多数腹壁整形术后形成的脐部都不自然，瘢痕常常是可见的，而且脐

部要么太大，要么太小。虽然大多数女性术前最为担忧的是下腹部横向瘢痕，但由于在穿泳衣或者其他暴露的衣服时脐部是可见的，因此往往更容易让他人知道自己曾进行过整形手术。

最后一针紧邻脐蒂上方的减张缝合决定了脐部嵌入的位置。在腹壁皮瓣对应肚脐的位置下方，进行局部去脂，约为直径 2cm 的圆形范围。再次确认去脂区域上方皮肤的位置，并标记一横向椭圆形去皮范围。切除皮肤，沿边缘再次进行去脂。从皮瓣开孔正上方 12 点钟位置开始，用 3-0 维克里（Vicryl）缝线将皮瓣与脐蒂进行缝合。由皮瓣的深层向表层进针，而后在相应脐蒂皮肤边缘由表层向深层继续缝合，最后穿过深筋膜并打结。脐周 3 点钟、6 点钟和 9 点钟方向各进行类似的缝合。打结时，将皮瓣皮肤拉向深筋膜，形成外观自然的凹陷，同时瘢痕也会被隐藏在这个凹陷中。将切口固定在深筋膜上也有利于对切口进行固定，防止脐部疤痕牵缩。最后，在皮瓣和脐蒂之间进一步进行适当的缝合对皮，完成脐部的嵌入再造缝合（图 9.3）。

9.2.6 渐进式减张缝合在下腹部的应用

完成脐部缝合后，继续进行皮瓣的渐进式减张缝合，直至达到下腹部切口完全闭合。皮瓣推进幅度最明显的部位在中线，这些地方缝线所受张力最大，所以通常使用 0 号维克里（Vicryl）缝线。中线两侧的缝合与中线保持平行，以固定皮瓣，前移相对较少，张力略小，使用 2-0 维克里（Vicryl）缝线更合适。中线两侧缝线的数量取决于固定皮瓣和消除无效腔的需求（图 9.4）。脐下区域的减张缝合相对而言容易很多，可以快速完成，甚至可以不需助手协助。

当皮瓣向下推进到下缘切口时，需切除腹部皮瓣的多余部分。然后使用 2-0 维克里（Vicryl）缝线进行切口缝合，缝合时采用将线结埋在下方的打结方式，并与深筋膜固定。与脐部嵌入再造缝合类似，即：从腹部皮瓣深面进针，穿过浅筋膜，从真皮层下方出针，再由对侧创缘皮下进针，浅筋膜出针，再缝合于深筋膜上。真皮深层间断缝合，再用 3-0 可吸收倒刺线进行皮内连续缝合，完成

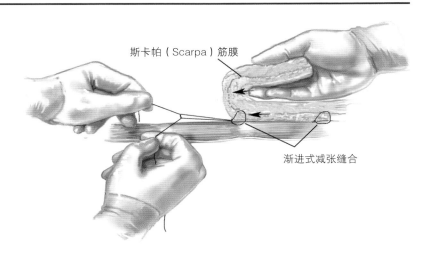

斯卡帕（Scarpa）筋膜

渐进式减张缝合

图 9.2　缝合固定皮瓣：助手将皮瓣向前推拉至拟缝合位置，保持缝线处于无张力状态，主刀医生打结。每次缝针均重复该步骤

切口的最终缝合。切口使用无菌胶带覆盖，脐部涂抹抗生素软膏。最后，覆盖具有吸附作用的敷料，佩戴腹带，适度加压。

9.2.7　美学思考

腹壁整形，传统的理解就是在血供许可的范围内尽可能地将腹部变薄、变紧致。在这种观点的指导下经常会形成毫无特点、不够自然的腹部

外观，很容易看出曾行手术治疗。如果仔细观察一位性感女性的腹部就会发现，它并非一个平坦、紧绷、毫无生机的部位，而是呈现曲线优美、起伏流畅的外观。一个具有强烈雌性魅力的、轮廓动人的腹部应具有以下特点：上腹部中线位置轻度凹陷，腹直肌表面微凸，到腹外斜肌位置时该微凸消失变平；髂窝前方凹陷，髂前上棘优美突出；脐下小腹中部略突起，阴阜区皮肤紧致无松弛；肚脐位置自然，轮廓流畅，具有吸引力（图 9.5）。

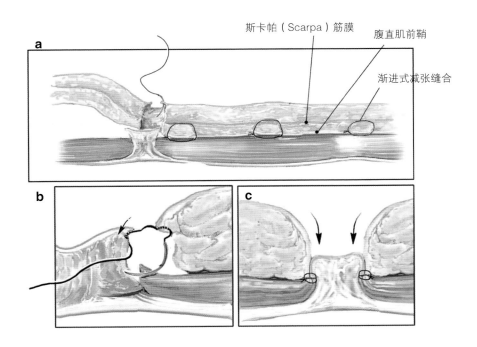

斯卡帕（Scarpa）筋膜　　腹直肌前鞘

渐进式减张缝合

图 9.3　间断脐部嵌入缝合：（a）通过减张缝合，将腹部皮瓣覆盖到脐蒂上方，修整脐蒂残端，使其直径约为 1cm。去除皮瓣对应位置直径约 2cm 区域的皮下脂肪，并切除相应范围（1.5cm×1cm）的横向椭圆形皮肤。（b）用可吸收线进行 3 点缝合，即：皮瓣边缘真皮层、脐蒂边缘真皮层和深筋膜。从 12 点钟位置开始，并在 3 点钟、6 点钟和 9 点钟方向重复该步骤。（c）以上 4 个位置的 3 点缝合将皮瓣的每个方向都固定在深筋膜上，形成一个内陷的肚脐，并将切口牵拉至内陷边缘深部位置，瘢痕隐蔽。同时，由于皮瓣缝合固定在深筋膜上，切口具有强有力的固定，后期瘢痕挛缩概率降低

在进行腹壁整形术时，外科医生应尽可能地努力重塑出具有以上这些特点的腹部，以达到尽可能完美的效果。

为了满足上述腹部特点，并基于腹壁整形术的临床经验，笔者总结了以下理念和技术上的体会：结合患者的情况，可在手术一开始进行腹前壁脂肪抽吸。不同的患者间的诉求会有差别，对于典型的 BMI 正常的患者，腹前壁脂肪抽吸重在塑造动人的腰线，并在腹直肌外侧，腹外斜肌表面制造出一个低平的区域。可在腹直肌外缘表面标记一垂线，吸脂范围集中在该垂线、肋缘和髂嵴所形成的三角形中。三角形区域的脐下部分不需要吸脂，因为术中会切除该区域。在脐上区腹部中央吸脂时只抽吸不多的脂肪即可，因为一旦皮瓣下移，这将成为略微凸起的下腹。过度抽吸可能导致过于平坦，看上去不够自然，与较厚的阴阜区组织缝合时，组织厚度也不匹配。

当腹部皮瓣剥离和腹直肌分离修复完成后，即可对阴阜区进行评估。如果有必要提升，则需进行适当的潜行游离和去脂（阴阜区的去脂也可以在皮瓣分离前通过吸脂来完成）。阴阜区皮肤的提升和固定用 2-0 维克里（Vicryl）缝线进行，将提升处浅筋膜固定在恰当位置的腹壁深筋膜上。

由于腹部皮瓣的脐上部分使用渐进式减张缝合向下拉伸推进，中线位置的垂直凹陷可以通过

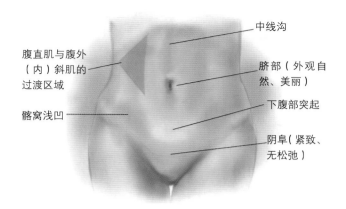

图 9.5　理想美观的女性腹部特征：腹壁整形术应重塑出一个具有女性魅力的腹部所具备的所有特点的腹部。当然，并非所有的特点都可以在所有患者中达到，但即便是任何细微的改进都能提升最终的效果。传统的腹壁整形术通常会得到一个过于平坦、毫无特色的腹部，而渐进式减张缝合则另辟蹊径，能够创造出一个有吸引力的、美丽的腹部

在缝合时刻意挂上真皮层来塑造。脐部重建的细节上文已做详述，在此忽略。最后，在闭合切口时，最好先缝合中央部位，再缝边缘，髂嵴上方区域最后缝合。为了模拟出髂前上棘和髂窝上方皮脂较薄的外观，需仔细地将皮瓣修薄。髂窝处可用一些渐进减张缝合线来增加凹陷程度。

因为每位患者术前的条件不同，术后的美学效果也因人而异，取决于术前患者本身的脂肪量、组织特性和缺陷程度（如：上腹部皱褶的处理难度很大）等。但是，良好的渐进式减张缝合不会在美学上产生负面影响，相反可以恰到好处地塑造出人们通常期望的美学特征（图 9.6~ 图 9.9）。

9.2.8　术后处理

大约有 1/3 的腹壁整形术患者需住院治疗。是否住院主要取决于医生的判断，主要根据患者的既往病史、是否合并其他治疗、是否有术后疼痛和恶心等来决定。也有一些患者自己要求住院。

术后护理的目标是尽可能让患者早期下床活动，同时最大限度地保证舒适度。当患者卧床时，应将床调整为沙滩椅状的形态，并在患者膝盖下面放置枕头，以保持髋关节屈曲。患者卧床时，小腿佩戴一个连续加压装置以预防深静脉血栓形成。当患者完全清醒时，应在他人帮助下适当行走。尽可能在术后 4h 内适量走动，每隔 3~4h 重复一次，

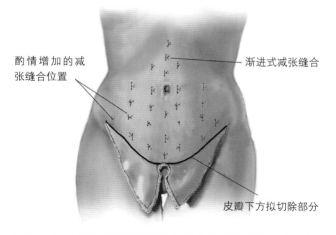

图 9.4　渐进式减张缝合的位置分布。缝合的数量和位置因人而异，由手术医生判断决定，以安全有效的皮瓣固定和充分闭合无效腔为目的。腹中线处使用 0 号维克里（Vicryl）缝线，两侧使用 2-0 号维克里（Vicryl）缝线。当皮瓣向下推进到下缘切口时，切除皮瓣部多余的皮肤，创缘在无张力或极小张力下闭合

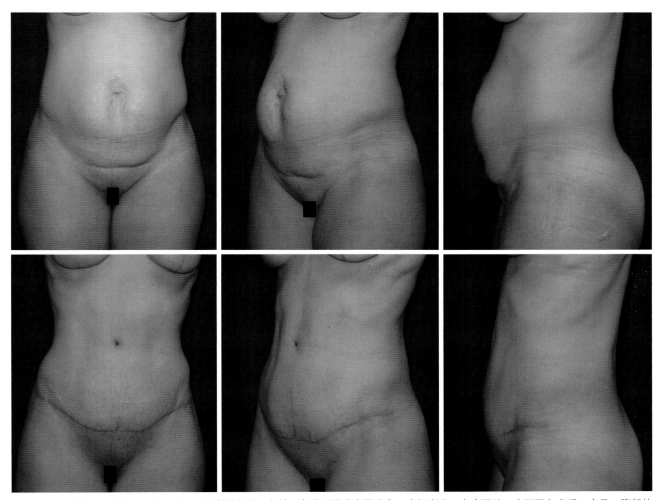

图 9.6　（上图）44 岁女性，孕 4 产 3，两次剖宫产，术前。有明显的腹直肌分离、腹部膨隆，中度肥胖。（下图）术后 3 个月，腹部外形良好，具有女性魅力。腰部曲线优美，上腹部中线处凹陷，腹直肌与腹外（内）斜肌之间过渡自然，下腹轻微凸起（注：下腹部横向瘢痕中部上方可见一较短纵向瘢痕，为原脐部切口，为避免下腹部切口张力过大缝合所致）

行走时尽可能将身体处于笔直状态。大多数患者在术后早期可以达到完全站直的姿态，恢复较快。笔者曾对患者进行过一项非正式调查，结果显示大部分患者术后 2d 内即可以完全伸直身体并行走。

术后需佩戴腹带或弹力衣，主要目的是压迫吸脂区域和为患者提供舒适的支撑保护。虽然弹力压迫并不能防止血清肿的形成，但有助于减轻水肿。患者可以在一段时间后脱掉腹带或弹力衣，也可以自行调整，以便更加舒服。通常建议术后至少佩戴腹带或弹力衣 2 周，但是由于舒适性和支持性，患者往往会佩戴更长时间。

术后 24~48h 去除敷料，只留下无菌胶布。术后第 1 周每天用抗生素软膏涂抹脐部。术后 48h 可淋浴。住院患者经过检查后方可出院，未住院

患者按需或术后 1 周复诊。术后第 1 周应通过电话与患者保持密切联系。患者可在自身条件允许的情况下适度增加活动量。如患者接受了腹直肌分离矫正，在鼓励患者进行散步的同时，应在 6~8 周内避免剧烈运动，或者提拉抬举大于 2.3kg（5 磅）的东西。

静脉血栓栓塞（VTE）的预防需要根据卡普里尼（Caprini）风险评估（一种评估住院患者 VTE 风险的评估工具）指标分别为不同患者制定个性化方案[18]。无论采用什么麻醉方式，所有患者在手术过程中均应使用小腿连续加压装置。当患者进行全身麻醉时，在诱导前就应开始使用。笔者的经验是，使用药物预防血栓的患者不超过 5%。但是，如果有指征表明需要应用的话，可以于手

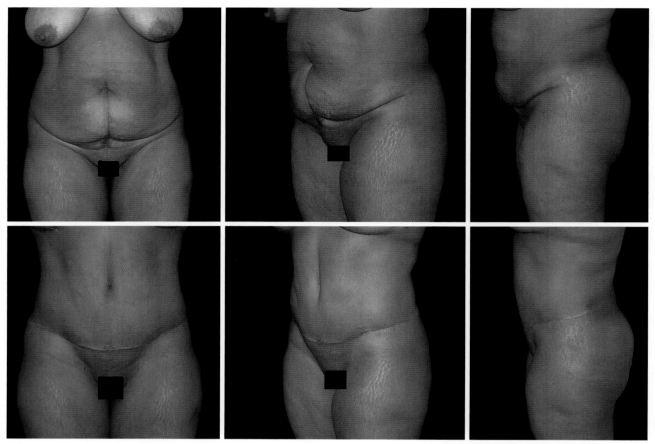

图 9.7 （上图）52 岁女性，孕 4 产 2，术前。两次剖宫产，遗留下腹部垂直瘢痕。侧腹和前腹脂肪堆积明显，上腹部腹直肌分离。（下图）术后 3 个月，腹部外形良好，较术前具有女性魅力。中部瘢痕增生，其余部位不明显。患者同时进行了乳房下垂矫正

术后连续 10 天使用依诺肝素（Lovenox）40mg 皮下注射。笔者在一次 597 例患者的总结中并未发现 VTE 的发生[2]。渐进式减张缝合能够使人快速恢复直立姿势，有可能降低 VTE 的发生率，这也得到了相关研究的支持。在黄（Huang）等[19] 的研究中发现，屈曲体位是腹壁整形术中明显增加腹腔内压力的 3 个重要因素之一，而这种压力的增加在 VTE 的发生中发挥了重要作用。这或许在今后的研究中又是一个值得探讨的领域。

9.3 讨论

在 20 世纪 70 年代，腹壁整形术并非一种经常进行的手术。标准的腹壁整形术的步骤包括：广泛游离腹部皮瓣、切除多余皮肤、张力下缝合切口。这就像是为了去除床单上的褶皱而将它拉紧一样。一位资深专家认为这样的操作似乎违反

了许多基本的外科原则，因为这样会形成大面积的无效腔，而且在伤口缝合时张力过大。

在这样的操作之后，随之而来的是并发症多发，包括血清肿形成、瘢痕明显、皮瓣坏死等。预防措施对于这些并发症收效甚微，反而可能增加其他风险。放置引流管虽然显著降低了血清肿的发生率，但是对于具有美容性质的手术来说，其发生率仍然太高。此外，患者往往不愿意在身体上放置这些引流管。不同文献对于留置引流管后血清肿发生率的报道不尽相同，通常认为是10%~15%。另外的一些并发症预防措施包括：严格卧床休息、弹力压迫、石膏固定、弹力衣和强制弯曲体位。这些措施不同程度地减少了腹壁整形术的血清肿发生率，但耐受性很差，同时也增加了发生静脉血栓栓塞（VTE）的风险。

渐进式减张缝合可以将皮瓣向下逐步推进缝合于腹壁深筋膜上，术后伤口不必使用引流管。

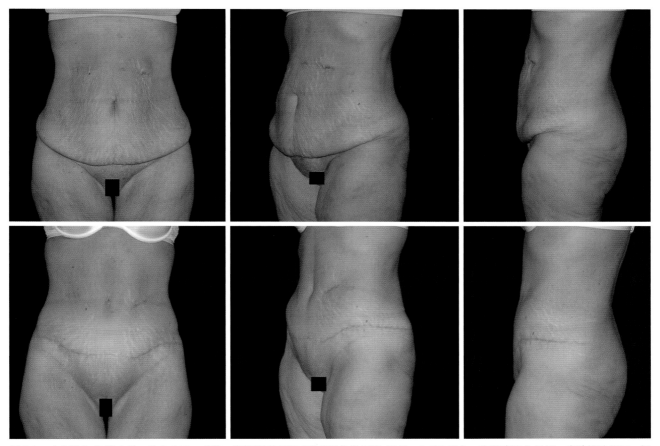

图 9.8　（上图）46 岁女性，孕 2 产 2，术前。腹腔镜胃束带减肥术后体重下降 45.3kg（100 磅）。腹部脂肪含量低，皮肤松弛明显，轻度腹直肌分离。腹腔镜术开孔处瘢痕处凹陷，周缘皮肤松弛。（下图）术后 3 个月。皮下广泛游离切除后，行软组织重新固定，腹部外观明显改善。阴阜区提升，更具美学外观。下腹部瘢痕略高

这可以从两个方面来进行解释：①减张缝合消除了腹壁整形术中形成的大面积无效腔；②通过缝合，将皮瓣牢固地固定在深层组织中，从而防止了创面组织间的相互运动对愈合的破坏作用，这一点是最为重要的。尽管许多外科医生选择在进行减张缝合的同时也放置引流管，但并不能增加任何益处，目前已被一项设计严谨的研究所证实[7]。

渐进式减张缝合的牢固固定还有其他好处。采用这些缝合，患者在早期即可采用直立的姿势行走。同时，由于切口张力通过缝针传递到浅筋膜，分布到相对广阔的区域，使腹部下方切口的缝合张力最小，进而改善了最终的瘢痕状况。此外，在减张缝合的帮助下，皮瓣远端真皮下血管丛的血液循环受到的影响大大减少，皮瓣坏死的风险得以降低。

虽然让整形界广泛接受这一术式仍需一个循序渐进的过程，但患者对该技术的接受程度越来

越高。在这个互联网时代，患者能够了解到的信息很多，事实也证明，减张缝合带来的不需引流管和更快恢复是未来的趋势。

结论

作者将渐进式减张缝合应用于腹壁整形术已有 40 余年，几乎可以避免血清肿的发生，同时也避免了引流管的使用。这个简单的辅助步骤可以引入到大多数的腹部整形术中。本章已经解释了渐进式减张缝合理念的简洁性和合理性，并阐述了其在腹壁整形术中的技术细节。希望可以以此帮助外科医生更轻松地将其用于手术实践。减张缝合的好处包括并发症（尤其是血清肿）的减少、术后舒适度增加（可早期保持直立姿势）、活动度增加以及免受引流带来的不便之处。此外，还有降低 VTE 风险和改善远端皮瓣循环等理论上的

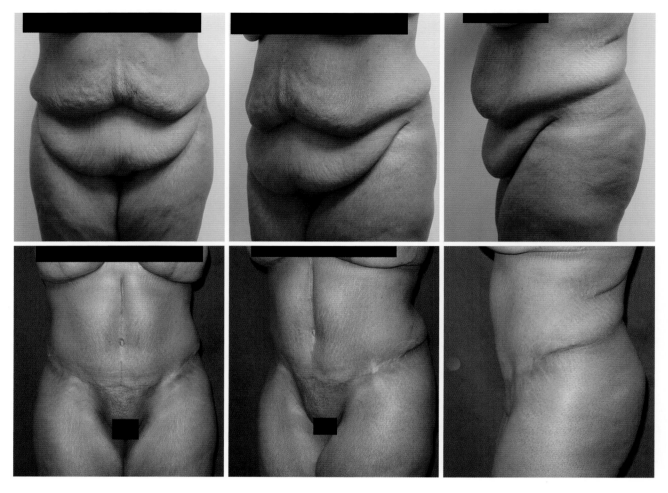

图9.9 （上图）40岁女性，无生育史，术前。因节食和锻炼，体重下降49.8kg（110磅）。腹部纵向和水平方向均有大量皮肤冗余，且皮肤质量较差。拒绝采用垂直方向切口。（下图）术后。腹部轮廓提升显著，较术前美观度明显改善。因纵向皮肤过多，术后上腹中线处凹陷明显

优点，虽然在临床工作中已经表现了出来，但仍有待于进一步的科学研究证实。

参考文献

[1] Pollock H, Pollock T. Progressive tension sutures: a technique to reduce local complications in abdominoplasty. Plast Reconstr Surg. 2000;105(7):2583–2586.

[2] Pollock H, Pollock TA. Progressive tension sutures in abdominoplasty: a review of 597 consecutive cases. Aesthet Surg J. 2012;32(6):726–744.

[3] Pollock H, Pollock T. Subcutaneous browlift with precision suture fi xation and advancement. Aesthet Surg J. 2007;27(4):388–395.

[4] Rios J, Pollock T, Adams W. Progressive tension sutures to prevent seroma formation after Latissimus Dorsi harvest. Plast Reconstr Surg. 2003;112(7):1179–1183.

[5] Pollock H, Pollock T. Management of facelifts with progressive tension sutures. Aesthet Surg J. 2003;23(1):28–33.

[6] Baroudi R, Ferreira CA. Seroma: how to avoid it and how to treat it. Aesthet Surg J. 1998;18(6):439–441.

[7] Andrades P, Prado A, Danilla S, Guerra C, Benitez S,Sepulveda S, Sciarraffi a C, De Carolis V. Progressive tension sutures in the prevention of the postabdominoplasty seroma: a prospective, randomized,double-blinded clinical trial. Plast Reconstr Surg.2007;120(4):935–946.

[8] Kahn S, Teotia SS, Mullis WF, Jacobs WE, Beasley ME, Smith KL, Eaves 3rd FF, Finical SJ, Watterson PA. Do progressive tensions sutures really decrease complications in abdominoplasty? Ann Plast

Surg.2006;56(1):14–21.

[9] Nahas FX. Does quilting sutures prevent seroma in abdominoplasty? Plast Reconstr Surg. 2007; 119(3):1060–1064.

[10] Antonetti JW, Antonetti AR. Reducing seroma in outpatient abdominoplasty: analysis of 516 consecutive cases. Aesthet Surg J. 2010;30(3):418–427.

[11] Trussler AP, Kurkjian JT, Hatef DA, Farkas JP,Rohrich RJ. Refi nement in abdominoplasty: a critical outcomes analysis over a 20 year period. Plast Reconstr Surg. 2010;126(3):1063–1074.

[12] Arantes HL, Rosique RG, Rosique MJ, Melega JM.The use of quilting sutures in abdominoplasty does not require aspiratory drainage for prevention of seroma. Aesthet Plast Surg. 2010;34(1):102–104.

[13] Warner JP, Gutowski KA. Abdominoplasty with progressive tension closure using a barbed suture technique.Aesthet Surg J. 2009;29(3):221–225.

[14] Rosen AD. Use of absorbable running barbed sutures and progressive tension technique in abdominoplasty:a novel approach. Plast Reconstr Surg. 2010;125(3):1024–1027.

[15] Wiener T. Continuous running sutures: a modifi cation of progressive tension abdominoplasty. Aesthet Surg J. 2012;32(2):248–249.

[16] Andrades P, Prado A. Composition of postabdominoplasty seromas. Aesthet Plast Surg. 2007;31(5):515–518.

[17] Wall Jr S. SAFE circumferential liposuction with abdominoplasty. Clin Plast Surg. 2010;37(3):485–501.

[18] Caprini JA, Arcelus JI, Reyna JJ. Effective risk stratifi -cation of surgical and nonsurgical patients for venous thromboembolic disease. Semin Hematol. 2001;38(2 Suppl 5):12–19.

[19] Huang GJ, Bajaj AK, Gupta S, Petersen F, Miles DAG.Increased intra-abdominal pressure in abdominoplasty:delineation of risk factors. Plast Reconstr Surg. 2007;119(44):1319–1325.

第 10 章 高位高张力脂肪抽吸腹壁整形术的演变：高张力腹壁整形术

克劳德·勒·卢安（Claude Le Louarn），让·弗朗索瓦·帕斯卡（Jean Francois Pascal）著

10.1 前言

2013 年美国整形外科医生协会的一项报告显示[1]，脂肪抽吸术和腹壁整形术的手术数量在整形手术中分别处于第 4 位和第 6 位。从 2010 年到 2013 年，腹壁整形术的数量翻了 1 倍，由此可见腹壁整形术的需求处于增长趋势。本章将简要介绍腹壁整形术和脂肪抽吸腹壁整形术的历史概况，并阐述笔者的高张力腹壁整形术（HTA），同时与其他相关术式进行对比分析。

10.2 历史回顾

尽管人类的第一次脂肪抽吸术是在 20 世纪 80 年代初进行的[2]，但早在 20 世纪前，腹壁整形术就开始在欧洲和美国出现了。1890 年，德马尔斯（Demars）和马克思（Marx）[3] 在腹壁（包括脐部区域）进行了大范围的脂肪切除。1899 年在美国，凯利（Kelly）[4] 使用术语"腹部脂肪切除术"来描述横向切除大面积的下垂腹壁皮肤。15 年后，高德特（Gaudet）和莫里斯汀（Morestin）[5] 发表了一篇关于以横向切口切除巨大脐疝的文章，切除了大量过多的皮肤和脂肪，并第一次做了有关保留脐部的描述。1909 年在德国，韦恩·霍尔德（Weinhold）等[6] 报道了他们联合应用垂直及横向切口进行腹部皮肤切除的经验。1911 年，莫里斯汀（Morestin）[7] 报道了 5 例使用横向切口进行大范围皮肤脂肪切除术的案例。

20 世纪 60 年代后，腹壁整形术主要用来进行体形雕塑，其中有两位外科医生卡利亚（Callia）[8] 和皮塔吉（Pitanguy）[9]，将过去的单纯切除进行了改进，将腹部皮瓣进行潜行剥离进而提高了腹壁整形术的效果。之后，伊鲁兹（Illouz）[2,10] 首次使用脂肪抽吸来进行体形雕塑，这与以往切除法的术式完全不同，是一个巨大的进步。

10.3 腹壁整形术和脂肪抽吸

尽管腹壁整形术在发展过程中取得了长足的进步，但其并发症的发生率依然很高，包括皮瓣坏死、血清肿、血肿、感染、脂肪液化、切口裂开和延迟愈合。因为这个手术涉及腹部皮肤的广泛潜行剥离，破坏了皮瓣的神经和血管。这些血流减少和神经受损的皮瓣又在会阴位置承受了很高的缝合张力，进而导致下腹壁感觉丧失及组织缺血。而且，即使进行了充分的引流，术后的血清肿发生率仍然较高[11]。

单纯腹壁整形术的另一个缺点是不适合应用于肥胖患者。因为要达到理想的手术效果，腹部皮肤要有充分的松弛度，腹直肌有分离，腹部的脂肪含量最好也不要太多[11]。为更加适合进行手术治疗，许多肥胖患者可以进行减肥，但并非都能成功。对于不能成功减肥的患者，推荐在腹壁整形术 6 个月后接着进行脂肪抽吸术，反之亦可。

但是，无论先进行腹壁整形术还是先进行脂肪抽吸术，都有相当大的局限性。一方面，先进

行抽脂可能会诱发浅筋膜层的纤维化，阻碍后续的腹壁整形术。另一方面，先进行腹壁整形术会使肥胖患者发生并发症的概率较大，同时留下肥胖的腹壁，导致后续吸脂术后皮肤松弛[11]。

10.4　脂肪抽吸腹壁整形术

对于肥胖患者，上述两种手术顺序都有其内在的并发症，再加上世界范围内人群的肥胖率不断上升，使得外科医生只能寻求更好的解决方法。1987 年，卡斯特罗·得·卡多索（Cardoso de Castro）等[12]报道了对 20 例患者进行相对小切口腹壁整形联合脂肪抽吸术（即脂肪抽吸腹壁整形术）的经验。用这种技术，他们能够得到一个自然的腹壁和脐部的外观，阴阜区形态丰满，同时瘢痕相对不明显。1990 年，迪勒鲁（Dillerud）[13]在对 487 例接受了脂肪抽吸腹壁整形术的患者进行回顾分析时发现，脂肪抽吸并不会额外地增加手术风险。虽然没有对照，但该研究也充分地说明了问题。同期，奥斯特豪特（Ousterhout）[14]已将脂肪抽吸术、脂肪切除术和腹壁整形术联合实施。虽然同期大多数医生并不这样做，但奥斯特豪特（Ousterhout）的报道证实其安全有效。

1995 年，马塔拉索（Matarasso）[15]建立了一套风险预测分类系统。在该系统中，患者接受的腹壁整形术分为 4 种类型：①单纯脂肪抽吸术；②小切口腹壁整形术；③改良腹壁整形术；④脂肪抽吸联合腹壁整形术。事实证明，只要临床病例选择恰当，合理控制脂肪抽吸量，脂肪抽吸联合腹壁整形术非常安全，总体获益。

10.5　高位高张力腹壁整形术（High-Superior-Tension Abdomino-plasty，HSTA）

为了解决血清肿和其他并发症，1992 年至今，笔者发表了详细介绍高位高张力腹壁整形术经验的相关文章[16-20]。由于该技术保留了腹股沟和腋窝淋巴结，可以预防血清肿的形成。此外，由于这种方法联合上腹部隧道剥离和吸脂，并使用上腹和两脐旁高张力缝合，避免了上腹部膨隆、耻骨上方腹部皮瓣坏死等并发症，同时瘢痕距离耻骨区也较近。

由于高位高张力腹壁整形术中的潜行剥离区域有限，腹部皮瓣的大量神经得以保留，因此，和传统的腹壁整形术相比，术后腹壁的感觉不会丧失[21]。此外，在回顾 161 例接受脂肪抽吸腹壁整形术（n=93）或传统腹壁整形术（n=68）后，萨姆拉（Samra）等[22]发现，虽然脂肪抽吸术对腹部皮瓣的血管有潜在创伤，但两者血流灌注相关的并发症并没有显著差异。

洛克伍德（Lockwood）[23]在 1995 年报道了 50 例腹部联合或不联合脂肪抽吸的侧方高张力腹壁整形术，纳入的患者为中度到重度腹部皮肤肌肉松弛或伴有脂肪沉积。在 4~16 个月随访中并发症的发生率等于或低于历史对照，且不高于脂肪抽吸患者。该术式的主要内容包括：仅在旁正中区进行潜行剥离，必要时在季肋区和侧腹部间断不连续潜行剥离，侧方高张力缝合，沿整个切口用不可吸收线进行浅筋膜系统修复，上腹部和躯干后外侧辅助脂肪抽吸等。但该方法由于中线部位松弛皮肤张力较低，故常需结合垂直切口。

2008 年，兰格斯瓦姆（Rangaswamy）[11]改良了上述腹壁整形技术，用到的关键技巧即高位高张力腹壁整形术的核心部分，包括：最大限度地减少潜行剥离，斯卡帕（Scarpa）筋膜下掀起腹部皮瓣，在脐蒂上方 1~2cm 处确定新脐部位置，采用连续褥式缝合关闭脐部下方创面无效腔等。在其超过 120 例绝大多数为肥胖患者的脂肪抽吸腹壁整形手术经验中，扩大了这一手术的适应证，甚至包括被归为 3 型[15]的患者。在这 120 位患者中，18 例患者发生了 20 种并发症（全部为轻微），进一步分析发现，仅 4.8% 的并发症直接归因于手术。没有血清肿、伤口感染或明显的愈合延迟，只有 2 例出现血肿。

在其他报道中，巴罗迪（Baroudi）和费雷拉（Ferreira）[24,25]描述了使用"手柄样"切口，即遵循自然腹股沟曲线切口，采用褥式缝合来关闭无效腔。本章作者认为手术的重点是关闭无效腔，只有这样才能减少血肿的形成和扩大。除此之外，术中避免损伤淋巴系统也非常重要，可以有效地预防血清肿的形成。

2000 年，波洛克·H（Pollock H）和波洛克·T（Pollock T）[26] 对 65 例腹壁整形患者进行了回顾性研究，这些患者采用渐进式减张缝合以关闭无效腔并向下方推进腹部皮瓣。采用中等程度减张缝合可避免形成酒窝样凹陷，但这种方法无法在上腹部施加高张力来降低耻骨区腹壁切口上方的张力。此外，该文未提及脐部附近的张力缝合。研究者们应用后发现，局部并发症的发生率与历史对照相比明显降低。平均随访 18 个月，未见血肿、血清肿或皮瓣坏死。

与以前的高位高张力腹壁整形术的报道一样，萨尔丹哈（Saldanha）等[27] 在 2003 年报道了选择性剥离的脂肪抽吸腹壁整形术（文中未提到淋巴管保护、腹股沟和腋窝淋巴干的保护、上腹部隧道样剥离），但由于缺乏脐周高张力缝合，导致耻骨上腹壁切口的瘢痕位置太高。由于没有进行连续褥式缝合关闭无效腔，有 2 例发生血清肿。

2009 年，乌贝尔（Uebel）[28] 改良了由斯廷德（Sinder）[29] 于 1975 年提出的上腹部皮瓣下拉的方法。正如笔者上述关于高位高张力腹壁整形术报道[16-20] 的一样，乌贝尔（Uebel）所描述的改良也包括隧道剥离、腹股沟和腋窝淋巴干的保护以及脐旁高张力缝合。

10.6　高位高张力腹壁整形术的操作流程

在 1991 年至 2014 年间，笔者对 1230 位患者（1009 名女性和 221 名男性，年龄在 29~74 岁之间）采用了高位高张力腹壁整形术，近 3 年采用了高张力腹壁整形术。

10.6.1　解剖基础

10.6.1.1　淋巴干的保护

腹壁整形术的主要并发症是血清肿。下腹部淋巴向下汇入腹股沟淋巴结，上腹部向上至腋窝淋巴结。两个区域在脐周通过细小的淋巴管互相交通。一般情况下切断这些互相交通的细小淋巴管并没有什么明显的不良影响，但切断斯卡帕（Scarpa）筋膜和肌肉腱膜之间位于腹股沟水平的

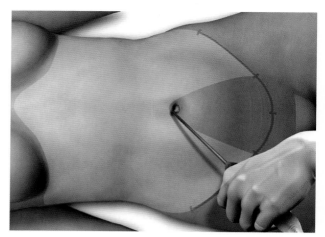

图 10.1　下腹部脂肪抽吸在深面和两侧面进行，上腹部脂肪抽吸在深层和浅层进行。脐下组织因稍后需做切除，故无须进行吸脂。淋巴干分布于下腹部两侧，吸脂时需要注意保护。阴阜区通常也需要进行脂肪抽吸，以避免术后该区域相对臃肿。脂肪抽吸在下腹部深面和侧面进行。脐下组织因稍后需要进行切除，可进行适当的深面脂肪吸脂。淋巴干分布于下腹部两侧，吸脂时需要注意保护。

淋巴干则可能会因为淋巴系统的压力而出现淋巴液渗漏。在皮瓣剥离层次聚集的淋巴液往往来自腹股沟或腋窝区域的较大的淋巴干。

其他严重的并发症是积液和血肿，可以通过确切止血、避免过多的潜行分离、关闭所有无效腔来避免。因此，保护淋巴干、避免过多的潜行分离、关闭所有的无效腔，这 3 条原则具有相互补充的作用，必须同时应用。

10.6.1.2　脐周高张力缝合

因为需要对上腹部和脐旁进行高张力缝合，脐上皮肤的血运状况也同时需要明确。在该术式中上腹采用隧道剥离，保护了肋间穿支血管的血供，所以不存在腹部皮瓣坏死的风险。高位高张力腹壁整形术将最大张力分布于上腹部中线处和脐旁区域，这些区域的血运良好。不像标准腹壁整形术那样，张力完全作用在耻骨上方腹部的切口上。因此，上方和脐周的高张力缝合避免了切口处的张力，也就成为避免皮肤切缘坏死和瘢痕变宽的有效措施。

10.6.2　手术技巧

嘱患者穿戴自己喜欢的内衣，以此确定瘢痕

的最终位置。所有术前标记线均在患者站立时进行标记。耻骨上腹壁的横切口标记线通常设计于阴唇前联合上方 6~7cm 处。

每 1L 生理盐水加入 20mL 盐酸罗哌卡因和 1mg 肾上腺素，于腹部术区进行浸润阻滞。切缘真皮层同样需要浸润以减少出血及电凝。

10.6.2.1 下腹部脂肪抽吸

于下腹部皮瓣深面和侧面浅筋膜下层进行脂肪抽吸（图 10.1），主要集中在躯干部斯卡帕（Scarpa）筋膜下，力求做到在不损害淋巴管的前提下去除脂肪。使用直径 5mm 吸脂针，快速轻柔地抽吸深层脂肪层 [斯卡帕（Scarpa）筋膜下]，留下完整的间质网状结构。稍后切除皮瓣下方多余的组织，故该部位的浅层脂肪无须抽吸。

阴阜区通常也需要进行脂肪抽吸，以避免术后该区域相对臃肿。

脂肪抽吸在下腹部深面和侧面进行。脐下组织因稍后需进行切除，可进行适当的深面脂肪吸脂。淋巴干分布于下腹部两侧，吸脂时需注意保护。

10.6.2.2 上腹部脂肪抽吸

从乳房下皱襞到脐部的区域需同时在深层和浅层脂肪层进行抽吸。使用直径 5mm 或 6mm 的大吸脂针进行快速有效的吸脂。由于皮瓣的张力缝合，吸脂引起的皮肤不平整并不明显。上腹部脂

肪抽吸的目标是减少局部体积和便于向下移动皮瓣。同时，为了保护皮瓣的血运，不进行大范围的肋下区剥离。

10.6.2.3 切开

按照术前的标记线进行切口，深度在斯卡帕（Scarpa）筋膜以上，保护其下方的淋巴管结构。用 23 号刀片在脐周做"心形"切口，并在下方中线做纵向切口以便于皮瓣剥离。

10.6.2.4 皮瓣剥离

利用电凝进行皮瓣剥离，确认功率足够以避免出血，同时节约时间，并有利于剥离。

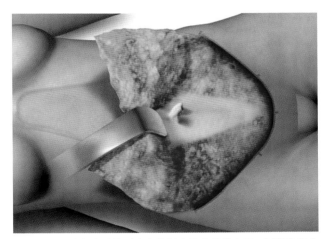

图 10.3 上腹部皮瓣的剥离应控制在肌肉筋膜表面，以避免损伤回流至腋窝的淋巴干

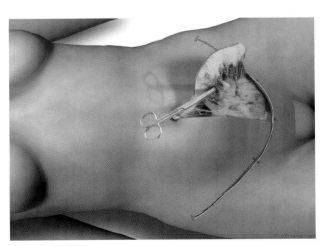

图 10.2 髂窝处皮瓣的剥离层次在脂肪抽吸层次的浅面

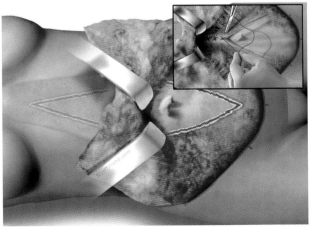

图 10.4 肋弓最低点与髂嵴之间腱膜折叠范围最大，由此产生了相对美观的腹部外形

对于下腹部区域的剥离是在斯卡帕（Scarpa）筋膜水平进行，下方即为深层脂肪抽脂后保留之网状间质结构（图10.2）。在这个层次中无穿支血管。耻骨区切口处的剥离也是在浅表脂肪层中进行的，目的是为了保持一定的脂肪量，避免在高张力缝合之后有无效腔形成。接近脐部时，剥离层次进入肌肉腱膜表面以便容易解剖脐蒂。

在上腹部区域，隧道的剥离应严格限于肌肉腱膜表面，宽度应达到10cm，以便于折叠，剥离高度应达到剑突位置（图10.3）。这种层次的剥离保护了引流上腹部皮瓣的腋淋巴管。上腹部皮瓣的剥离应控制在肌肉筋膜表面这种较深的层次，以避免损伤回流至腋窝的淋巴干。

10.6.2.5 腹直肌腱膜折叠

腹直肌腱膜折叠采用2-0号维克里（Vicryl）缝线进行间断8字缝合，范围自耻骨上区到剑突水平，只缝合腱膜不缝合肌肉成分（图10.4），宽度8~12cm。腱膜的折叠需要两侧有较大的水平张力。效果最好的地方一般处于最下肋缘之间和髂嵴之间（腰部水平），也就是上、下方骨性结构之间。强有力的折叠使肌肉腱膜产生了新的解剖基础，腰部产生了凹陷的腰线，髂窝表面变得相对平坦，腹部皮肤变得紧致，腰部轮廓得以重塑。

肋弓最低点与髂嵴之间腱膜折叠的程度最大，由此产生了相对美观的腹部外形。同时，脐部也

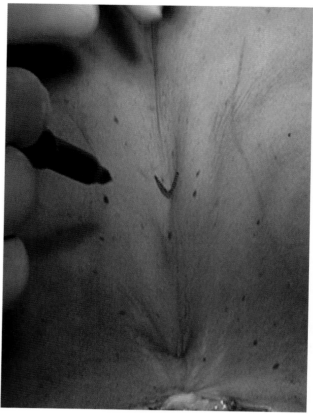

图 10.6 于脐蒂在皮肤上的对应位置设计 V 形切口

可能因此过度内陷。为了消除这种情况，需要在3点钟和9点钟方向用2-0维克里（Vicryl）缝线将脐蒂的基底与两侧的腱膜适当缝合，控制脐部内陷程度约为1cm。

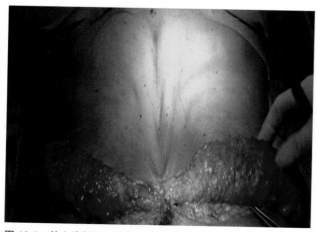

图 10.5 从上腹部至下腹部因高张力缝合而形成的中线处皮肤凹陷

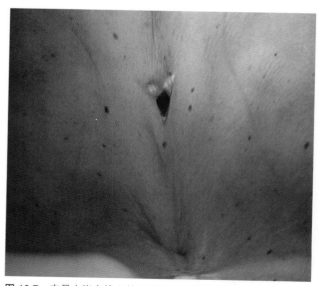

图 10.7 在最大张力线上的 V 形切口在张力作用下的形态如图所示，脐部将通过该切口穿出

使用罗哌卡因（10mg/mL）施行肋间阻滞麻醉以减轻术后疼痛。

10.6.2.6　新脐部定位以及张力牵引缝合

将手术床屈曲 30°～40°，在上腹部中线隧道中至少高张力缝合 3 针，以利于上腹部皮瓣向下移动并消灭无效腔。使用 2-0 维克里（Vicryl）缝线将真皮下组织和其对应位置下方 4cm 处的腱膜缝合。缝合时助手以手指向下推动皮瓣并辅助打结。

于脐水平在脐旁 3 点钟和 9 点钟方向，使用 2-0 维克里（Vicryl）缝线将脐蒂真皮层固定在两侧腹直肌腱膜上。在下腹部，至少需要 4 针高张力缝合使下腹部皮瓣移向阴阜区。皮瓣下缘和阴阜区创缘的缝合处承受尽可能小的张力，腹中线处张力则是最大的。

通过触诊确定脐部在腹部皮瓣上的位置，然后于此位置行 V 形切开。由于中线处张力较大，V 形切口上、下边缘之间的开口变大，减小了中线处张力，同时可供脐蒂穿过以形成新的脐部。脐蒂皮肤也修剪为 V 形以适应皮瓣的 V 形切口。这种设计形成的心形脐部外观较原传统手术后圆形脐部更加自然。该手术不影响脐部的位置（图 10.5~ 图 10.7）。

双侧髂窝处各进行 4 针褥式缝合（无牵引作用），以彻底消灭创面无效腔。

10.6.2.7　皮肤切除

切除腹部皮瓣下方多余的皮肤组织，保持切口张力适度和瘢痕对称。

10.6.2.8　浅筋膜修薄

由于下腹部皮瓣两侧相对于腹股沟区的组织厚，为使切口缝合后更平整，需将腹部皮瓣下缘浅筋膜脂肪组织适当修薄。通常修剪切缘以上 2cm 范围（图 10.8）。这样的操作也会使得脐与阴阜区的距离相应增加。修薄时推荐使用剪刀，有利于保护真皮下血管网，以减少皮肤坏死，而电刀则不具备这个优点。浅筋膜修薄有许多优点，包括：

（1）提高上腹部皮肤的紧致程度，避免永久性膨隆。

（2）对下腹部皮瓣施加张力，降低耻骨上方皮瓣坏死的风险。

（3）避免耻骨上瘢痕增生和位置上移。

（4）与传统腹壁整形术相比，由于切口张力减小，脐部位置不会下降，阴阜区不会抬高，脐和阴阜区之间的距离相对变长。

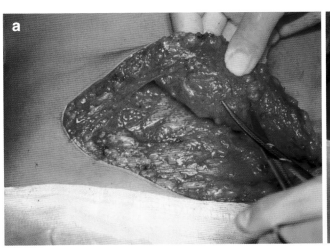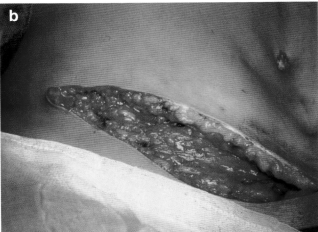

图 10.8　（a）沿皮瓣下缘用剪刀剪开浅层筋膜，修薄皮瓣。（b）因为保留了真皮下血管网，所以不存在皮肤坏死的风险

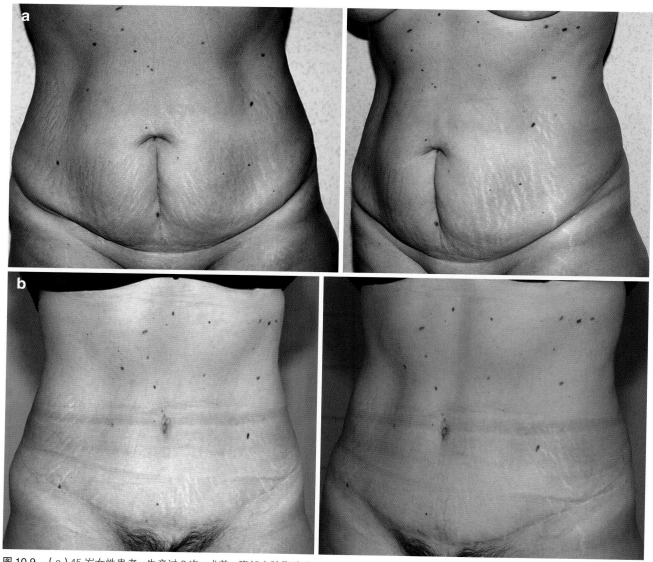

图 10.9　（a）45 岁女性患者，生产过 2 次，术前。腹部皮肤脂肪堆积，腹壁松弛。（b）术后 8 个月，耻骨上瘢痕位置较低，脐部位置良好，腹部外观明显改善

（5）上腹部和下腹部纵向肌肉腱膜折叠在水平方向上产生了一定的张力，由于皮肤具有一定的弹性，水平方向的多余皮肤可转化为垂直方向，因此可以进一步多切除皮瓣上的皮肤。在大多数情况下从脐至阴阜区的皮肤都是可以去除的。在术前检查时需要对上腹部进行皮肤夹捏试验，应至少有 8cm 的皮肤可以被拉拢至下腹部。因为这种腹壁整形术的术式可以将多余的皮肤向下转移至阴阜区，所以基本上不会遗留垂直方向上的瘢痕。

2014 年之前，应用高位高张力腹壁整形术，较高的张力分布在上腹部，下腹部中等张力，到了腹部皮瓣下部边缘几乎没有张力。近 3 年来，

应用高张力腹壁整形术，上腹部和下腹部张力均较高，耻骨联合部上方皮瓣坏死的风险明显下降，但下腹部疤痕的位置较之前抬高得更不明显。

10.6.2.9　缝合技巧

在过去的 2 年中，笔者的缝合技巧已经发展成为一种与传统方法完全不同的技法，主要目标是消除真皮层的创伤。为了实现这一目标，密切遵循两条原则：①缝合时避免在真皮层电凝止血，吸脂后切皮前再次在真皮内注射肾上腺素。②不要在真皮内打结，因为每一个线结都会导致其内小块真皮坏死，且引起极为表浅的异物反应。其

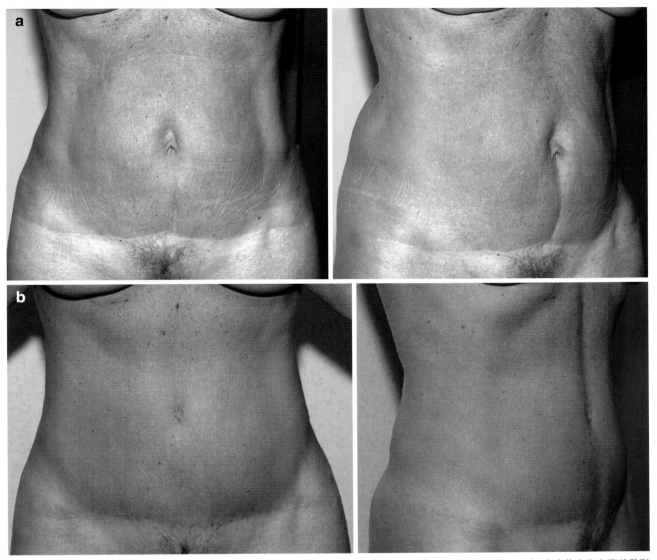

图 10.10　（a）54 岁女性患者，既往曾接受过腹壁整形术。术前，上腹部皮肤欠紧致，脐至阴阜区距离较短。（b）高位高张力腹壁整形术后 5 个月。切除原脐到阴阜区皮肤，耻骨上瘢痕位置较低。脐与阴阜区距离延长，腰围变小

后果是感染率高、瘢痕两侧有红色斑点、局部缝线断裂、炎症和瘢痕时间过长。

　　另外，无论使用的缝合材料类型如何，表皮下连续缝合都很容易引起炎症，因为位置过于表浅[30]。因此，笔者提出了一种全然不同的缝合方式，即：在斯卡帕（Scarpa）筋膜层次，使用 2-0 维克里（Vicryl）缝线从皮下到筋膜下脂肪、从腹中线到切口两侧进行标准的螺旋连续缝合。切口两侧近距离平行缝合以避免滑脱，同时避免打结。同时，使用 3-0 维克里（Vicryl）缝线在皮下真皮内进行连续螺旋缝合。这些螺旋缝合将皮下脂肪与真皮、表皮尽可能贴在一起，形成完整的结构。

　　以上的缝合技术大大改善了愈合的过程，瘢痕炎症减少了。此外，缝合速度比之前快 2 倍、费用减少 2/3，并且瘢痕消退更快。

　　缝合过程中，如果发现切口中线处皮肤出现持续苍白，预计有皮肤坏死的风险，则需要应用 5mg 或 10mg 三硝基甘油酯贴剂以扩张局部组织血管。

10.6.2.10　引流和弹力衣

　　不一定要放置引流管，如果怀疑会出血，可考虑留置引流管。不要佩戴弹力衣，因为所有无效腔都已经关闭，腹壁加压除了增加腹压外毫无益处。术后活动不受限制（无引流管，无弹力衣

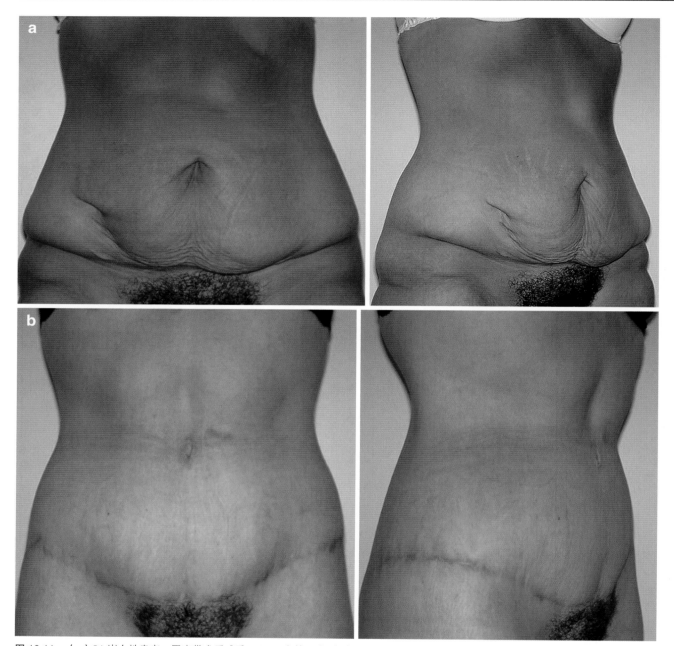

图 10.11 （a）31 岁女性患者，胃束带术后减重 40kg，术前。（b）术后 6 个月，切除耻骨上方 23cm 区域内 2.5kg 的组织。高位高张力腹壁整形术后，重新获得了脐上方的腹中部凹陷外观，脐至阴阜区距离延长，更显年轻

加压包扎），这样可降低静脉炎和血栓栓塞的发生率。常规预防血栓形成。术后 1 个月，逐步进行腹部锻炼。

高张力腹壁整形术的一个不足之处是术后 10d 患者需要保持弯腰的体位。这是术后一定要做到的，以便让皮肤处于向下腹部切口处牵拉的状态，术前须告知患者。由于高张力缝合，腹中线处存在皮肤凹陷，需 2~4 周消退。尽管有一些暂时性的缺点，但该术式最终的手术效果可靠，是完全

可以接受的。

10.7 典型案例

10.7.1 案例 1

45 岁女性，生产过 2 次，腹部皮肤脂肪过多、腹壁松弛（图 10.9），术后 8 个月时耻骨上瘢痕位置较低，脐部位置良好。

10.7.2 案例 2

54 岁女性患者，既往曾接受过腹壁整形术（图 10.10）。上腹皮肤欠紧致，脐至阴阜区的距离较短。术后腹部外观明显提升。

10.7.3 案例 3

31 岁女性患者，胃束带术后减重 40kg（图 10.11）。行高位高张力腹壁整形术，术中切除耻骨上方 23cm 区域内 2.5kg 的组织。

结论

高张力腹壁整形术大大减少或消除了腹壁整形中的大多数并发症，并得到了更为美观的手术效果。该术式可以应用于普通患者、体重迅速减轻患者以及上腹皮肤轻度松弛的患者。对于体重迅速减轻的患者来说，腹壁整形术的并发症风险略大。对于皮肤轻度松弛的患者，即使是轻微的并发症，接受程度亦较低。但即使面对这两类患者群体，使用高张力腹壁整形术，也可以获得一个可靠自然的术后结果。

参考文献

[1] American Society of Plastic Surgeons 2014 report of the 2013 statistics. National Clearinghouse of Plastic Surgery Statistics. http://www.plasticsurgery.org/Documents/Media/statistics/2009-US- cosmeticrecon structiveplasticsurgeryminimally- invasive-statistics.pdf .

[2] Illouz YG. A new technique for the localized lipodystrophies.In: Brazilian Congress of Plastic Surgeons,Forteleza, 28 Nov 1980.

[3] Demars and Marx. In: Voloir P, editor. Opérations Plastiques Aus-aponévrotiques sur la Paroi Abdominale Anterieure, vol. 1. Paris: Thèse; 1960. p. 25.

[4] Kelly HA. Report of gynecological cases. Johns Hopkins Med J. 1899;10:197.

[5] Gaudet F, Morestin H. French Congress of Surgeons,vol 82. Paris; 1905. p. 125.

[6] Weinhold S. Bauchdeckenplastik. Zentralbl F Gynak. 1909;38:1332.

[7] Morestin A. La Restauration de la Paroi Abdominale Par Resection Entendue des Teguments et de la Graisse Souscutanee et le Plissement des Aponeuroses Superficielles Envisage Comme Complement de la Cure Radicale des Hernies Ombilicales, vol. 15. Paris:These; 1911. p. 18.

[8] Callia WEP. Contribuiçào Para o Estudo da Correçào Cirurgica do Abdomen Pêndulo e Globoso: Técnica Original. Sao Paulo: Tese de Doutoramento Apresentada à Faculdade de Medicina da USP; 1965.

[9] Pitanguy I. Abdominal lipectomy: an approach to it through analysis of 300 consecutive cases. Plast Reconstr Surg. 1967;40(4):384–391.

[10] Illouz YG. Body contouring by lipolysis: a 5-year experience with over 3,000 cases. Plast Reconstr Surg. 1983;72(5):591–597.

[11] Rangaswamy M. Lipoabdominoplasty: a versatile and safe technique for abdominal contouring. Indian J Plast Surg. 2008;41(Suppl):S48–55.

[12] Cardoso de Castro C, Cupello AM, Cintra H. Limited incisions in abdominoplasty. Ann Plast Surg. 1987;19(5):436–447.

[13] Dillerud E. Abdominoplasty combined with suction lipoplasty. A study of complications, revisions, and risk factors in 487 cases. Ann Plast Surg. 1990;25(5):333–338.

[14] Ousterhout DK. Combined suction-assisted lipectomy,surgical lipectomy, and surgical abdominoplasty. Ann Plast Surg. 1990;24(2):126–132.

[15] Matarasso A. Liposuction as an adjunct to a full abdominoplasty.Plast Reconstr Surg. 1995;95(5):829–836.

[16] Le Louarn C. Partial subfascial abdominoplasty: technical description based on thirty six cases (La plastie abdominale sous-fasciale partielle: Note technique à propos de trente-six cas). Ann Chir Plast Esthet.1992;37(5):547–552.

[17] Le Louarn C. Partial subfascial abdominoplasty. Aesthet Plast Surg. 1996;20(2):123–127.

[18] Le Louarn C, Pascal JF. High-superior-tension abdominoplasty.Aesthet Plast Surg. 2000;24(5):375–381.

[19] Le Louarn C, Pascal JF, Levet Y, Searle A, Thion A. Abdominoplasty complications (in French). Ann Chir Plast Esthet. 2004;49(6):601–604.

[20] Le Louarn C, Pascal JF. High-superior-tension abdominoplasty: a safer technique. Aesthet Surg J. 2007;27(1):80–89.

[21] Castus P, Grandjean FX, Tourbach S, Heymans D.Sensibility of the abdomen after high-superior-tension abdominoplasty. Ann Chir Plast Esthet. 2009;54(6):545–550.

[22] Samra S, Sawh-Martinez R, Barry O, Persing JA.Complication rates of lipoabdominoplasty versus traditional abdominoplasty in high-risk patients. Plast Reconstr Surg. 2010;125(2):683–690.

[23] Lockwood T. High-lateral-tension abdominoplasty with superfi cial fascial system suspension. Plast Reconstr Surg. 1995;96(3):603–615.

[24] Baroudi R, Ferreira CA. Contouring the hip and the abdomen. Clin Plast Surg. 1996;23(4):551–572.

[25] Baroudi R, Ferreira CA. Seroma: how to avoid it and how to treat it. Aesthet Surg J. 1998;18(6):439–441.

[26] Pollock H, Pollock T. Progressive tension sutures:a technique to reduce local complications in abdominoplasty.Plast Reconstr Surg. 2000;105(7):2583–2586.

[27] Saldanha OR, Souza Pinto EB, Mattos Jr WN, Pazetti CE, Lopes Bello EM, Rojas Y, dos Santos MR, de Carvalho AC, Filho OR. Lipoabdominoplasty with selective and safe undermining. Aesthet Plast Surg.2003;27(4):322–327.

[28] Uebel C. Lipoabdominoplasty: revisiting the superior pull-down abdominal fl ap and new approaches. Aesthet Plast Surg. 2009;33(3):3666–3676.

[29] Sinder R. Abdominal plastic surgery: a personal technique.In: Sixth international congress of plastic and reconstructive surgery, vol. 7. Paris; 1975. p. 423.

[30] Holzheimer RG. Adverse events of sutures: possible interactions of biomaterials? Eur J Res. 2005;10(12):521–526.

第 11 章　脂肪抽吸腹壁整形术

拉扎罗·卡德纳斯 – 卡马雷纳（Lázaro Cárdenas – Camarena）著

11.1　前言

腹部形体美容手术是整形外科中诸多不断发展变化的手术之一，这得益于技术的进步和新手术技巧的应用。最初的腹壁整形术仅限于去除多余的松弛皮肤组织[1, 2]，后来随着脂肪抽吸术的出现[3-5]以及与腹壁整形术的密切配合，腹部形体美容手术最终迎来了显著的变化[6-10]。不仅仅要改善腹壁的松弛问题，还要力求整体提升腹部形体的轮廓[11,12]。这些确切的提升是整个腹部范围内的变化，其中也包括了侧腹部和腰部区域，从而实现从三维立体的角度全方位改善腹部的外形[10]。腹壁整形发展至今，其目标是要获得一个更具美学标准、像运动员那样健美的腹部。因此，手术应尽可能达到自然的、符合生理的腹部结构，像运动员一样具有健美流畅的肌肉线条和轮廓曲线。这一趋势使得笔者在实施脂肪抽吸腹壁整形术的同时，还要努力想办法凸显腹壁肌肉的轮廓外观。在过去的 10 年中，笔者致力于三维脂肪抽吸腹壁整形术，在腹壁整形术的基础上力争构建腹部美学的解剖标志，模拟腹直肌等肌肉轮廓。

11.2　腹部理想形体的解剖特征

腹前壁的解剖由前正中线一分为二。前正中线处略凹陷，深面是左、右两侧腹直肌内缘的腱膜部分[13]。该凹陷从剑突向下经过脐部，再向下直至阴阜区，脐上部分比脐下部分明显，是腹部健美的一个重要特点。腹直肌上有横向的腱划，使腹直肌呈结节"6 块"状外观。同样，此结构在脐上部分更为明显[13]。在两侧锁骨中线处大致对应腹直肌外缘轮廓部分，也是脐上较脐下更明显。在脐上，腹直肌外缘与肋弓相交在脐下，腹直肌外缘与腹内外斜肌相邻。以上这些特点，便是符合健美腹部的解剖特征（图 11.1），也是患者在进行脂肪抽吸腹壁整形术时所渴望达到的美学效果。

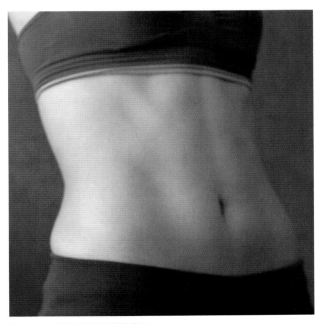

图 11.1　健美腹部的美学特征

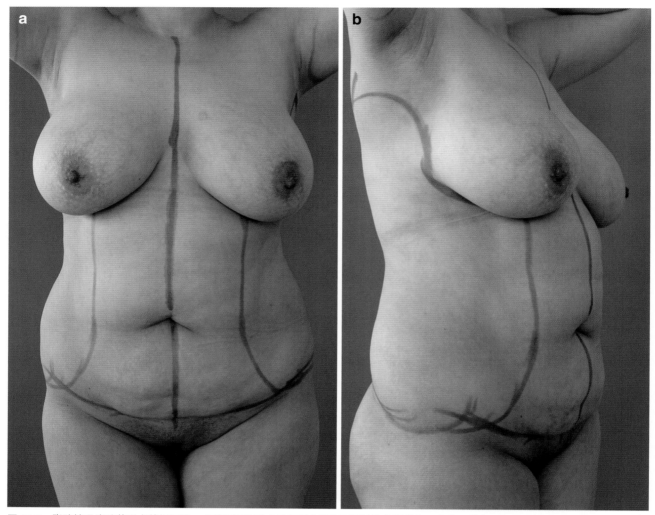

图 11.2 脂肪抽吸腹壁整形术前标记线。术前标记的重点是腹正中线和两侧的腹直肌外缘。腹直肌外缘即对应着锁骨中线，锁骨中线以外（包括腰部区域）行常规脂肪抽吸，以内行略保守的脂肪抽吸，使脂肪厚度略高于两侧

11.3 适应人群

　　面对一个需要进行脂肪抽吸腹壁整形术的患者，不能像对待单纯进行脂肪抽吸术的患者那样把皮下脂肪抽吸得尽可能干净，这一点非常重要。医生需要尽可能地保护好皮瓣的血运，以便在后续进行皮瓣剥离时不至于发生血运障碍。而单纯脂肪抽吸术却可以尽可能地抽吸皮下脂肪直至干净、充分减脂，却不用担心皮瓣的血运问题，这是两种术式的根本不同。因此，这点需要在术前告知患者。总体来讲，该术式可以为正常体重或体重指数 < 25 的患者提供比较好的手术效果，对于超重但没有肥胖症的患者，也可以获得不错的效果。

11.4 手术技巧

　　在患者进行手术之前，通常需要对患者的身体状况再进行内科评估。实验室检查应包括：全血细胞计数、凝血酶原时间、凝血时间和尿液分析等。有时也需要进行一些包括正位胸片和心电图在内的心功能方面的评估。患者于术前 6h 预防性应用抗生素，通常为 1g 头孢菌素。患者术前站立位时设计手术标记线，其中最为重要的是腹正中线和两侧的腹直肌外缘（图 11.2）。腹直肌外缘即对应着锁骨中线。这些标记线代表着手术过程中不同的操作区域。锁骨中线以外的区域（包括腰部区域）行常规脂肪抽吸，控制皮瓣厚度至 2cm 左右。同时，锁骨中线以内的区域，行略保守的脂肪抽吸，即在腹中部保持皮下脂肪略厚，

以模拟腹直肌外缘轮廓，而下方的穿支血管尽可能得以保留。该区域的厚度控制为 3~4cm。同样，后续皮瓣剥离的范围也是以腹直肌外缘为界的。该剥离范围可满足腹直肌腱膜折叠的最大需求，也有助于塑造腹直肌外缘的轮廓。

对于绝大多数患者，麻醉选用硬膜外阻滞。优势在于注射肿胀液时可避免使用利多卡因，防止利多卡因中毒，同时可以在住院期间利用硬膜外导管给予术后镇痛。手术前开始静脉输入 1L 含 5% 葡萄糖的 0.9% 生理盐水。患者俯卧位，手术先从躯干后方进行。1L 生理盐水加 1mg 的肾上腺素配制肿胀液，进行躯干后方脂肪抽吸区域皮下浸润。注射肿胀液的量应控制在仅进行皮下组织肿胀即可。与超湿性技术相比，肿胀液比例略高，肿胀液和拟抽脂量之比约为 1.2 ∶ 1。为实现腹壁三维形体塑形，可于患者俯卧位状态时对背部进行吸脂，随后是更重要的腰部和侧腹部。可选用适当的吸脂针（Mercedes、Cobra、Illouz 等型号）来完成吸脂。首先使用直径为 4mm 的吸脂针在深层进行吸脂，然后再用 3mm 的吸脂针完成吸脂。操作时扇形抽吸技术可提高脂肪抽吸的均匀性，避免局部不规则凹陷。也可使用夹捏试验（图 11.3）或观察吸脂针管上皮瓣的厚度来评估脂肪抽吸的均匀性。背部脂肪抽吸结束后，可通过臀部中间吸脂切口放置引流管（图 11.4），并在术后第 5 天左右拔除，主要目的是防止血清肿。

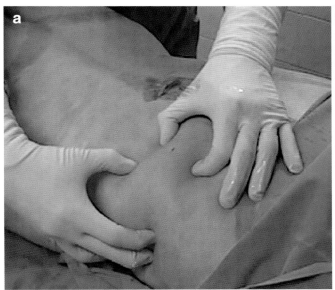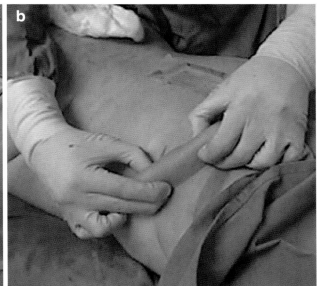

图 11.3　（a）躯干后方脂肪抽吸术前进行夹捏试验。（b）脂肪抽吸后皮瓣变薄

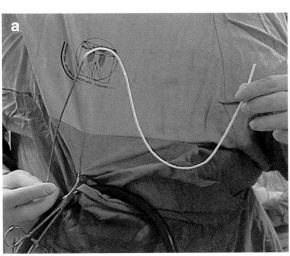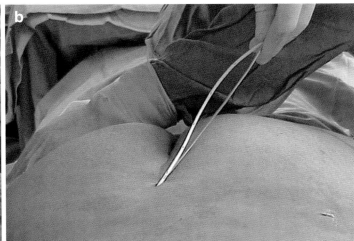

图 11.4　（a）抽脂后通常选用软的硅胶引流管引流肿胀液，预防血清肿。（b）使用注水针把引流管导入吸脂区域顶部

完成了后部吸脂后，取仰卧位，开始躯干前面的手术操作。使用与躯干后方操作相似的步骤（图 11.5），在腹直肌外缘以外的区域进行脂肪抽吸。同样使用夹捏试验（图 11.3）、观察套管上皮瓣的厚度等方法来评估皮瓣抽脂的均匀性，并决定吸脂是否完成（图 11.6）。

随后，在腹中部进行脂肪抽吸，该中心区对应于腹直肌外缘之间。为了最大限度保护血管，中部的吸脂需在上下一个方向上进行。吸脂的进针处可以选择在腹部下方设计一个小切口，在接下来的操作中会切除该部位的皮肤（图 11.7）。肿胀液配制方法同前述。腹中部的皮脂厚度需控制在 3~4cm，应略厚于侧方和后方区域 2cm 左右。接下来需要进行腹壁皮瓣剥离，皮肤切除的切口设计应取决于患者具体的腹部特征。需要注意的

是，在相对彻底的脂肪抽吸区域，后期皮肤会发生不同程度的回缩，导致有时候术后瘢痕位置不对称。这种状况很难控制，与手术操作没有因果关系。

剥离腹部皮瓣直至剑突水平。根据术前标记线，在上腹部，剥离范围仅限于腹直肌外缘以内区域（图 11.8）。这种剥离范围最大限度地保留了皮瓣的血供，避免术后血运障碍，同时也避免了脂肪抽吸区域和腹部皮瓣剥离区域腔隙之间的连通。但最为重要的是，该技术可以模拟腹直肌外缘的轮廓。腹中部皮瓣剥离完毕后需要进行腹直肌腱膜的折叠，范围自剑突至耻骨上，利用不可吸收线进行双层缝合折叠（图 11.9）。修剪脐蒂仅保留最接近根部的部分，可于脐蒂下方对脐蒂进行剪开修剪，以备脐成形使用（图 11.10）。这样做形成的新脐部外观更逼真，疤痕也是非线形的，避免了脐孔狭窄，远期效果也更自然。随后，将手术床折叠，通过张力牵引缝合来模拟出两侧腹直肌中央部的凹陷，方法和巴罗迪（Baroudi）和波洛克（Pollock）描述的类似[14,15]。牵引缝合使用 2-0 可吸收缝线，脐上 3~4 针（图 11.11），脐下 2~3 针。另外，脐部下方皮瓣也要进行渐进式减张缝合以帮助皮瓣附着在深筋膜上，同时防止形成血清肿（图 11.12）。通过以上对腹部皮瓣中线部位的渐进式张力缝合使腹中部皮瓣在完成吸脂的基础上中线处略微凹陷，形态更为满意，显现出一个健美的腹部外观（图 11.13）。在脐对应位置的腹部皮瓣上设计倒 U 形切口，拉出脐蒂缝

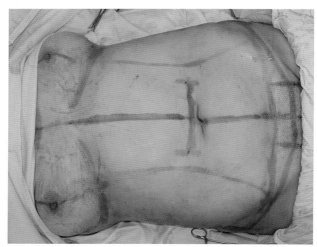

图 11.5　用术前标记线来划分相应的手术区域

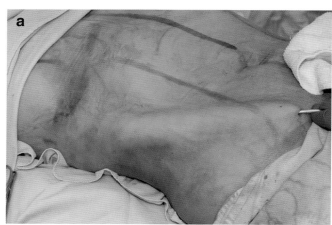
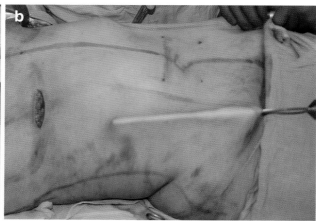

图 11.6　（a）脂肪抽吸前。抬高吸脂针以观察皮瓣的厚度和均匀性。（b）脂肪抽吸后。皮瓣质地均匀，较术前明显变薄

合，完成脐成形术（图 11.14）。留置负压引流管，约 5 天后拔除。将术中吸脂总量和腹壁整形术中皮瓣的切除量精确记录在案。比如脂肪抽吸总量、

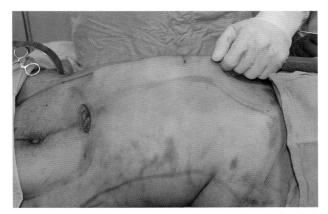

图 11.7 虽然会进行腹中部皮瓣剥离，但在此之前也应进行脂肪抽吸。抽脂应在垂直方向进行，程度适当保守，保证皮脂略厚，达到保护皮下血管及模拟腹直肌轮廓的目的

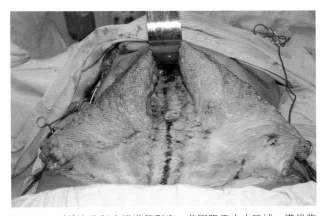

图 11.8 对脐上腹部皮瓣进行剥离，范围限于中央区域，满足腹直肌腱膜折叠即可

上清液量、脂肪总量等。腹壁整形术切除的下腹部两侧皮瓣，每个须单独称重。

手术完成后，使用软质棉垫加压包扎。由于弹力衣可发生卷曲造成不适，甚至压迫皮瓣而造成血运问题，故笔者更倾向于术后几天先不使用弹力衣。另外，手术前的肿胀麻醉会导致弹力衣被渗湿而引起不适，继而不得不频繁地更换弹力衣，也会给患者和医生带来不必要的烦恼。

11.5 术后处理

患者需平均住院 24~36h。在此期间，应于 24h 内静脉输入晶体液约 3000mL。通过硬膜外导管给予镇痛药，12h 后拔除。患者可通过口服补充能量后即可停止静脉补液。根据引流情况，术后 5 天左右拔除引流管。术后第 5 天开始，持续穿弹力衣 6~8 周。在第 3~5 天之间，可进行体外超声治疗，连续 3 周，每隔 1 天进行 1 次，其主要目的是改善术后水肿和瘀血。随后，进行皮下按压治疗（Endermology 技术），连续 1 个月，每 3 天 1 次，旨在改善皮下疤痕形成及皮肤的不平整。术后 12h 开始，3500U 弗拉西林（Fraxiparine）皮下注射，连续 7~10 天，以预防形成深静脉血栓。

11.6 结果

本章所述术式已开展了 10 余年，案例超过

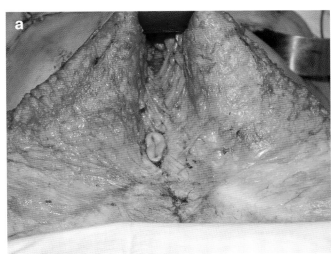

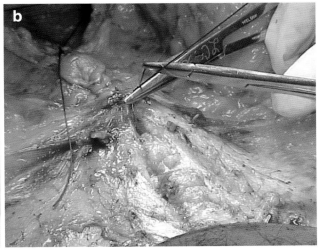

图 11.9 （a）腹直肌腱膜折叠可使腹部皮瓣向中央靠拢，视觉上腹直肌轮廓更明显。（b）完成脐下腹直肌腱膜的折叠

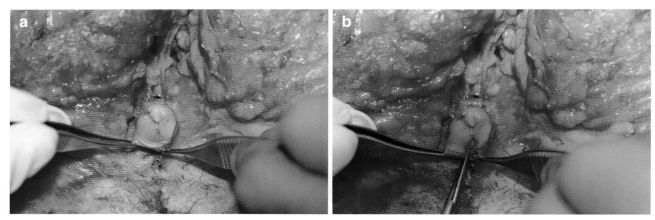

图 11.10 （a）将脐蒂下方从皮缘切开进行修剪，再从腹部皮瓣切口中穿出，以获得更自然的外观。（b）修剪脐蒂

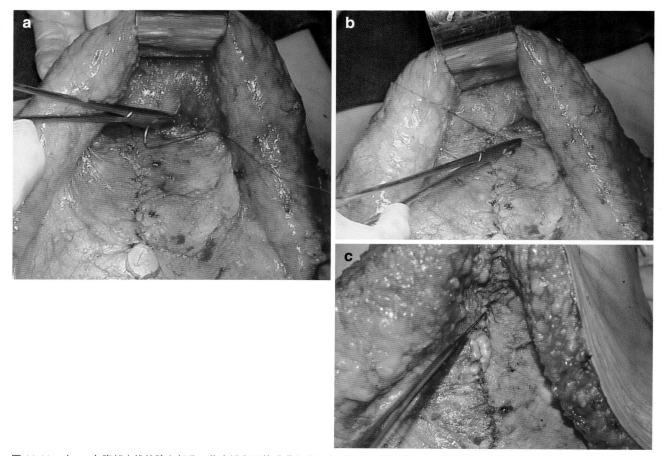

图 11.11 （a~c）腹部中线的脐上部分，将皮瓣和深筋膜进行减张牵引缝合，模拟出具有纵向浅凹、健美的腹部轮廓

500 例。所有患者均进行了联合脂肪抽吸的腹壁整形术，完成了腹部形体整形。腹中线的轮廓表现通过对中央区皮瓣吸脂和中线处减张缝合来完成。腹直肌外缘的轮廓通过外侧较彻底的脂肪抽吸完成。同时，腹直肌腱膜的纵向折叠可拉拢两侧皮肤向中部靠拢，对于凸显上述两个效果也有协同作用。总之，联合脂肪抽吸的腹壁整形术，在进行腹部形体整形方面更具优势。以下是运用该术式的 6 个案例图示（图 11.15~ 图 11.20）。

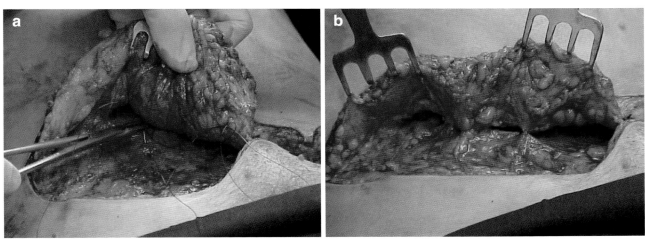

图 11.12　在下腹部，将皮瓣和深部筋膜进行缝合，有助于防止形成血清肿

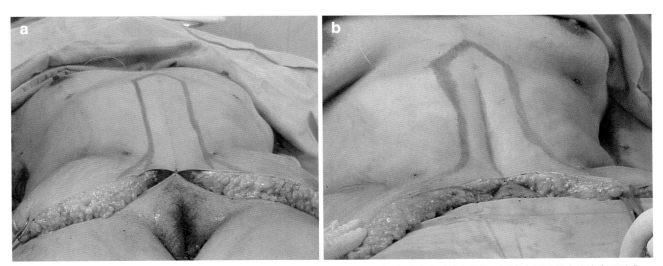

图 11.13　（a）腹部皮瓣已完成脂肪抽吸，尚未与深筋膜进行减张牵引缝合。（b）减张牵引缝合完毕，可观察到腹部中线处浅凹形成

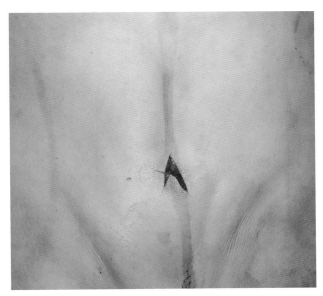

图 11.14　脐部通过腹部倒 U 形切口穿出皮瓣

结论

　　近年来，随着人们的美学要求越来越高，迫使整形医生寻求更新、更好的方法来满足患者改善体形的渴望。发展之初，腹壁整形术仅仅是切除多余的组织。随后结合了脂肪抽吸，对腹部过多的脂肪进行去除。但到目前为止，这样简单去除皮肤和脂肪的做法远远不够，患者不仅想要改善腹部的整体轮廓，而且希望获得一个像运动员一样的健美的腹部。本章所述的脂肪抽吸腹壁整形术，采用渐进式牵引缝合模拟腹部中线美学凹陷，用脂肪抽吸和腹直肌腱膜折叠模拟腹直肌外缘轮廓，取得了令人满意的手术效果。

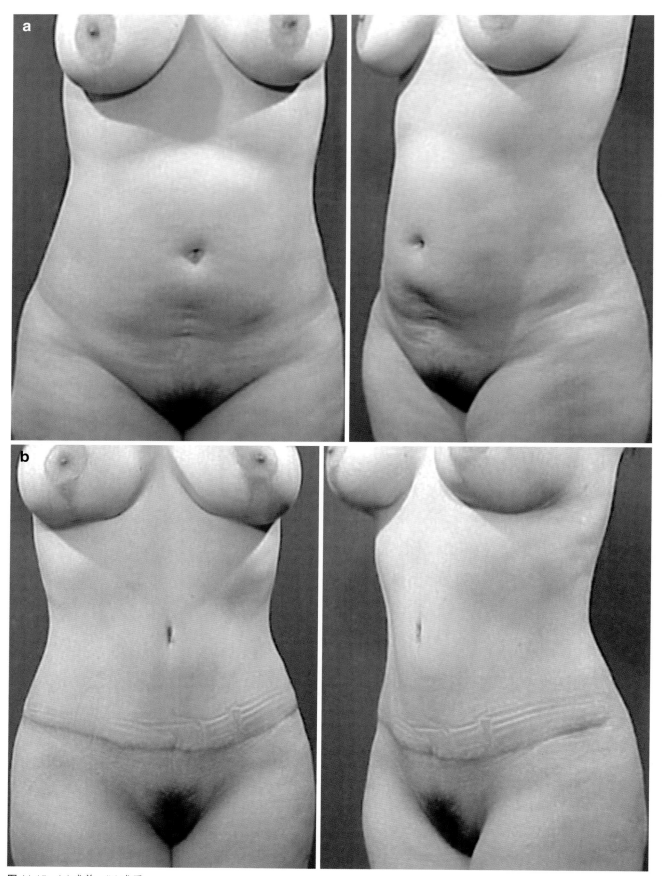

图 11.15　(a) 术前。(b) 术后

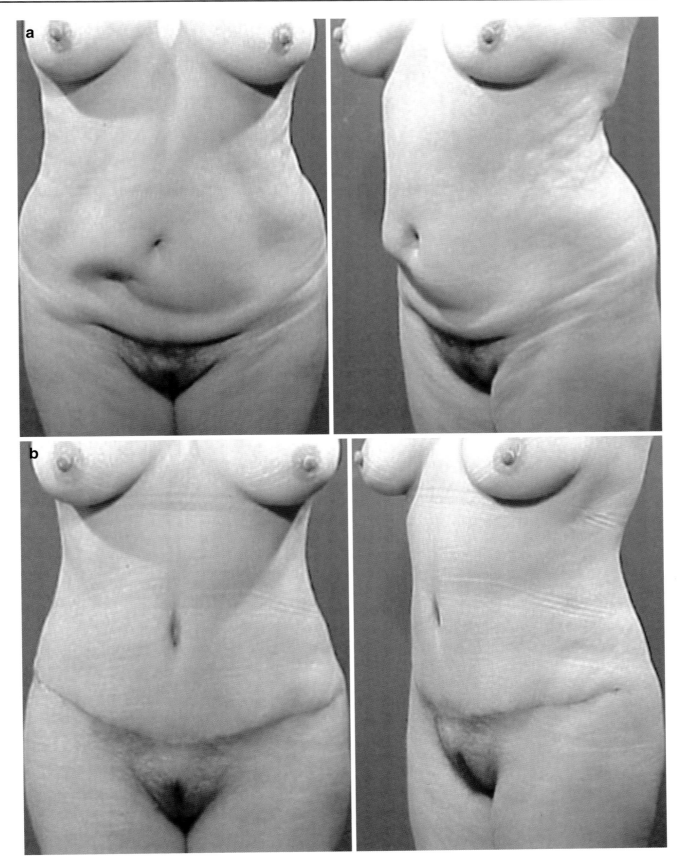

图 11.16 (a) 术前。(b) 术后

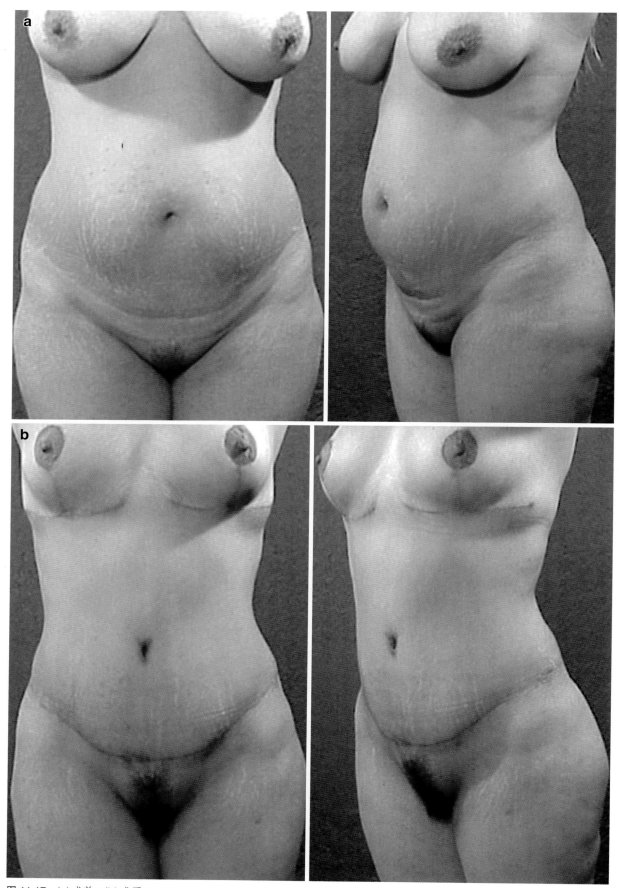

图 11.17 (a) 术前。(b) 术后

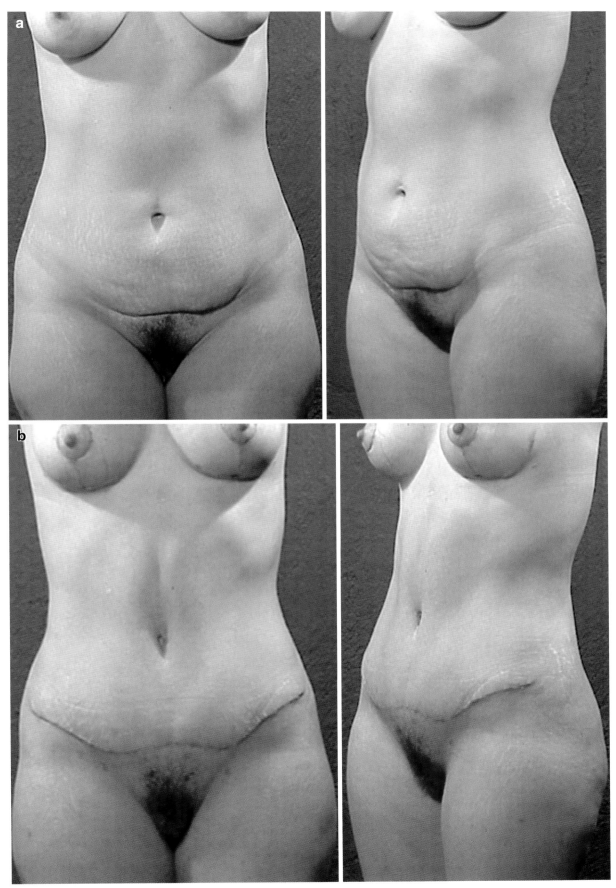

图 11.18　(a) 术前。(b) 术后

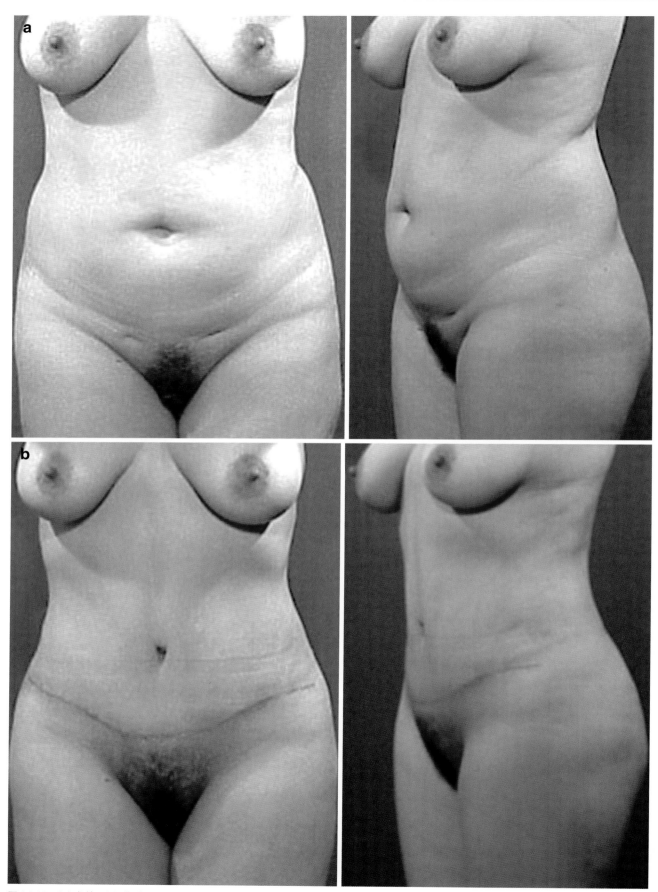

图 11.19 （a）术前。（b）术后

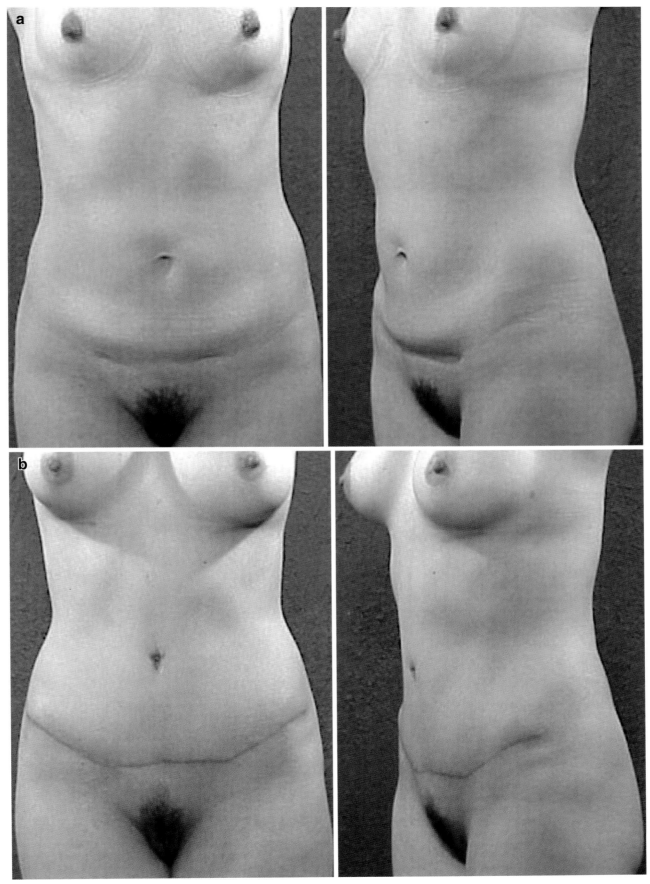

图 11.20　(a) 术前。(b) 术后

参考文献

[1] Grazer FM. Abdominoplasty. Plast Reconstr Surg. 1973;51(6):617–623.

[2] Hensel JM, Lehman Jr JA, Tantri MP, Parker MG,Wagner DS, Topham NS. An outcomes analysis and satisfaction survey of 199 consecutive abdominoplasties.Ann Plast Surg. 2001;46(4):357–363.

[3] Illouz YG. Body contouring by lipolysis. A 5-year experience with over 3000 cases. Plast Reconstr Surg.1983;72(5):591–597.

[4] Pitman GH, Aker JS, Tripp ZD. Tumescent liposuction:a surgeon's perspective. Clin Plast Surg.1996;23(4):633–641.

[5] Cardenas-Camarena L, Tobar-Losada A, Lacouture AM. Large-volume circumferential liposuction with tumescent technique: a sure and viable procedure.Plast Reconstr Surg. 1999;104(6):1887–1899.

[6] Ousterhout DK. Combined suction-assisted lipectomy,surgical lipectomy, and surgical abdominoplasty.Ann Plast Surg. 1990;24(2):126–132.

[7] Matarasso A. Liposuction as an adjunct to a full abdominoplasty. Plast Reconstr Surg. 1995;95(5):829–836.

[8] Cardenas-Camarena L, Gonzalez LE. Large-volume liposuction and extensive abdominoplasty: a feasible alternative for improving body shape. Plast Reconstr Surg. 1998;102(5):1698–1707.

[9] Saldanha OR, De Souza Pinto EB, Mattos Jr WN,Pazetti CE, Lopes Bello EM, Rojas Y, dos Santos MR,de Carvalho AC, Filho OR. Lipoabdominoplasty with selective and safe undermining. Aesthetic Plast Surg.2003;27(4):322–327.

[10] Cardenas-Camarena L. Aesthetic surgery of the thoracoabdominal area combining abdominoplasty and circumferential lipoplasty: 7 years' experience. Plast Reconstr Surg. 2005;116(3):881–890.

[11] Saldanha OR, Federico R, Daher PF, Malheiros AA,Carneiro PR, Azevedo SF, Saldanha Filho OR,Saldanha CB. Lipoabdominoplasty. Plast Reconstr Surg. 2009;124(3):934–942.

[12] Cardenas-Camarena L. Various surgical techniques for improving body contour. Aesthetic Plast Surg.2005;29(6):446–455.

[13] Arslan OE. Anatomy of the abdominal wall. In: Shiffman MA, Mirrafati S, editors. Aesthetic surgery of the abdominal wall. Berlin: Springer; 2005.p. 1–28.

[14] Baroudi R, Ferreira CA. Seroma: how to avoid it and how to treat it. Aesthet Surg J. 1998;18(6):439–441.

[15] Pollock H, Pollock T. Progressive tension sutures: a technique to reduce complications in abdominoplasty. Plast Reconstr Surg. 2000;105(7):2583–2586.

第 12 章　"微笑折叠"腹壁整形术

希拉姆·奥西里斯（Hiram Osiris González），马可·加拉茨（Marco Galati）著

12.1　前言

腹壁整形术目前是整形外科最常见的手术之一。妊娠后腹部轮廓的丧失、体重变化、皮肤松弛、过度肥胖、腹直肌分离和妊娠纹等是患者要求进行腹部轮廓重塑的主要原因。

为了达到最佳的身体轮廓，全腹壁整形术中采用了腹直肌折叠。为了获得更好的腹部横向收紧效果，在原有手术方法基础上进行了一些改良。杰克逊（Jackson）和唐尼（Downie）[1] 介绍了多种手术方法，主要的步骤是在脐水平上进行横向折叠 [1]。费雷拉·马克斯（Ferreira Marques）等 [2] 介绍了在上腹部水平进行线形折叠的技术 [2]。阿伯拉莫（Abramo）等 [3] 使用两个横向 H 形折叠，以减少腹部纵向尺寸，得到更好的身体轮廓 [3]。在本章中，将介绍本章作者使用的 3 种横向"微笑折叠"的手术方法。

12.2　历史

在腹壁整形术的发展史中，出现了许多手术方式。1899 年，来自约翰霍普金斯大学的凯利（Kelly）医生报道了横向腹部脂肪切除术（图 12.1）[4]；1905 年，希波吕忒·莫里斯汀（Hippolyte Morestin）和高德特（Gaudet）在一次法国外科医生会议上报道了横向切口腹壁疝修补术，但与凯利（Kelly）的方法有区别的是这项技术保留了脐部 [5]。1909 年，温霍尔德（Weinhold）报道了三叶草形切口，

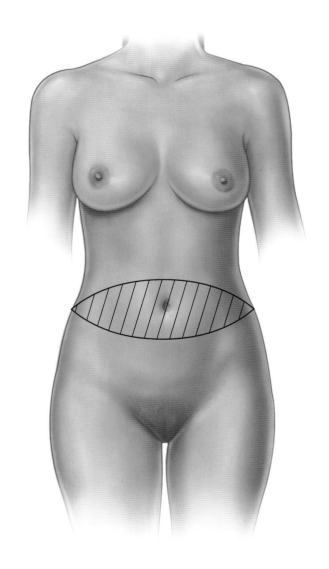

图 12.1　1899 年，横向腹部脂肪切除术（Kelly）

111

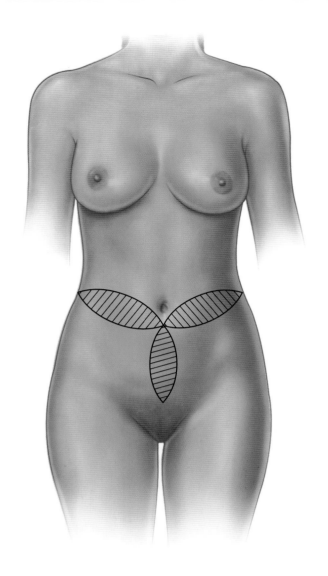

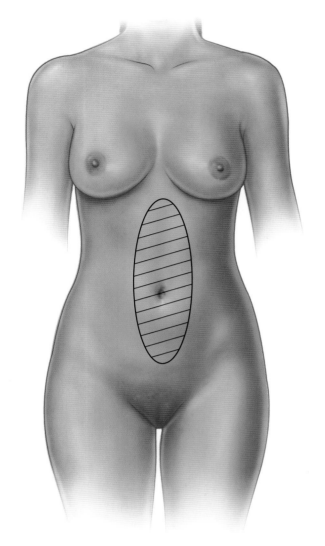

图 12.2　1909 年，三叶草形切口（Weinhold）

图 12.3　1916 年，垂直切口（Babcock）

即将一个垂直切口及两个斜形切口结合起来进行（图 12.2）[6]。1916 年，巴布科克（Babcock）利用垂直切口和皮下组织潜行分离来减小张力 [7]（图 12.3）。1918 年，谢普尔曼（Shepelmann）对巴布科克（Babcock）的手术方法进行改良，设计从剑突至耻骨的梭形切口，这种手术方法可切除更多的组织，并且达到更好的塑形效果（图 12.4）[8]。1923 年，索雷克（Thorek）进行了脐上皮肤楔形切除，1 年后，他首次提出了保留脐部的腹壁整形术，称为"脂肪切除整形术"（图 12.5）[9]。1955 年，加蒂埃（Galtier）在脐周设计星形切口做象限切除

（图 12.6）[10]。1957 年，弗农（Vernon）发明了椭圆形皮肤切除及脐转位腹壁整形术（图 12.7）[11]。1959 年，杜富尔门托（Dufourmental）和穆利（Mouly）在弗农（Vernon）手术方法的基础上，附加了垂直切口（图 12.8）[12]。1960 年，冈萨雷斯 – 乌罗阿（Gonzáles-Ulloa）报道了环形脂肪切除术（图 12.9）[13]。1967 年，皮塔吉（Pitanguy）提出了新的术式，适用于当时的泳装设计，采用低位切口，将深部组织剥离至肋弓下缘并行腹肌折叠（图 12.10）[14]。1972 年，勒尼里（Regnault）设计了 W 形切口，切口曲线从阴阜到双侧腹股沟皱褶并横向延伸至双侧髂前上

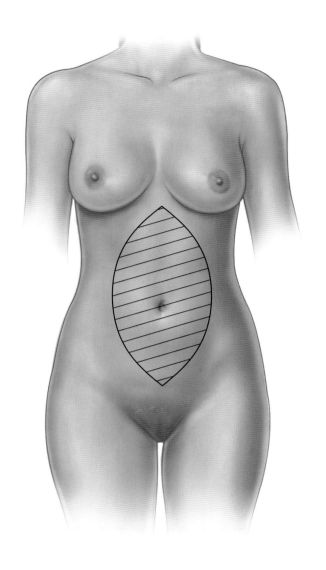

图 12.4 1918 年，梭形切口（Shepelmann）

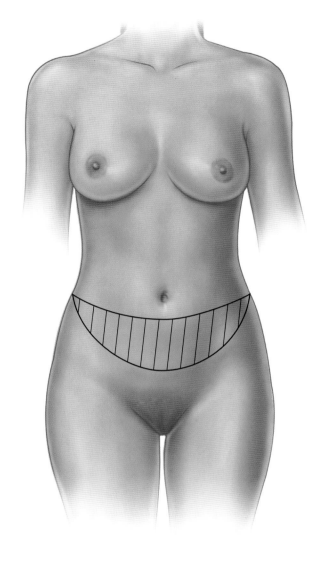

图 12.5 1924 年，脂肪切除整形术（Thorek）

棘（图 12.11)[15]。1973 年，格瑞则（Grazer）设计了沿下腹部皱襞的横向切口（图 12.12)[16]。1976 年，贝克（Baker）和戈登（Gordon）等设计了一种可以被泳装遮盖的手术切口（图 12.13)[17]。1977 年，里贝罗（Rebello）和弗朗哥（Franco）首次提出瘢痕在乳房下皱襞的反向腹壁整形术[18]。1978 年，西拉斯基（Psilakis）发表腹外斜肌折叠腹壁整形术[19]。1988 年，塔兰托（Toranto）报道了腹直肌折叠和侧面垂直折叠的腹壁整形术[20]。

12.3 解剖

腹部外科解剖内容包括脉管（动脉、静脉和淋巴管）和肌肉筋膜层，术前熟悉相关解剖知识对于减少并发症的发生率、达到良好的手术效果十分重要。

12.3.1 肌肉组织

腹直肌是腹壁整形术中重要的组织结构，当腹壁薄弱时会造成腹直肌分离和腹腔内容物膨出，

113

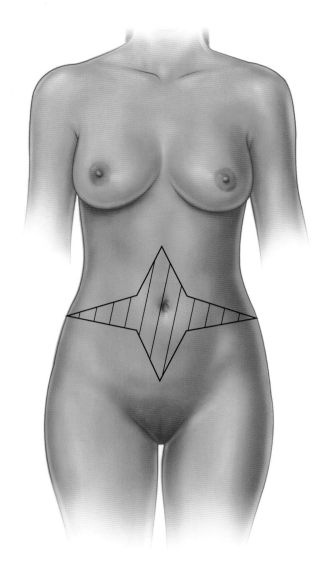

图 12.6   1955 年，星形切口（Galtier）

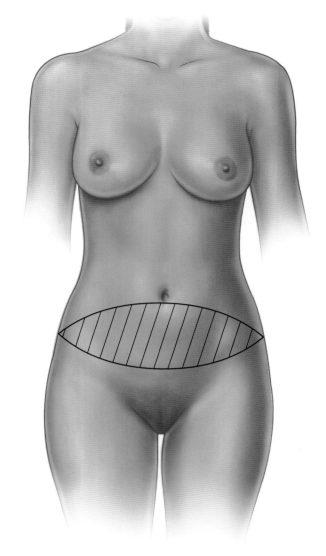

图 12.7   1957 年，椭圆形皮肤切除及脐转位（Vernon）

因此，腹壁整形术中强调腹直肌的加强。侧方的肌肉包括腹外斜肌、腹内斜肌和腹横肌，向中间交汇形成前后筋膜。

12.3.2   动脉

1979 年，休格（Huger）描述了腹部三大血供区（图 12.14）[21]。腹部区域的血液供应主要来自由腹壁上动脉和腹壁下动脉形成的上腹部深层弓形动脉及其穿支动脉（Huger I 区）；下腹部血供来

自髂外动脉向上走行的动脉血管（Huger II 区）；侧方的血供来自肋间、肋下及腰部的动脉血管（Huger III 区）。

12.3.3   静脉

静脉系统与动脉系统伴行。上腹部血液通过腹壁上静脉和肋间静脉流向腋静脉，下腹部血液经旋髂浅静脉流向下腔静脉。

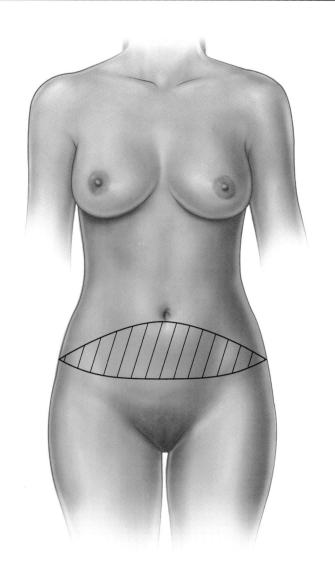

图 12.8 1959，Vernon 方法附加垂直切口（Dufourmental, Mouly）

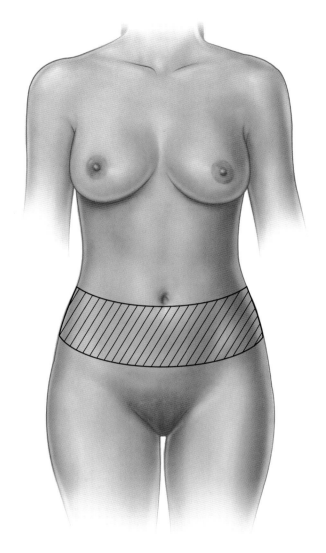

图 12.9 1960 年，环形脂肪切除术（González-Ulloa）

12.3.4 淋巴系统

淋巴引流由脐部分隔。上腹部向腋窝淋巴结引流，下腹部向腹股沟淋巴结引流。

12.3.5 神经系统

运动神经和感觉神经支起源于末节肋间神经、肋下神经分支、髂腹股沟支以及髂腹下神经的分支（腰丛）T_4~L_1（图 12.15）。

12.4 手术操作

患者取仰卧位，从剑突到耻骨联合标记中线。从中线向两侧分别标记长 5cm 的水平线，画线区域延伸至整个下腹部（图 12.16）。

按术前设计切口切开皮肤。标记腹直肌，将术前标记的从一侧半月线到对侧半月线的"横向微笑设计线"用 1 号聚丙烯缝线进行交叉缝合。

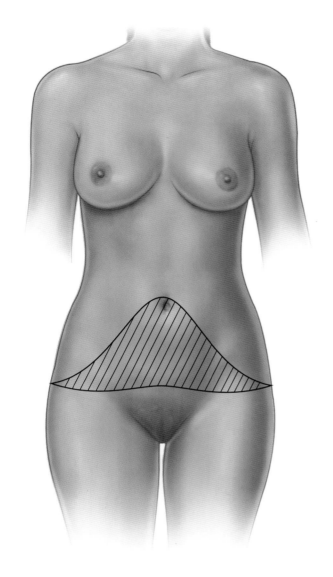

图 12.10　1967 年，深部组织剥离及腹肌折叠（Pitanguy）

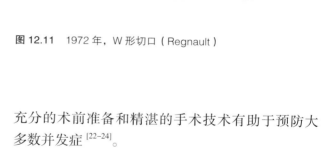

图 12.11　1972 年，W 形切口（Regnault）

从中线向半月线，然后向对侧半月线再向中线进行连续缝合，拉拢缝合打结（图 12.17~ 图 12.20）。切除多余的组织，分层对位缝合后完成手术。

　　术后第 1 个 48h，使用琼斯型绷带限制腹部水肿，随后佩戴 6 周塑身衣。以下是术前及术后对比照片（图 12.21~ 图 12.24）。

12.5　并发症

　　所有手术都可能出现并发症，腹壁整形术也不例外。并发症可能是轻度的、中度的或者重度的，

充分的术前准备和精湛的手术技术有助于预防大多数并发症[22-24]。

12.5.1　血清肿

　　血清肿是目前最常见的并发症，继发于淋巴系统损伤或脂肪液化坏死。

12.5.2　血肿

　　血肿在腹壁整形术中的发生率很低，通常发

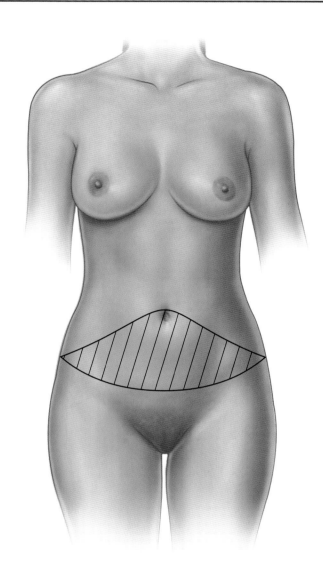

图 12.12　1973 年，沿下腹部皱襞的横向切口（Grazer）

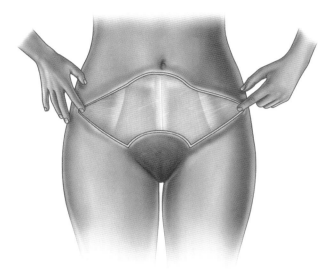

图 12.13　1976 年，可以被泳装遮盖的手术切口（Backer, Gordon）

生在手术后最初的几小时内。出血大部分来源于上腹部的弓状穿支。

12.5.3　切口裂开

切口裂开是由于缝合区域的张力过大所致。

12.5.4　皮肤坏死

皮肤坏死是由皮瓣过度破坏及张力过大所致。

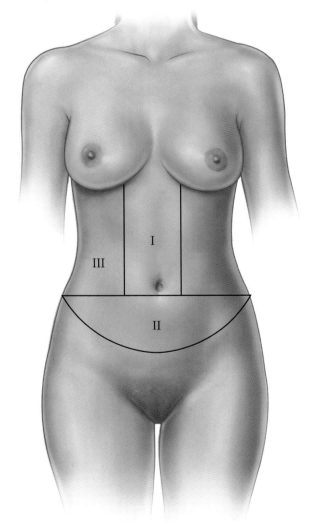

图 12.14　腹部血供分区

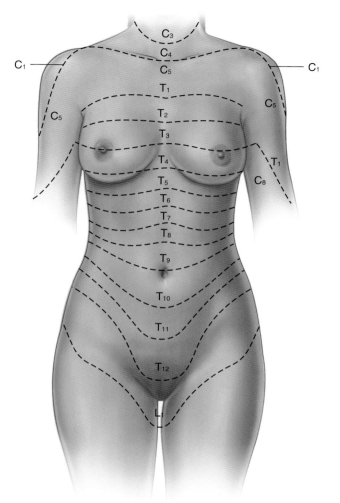

图 12.15　腹部神经系统

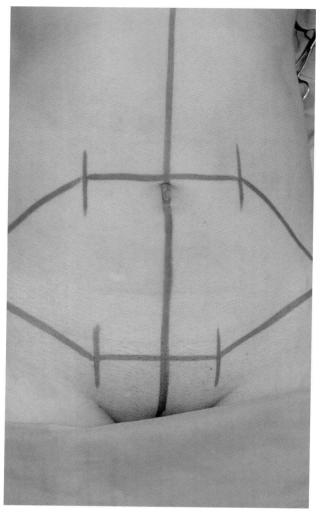

图 12.16　"微笑折叠"手术技术概述

12.5.5　皮肤敏感性降低

皮肤敏感性降低一般发生在下腹，大多数情况下 4~8 个月后可恢复。

12.5.6　深静脉血栓和肺栓塞

长期保持相同体位的患者并同时伴有相关危险因素，如肥胖、老年、血栓病史、恶性肿瘤、下肢静脉曲张、女性口服避孕药等，易引发深静脉血栓和肺栓塞。虽然发生率很低，但以上危险因素如结合妇科手术和腹壁整形术，则增加了发生率。

12.5.7　增生性瘢痕和瘢痕疙瘩

增生性瘢痕是由于外科手术的切口缝合张力过大所致。瘢痕疙瘩的发病机制不明，但有部分学者提出遗传易感性的理论。

12.5.8　脂肪栓塞

如果游离脂滴在血液中积聚，就可能出现栓塞这种罕见的并发症。

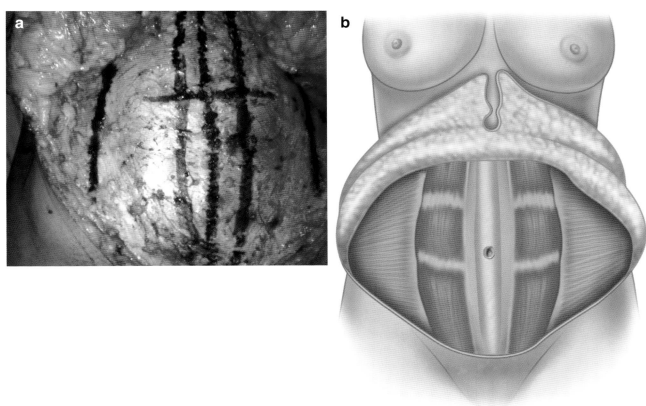

图 12.17 （a）腹直肌分离。（b）腹直肌分离标记

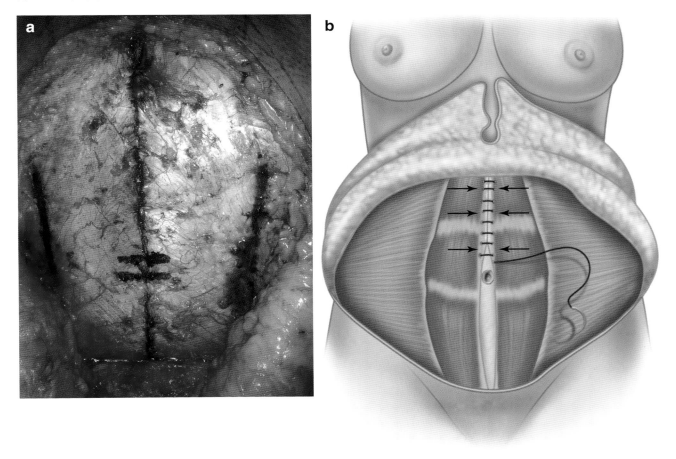

图 12.18 （a，b）腹直肌折叠

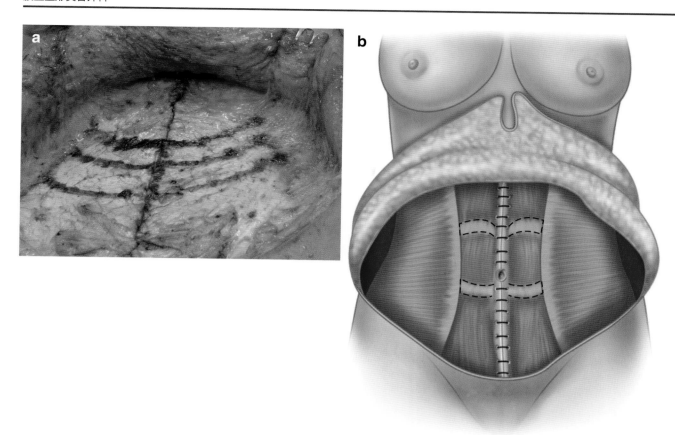

图 12.19　（a，b）"微笑折叠"标记

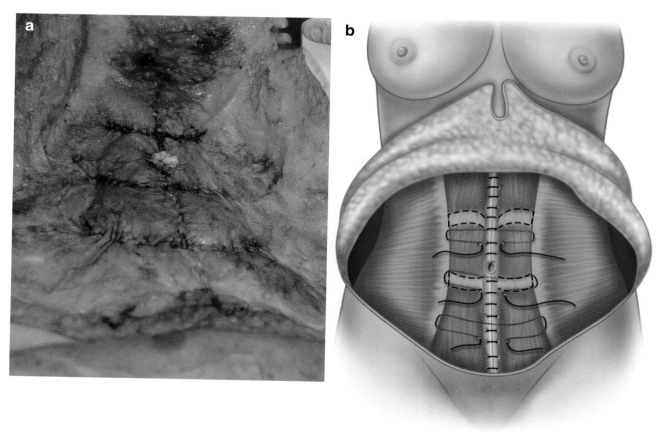

图 12.20　（a，b）"微笑折叠"的最终效果

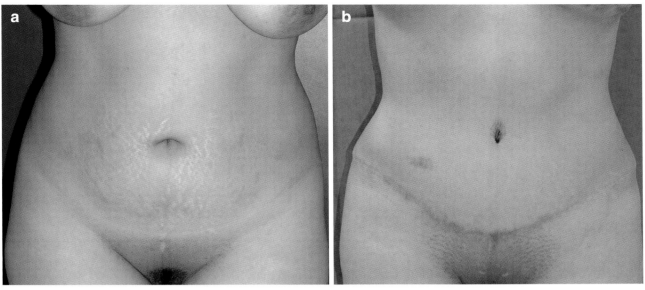

图 12.21 （a）术前。（b）"微笑折叠"术后

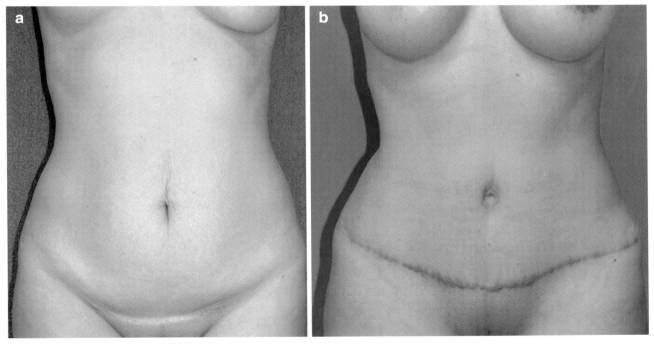

图 12.22 （a）术前。（b）"微笑折叠"术后

结论

为了达到更好的手术效果，前文中提及了许多关于腹壁整形术的新术式及改良术式。"微笑折叠"术是一种新的手术方式，这项技术曾经发表在许多国际性的论文中。采用这项技术，整形外科医生可以在不改变腹内压和呼吸功能的情况下，使患者身体轮廓和腰部塑形达到良好的术后效果。这项技术的学习时间短，值得推广。

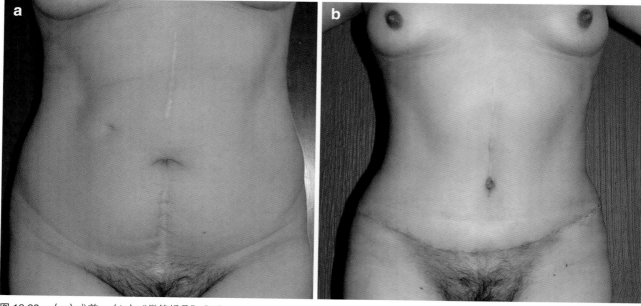

图 12.23 （a）术前。（b）"微笑折叠"术后

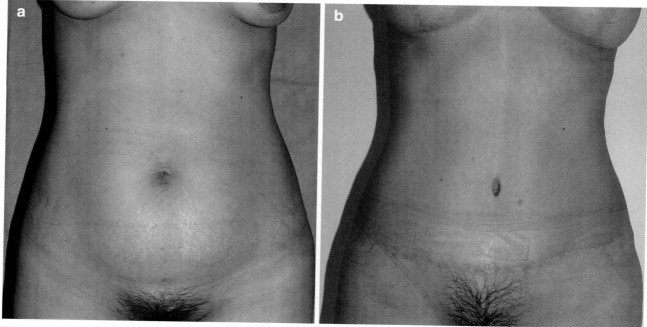

图 12.24 （a）术前。（b）"微笑折叠"术后

参考文献

[1] Jackson IT, Downie PA. Abdominoplasty. The waistline stitch and other refi nements. Plast Reconstr Surg. 1978;61(2):180–183.

[2] Marques A, Brenda E, Ishizuka MA, Abramo AC, Andrews JM. Abdominoplasty: modifi ed plication. Br J Plast Surg. 1990;43(4):473–475.

[3] Abramo AC, Viola JC, Marques A. The H approach to abdominal muscle aponeurosis for the improvement of body contour. Plast Reconstr Surg. 1990;86(5):1008–1013.

[4] Kelly HA. Report of gynecological cases. Johns Hopkins Med J. 1899;10:197.

[5] Gaudet F, Morestin H. French Congress of Surgeons.

Paris; 1905;82:125.

[6] Weinhold S. Bauchdeckenplastik. Zentralbl F Gynak.1909;38:1332.

[7] Babcock W. The correction of the obese and relaxed abdominal wall with special reference to the use of buried silver chain. Phila Obstet Soc May.1916;14:1916.

[8] Schepelmann E. Bauchdeckenplastik mit besonderer Berücksichtigung des Hangebauches. Beitr Klin Chir.1918;3:372.

[9] Thorek M. Plastic surgery of the breast and abdominal wall. Springfi eld: Charles C. Thomas; 1924.

[10] Galtier M. Surgical therapy of obesity of the abdominal wall with ptosis. Mem Acad Chir. 1955;81:341.

[11] Vernon S. Umbilical transplantation upward and abdominal contouring in lipectomy. Am J Surg.1957;94(3): 490–492.

[12] Dufourmental C, Mouly R. Chirurgie Plastique. Paris:Flammarion; 1960. p. 381–389.

[13] Gonzalez-Ulloa M. Belt lipectomy. Br J Plast Surg.1960;13:179–186.

[14] Pitanguy I. Abdominal lipectomy: an approach to it through an analysis of 300 consecutive cases. Plast Reconstr Surg. 1967;40(4):384–391.

[15] Regnault P. Abdominal lipectomy, a low "W" incisión. New York: New York International Society of Aesthetic Plastic Surgery; 1972.

[16] Grazer FM. Abdominoplasty. Plast Reconstr

Surg.1973;51(6):617–623.

[17] Baker TJ, Gordon HL, Mosienko P. A template (pattern)method of abdominal lipectomy. Aesthet Plast Surg. 1977;1(1):167–176.

[18] Rebello C, Franco T. Abdominoplasty through a submammary incision. Int Surg. 1977;62(9):462–463.

[19] Psillakis JM. Abdominoplasty: some ideas to improve results. Aesthet Plast Surg. 1978;2(1):205–115.

[20] Toranto IR. Resolution of back pain with the wide abdominal rectus plication abdominoplasty. Plast Reconstr Surg. 1988;81(5):777–779.

[21] Huger Jr WE. The anatomic rationale for abdominal lipectomy. Am Surg. 1979;45(9):612–617.

[22] Hunstad J. Revision abdominoplasty: complications and their management operative techniques. Oper Tech Plast Reconstr Surg. 1996;3(1):67–76.

[23] Stewart KJ, Stewart DA, Coghlan B, Harrison DH,Jones BM, Waterhouse N. Complications of 278 consecutive abdominoplasties. J Plast Reconstr Aesthet Surg. 2006;59(11):1152–1155.

[24] van Vlijmen EF, Brouwer JL, Veeger NJ, Eskes TK,de Graeff PA, van der Meer J. Oral contraceptives and the absolute risk of venous thromboembolism in women with single or multiple thrombophilic defects:results from a retrospective family cohort study. Arch Intern Med. 2007;167(3):282–289.

第13章 "锚式"腹壁整形术在减肥后腹部轮廓塑形中的应用

保罗·佩尔西凯蒂（Paolo Persichetti），皮埃尔弗兰科·西蒙娜（Pierfranco Simone），卢卡·皮奥姆比诺（Luca Piombino）著

13.1 前言

腹壁整形术是整形外科中的常见手术。在2013年腹壁整形术是体重迅速减轻后进行的体形矫正手术中最常实施的手术，美国（据 ASPS 统计）就有 16 602 例[1]。该手术的目的是通过切除皮肤及皮下组织和加强肌肉的腱膜来重塑腹壁形态。

对于计划接受腹壁整形术的患者，必须考虑其腹壁正中或旁正中脐上瘢痕的存在。事实上，上方皮瓣的推进非常有限，并可因中间绳索般牵拉的瘢痕而导致并不美观的效果。相当数量的患者因减肥手术和体重迅速减轻而存在脐上瘢痕。单纯的横向切除不能保证足够的塑形效果。

通过纵向和横向相结合的模式，"锚式"腹壁整形术不仅可以切除正中或旁正中的脐上瘢痕（无论是垂直的还是水平的），还可实现广泛的腹壁切除，最后获得一个锚形的瘢痕[2]。

对于那些大量减肥后有环形组织冗余的病例，传统的腹壁整形术并不能保证合适地矫正。在这种情况下，即使患者并无脐上纵向瘢痕，也应考虑行"锚式"腹壁整形术[3]。

13.2 历史

温霍尔德（Weinhold）[4] 是第一位采用横向联合纵向切口的腹壁整形术的学者。杜富尔门托（Dufourmentel）、穆利（Mouly）[5] 以及加蒂埃（Galtier）[6] 也报道了横向联合纵向切口的技术。

卡斯塔纳雷斯（Castañares）和歌德（Goethel）[7]以及巴拉亚（Barraya）和德泽兹（Dezeuze）[8] 在1967 年介绍了相似的技术。最近被广泛提及的由勒尼里（Regnault）改良的"W 卡斯塔纳雷斯（W Castanares）技术"[10]，也可被列为"锚式"腹壁整形术[9]。"锚式"腹壁整形术可以广泛切除因体重迅速减轻而伴有腹部皮下组织及脐上皮肤松垂的肥胖患者的腹壁。这些患者可能伴有多个腹壁瘢痕。这种手术方法包括阴阜部位的形态缩小。

13.3 适应人群

选择适合腹壁整形术的患者是一个复杂的过程，需要评估患者的总体及局部情况。最后再选择具体的手术方案。对于伴有多种合并疾病，可能导致术后并发症的发生率较高的减肥后患者来说，这个过程更为复杂。减肥后患者的评估应由多学科团队共同进行。首先应记录患者的年龄、饮食习惯、酒精摄入、既往体重波动、体重指数（BMI）、吸烟史和怀孕情况。一个完整的病史还包括既往史，例如：肥胖、糖尿病、肺部或心血管疾病、既往血栓栓塞史、代谢综合征等。作为心血管疾病（CD）危险因素的代谢综合征是由几项临床标准确定的，如腹壁肥胖、致动脉粥样硬化性血脂异常、血压升高、胰岛素抵抗或葡萄糖耐受不良、促炎症状态和血栓前状态[11]。

就手术而言，首先应当考虑既往或当前的腹壁情况。警惕皮质类固醇药物、免疫抑制剂和抗

表 13.1 腹壁整形术的功能动机和美学动机

功能动机	美学动机
日常活动受限	体态不匀称
体位改变	无法穿着合适的服装
背部疼痛	
腹壁皱褶处的皮疹	

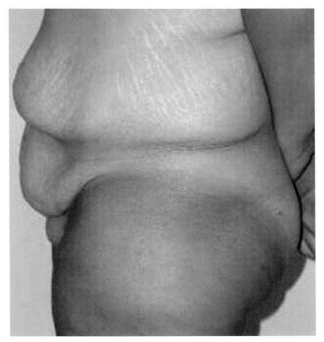

图 13.1 术前

凝剂的摄入。记录过敏情况。

其次，应仔细评估患者要求手术的动机。功能动机包括日常活动受限、体位改变、背部疼痛和腹壁皱褶处的皮疹。美学动机包括体态不匀称和无法穿着合适的服装。通常情况下，功能动机和美学动机同时存在（表 13.1）。

准确的心理或精神评估对于有饮食失调、抑郁症或丑陋恐惧症的患者是必需的。腹壁的临床评估应关注多个方面。实际上，腹壁的形态是由骨骼结构、腹腔内脏器、腱膜和肌肉系统的完整性、脂肪的数量和分布以及皮肤的外观和状况所决定的。

腹部检查的第一步是患者取站立位，从正面视诊。评估形态、皮下和深部脂肪的比例、对称性、肿块、脂肪分布、皮纹、皮肤松垂的程度和部位以及脐部的形状和位置。必须注意瘢痕，因为既往腹部手术可能损害了皮肤的血液供应。确切地说，应准确分析瘢痕的位置、长度、宽度和挛缩情况。

患者直立位时侧面观可以评估其腹部褶皱的横向范围（图 13.1）。一个评估肌肉腱膜系统松弛情况的简单办法是让患者弯腰（潜水员测试）（图 13.2）。标准的摄影记录是术前评估不可缺少的一部分[12]。

随后在患者取仰卧位时进行触诊。注意腹壁反射、腹壁僵硬或疼痛，评估腹腔内脏器。就腹壁而言，应注意皮下组织的厚度和分布、肿块、疝气和腹直肌分离。评估疝气的有效方式是让患者咳嗽，或令其紧闭口鼻用力吹气。令患者抬头远离枕头并注视脚尖，触诊有无腹壁肌肉分离。在患者站立时横向及纵向夹捏其腹壁以评估皮肤的冗余情况（图 13.3）。

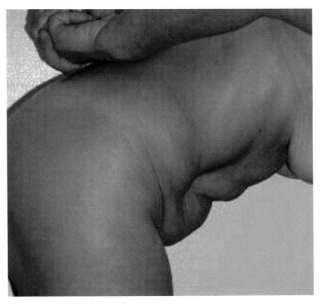

图 13.2 术前潜水员测试

下一步为腹部叩诊，用于评估肿块并确定腹胀是否是由肠道积气或积液引起的。

肠鸣音及腹部杂音的听诊是腹部临床检查的最后一步。

选择适合进行腹壁整形术的患者时，应常规进行术前实验室检查。对于曾接受减重手术的患者，必须检测其血清蛋白和水电解质平衡，尤其是当他们存在吸收不良的情况时。必须确定有充足的

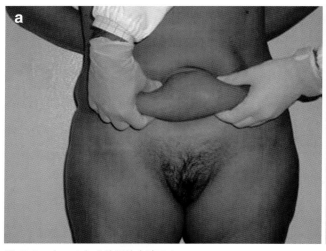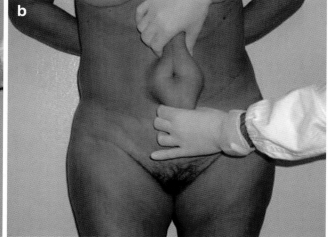

图 13.3 （a，b）术前评估皮肤冗余

维生素和矿物质补充，以防止发生营养不足[13]。

心电图和胸部 X 线检查是常规的术前检查项目。所有患有原发疝或切口疝的患者均应在腹部放松和紧张状态时进行腹壁的计算机断层扫描或磁共振成像检查。患有原发性或复发性腹壁疝或慢性阻塞性肺病的患者应接受肺功能检查。

这些细致的项目有助于识别腹壁整形术的适应人群，并根据其具体的腹壁畸形情况，选择最合适的手术方法。要点是：

（1）伴有明显腹壁皮肤松垂并曾接受减肥手术的患者，有些患者冗余的皮肤主要集中在上腹壁。在这种情况下，传统的腹壁整形术或躯干提升术并不能完全纠正缺陷。

（2）计划行腹壁整形术时，需重视正中或旁正中的脐上瘢痕[14,15]。由于既往手术的原因，外科医生面临着所游离的腹部皮肤和皮下组织瓣的血运受损的风险。

（3）当进行经典的腹壁整形术而不切除脐上瘢痕时，上方皮瓣的推进非常有限，并可导致不美观的效果。在这种情况下，正中瘢痕像一条牵拉着的绳索。

"锚式"腹壁整形术可以克服上述所有问题。
（1）只要保留外侧节段血管，腹部皮肤和皮下组织瓣坏死的概率并不大。为避免损伤腹壁的血液供应，腹部外侧区域的解剖分离应非常有限，通常不主张同时对此区域进行脂肪抽吸[16,17]。仅在有明显腹壁脂肪堆积的病例中在此区域进行脂肪抽吸，并且在抽吸过程中应格外小心。

（2）"锚式"腹壁整形术可切除正中或旁正中脐上瘢痕（无论是垂直的还是水平的），从而防止其不美观的牵拉挛缩外观。

（3）可以切除较大范围的上腹壁，尤其适用于腹壁极其臃肿的患者。腹外侧皮肤脂肪切除可减少腰围并改善腹部前后轮廓。

值得注意的是，当需要同时进行腹腔手术或妇科手术时，这种垂直和水平向的手术方式也是有利的，因为它可以更容易地进入腹腔。在处理复发性切口疝时也是如此。

13.4 血管解剖

休格（Huger）[18]描述了腹壁的血液供应，并将其分为 3 个主要区域（Huger's I 区、II 区和 III 区）（图 13.4）。

Huger's I 区位于腹部中部，由腹壁上动脉和腹壁下动脉的穿支分支供血，并在腹直肌筋膜内吻合。Huger's II 区对应下腹部，由旋髂浅动脉、腹壁浅动脉和腹壁下动脉近端的一些穿支分支供血。Huger's III 区包括腹部外侧区域，由膈动脉、肋间动脉和腰部动脉的穿支分支动脉供血。

在"锚式"腹壁整形术中被推进的外侧皮瓣的血供来自 Huger's III 区（图 13.4）。当这些外侧节段性分支动脉得以保留时，在垂直和水平向的交叉切口并不会增加皮肤坏死的风险。

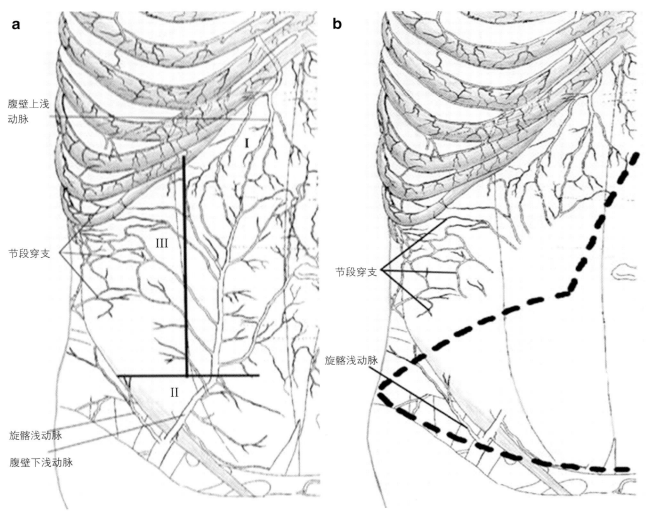

图 13.4 腹壁血供：(a)Huger's I 区、II 区、III 区（SSEA 腹壁上浅动脉、SCIA 旋髂浅动脉、SIEA 腹壁下浅动脉）。(b) 外侧节段性穿支动脉为腹壁整形术中被推进的皮瓣供血

就血管供应而言，减肥后患者的血管解剖，如血管直径或血管位置可能会发生变异。

13.5 手术技术

手术前一天应进行肠道准备。术前留置导尿管。腿部穿弹力袜防止静脉血流瘀滞，并给予低分子量肝素防止深静脉血栓形成。包括 2006 年国家质量论坛（NQF）、美国胸科医生学会（ACCP）和美国结直肠外科医生学会（ACRS）在内的几个主要机构都建议对手术患者采取预防深静脉血栓形成的措施（表 13.2）[19]。

手术切口的标记包括患者处于直立位时从剑突至耻骨联合的正中连线。当患者处于仰卧位时，在下腹部水平标记一条虚线，在上腹部中间标记一个垂直的包含脐上瘢痕的三角形（图 13.5）。虚线的上部分斜向下延伸至脐下，这种设计不同于传统的设计。这样，我们可以把最后的水平瘢痕置于尽可能低的位置，如放在耻骨上皱襞处。患者仰卧位时，轻轻地横向捏起腹壁并把侧方皮瓣向内推进，以得到新的腹部轮廓，用这样的方式很容易确定上腹部三角的宽度。不要过度牵拉，以免抬高阴毛区域。

患者的髋关节应置于手术台转轴处，以便在手术过程中屈曲髋关节，从而减少缝合时的张力。按术前设计做切口，并行皮肤和皮下组织的"整块"切除。将脐部切成一个底边在上的三角形，分离其蒂部使其保留于腹部筋膜上。

表 13.2　2006 年国家质量论坛（NQF）、美国胸科医生学会（ACCP）和美国结肠直肠外科医生学会（ACRS）建议对手术患者采取预防深静脉血栓形成的措施

可能降低普通外科手术患者 DVT 风险的做法：	2004 年美国胸科医生学会（ACCP）指南建议：腹部手术后 DVT 的预防 [a,b]	2006 年国家质量论坛（NQF）/ 外科护理改进项目（SCIP）对于接受腹部手术患者的功能评估范围：
早期活动 大量使用血栓预防措施 围术期护理的其他进展	高风险的普通外科手术患者（接受非大手术的大于 60 岁的患者或有其他危险因素的患者，或接受大手术的大于 40 岁的患者或有其他危险因素的患者）：推荐 LDUH（5000U 3 次 /d）或 LMWH（每天 >3400 U）（均为 1A 级）	建议进行静脉血栓栓塞（VTE）预防的手术患者 术前 24h 内至术后 24h 接受适当 VTE 预防的手术患者
可能增加普通外科手术患者 DVT 风险的因素：	具有多项危险因素的高危普通外科手术患者：建议采用药物治疗（即 LDUH 3 次 /d 或 LMWH 每天 > 3400 U），联合使用 GCS 和 / 或 IPC（1C+ 级）	（摘自第七届美国胸科医生学会抗血栓与溶栓治疗会议）
在老年患者和虚弱患者中进行较广泛的手术操作 术前化疗 术前住院时间短，致预防时间不足	选择高风险的普通外科手术患者，包括曾接受过重大肿瘤手术的患者：建议出院后继续使用 LMWH 进行预防（2A 级）	

a，b：腹部手术是普通外科手术的一部分
LDUH：低剂量普通肝素；LMWH：低分子肝素；GCS：逐级加压弹力袜；IPC：间歇充气加压

　　锐性分离筋膜浅层并提起侧方皮瓣，从而避免游离皮瓣时损伤外侧肌皮穿支，注意不要损伤血供（Huger's Ⅲ 区）。不建议使用传统电凝进行解剖游离，因为同其他部位一样，电凝操作将增加血清肿的发生 [20]。电凝损伤小的超声设备或新型电凝设备是较好的选择。

　　进行腹直肌鞘折叠。在大多数情况下进行纵向折叠，有时根据肌腱膜的松弛程度联合横向折叠（图 13.6）。腹部肌腱膜层的加强可能需要向内推进两侧斜肌的肌筋膜瓣。在这种情况下，应沿着腋前线将筋膜切开，分离肌肉并保留其下方的肋间血管，将肌筋膜瓣向内推进。正中折叠完成后，将斜肌瓣在中间与双侧旁正中折叠固定在一起。使用不可吸收缝线如聚丙烯 1-0 线内翻缝合进行折叠。

　　在并发腹壁复发性切口疝或股疝的患者中，将聚丙烯网置于腹膜前。由于既往手术造成的腹膜损伤，有时可将网片置于腹直肌筋膜深层（图 13.7）。

　　将切成底边朝上的三角形的脐部固定于腱膜上。将外侧皮肤脂肪瓣向内推进并靠近中线，并在中线脐部的解剖位置做 2 条斜向切口。

　　最后形成一个 Y 形的收纳区，将脐部缝合至其中。常规放置 2 条引流管，一条置于脐上，一条位置稍低，置于脐下。

　　在推进腹部皮瓣并开始缝合前，将手术台弯曲 30° 以减轻缝合张力。用可吸收的聚羟基乙酸缝合线进行皮下缝合，然后用尼龙线进行表皮下

缝合。在腹部放置棉垫进行保护。用弹性加压敷料对整个腹壁进行包扎。

患者术后穿弹力袜卧床 48h，然后开始活动以防止血栓。经细心指导后，患者可在护士的监督下于病床上活动下肢。使用抗生素（头孢菌素），直到拔除引流管。手术后第 1 天检查全血细胞计数。

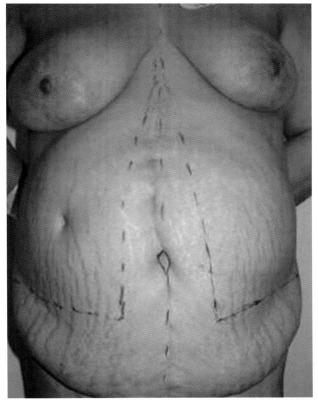

图 13.5　术前标记

术后暂时性肠梗阻很常见，在确定肠道通畅前，患者不能经口进食。术后穿戴束腰 1.5 个月；在术后前 2 周，患者需要日夜穿戴束腰。

"锚式"腹壁整形术常与其他腹膜外或腹腔内手术联合进行，常见的手术包括腹股沟疝修补术或胆囊切除术。当与其他手术联合进行时，必须考虑到更高的术后并发症风险，这取决于联合手术的类型。

如果因既往手术造成脐部缺失，应进行脐再造术，在新的脐部做一个直径 2cm 的圆形。然后行水平切口获得两个皮瓣。下方皮瓣去脂后缝合于下方筋膜。切口二期愈合后将产生一个非常自然的脐部瘢痕。

并发症

对于"锚式"腹壁整形术后所发生的一些早期并发症，如果不需要手术修复，则可认为是轻度并发症。比如缝线周围脓肿 / 肉芽肿、轻度切口裂开以及轻度表皮坏死，均可通过局部换药达到二期愈合。使用活性敷料进行切口护理有助于促进二期愈合，并能良好地解决创面渗出的问题。

超重或肥胖患者行腹壁整形术后，血清肿形成的发生率明显更高 [21]。最近发表的一项研究显示，褥式缝合可以降低血清肿的发生。在一项回顾性研究中，基米（Kim）等发现腹壁整形术联合侧

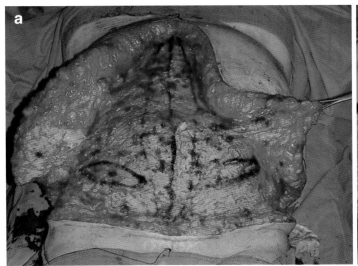
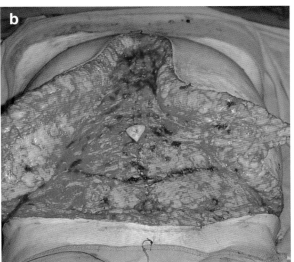

图 13.6　术中"整块"切除皮肤脂肪后。（a）直肌和斜肌肌鞘折叠前

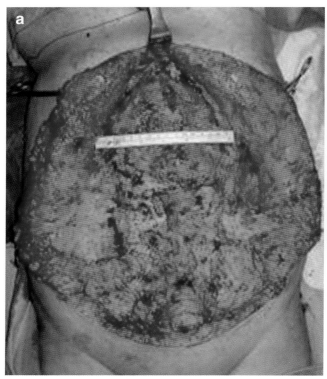
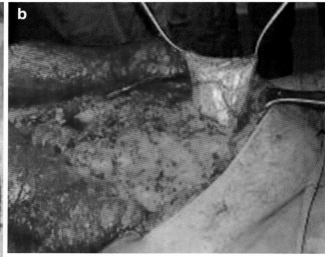

图 13.7　术中。（a）上腹部切口疝。（b）耻骨上切口疝

腹部脂肪抽吸术并不增加血清肿形成的风险[22]。可以用超声评估血清肿，一般在门诊使用注射器抽吸和弹力加压包扎进行治疗。

"锚式"腹壁整形术后最常见的严重并发症是皮肤坏死和脐部缺失。皮肤坏死一般发生在垂直和水平切口的交叉处。一旦坏死区域界限明确，就应进行外科清创。根据缺损的程度，可用局部推进皮瓣或植皮来完成修复。腹部皮瓣的进一步游离可增加其向内推进的范围，但通常会导致更长的水平瘢痕。如前文所述，脐部缺失需要行脐再造术。

血肿可能是术后前几天的主要并发症，早期发现是极其重要的。在临床检查时，可根据引流血量、局部肿胀情况、瘀斑以及贫血症状等评判是否存在进行性的血肿积聚。

超声检查是早期识别术后血肿的有效方法。如出现临床症状，应尽早进行超声检查。

血肿必须手术清除，同时需要发现并确切控制出血点，并根据血红蛋白水平决定是否输血。

感染可成为严重的并发症，尤其是由多重耐药细菌引起的感染，或者是在术中放置了网状补片。应该送标本进行微生物检查，以选择敏感的抗生素。严重的情况下，必须进行局部清创。负压引流也是一个有效的选择。在最严重的情况下，必须取出网状物。

腹壁整形术最棘手的早期并发症是肺栓塞，这似乎与腹直肌筋膜折叠的程度有关，因为折叠会导致腹内高压[23-25]。增高的腹内压导致静脉循环瘀滞，易发生深静脉血栓（DVT）。在临床上，深静脉血栓性静脉炎和肺栓塞是较为罕见的并发症。

长期并发症包括瘢痕不对称、增生性瘢痕、脐错位、耻骨轮廓上抬、神经痛和猫耳畸形等[26]。根据患者的要求和缺损的严重程度决定是否进行手术修整。

伴发的疾病起着重要作用。吸烟或患有糖尿病、高血压、哮喘的患者并发症的发生率显著增高。减肥术后吸收不良的患者很可能出现术后贫血。肥胖是腹壁整形术后出现伤口并发症的另一个众所周知的危险因素。不管既往曾行何种减肥手术，施行腹壁整形术时，肥胖将对术后切口并发症的发生率产生较大的影响[27]。

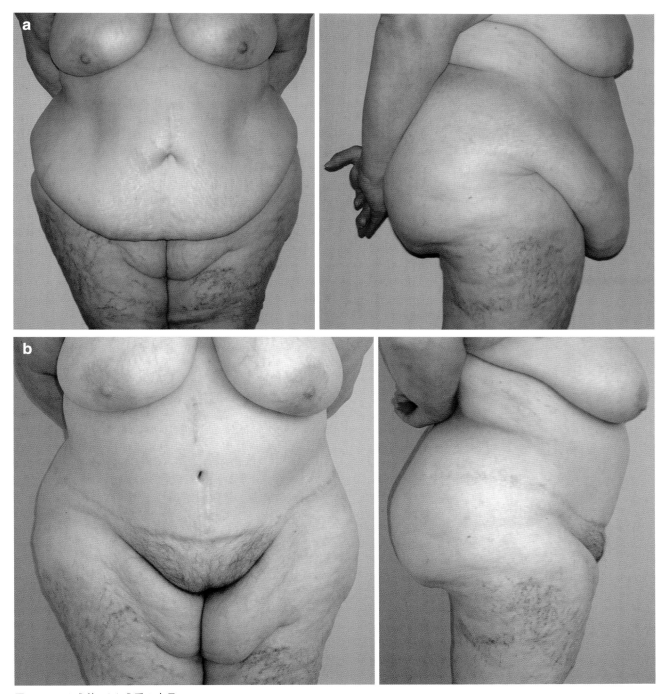

图 13.8 (a) 术前。(b) 术后 3 个月

最近一项研究对局部和全身并发症的发生率进行了大型系列报道，并将其与此前发表的腹壁整形术调查进行了比较[28]。尽管该研究采用了更广泛的腹部轮廓整形术并联合实施了脂肪抽吸术，但其局部和全身并发症的发生率与此前公布的数据一致（图 13.8）。

结论

对于那些腹壁皮肤整体冗余，尤其是上腹壁皮肤极度冗余的减肥后患者，即使他们没有正中或旁正中的脐上瘢痕，也应考虑选择"锚式"腹壁整形术。

参考文献

[1] American Society of Plastic Surgeons. 2013 Plastic surgery statistics report. http://www.plasticsurgery. org/Documents/news-resources/statistics/2013-statistics/plastic-surgery-statistics-full-report-2013.pdf .Accessed on 30 Nov 2014.

[2] Persichetti P, Simone P, Scuderi N. Anchor-line abdominoplasty:a comprehensive approach to abdominal wall reconstruction and body contouring. Plast Reconstr Surg. 2005;116(1):289–294.

[3] Koolen PG, Ibrahim AM, Kim K, Sinno HH, et al.Patient selection optimization following combined abdominal procedures: analysis of 4925 patients undergoing panniculectomy/abdominoplasty with or without concurrent hernia repair. Plast Reconstr Surg.2014;134(4):539e–550.

[4] Weinhold S. Bauchdeckenplastik. Zentrlbl Fur Gynäk.1909;38:1332.

[5] Dufourmentel C, Mouly R. Chirurgie Plastique. Paris:Flammarion; 1959. p. 381–389.

[6] Galtier M. Obésité de la paroi abdominale. Presse Med. 1962;70:135–136.

[7] Castañares S, Goethel JA. Abdominal lipectomy: a modifi cation in technique. Plast Reconstr Surg. 1967;40(4):379–383.

[8] Barraya L, Dezeuze J. Chirurgie abdominale, reparation pariétales et dermolipectomies. Nouvel Ombilic Mem Acad Chir. 1967;93(15):473–479.

[9] Dellon AL. Fleur-de-Lis Abdominoplasty. Aesth Plast Surg. 1985;9(1):27–32.

[10] Regnault P. Abdominoplasty by the "W" technique. Plast Reconstr Surg. 1975;55(3):265–274.

[11] Grundy SM, Brewer Jr HB, Cleeman JI, Smith Jr SC,Lenfant C, American Heart Association; National Heart, Lung, and Blood Institute. Defi nition of metabolic syndrome: report of the National Heart, Lung,and Blood Institute/American Heart Association conference on scientifi c issues related to defi nition. Circulation. 2004;109(3):433–438.

[12] Persichetti P, Simone P, Langella M, Marangi GF,Carusi C. Digital photography in plastic surgery: how to achieve reasonable standardization outside a photographic studio. Aesthetic Plast Surg. 2007;31(2):194–200.

[13] Agha-Mohammadi S, Hurwitz D. Nutritional defi ciency of post-bariatric surgery body contouring patients: what every plastic surgeon should know.Plast Reconstr Surg. 2008;122(2):604–613.

[14] Cardoso de Castro C, Salema R, Atias P, Aboudib Jr JH. T abdominoplasty to remove multiple scars from the abdomen. Ann Plast Surg. 1984;12(4):369–373.

[15] de Castro CC, Aboudib Junior JH, Salema R, Gradel J, Braga L. How to deal with abdominoplasty in an abdomen with a scar. Aesthetic Plast Surg. 1992;17(1):67–71.

[16] Matarasso A. Liposuction as an adjunct to a full abdominoplasty revisited. Plast Reconstr Surg.2000;106(5):1197–1202.

[17] Dillerud E. Abdominoplasty combined with liposuction(letter). Ann Plast Surg. 1991;27(2):182–6.

[18] Huger Jr WE. The anatomical rationale for abdominal lipectomy. Am Surg. 1979;45(9):612–617.

[19] Geerts WH, Pineo GF, Heit JA, et al. Prevention of venous thromboembolism: the Seventh ACCP Conference on Antithrombotic and Thrombolytic Therapy. Chest. 2004;126(3 Suppl):338S–400.

[20] Porter KA, O'Connor S, Rimm E, Lopez M.Electrocautery as a factor in seroma formation following mastectomy. Am J Surg. 1998;176(1):8–11.

[21] Nahas FX, Ferreira LM, Ghelfond C. Does quilting suture prevent seroma in abdominoplasty? Plast Reconstr Surg. 2007;119(3):1060–1064.

[22] Kim J, Stevenson TR. Abdominoplasty, liposuction of the fl anks, and obesity: analyzing risk factors for seroma formation. Plast Reconstr Surg. 2006;117(3):773–779.

[23] Schein M, Wittmann DH, Aprahamian CC,Condon RE. The abdominal compartment syndrome:the physiological and clinical consequences of elevated intra-abdominal pressure. J Am Coll Surg.1995;180(6):745–753.

[24] Ivatury RR, Diebel L, Porter JM, Simon RJ. Intraabd-

ominal hypertension and the abdominal compartment syndrome. Surg Clin North Am. 1997;77(4):783–800.

[25] Sugrue M. Intra-abdominal pressure: time for clinical practice guidelines? Intensive Care Med. 2002;28(4):389–391.

[26] Chaouat M, Levan P, Lalanne B, Buisson T, Nicolau P,Mimoun M. Abdominal dermolipectomies: early postoperative complications and long-term unfavorable results. Plast Reconstr Surg. 2000;106(7):1614–1618.

[27] Rogliani M, Silvi E, Labardi L, Maggiulli F, Cervelli V. Obese and nonobese patients: complications of abdominoplasty. Ann Plast Surg. 2006;57(3):336–338.

[28] Matarasso A, Swift RW, Rankin M. Abdominoplasty and abdominal contour surgery: a national plastic surgery survey. Plast Reconstr Surg. 2006;117(6):1797–1808.

第 14 章　环形腹壁整形术

小威尔逊·辛特拉（Wilson CintraJr），米盖尔·莫多林（Miguel Modolin），罗德里戈·伊托卡拉·罗查（Rodrigo Itocazo Rocha），罗尔夫·金珀利（Rolf Gemperli）著

14.1　前言

病态肥胖患者在治疗后，患者体重明显减轻，脂肪组织（皮下组织）厚度显著减少，身体不同部位出现皮肤松弛和大面积皮褶[1]。患者肥胖时扩张的浅筋膜层在此时就会变得松垂[2]。由于真皮基质中胶原纤维密度较低，肥胖患者的皮肤收缩力和弹性均较差[3]（图 14.1）。在这种情况下，表现为皮肤组织大量过剩却仅有少量脂肪组织的体态异常（图 14.2）。

此时，患者希望通过整形手术获得更加协调的身体轮廓，并最大限度地改善或根治体态异常所伴随的一系列问题。通常，这些患者会首选腹壁整形术作为其腹壁畸形的治疗方法[4]。

腹壁整形术可通过横向（经典的）、垂直向或锚式（Fleur-de-Lis）切口进行（图 14.3）。在对皮肤和脂肪明显过多的患者实施经典的腹壁整形术后，其侧腹部常遗留冗余组织。这就意味着需要将切口延伸至侧腹，从而出现了侧腹整形术[5]。作为侧腹整形术的自然改良，将切口延伸至背部中线，进而改善腹部轮廓并提升臀部，便出现了环形腹壁整形术或带状切除术。少数情况下，患者的上腹部和脐周也存在皮肤和脂肪堆积，此时的手术需要增加垂直梭形切口联合横向切口，形成类似于锚形的环形腹壁整形术。

14.2　背景

1940 年索马洛（Somalo）首次报道了包括整个腹围的腹壁整形术，并称其为环状躯干皮

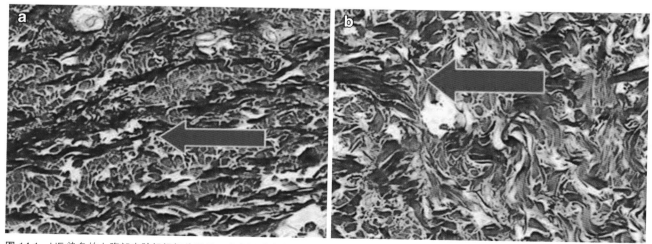

图 14.1　HE 染色的上腹部皮肤组织切片显示，病态肥胖患者的胶原纤维含量较少（箭头）。（a）对照组患者。（b）显著减重后的患者

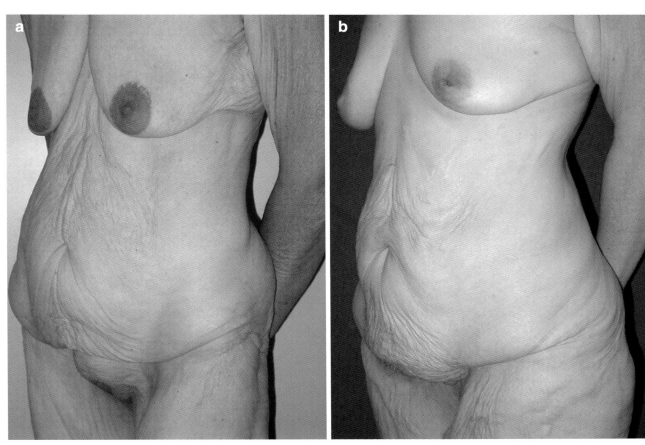

图 14.2　（a，b）典型的体重迅速减轻患者

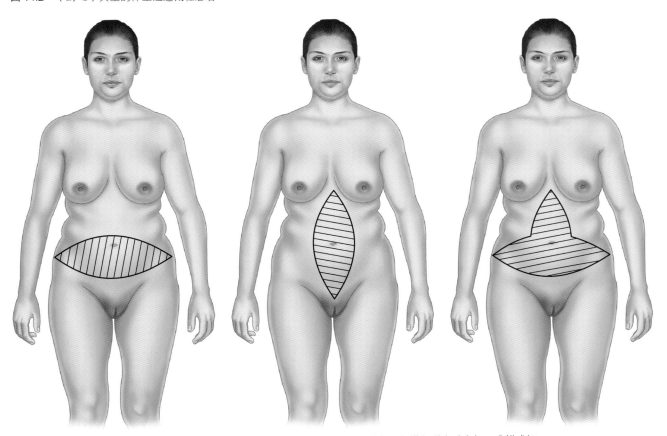

图 14.3　腹壁整形术的类型。（左图）经典横向切口。（中图）垂直切口。（右图）横向联合垂直切口或锚式切口

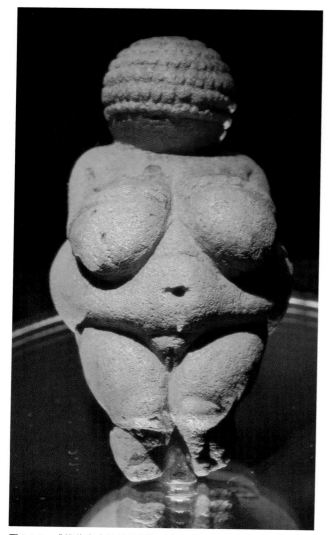

图 14.4 《维伦多夫的维纳斯》（维也纳，自然史博物馆）

肤脂肪切除术[6]。1961 年，冈萨雷斯 – 乌罗阿（González-Ulloa）[7] 报道了带状脂肪切除术，即侧腹部的脂肪切除。由于这些技术的手术切口较大，限制了其在临床上的应用。

卡利亚（Callia）[8] 和皮塔吉（Pitanguy）[9] 分别在 1965 年和 1967 年将横切口腹壁整形术标准化。两种技术的区别在于低位切口，也就是最终瘢痕的位置。但是，当应用于较大范围腹壁整形术时，两者都会形成侧方的"猫耳"畸形。这促使巴罗迪（Baroudi）[5] 将切除范围扩大到侧腹部，并在 1991 年发表文章，定义了侧腹整形术。

由于对传统腹壁整形术的效果不甚满意，卡威尔（Carwell）和霍顿（Horton）[10] 报道了环形躯干整形术，目的是纠正遗留的侧腹畸形，并提升

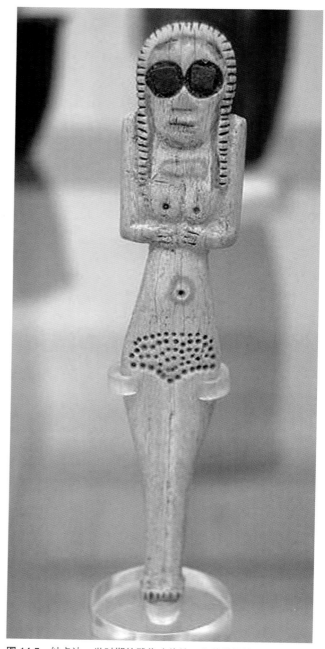

图 14.5 纳卡达一世时期的雕像（伦敦，大英博物馆）

臀部和股骨粗隆外侧区域。虽然只治疗了少量患者，但他们细致介绍了手术标记方法，这是环形腹壁整形术发展史上的一个里程碑。

2002 年，帕斯卡（Pascal）和卢昂（Louam）[11] 报道了一种改善整个腹围的有效方法，将其与皮瓣结合以增大臀部尺寸。据其描述，这种手术耗时长且操作难度大，但术后效果较好。

2003 年，莫多林（Modolin）等在卡威尔（Carwell）和帕斯卡（Pascal）的工作基础上，报道了一种改

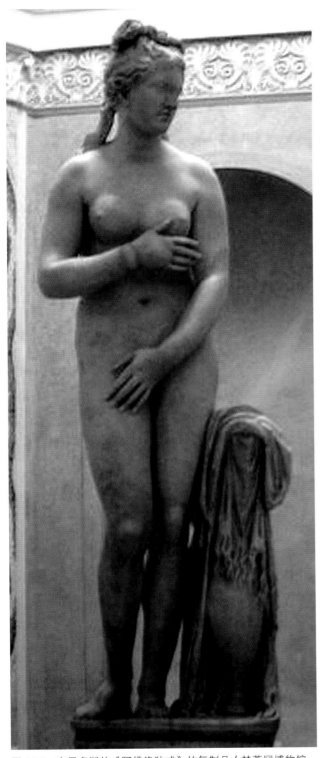

图 14.6　克尼多斯的《阿佛洛狄忒》的复制品（梵蒂冈博物馆，复制品，原件已在君士坦丁堡火灾中遗失）

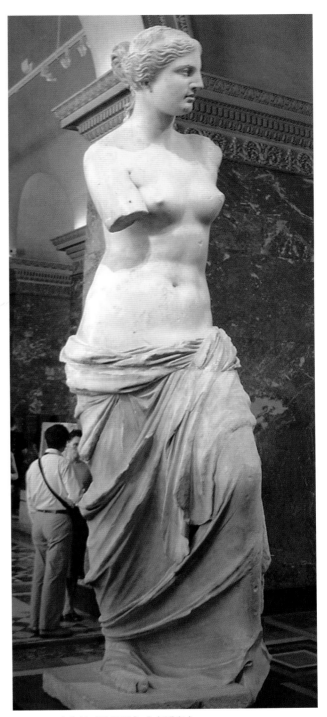

图 14.7　米洛的《维纳斯》（卢浮宫）

良的环形腹壁整形术的方法[12]。该技术建议应用于减肥后的患者，并强调其可显著改善患者的生活质量。

同样在 2003 年，赫维茨（Hurwitz）[13]对体重迅速减轻的患者进行了回顾性分析，这些患者均在不同的阶段经历了多个手术。研究者的重点在于下半身的提升，包括环形腹壁整形和大腿提升。在另外一个描述上半身提升的手术中，研究者对

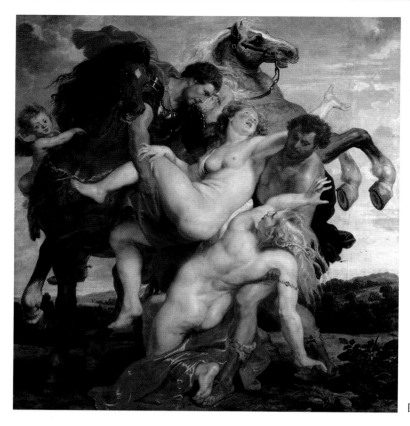

图14.8 《劫掠留基伯的女儿们》（慕尼黑，老美术馆）

整个胸围进行了反向腹壁整形术，并与乳房整形和上臂整形相结合。在一些精心挑选的病例中，术者将上半身提升与下半身提升相结合，认为这种组合是轮廓治疗的一种改进，其前提是需要由经验丰富的团队来完成操作。

在所有这些术式中，术者们一致认为应该在保证缝合无张力的情况下进行切除，以防止因过度牵拉和坏死导致伤口裂开。

1991年，洛克伍德（Lockwood）[2]强调了浅筋膜在组织支撑中的重要性。术中需要将一个皮瓣的浅筋膜缝合到另一个皮瓣的浅筋膜上，可确保组织结构得到支撑并减少对术后瘢痕的牵拉。

必须记住对减肥后整形手术的发展做出巨大贡献的艾利（Al Aly），他详细地介绍了带状脂肪切除术[14,15]。

14.3 解剖

腹部是躯干的一部分，位于胸和骨盆之间。

其上界是低位肋骨和剑突，下界是耻骨和腹股沟，侧方界线是腋中线。腹部皮肤的血供来自腹壁上、下血管所产生的丰富的吻合网，肋间动脉、腰动脉和膈肌动脉也参与其中。其淋巴回流分为两组：脐上部分向上汇入腋窝淋巴结，脐下部分向下汇入腹股沟浅表淋巴结。腹壁的神经支配源于肋间、髂腹下和髂腹股沟神经。第7~11肋间神经分成侧支和前支，支配与胚胎体节相对应的皮肤区域。髂腹下和髂腹股沟神经是第1腰神经或第12胸神经的分支，负责脐下区域、会阴区和大腿根部的神经支配。

即使经过剧烈的体重变化，腹部的皮肤仍有固定的黏附区域，这对于腹壁手术来说是非常重要的。因此，从剑突经脐至耻骨的白线，其深部对应于腹直肌前鞘腱膜在中线处的融合。由于下腹部有较多脂肪堆积，通常在剑突和脐之间的上腹部更容易判断出白线。有时，白线浅层会出现一条凹陷，现已被视为美的标准。

自髂前上棘沿着腹股沟至耻骨上缘，存在着

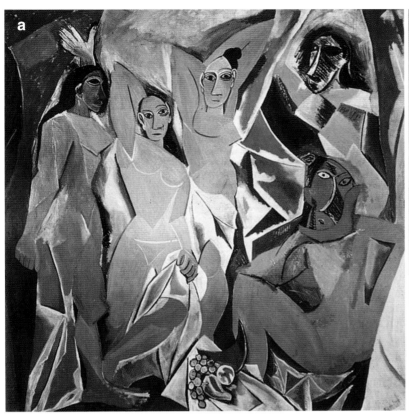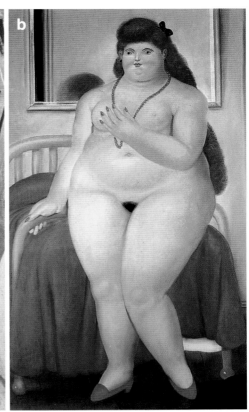

图 14.9　裸体艺术作品。（a）毕加索。（b）波特罗

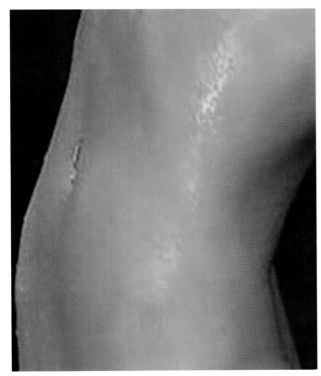

图 14.10　当代女性腹部的美学标准

下腹皱襞，其明显程度受腹部脂肪堆积量的影响。此皱襞在纤瘦的个体中并不明显，而在有腹部脂肪堆积的个体中，此皱襞清晰可见。

　　脐部位于前正中线和最后一根浮肋下界延长线之间的交点。有些术者还将脐定位在腹中线和与髂嵴相切的水平线的交点。脐的位置可能随着肥胖、肌张力或妊娠而变化。另一方面，由于女性腹部比男性更圆且比例更长，因此脐部与女性外阴之间的距离更长。

14.4　理想的腹壁

　　通常认为，女性的脐部比男性更深。至于形状问题存在争议，因为脐部可以是横向、纵向、凸起、凹陷和圆形的。在最近的一项对比研究中，文艺复兴时期被认为美丽而丰盈的女性大多有着圆形的脐部，而当代女性模特的脐部一般都是垂直的。尽管如此，即使在纤瘦的模特身上，脐部的形状也会随着身体姿势的改变而发生变化。

　　在任何文化中，腹部都是身体的重要组成部

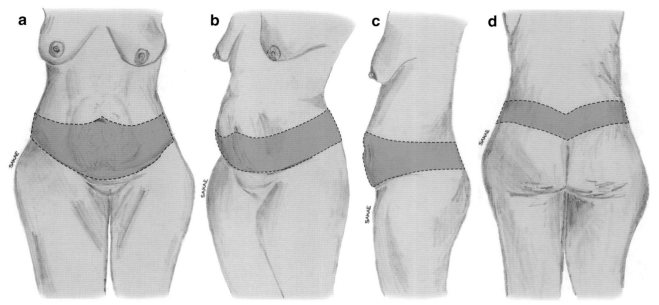

图 14.11 （a~d）环形腹壁整形术的标记

分，它本身就是男性和女性解剖学中最具性吸引力的部位之一。

西方文化对腹部及整个人体的完美标准随着宗教、文化和伦理标准而发生变化。直至今日，艺术的表现也一直受到神话、象征和宗教的影响。

从欧洲新石器时代（公元前 40 000—公元前 35 000）流传至今，有一座名为《维伦多夫的维纳斯》的雕像具有丰满的胸部和隆起的腹部，这种美学特征据说与生育有关（图 14.4）。同一时期在欧洲发现的其他代表作，均通过宽大且凸起的腹部传达了对自然繁殖力的赞誉。

由于宗教的影响，埃及文化对腹部的形状并没有太多的兴趣，因为其艺术旨在服务于制作法老和兽形神的形象。一尊纳卡达一世时期（公元前 4000—公元前 3500）的由河马骨头制成的小雕像被认为是文艺复兴时期的参照点。该雕像有着圆滑的腹部和环形凹陷的脐部（图 14.5）。

希腊文明构成了西方文化的基础，当时认为人是宇宙的中心，上帝和人类互相效仿，催生了哲学美的标准。当时希腊的造型艺术家，特别是雕塑家，广为接受的美学标准是平滑圆润的腹部以及纵向或圆形的脐部。这类表现形式的例子有安提俄克的普拉克西特列斯和亚历山德罗斯雕刻的克尼多斯的《阿佛洛狄忒》（公元前 360 年）（图

14.6）和米洛的《维纳斯》（公元前 130 年）（图 14.7）。

随着希腊艺术继续渗入罗马帝国，美的标准并没有发生重大变化。在被称为黑暗时期的中世纪，由于宗教的影响，人体不得暴露，并不考虑腹部形态和美观。在中世纪末期，尽管仍然受到宗教偏见的影响，人体又逐渐开始在艺术中展现。当时，一些佛兰德艺术家通过绘制圆形腹部向女性致敬，同时在胸部的皮肤上会画有串珠。当时，欧洲经历了长时间的饥荒，但繁衍的重要性依然受到关注。

在 14 世纪到 17 世纪的文艺复兴时期，古典人文主义的影响力重新浮现，以艺术的兴起和现代科学的开端为代表。伟大的绘画大师们重新审视了希腊人和罗马人建立的价值观和美学标准。由于女性的体形被认为是不完美的，所以更加崇尚男性的身体形状。因此，与今天的标准相比，女性的身体会以健壮或者肥胖的形态呈现。后者寓意为与富裕相关的生育力，与此前中世纪时期的饥荒和艰难形成鲜明对比。一个很好的例子是鲁本斯独特而美丽的画作《劫掠留基伯的女儿们》，展现了年轻女子优雅活动时膨隆的腹部（图 14.8）。

到了 18 世纪，艺术家们选择用和谐、平衡的

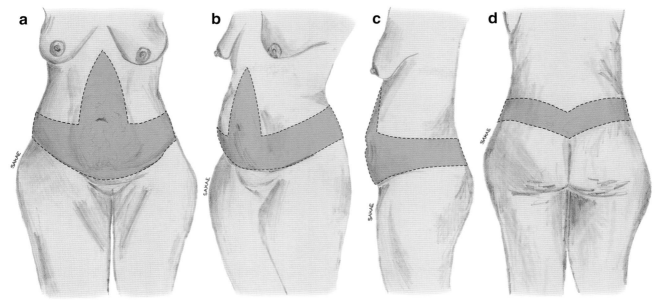

图 14.12 （a~d）复合环形腹壁整形术的标记

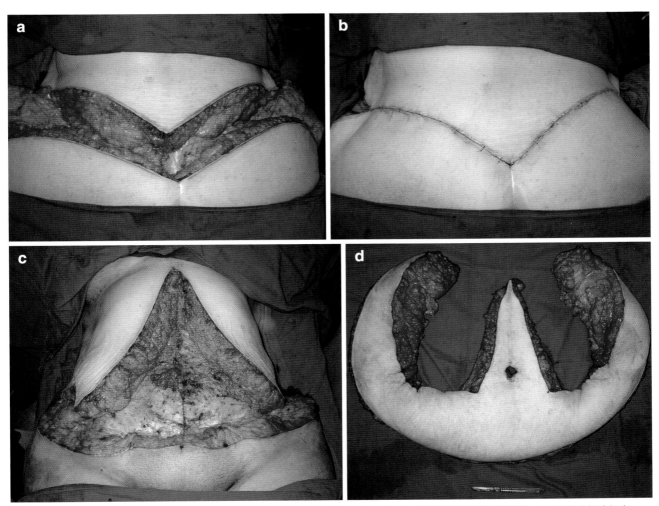

图 14.13 复合环形腹壁整形术的手术过程。（a）背部切除。（b）背部缝合。（c）腱膜折叠和耻骨区域整形。（d）手术切除标本

曲线更加实际地刻画女性的身体。在 18 世纪末期，女性代表们反对浪漫主义，对裸体的描绘也更接近现实。随后，在 19 世纪末和 20 世纪初，出现了一些与传统的肖像画家不同的新艺术家，他们提出引人入胜的观点，引发观众的想象，脱离了古典美学标准，标志着所谓的"现代艺术"的开端（图 14.9）。

在 20 世纪，随着电视的发明和先进摄影技术的出现，出现了目前普遍接受的符合年龄与美貌比例关系的美学标准。并开始通过数学或统计规则来建立黄金比例或者定义美的概念（图 14.10）。

到了 21 世纪，美学和性感兼具的腹部是非常重要的。当今的时尚显露并重视这一身体部位。脐部提升了腹部的性的形象，有时甚至通过脐钉等装饰来增添风采。

病态肥胖治疗后体重迅速减轻患者的数量在过去几年明显增多。对这些患者来说，腹壁整形术是最需要的手术。研究发现，这些患者的满意度与治疗的范围直接相关，即重塑的身体轮廓面积越大，患者满意度越高。环形腹壁整形术由于可以治疗整个腹部，同时提升大腿和臀部外侧，因此满意度较高[16,17]。

14.5 适应人群

进行环形腹壁整形术的患者，其上腹部、侧腹部和后腹部均存在过多的皮肤和脂肪。另外，如果出现臀部下垂，无论是否需要隆臀，都是考虑该手术的重要因素。上腹部皮肤和脂肪的冗余程度以及传统胃成形术后瘢痕的大小均应量化，因为这些情况决定了是选择单纯还是复合的环形腹壁整形术[18]。

单纯腹壁整形术适用于接受过腹腔镜胃成形术，整个腹围均有冗余皮肤，臀部下垂和上腹部皮肤组织轻度增加的患者。然而，除上述特征外，当患者有传统胃成形术（通过开腹手术进行）导致的瘢痕，或存在多余脂肪，或仅是上腹部皮肤冗余时，则需要在腹部增加纵向的梭形切口行复合环形腹壁整形术，类似于"锚式"腹壁整形术。

细致的术前评估旨在发现并最大限度地降低手术风险，有时甚至需要取消手术。一般来说，

患者体重指数需要达到理想水平，即相当于较减重术前降低 30%~50%，并至少稳定 12 个月。这些参数与代谢和营养平衡相一致，并且与低切口并发症的发生率、低感染风险以及高满意度的术后美学效果相关。

腹腔镜技术的出现使开腹手术量大幅减少。但是，即使是对于经腹腔镜行减肥手术的患者，仔细检查腹壁也是发现疝气和指导手术操作的关键[19,20]。

必须对心肺功能进行评估，因为这些患者可能罹患限制性肺病或心脏疾病。尽管减肥手术可能会使这些情况有所改善，但术中的麻醉和制动会改变此类肥胖患者的心输出量。一般情况下，无论是通过肌肉—腱膜折叠术还是通过切除皮瓣紧致腹壁均会升高腹内压，并导致肺功能下降。

即使在减重手术后血糖水平下降了，也不能完全排除糖尿病，尤其是因为糖尿病会增加手术切口的局部感染和支气管肺炎、败血症等全身感染的发生率。

吸烟使小血管持续收缩，导致手术切口部分裂开，甚至出现皮瓣局部坏死。

通常情况下，减肥手术会影响血红蛋白的合成，导致不同程度的贫血。无论采取哪种手术方法行环形腹壁整形术，即使在术中精确止血，仍会导致大量失血。虽然术中低血压或休克较为罕见，仍应对患者进行密切监测，在可能出现血压或心输出量变化时及时采取治疗措施。术后短时间内患者的贫血情况可能会加重，并出现头晕、昏厥、恶心、呕吐等情况。这是患者推迟出院的原因之一。

体重明显减轻后，由于营养不良，血清蛋白水平显著下降。这种低蛋白血症的状态在减肥术后较为常见，使得切口愈合过程中的合成作用受阻。低蛋白血症降低了患者对感染的抵抗力，使手术部位容易发生败血症或感染，出现诸如局部蜂窝组织炎或手术切口裂开等情况。

皮肤褶皱容易堆积分泌物和皮屑，并且由于清洁困难，积聚的污垢易导致细菌或真菌感染，出现红斑、瘙痒、恶臭以及特征性的皮损。这种皮肤情况较为常见，需要进行妥善处理，因为感染扩散的可能性很大，是手术禁忌证。

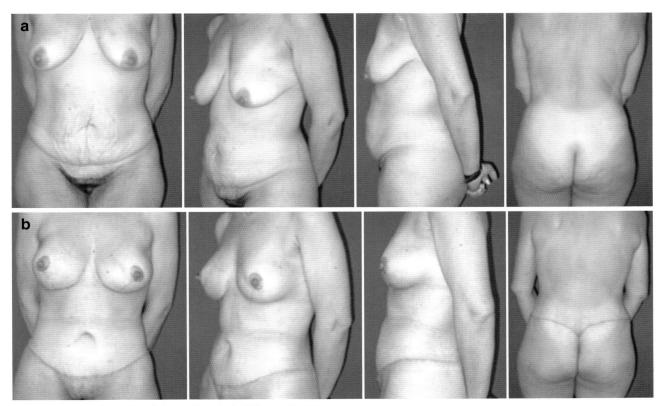

图 14.14 单纯环形腹壁整形术（SCA）。（a）术前。（b）术后

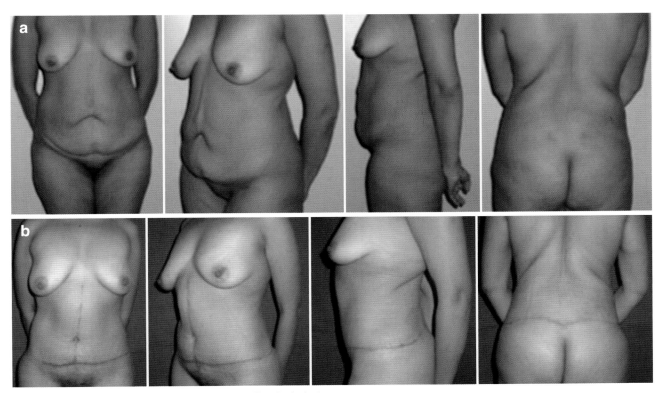

图 14.15 复合环形腹壁整形术（CCA）。（a）术前。（b）术后

由于肥胖合并胆石症的发生率较高，所以必须对肥胖患者进行肝功能评估和胆道超声检查。

术后效果可能低于患者的预期，因此心理评估非常重要。肥胖患者群体中患有抑郁症、社交恐惧症、广泛性焦虑症、强迫症和情绪改变等心理障碍的情况非常普遍。这些疾病均需要进行适当的评估和治疗。

采集病史信息时应关注可能发生的血栓栓塞事件。应详细分析有激素避孕或激素替代疗法的病史、腿部静脉曲张的情况以及家族性的血栓形成倾向等患者，并采取预防静脉血栓形成和肺栓塞的措施。

对于所有接受整形手术患者的最后一个要求是签署书面知情同意书，应以简单明了的方式告知手术结果、风险以及效果不佳需要再次手术的可能性。

正如选择标准中所提到的，环形腹壁整形术具有一系列风险，外科医生可以考虑进行简单的脂膜切除术或将手术延期，直到患者具备更安全的身体条件时再进行手术。

14.6　术前护理

对拟行环形腹壁整形术的患者进行评估时，无论行哪种手术，都应该注意以下几个方面：

（1）预防深静脉血栓形成：联合使用物理方法（弹力袜和气动装置进行腿部间歇性压迫）和药物方法（在手术开始 12h 后使用低分子肝素，并维持 5~7d）。

（2）局部护理：使用洗必泰仔细清洗手术部位，必要时备皮。最后用洗必泰—酒精溶液进行消毒。备皮时间应该在手术前 30min，并优选使用损伤风险较低的电子设备，以减少毛囊定植菌引起的感染。

（3）使用第一代头孢菌素类药物进行治疗，通常微生物对此类抗生素敏感。在麻醉诱导期间开始使用药物，手术开始后 4h 重复使用。在术后 6d 内维持抗生素治疗。

（4）因为手术时间通常较长，需要保留尿管以方便控制体液。如果患者意识清醒且血液动力学状态稳定，尿管可在术后即刻或保留 24h 后拔出。

表 14.1　重度和轻度并发症

重度	轻度
切口大范围裂开	血清肿
血肿	伤口小范围裂开
症状性贫血	少量出血
皮瓣坏死	增生性瘢痕
感染 / 脓肿	无症状贫血
深静脉血栓形成	感染 / 蜂窝组织炎
肺栓塞	肺不张
脂肪栓塞	
死亡	

（5）心理支持在术前和术后都非常关键，应当就手术的期望和偶尔对手术效果的失望与患者进行充分沟通。

14.7　标记和手术技术

患者取站立位，术者最先标记上背部切口。此切口由背侧臀上区域两条凹面向下的弧线组成，两条弧线在背部中线处相连并形成一个顶点朝下的角。此顶点应该距肛门边缘 7~12cm。

使用夹捏的方法来量化皮肤和脂肪的冗余程度，标记下背部切口。下切口与上切口对称且平行，也在中线处形成一个顶点朝下的角。为了避免尾椎处的皮肤张力过大，该区域上、下切口之间的距离应该略短。

背部上、下切口的标记线经髂前上棘向前延伸。两条标记线之间的冗余皮肤也通过夹捏的方法来量化。

腹侧下切口标记对应下腹皱襞的横线，拱形向上凹陷，在阴部上 5~7cm 处穿过耻骨区域。尽可能使腹侧上切口标记对应能够切除脐部以上的多余皮肤和脂肪的横向线。采用以上标记方法确定了整个环形腹壁多余皮肤和脂肪的切除范围，此方法称为单纯环形腹壁整形术

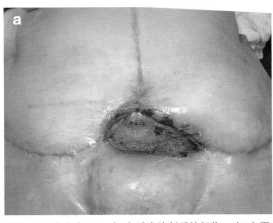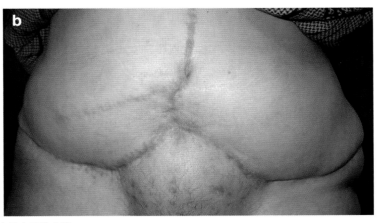

图 14.16　组织坏死。（a）手术清创后的部位。（b）再次缝合后的皮瓣

（Simple Circumferential Abdominoplasty,SCA）（图 14.11）。

对于采用纵向切口的开放手术和 / 或中上腹存在大量皮肤和脂肪冗余的减肥术后患者来说，应像"锚式"腹壁整形术那样增加梭形切口以切除这部分多余的组织。这就是含有前腹纵向切口的复合环形腹壁整形术（Composite Circumferential Abdominoplasty,CCA）。这个梭形切口的标记也是在患者站立位时通过夹捏来确定的（图 14.12）。

手术开始时，患者取水平俯卧位，术者从基椎旁腱膜上层切除多余的皮肤和脂肪。在仔细止血后，进行四平面缝合法关闭切口：在深部缝合上、下皮瓣的浅筋膜层，并用 2-0 单丝尼龙线间断将其固定在椎旁肌肉的腱膜上；在皮下用 3-0 聚合物线间断缝合；在真皮下方用 3-0 可吸收聚合物线间断内翻缝合；最后，用 4-0 聚合物线进行连续皮内缝合。

在无菌条件下关闭背部切口后，将患者翻身处于水平仰卧位，并从下切口开始进行经典的腹壁整形术。在深筋膜浅层分离真皮脂肪皮瓣直至剑突，并将脐部分离。然后，用 2-0 尼龙线间断缝合进行肌腱膜折叠，将两侧腹直肌内侧缘贴合并纠正可能存在的肌分离。然后行腹侧上部切口，将多余的皮肤和脂肪单独切除。在切除这些多余组织时应避免形成可能导致身体背屈的任何张力，因为背屈张力会增加对手术切口的牵拉。

重塑脐部，通过缝合皮瓣浅筋膜和腱膜来固定保留的腹部皮瓣，并由此开始关闭切口。这个

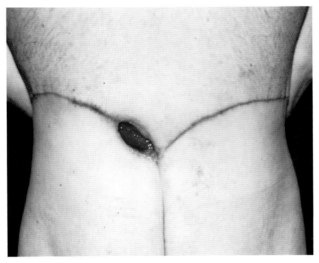

图 14.17　背部切口裂开

操作需要大量的缝合，既要将皮瓣固定于深面，又要减少甚至消除由于分离而形成的无效腔。用可吸收的 3-0 聚合物线进行单纯缝合，以促进皮瓣粗糙面和肌腱膜筋膜之间的黏附。腹侧切口的缝合采用与背侧切口一致的四平面缝合法。

将脐部脱离于皮瓣，并保持于原来的位置。偶尔需要将其缩短以防止折叠。在脐周缝合 4 针，将腹部皮瓣的真皮固定于腹直肌腱膜上。使用 5-0 尼龙线单纯间断缝合，关闭腹部皮瓣和脐部的皮肤层。

实施复合手术（CCA）时，在将脐部分离后，根据术前标记线进行纵向梭形切除，对侧方皮瓣进行分离时应避免影响其远端血供。切口关闭的

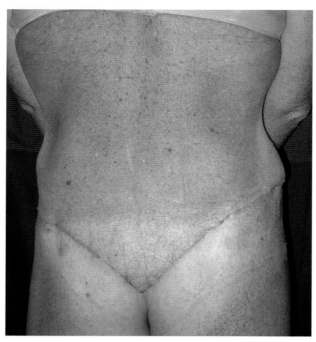

图 14.18 右侧冗余的皮肤

顺序与前文描述相同。

关于引流管的使用需要特别注意。术中应避免对腱膜上层进行分离，切除足量的多余皮肤和脂肪即可。通过对深浅筋膜进行粘连缝合[21]来防止无效腔的形成，因此不需要使用引流管（图14.13）。

切口覆盖无菌敷料后，使用弹性网带轻度加压，压力过高可能会影响皮瓣的血运。

14.8 结果

尽管会留下永久性的术后瘢痕，单纯（图14.14）或复合环形腹壁整形术（图14.15）仍可以明显改善身体轮廓，增强腹部轮廓并提升臀部。去除多余的皮肤和脂肪，能帮助患者获得更好的姿态，并减轻减重后也无法改善的因久坐而导致的疼痛。患者术后变得更为敏捷，能够更有效地进行体育锻炼。切除皮褶可以改善先前难以清洗部位的卫生情况，使患者变得更自信，自尊心得以增强，并进一步改善了他们的社交、职业、性和人际关系。因此，环形腹壁整形术可以使患者在身体、情感、职业、社会生活和组织等方面获益，并提高其生活质量[16,18]。

14.9 术后护理

术后护理的目的是尽量减少手术创伤的影响。其中一个最重要的方面是预防深静脉血栓的形成。只要患者意识清醒，都应该独立或在他人的帮助下开始行走。只要不产生任何不适，应穿戴适当压力的弹性压缩袜。被动的腿部活动和小腿按摩可以促进静脉回流，而且非常舒适。在术后12h开始使用低分子量肝素抗凝治疗，并持续使用7天。如出现疼痛或水肿等症状需要进行D-二聚体检测和多普勒超声等检查来检测偶发的血栓形成，并采取适当的措施。

无论是否使用抗炎药，环形腹壁整形术都需要进行镇痛治疗。疼痛是一种非常主观的症状，所以镇痛剂的选择范围可以从温和的止痛片到静脉给予阿片类药物。抗炎药可以是非甾体类药物，应在术后24～72h内给药。目前认为外伤性炎症反应会引起白介素和肿瘤坏死因子的释放以及C-反应蛋白水平的升高，因此术中和术后均需使用糖皮质激素。

患者在床上应尽可能采取舒适的体位，并经常改变体位。应避免大腿弯曲、上身抬高的斜坡卧位（Fowler）体位，因为这会增加背部切口的张力。

应使用止吐药物、胃黏膜保护剂，并补充体液和电解质。常规复查血常规，因为患者在环形腹壁整形术后可能会出现血细胞计数的改变。输血较为少见。

应在营养师的指导下每3h摄入一次高蛋白饮食。食物中应该包含促进肠道功能恢复的成分，并摄入大量液体。

术后48h换药，以评估手术切口并发现可能存在的渗出异常。此后最好每3~5天更换一次敷料。

14.10 并发症

并发症可分为重度和轻度：重度并发症是指需要进行手术治疗或导致住院时间延长的并发症，轻度并发症则是指可以通过穿刺、引流或换药等措施在门诊处理的并发症（表14.1）。通常情况下，如果操作规范，环形腹壁整形术后并发症的发生率较低[22,23]。

最常见的并发症是血清肿，这是炎性渗出液积蓄在分离皮瓣和深筋膜形成的无效腔中造成的。渗出量与分离范围成正比，与创伤的炎症反应程度密切相关。减少剥离范围并在深筋膜层严格固定皮瓣可以将血清肿形成的风险降低到最小。在采取这些措施的前提下，对于偶发的血清肿可以采取穿刺和引流的方法来解决。就发生率而言，血肿和血清肿一样，也是常见的并发症。其形成可能与高血压、活动不当甚至止血不彻底有关。分离范围下方出现突起很可能是血肿，可通过超声检查、CT 扫描或经皮穿刺等来明确诊断。应该清除较大的血肿，因其可能导致感染和脓肿形成。

腹壁整形术中的肌肉—腱膜折叠会引起腹内压增高，从而压迫腔内器官并抬高膈肌。这种情况可能会影响呼吸动力，导致不适和呼吸困难。此时也可能伴有部分肺不张。可以通过放射学检查来明确，采取物理治疗改善这种情况。

在腹壁整形术中可能发生的两个最严重的并发症是深静脉血栓及其继发的肺栓塞。即便在抗凝治疗期间也可能发生这种情况。环形腹壁整形术的手术时间长，患者长期制动加重了部分患者发生血栓事件的风险。建议特别注意进行抗凝治疗和使用有效的器械辅助措施。当怀疑有深静脉血栓形成时，应进行 D- 二聚体检验和多普勒超声检查（血管超声），并根据血管专家的意见采取适当措施。

未能严格遵循无菌原则或规范进行的手术操作可能导致感染。这种并发症的发展程度可以由腹部皮瓣的局部蜂窝组织炎发展到预后极差的脓毒血症。有时会出现手术切口边缘化脓。清洁、清创、换药和抗生素治疗有助于治疗感染，自然形成的裂口可以通过二期愈合或再次缝合来处理。

腹壁整形术的另一严重并发症是皮瓣坏死，通常是因过度去除皮肤和脂肪所致张力过大引起的。因此，建议进行适度切除，即使仍可能存在多余组织，但这种情况在修复性的手术中处理起来更为容易。高血压、糖尿病和吸烟等因素也可能是导致坏死的原因，应在术前仔细评估。腹带压力过大也会影响皮瓣的血流，导致皮瓣坏死。坏死组织需要切除，但应细致操作，避免将明显可再生的组织一并切除（图 14.16）。

胃成形术后体重减轻的患者可能存在不同程度的低蛋白血症，可能影响手术切口愈合并导致切口部分或完全裂开。另一方面，未能完全减张或不恰当的缝合也可能导致切口裂开。这种情况可通过清除局部的缝线和血块等残留物，并在严格的无菌条件下进行再次缝合来处理（图 14.17）。

过度切除组织可能造成宽大或增生的瘢痕。相反，切除不足可能会导致皮肤和脂肪的冗余（图 14.18）。在这种情况下，可能需要再次手术修整瘢痕或切除残留的冗余组织。应该牢记，要与患者恰当地讨论术后可能会出现的诸如瘢痕疙瘩或色素脱失性瘢痕等病理性瘢痕，因为这些瘢痕需要长时间的治疗且预后较为不确定。

在进行环形腹壁整形术之后，无论选择哪种手术方式，既往被腹部皮肤隐藏的邻近区域，如耻骨和大腿上外侧的畸形会变得更为明显。耻骨区域通常看起来会非常松弛、下垂、宽大，而且很不雅观。这会影响性生活，穿衣也会显得笨重，造成尴尬的局面。大腿上外侧的组织堆积导致身体轮廓不协调，呈现出梨形外观。这些畸形应该与腹部畸形同时进行治疗，或进行单独手术，但注意不要影响腹壁整形术的最终效果。

参考文献

[1] Vandeweyer E, van Geertruyden J, Fontaine S, Duchateau J, Houben JJ, Goldschimidt D. La chirurgie plastique post-gastroplastie. Rev Med Brux.1996;17:244–247.

[2] Lockwood TE. Superfi cial fascial system (SFS) of the trunk and extremities: a new concept. Plast Reconstr Surg. 1991;87(6):1009–1018.

[3] Opheu SC, Coltro PS, Scopel GP, Gomez DS, Rodrigues CJ, Modolin MLA, Faintuch J, Gemperli R, Ferreira MC. Collagen and elastic content of abdominal skin after surgical weight loss. Obes Surg.2010;20(4):480–486.

[4] Favre S, Egloff EV. Body contouring surgery after massive weight loss. Rev Med Suisse. 2005;1(28):1863–1867.

[5] Baroudi R. Flankplasty: a specifi c treatment to imp-

rove body contouring. Ann Plast Surg. 1991;27(5):404–420.

[6] Somalo M. Dermolipectomia circular del tronco.Semin Med. 1940;47:1435–1443.

[7] Gonzales-Ulloa M. Belt lipectomy. Br J Plast Surg.1961;13:179–186.

[8] Callia W. Contribuição para o estudo da correção cirúrgica do abdome pêndulo e globoso. (Técnica original). [tese]. São Paulo: Faculdade de Medicina,Universidade de São Paulo; 1965.

[9] Pitanguy I. Abdominal lipectomy: an approach to it through analysis of 300 consecutive cases. Plast Reconstr Surg. 1967;40(4):384–391.

[10] Carwell GR, Horton CE. Circumferential torsoplasty. Ann Plast Surg. 1997;38(3):213–216.

[11] Pascal JF, Le Louarn C. Remodeling bodylift with high lateral tension. Aesthet Plast Surg. 2002;26(3):223–230.

[12] Modolin M, Cintra W, Gobbi CIC, Ferreira MC. Circumferential abdominoplasty for sequential treatment after morbid obesity. Obes Surg. 2003; 13(1):95–100.

[13] Hurwitz DJ. Single-staged total body lift after massive weight loss. Ann Plast Surg. 2004;52(5):435–441.

[14] Aly AS, Cram AE, Chao M, Pang J, McKeon M. Belt lipectomy for circumferential truncal excess: the University of Iowa experience. Plast Reconstr Surg. 2003;111(1):398–413.

[15] Aly AS. Belt lipectomy. In: Aly AS, editor. Body contouring after massive weight loss. St. Louis: Quality Medical Publishing; 2006. p. 71.

[16] Cintra W, Modolin M, Gemperli R, Gobbi CIC, Faintuch J, Ferreira MC. Quality of life after abdominoplasty in women after bariatric surgery. Obes Surg.2008;18(6):728–732.

[17] Cintra W, Modolin M, Gobbi CIC, Gemperli R, Ferreira MC. Circumferential abdominoplasty in patients after bariatric surgery: quality of life evaluation by adaptative profi le. Rev Bras Cir Plast.2009;24(1):52–56.

[18] Cintra Junior W. Quality of life analysis in patients submitted to circumferential abdominoplasty after surgical treatment of the morbid obesity [dissertation]. Sao Paulo: Faculty of Medicine, University of Sao Paulo; 2006. Available at: http://www.teses.usp.br/index.php?option=com_jumi&fileid=11&Itemid=76&lang=pt- br&filtro=Cintra%20 junior . Accessed 2/20/15.

[19] Curro G, Centorrino T, Musolino C, Sarra G, Navarra G. Incisional hernia prophylaxis in morbidly obese patients undergoing biliopancreatic diversion. Obes Surg. 2011;21(10):1559–1563.

[20] Owens M, Barry M, Janjua AZ, Winter DC. A systematic review of laparoscopic port site hernias in gastrointestinal surgery. Surgeon. 2011;9(4):218–224.

[21] Pollock H, Pollock T. Progressive tension sutures:a technique to reduce local complications in abdominoplasty. Plast Reconstr Surg. 2000; 105(7):2583–2586.

[22] Nemerofsky RB, Oliak DA, Capella JF. Body lift: an account of 200 consecutive cases in the massive weight loss patient. Plast Reconstr Surg. 2006;117(2):414–430.

[23] Rohrich RJ, Gosman AA, Conrad MH, Coleman J. Simplifying circumferential body contouring: the central body lift evolution. Plast Reconstr Surg. 2006;118(2):525–535.

第 15 章　腹壁整形术式的变革：下腹壁腱膜水平折叠、脐部以上皮瓣不做剥离、不限制吸脂、脐再造、瘢痕位置下移 (TULUA)

弗朗西斯科·哈维尔·维尔加斯·阿尔扎特（Francisco Javier Villegas Alzate）著

15.1　前言

吉利斯（Gillies）教授指出，整形外科永远是一场血供与美丽之间的博弈（Plastic surgery is a constant battle between blood supply and beauty）[1]。

腹壁整形术在发展之初仅仅局限于切除多余的腹壁皮肤，简单而又直接。随着其发展进步，对腹壁肌肉腱膜层次的处理也逐渐多了起来。为了在垂直方向上获得更好的整形效果，需要将剑突至耻骨联合之间的腹壁软组织进行广泛的游离和松解，进而将腹壁肌肉腱膜予以相应的折叠，然后再将脐重新定位缝合。

在腹壁整形术发展史上相当长的一段时期内，由于分离皮瓣、吸脂损伤和张力下切口缝合的不良影响，腹壁整形术联合抽脂术被认为是不安全的，容易产生诸如腹部皮瓣坏死等并发症。鉴于此，腹壁整形术联合吸脂术的应用受到了严格的限制，发展缓慢。直到有研究证实脐部以上范围吸脂对皮瓣的穿支没有过多的破坏，大部分穿支是保留的，之后吸脂腹壁整形术又重新得以发展[2]。

在腹壁整形术式的演变过程中，无论如何调整，其主要目标趋于一致，即：获得正常的腹壁外形、瘢痕隐蔽、安全且并发症少[3]。尽管目前技术上已经取得了长足的进步，仍然会有一些不尽如人意的地方，包括：与切口愈合有关的并发症（皮肤坏死、脂肪液化、切口裂开、横向瘢痕位置过高等）；与脐有关的并发症（脐部过深、狭窄、坏死，或者位置过于靠近手术瘢痕）；与手术效果有关的并发症（吸脂不充分导致的腹壁整形效果欠佳，隧道分离后腹壁腱膜纵向折叠形成的上腹部中线处"穹隆"样畸形）等（图15.1、图15.2）。

腹壁整形术的演变过程是在确保皮瓣血管安全的基础上不断发展的，其最大的挑战是获得平坦的腹部外形，特别是在上腹部没有冗余，将横向瘢痕尽可能降低到内衣可以遮蔽的位置，同时获得良好的脐部形态及位置。

为了解决腹壁整形术中出现的这些问题，自2005年起不断地有新的技术提出，并最终于2011年研究者归纳并发表了相应的技术修订组合方案，首字母缩略词组合为TULUA[4]，即：

（1）腹壁肌肉腱膜的水平横向折叠，代替垂直纵向折叠。

（2）无论范围大小，脐部以上皮瓣不做剥离。

（3）可进行腹壁大范围吸脂。

（4）切除原脐部，利用皮肤移植进行脐再造。

（5）保证术后腹壁低位隐蔽切口，避免瘢痕过高（表15.1）[5,6]。

本章主要用来描述TULUA修订方案相对于传统腹壁整形的技术变化，这些变化以及相应的思路将为腹壁整形带来更安全的操作和更可靠的效果。

149

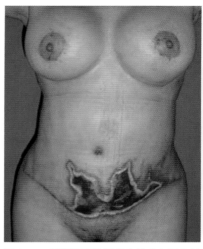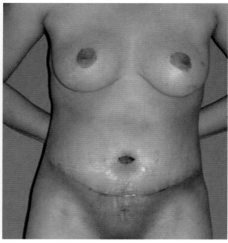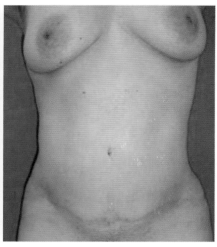

图 15.1 尽管腹壁整形术在技术上已有长足的进步，但皮瓣血供不佳、脐位置形态畸形、瘢痕位置过高等仍然是存在的主要问题。左图：传统吸脂腹壁整形术后 2 周，下腹部皮瓣因血运问题而部分坏死。中图：常规腹壁整形术后外形不佳，瘢痕位置过高，脐过宽及位置靠下。右图：腹壁整形术后脐部狭窄，伴有局部刺痛、感染、色素改变和异味

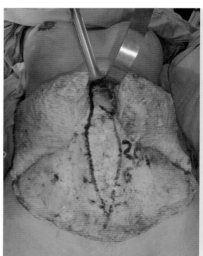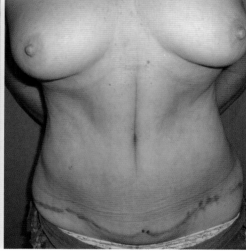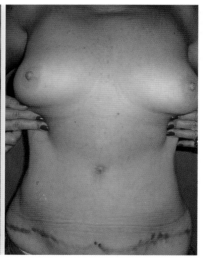

图 15.2 传统吸脂腹壁整形术中，经过上腹部皮下隧道进行垂直肌肉腱膜折叠，容易形成"穹隆"样畸形。左图：腹壁吸脂整形术纵向折叠的外形。大部分皮瓣附着于下方的肌肉和血管，经折叠后被带至中线处。中图：腹壁吸脂整形术后的不良外形，可见上腹部皮肤冗余及由于腱膜折叠造成组织堆积于中线处。右图：同一例患者，主诉希望通过双侧皮肤牵拉获得平坦的腹部。

表 15.1 TULUA 腹壁整形修订方案与吸脂腹壁整形术或传统腹壁整形术的对比 [5,6]

吸脂腹壁整形术或传统腹壁成形术		TULUA 腹壁整形修订方案
腱膜垂直折叠	T	腱膜水平折叠
皮瓣广泛松解剥离	U	脐以上水平不进行皮瓣剥离
不吸脂或吸脂区域设限（危险区）	L	吸脂范围不限
脐部重新定位缝合	U	皮肤转移脐再造
因皮瓣张力原因导致腹部瘢痕位置不能处于低位	A	低位横向腹壁切口瘢痕

15.2 手术技巧

15.2.1 适应人群

TULUA 腹壁整形术可适用于所有患者，尽管如此，与传统手术一样，吸烟者、肥胖者和一些有合并疾病的患者仍为其相对禁忌证。TULUA 技术也无法应用于脐部以上有腹直肌分离、上腹壁疝症状的患者，可以通过术前的体格检查和影像学检查来排除此类症状。对于有脐疝或下腹壁疝的患者，可以在手术时一并处理。

TULUA 腹壁整形术尤其适用于上腹部皮瓣

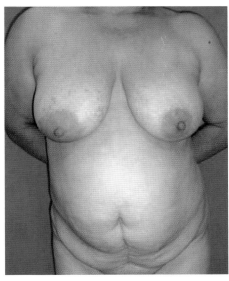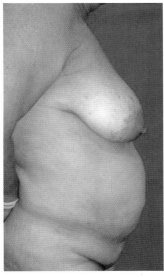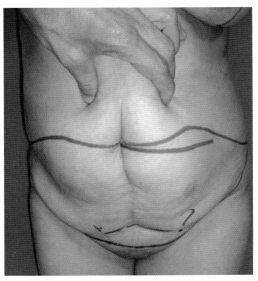

图 15.3　适合接受 TULUA 方案的患者。左图：45 岁肥胖女性，BMI 指数 32，被动吸烟，上腹部脂肪、皮肤冗余，初步判断适合行 TULUA 方案。中图：侧位，可见患者上腹部膨出，术前检查排除了上腹壁疝和腹直肌分离。右图：夹捏试验进一步证实上腹部脂肪堆积通过吸脂可以得到明显改善，而多余的皮肤则在皮瓣向下牵拉缝合的过程中重新分布，术后上腹部中线处无明显的多余皮肤

分离存在风险或由于肥胖、吸烟和既往吸脂造成血管存在问题者。不能接受减肥手术或没有减肥手术指征的肥胖患者特别适合进行这项手术，因为不需要进行广泛分离，重新定位细长的脐蒂往往很难获得满意的效果。基于同样的原因，这项手术对于体重迅速减轻的患者也具有优势。部分患者上腹部皮肤脂肪冗余，预计同时需要进行垂直方向上的腱膜折叠，但这样做可能会导致组织堆积于上腹部中线处形成"穹隆"样畸形，或者预计需要在垂直方向上切除大量的多余皮肤，而留下腹部倒 T 状或锚状疤痕，在这些情况下，TULUA 也是很好的选择（图 15.3）。总之，只要没有明显的上腹部腹直肌分离或者上腹壁疝，

TULUA 方案对于大部分看起来较为困难、需要做皮瓣广泛剥离又有较大风险的病例均较为适合（表15.2）。

术前跟患者讨论并确定了手术方案之后，需要签署手术知情同意书，其中包括该方案的详细说明。

15.2.2　术前标记

患者取站立位时，术前画线和传统的腹壁整形术类似，但要确保下腹部横向切口的位置足够靠下，一般将切口设计于阴唇前联合上方 5~7cm，长度要足够长，以免术后留下"猫耳"畸形。

不能将患者下腹部的自然皱襞作为手术切口，否则很容易导致疤痕位置偏高。正确的设计是让患者双手向上，用力牵拉下腹部皮肤，这样阴阜及外阴部的皮肤才能充分向上移动，这时在阴阜区域阴唇前联合上方 5~7cm 做标记定位，沿中部标记向两侧画切口线，通常需要延伸至双侧髂前上棘以外。再让患者双手放松，经过脐部连接下方标记线两端，完成一个大致椭圆形的手术标记范围。应力求该椭圆的下标记线长度相等，以免长度不一致造成缝合后切口"猫耳"畸形、旋转、歪斜等（图 15.4）。

表 15.2　42 例接受 TULUA 腹壁整形术患者的适应证 [7]

首诊患者	32
修复患者	10
肥胖患者	22
吸烟患者	3
上腹部皮肤脂肪量过多患者	10

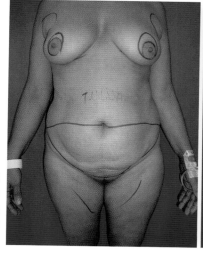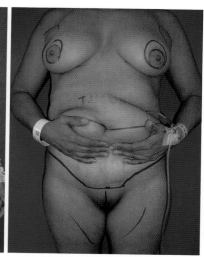

图 15.4 TULUA 腹壁整形术前设计。左图：上腹部脂肪、皮肤过多是 TULUA 方案的良好适应证。右图：向上牵拉下腹部皮肤有助于准确设计切口（阴唇前联合上方 5~7cm），下腹壁切口向两侧延长有助于避免"猫耳"畸形的形成

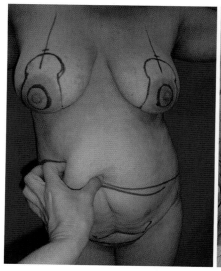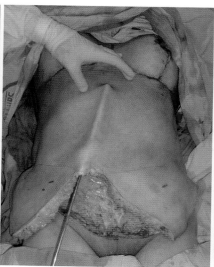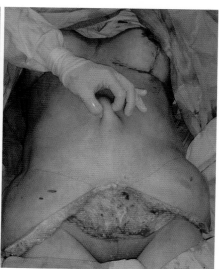

图 15.5 TULUA 腹壁整形中不限制吸脂范围。左图：术前，可见患者上腹部皮下脂肪较厚。中图：注射肿胀液后，利用直径 5mm 抽脂针进行脂肪抽吸，上腹壁皮瓣不做剥离。右图：吸脂后皮瓣明显变薄

15.2.3　手术过程

　　全麻下手术，腹部吸脂部位给予肿胀液注射，肿胀液为 1：50 万肾上腺素盐水溶液，注射量通常约为 2000mL。如患者还需吸脂其他部位，如背部、侧腹和大腿内侧，可补充至 3000~8000mL。

　　下腹部通常设计 4 个吸脂切口，另外脐部 1 个，乳房下皱襞各 1 个，切口长 5mm。配合直径 5mm 的吸脂针，对脐部以上、腹部两侧、阴阜区的深浅脂肪层给予有效的抽吸。吸脂没有区域的限制，操作时方向均匀交错，吸脂后确认皮瓣厚 2~3cm。脐部以下腹部皮瓣由于需要手术切除，故吸脂时不需对该部位进行处理。如手术同期需进行背部或其他部位吸脂，则要另外补充吸脂切口（图 15.5）。

　　沿下腹部的术前标记线切开皮肤、皮下脂肪，于肌肉腱膜层表面用电刀分离下腹壁皮瓣至脐部水平。可以适当至稍上位置，以保证剥离平面和两侧髂前上棘位置相当，同时也有利于将脐部分离出来切除。皮瓣剥离时会阴部耻骨联合上方处需保留斜向或阶梯状脂肪组织，以保证变薄的上腹部皮瓣下拉覆盖创面时切口足够平整。保留的皮下脂肪范围为 6cm×4cm（图 15.6）。

　　下腹壁皮瓣剥离完毕后需要进行腹壁肌肉腱膜的折叠。于下腹壁肌肉腱膜表面标记一个水平方向的椭圆形折叠范围，该范围通常位于双侧髂前上棘内、脐部和耻骨联合之间。为了准确估算

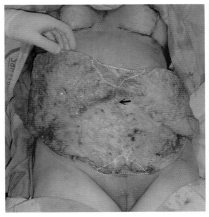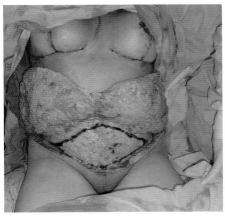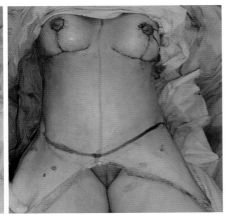

图 15.6　TULUA 腹壁整形术中，下腹部皮瓣需要剥离至脐周水平，然后切除脐部。左图：黑色箭头显示脐部切除后腱膜局部缺损。耻骨联合区域的黄色点状虚线范围代表保留的斜向或阶梯状皮下脂肪，该部分脂肪用来衔接下移的、上腹部皮瓣变薄的脐部区域（上方黄色点状虚线范围）。中图：下腹部 30cm×11cm 的椭圆形标记范围。右图：上腹部吸脂产生的网状皮下腔隙增大了皮瓣的移动性，同时经过了下腹壁腱膜折叠，上腹部的皮肤很容易向下滑动，为切口的无张力缝合打下了很好的基础

出折叠的范围程度，可以用手指用力按压该区域中心，观察凹陷的幅度、上下腱膜靠拢的范围，以此判断。如果估测两侧髂前上棘处折叠后腹外斜肌腱膜仍有多余，可以将该椭圆范围向两侧分别延伸 4cm 左右。

缝合时，将手术床调至头高脚高位，腹壁肌肉充分松弛，然后将下腹部标记的椭圆形腱膜折叠范围用 0 号聚丙烯（Polypropylene）线垂直间断缝合打结，然后再连续缝合加固（图 15.7）。

平均纵向上每折叠 10cm，横向上的长度大概需要 30cm。实际操作中这个长度可以调整，具体需要根据肌肉腱膜的张力大小来进行判断。肌肉腱膜折叠后会带来脐部位置的下移，甚至在某些案例中出现下降至会阴区的情况。在 TULUA 腹壁整形中，需要对脐部进行切除，遗留的局部腱膜缺损则用 0 号聚丙烯（Polypropylene）线缝合。

然后切除下腹部掀起的皮瓣的多余部分，切除的量和传统的腹壁整形术相当。切口分层缝合。如果出现"猫耳"畸形，则需要结合局部再次吸脂塑形或延长切口来消除。与传统式式相比，由于进行了水平横向上的腱膜折叠，张力绝大部分转移到了折叠处，TULUA 方案的切口缝合更为简单，张力也更小。

用 2-0 可吸收线缝合皮下、浅筋膜和真皮层。皮肤层的关闭则采用 3-0 聚卡普隆（Poliglecaprone）线或聚丙烯（Polypropylene）线进行皮内连续缝合。这样多层次的精细缝合不仅有助于消灭无效

腔，而且最终将切口皮缘上的张力降低到最小（图 15.8）。

阴阜区留置引流管 2 条，7 天后拔除。

对于进行二次手术修复的案例，皮下和切口上方皮瓣的筋膜层需要用可吸收线进行额外的牢靠固定，将皮瓣固定于耻骨和髂前上棘处，防止或矫正瘢痕向上移位。

关闭切口后，可以看到腹壁较术前有明显的改善、平坦、无局部不平整。肌肉腱膜通过水平折叠后变得紧致，皮肤也更加平整，不会出现传统术式中由于腱膜纵向折叠而造成的纵向皮肤局部堆积（"穹隆"样畸形）。

缝合皮肤切口后，标记腹壁中线。测量横向切口距阴唇前联合的距离，该距离需要在 5~7cm 之间才符合手术设计。将该距离设为 V，V 乘以（1.5~2），得出距离 H。H 为再造脐部距横向切口的高度，应为 7.5~14cm。确定好再造脐部位置后，设计倒 U 形皮瓣，直径为 1.5cm。切开后修剪下方周围脂肪，直至肌肉筋膜和腹白线层次，深度约 2.5cm。

为更好地显露腹白线，可用吸引器吸头旋转分离该处脂肪组织。用 2-0 可吸收线将倒 U 形皮瓣的皮肤与腹壁筋膜缝合 6~8 针，再造出斜坡状脐部凹陷。由于该处创面较小，利用拉钩牵引暴露会便于缝合。可选用森恩 – 米勒（Senn-Miller）拉钩（一种双头拉钩），充分拉开皮肤，然后缝合，暂不打结，用蚊钳钳夹牵引，最后一并打结。

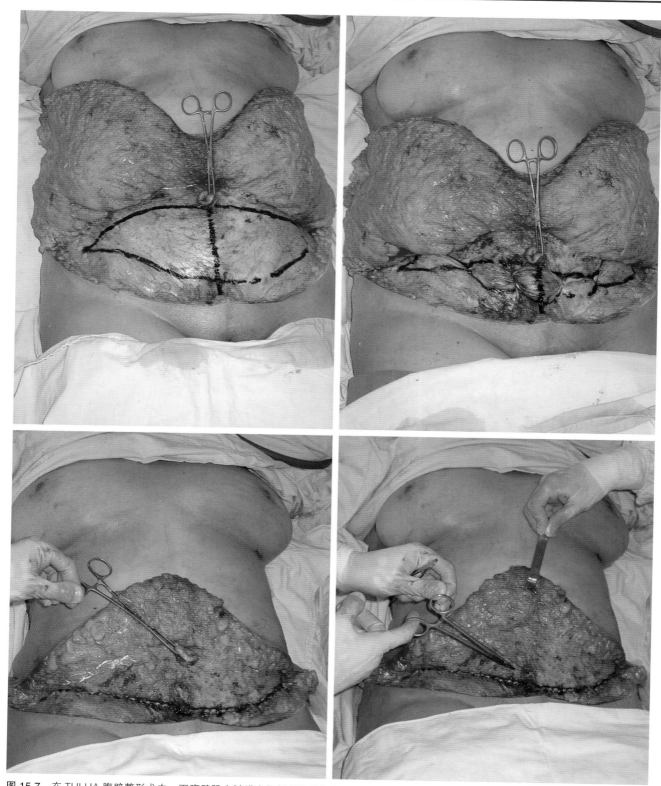

图 15.7 在 TULUA 腹壁整形术中，下腹壁肌肉腱膜水平折叠和脐部切除是两个重要的步骤。上左图：标记下腹壁大小为 34cm×12cm 的椭圆形范围；下腹壁皮瓣剥离至脐部附近；皮瓣中央部分切开有利于将皮瓣向上翻转摆放至上腹部。上右图：用 0 号聚丙烯（Polypropylene）线进行腱膜的间断折叠缝合；患者在全麻状态下，腹壁肌肉松弛，并将手术台调整至适当位置保持患者腹部屈曲。下左图：切除下腹部多余的皮瓣，皮肤脂肪总量约为 1300g。用艾丽斯（Allis）钳牵拉脐部，予以切除。0 号聚丙烯（Polypropylene）线连续缝合腱膜折叠部分予以加固。下右图：脐部切除后的腱膜缺损创面须给予缝合

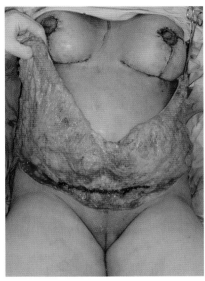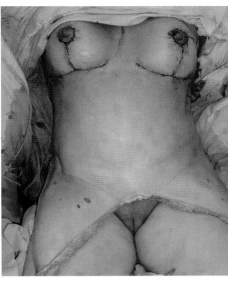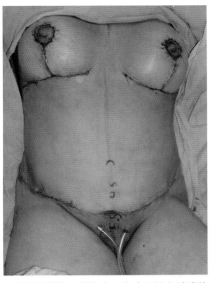

图 15.8　完成了腹壁吸脂和下腹部腱膜水平折叠后，需要对腹壁切口进行无张力缝合。左图：通过间断和连续缝合，完成了肌肉腱膜的水平折叠；脐切除后的局部腱膜缺损亦给予缝合；在原脐部以上的水平，未做皮瓣剥离；可观察到向上掀起的拟切除的下腹部皮瓣组织。中图：牵引下腹部拟切除皮肤，皮瓣可轻松向下方移动，使腹部皮肤整体分布均匀，注意避免因深部组织粘连或牵拉产生的局部皮肤扭转、不平整等现象。右图：切口分层缝合完毕后，标记腹中线，确定再造脐部位置。此时，该病例横向切口位于阴唇前联合上方 5.5cm 处（V：5.5），脐部则设计在腹壁正中横形切口上方 9cm 的位置（H：9）（H / V：9/5.5=1.6）

于下腹部切除的皮瓣组织中切取长约 1.5cm 的三角形全层皮肤，将脂肪修剪后，移植于再造脐部底部创面，用 3-0 普通肠线缝合。缝合时移植皮肤的正、反面要确保正确，真皮面对应创面。移植皮肤要保持平整，不能皱缩卷曲。受区不能为脂肪组织，皮片必须移植在腹中线腱膜层表面。缝合后可制作一直径 1.5cm 左右抗菌软膏敷料球来压迫移植的皮肤，更有助于伤口愈合完成脐部再造（图 15.9、图 15.10）。

患者术后需要佩戴弹力衣以确保腹部及术区有适度的加压。术后留院观察，如术后良好，第 2 天可以出院，但需要继续对切口和引流管进行护理。引流管通常在术后 1 周拔除。个别案例会出现血清肿的情况，可给予穿刺抽吸，每周 1~2 次，直至完全消失或被吸收（表 15.3）。

表 15.3　TULUA 腹壁整形修订方案技术要点 [7]

适应人群	肥胖患者、体重迅速减轻患者、减肥手术后患者、上腹部皮肤松弛患者、抽烟患者（主动或被动）、修复患者（直观上判断满足手术标准）
手术切口设计	患者双手用力向外上方牵拉腹部皮肤，下腹部横向切口中点位于阴唇前联合上方 5~7cm 处
吸脂	吸脂区注射肿胀液，不限制腹部吸脂区域
切除下腹部多余组织	整块切除，不需抽脂处理，不用保留斯卡帕（Scarpa）筋膜
腱膜折叠	自脐部至会阴区的水平横向折叠，如果张力过大可缩小范围。折叠长度介于两侧髂前上棘之间，可根据情况延长
切口缝合	无张力缝合。逐层缝合斯卡帕（Scarpa）筋膜、皮下脂肪、真皮
脐再造	移植小块皮肤，重建脐大小约 1.5cm，采用倒 U 形切口，缝合倒 U 形皮瓣边缘和腹壁筋膜
引流	留置引流管 1 周

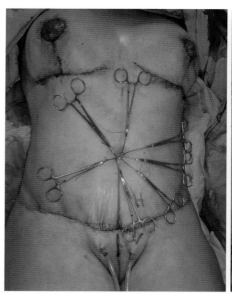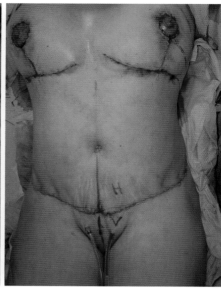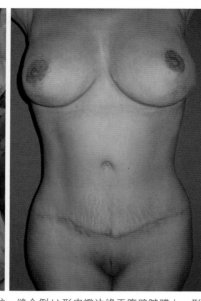

图 15.9 皮肤移植脐再造术。左图：确定好再造脐部位置后，设计倒 U 形皮瓣，修剪下方脂肪，缝合倒 U 形皮瓣边缘于腹壁腱膜上，形成凹陷状脐部。中图：移植全厚皮片长度约 1cm，用 3-0 普通羊肠线缝合于腹壁肌肉腱膜表面，形成新脐的基底。右图：术后外观。*H*/*V*=0.46，再造脐部位置略偏高，但同时也说明了再造脐部时位置选择的自由性。通过此病例也可以看出：为了获得位置更佳、更符合美学比例的脐部，需要在手术前进行合理的设计

15.3 文献分析

关于 TULUA 腹壁整形技术，本章作者发表过文献进行报道。自 2005 年 1 月至 2011 年 6 月共有 42 例女性采用该技术进行了腹壁整形。尽管该文献是一篇回顾性病例报道研究，但数据结果相对准确客观[7]。患者一般资料、随访周期、手术数据汇报如下：年龄 22~64 岁（平均 47 ± 12 岁）；主要手术目的为美容（1 例患者因体重骤减后皮肤过度下垂而影响生活，10 例患者的主要问题是上腹部皮肤脂肪过多）；体重指数（BMI）为 22~38（平均 30 ± 3.6），其中 22 例患者 BMI > 30。

绝大多数患者除了腹部外还有其他部位也进行了吸脂，因此腹部的吸脂量没有单独计算，最终吸脂量（包括脂肪、血性液体成分）为 1000~8000mL，平均为 4250mL。

下腹部切除的多余皮肤脂肪量为 540~5000g 不等，平均为 1375g。腱膜水平折叠的宽度为 24~34cm，平均（30.7 ± 2.3）cm。高度范围为 6~13cm，平均（9.8 ± 2.1）cm。椭圆形折叠区域的面积计算公式为 $\pi \times r_1 \times r_2$，得出面积数据为 118~337cm² 之间，平均（236 ± 55）cm²（表 15.4）。

随访周期为 3~389 周不等，平均为 53 周，有

3 名患者随访周期为 3 周。制定相应的评分标准，共 6 个评判指标，每个评判指标对应相应分值。分值范围为 0~3，分值高代表效果差，分值低代表效果好。最终总分值（0~18）可划分为 4 个等级，分别是：优、良好、一般和差。6 个评判指标为：

（1）上腹部膨隆度。

（2）上腹部皮肤多余度。

（3）脐部和横向瘢痕位置的比例关系（*H*/*V*）。

（4）脐部形态。

（5）横向瘢痕位置。

（6）腹部美观度。

根据最终总分值的分布，得分等级为"差"的病例数为 0，效果最不满意的病例得分为 6，仅 1 例，等级为"一般"。20 例得分为 0 分，等级为"优"。21 例分值为 1~5 分，等级为"良好"。

在术后随访期间，测定 *H*/*V*。*H*（下腹部"Hypogastrium"的首字母）代表横向切口距再造肚脐的距离，*V*（阴阜"Veneris"的首字母）代表阴唇前联合距离横向切口的垂直距离，两者的比值可以很好地反映下腹部横向疤痕和脐部位置的比例关系[8]。

V 的平均值为（6.7 ± 1.4）cm，其中在 30 例患者中不足 7cm。*H*/*V* 比值平均为 1.9 ± 0.5。即平

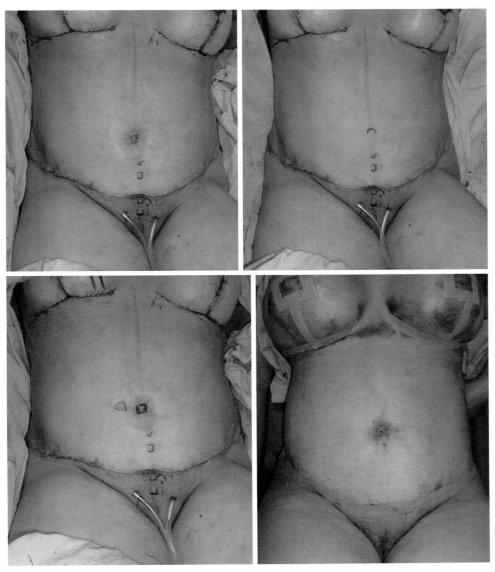

图 15.10　TULUA 腹壁整形术中皮肤移植脐再造。左上图、右上图、左下图：脐再造的手术步骤。右下图：术后 7d，腹壁横向切口处未出现皮瓣缺血或切口裂开等并发症

表 15.4　患者及手术数据[7]

	平均值标准差	最大值	最小值
年龄 / 岁	47 ± 12	64	22
随访周期 / 周	53 ± 83.7	389	3
体重指数（BMI）/（kg/m²）	30.1 ± 3.6	38.3	22.0
吸脂量 /mL	4250 ± 2020	8000	1000
切除皮肤组织量 /g	1375 ± 1109	5000	540
腱膜折叠宽度 /cm	31 ± 2.34	34	24
腱膜折叠高度 /cm	10 ± 2.15	13	6
折叠面积 $\pi \times r_1 \times r_2$/cm²	235.7 ± 55.8	337.7	118

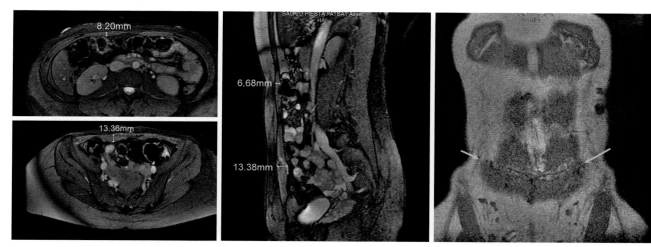

图 15.11　MRI 检查进一步证实，在腹壁腱膜折叠区域存在明显且持久的腱膜增厚改变。左上图：上腹部腹壁肌肉腱膜的厚度为 8.2mm。左下图：下腹部腱膜折叠区域肌肉腱膜厚度明显增加，为 13.36mm。中图：从腹部正中旁线区矢状层面上看，下腹部腱膜折叠区域肌肉腱膜增厚明显。右图：腱膜折叠区域在冠状面上成像明显（黄色箭头范围内）

均 H 值距离是 V 值距离的 2 倍。

为进一步从腹壁解剖结构的改变上来评估患者的手术效果及其稳定性，作者挑选了 4 例患者，分别在术后的不同时期（6 个月至 6 年）做了 MRI 检查。MRI 结果显示，在各个层面上腱膜折叠区域存在明显的改变，肌肉和腱膜之间具有增厚的瘢痕样结构。这些结果也进一步在影像学上证实了手术的确切效果。

在折叠区域，共测量了 12 组关于腹壁腱膜层厚度的数值，平均（14±3.5）mm，而没有进行折叠的区域相应的厚度平均为（6±2.3）mm（腱膜折叠处的厚度是非折叠区域的 2.35 倍，$p<0.0000015$）。上述含术后 6 年的随访结果表明，TULUA 腹壁整形技术长期有效（图 15.11）。

脐再造采用部分皮肤移植的方法。在 42 例患者中有 10 例存在植皮愈合缓慢的情况。最终再造脐部的大小、形态满意，没有患者需要手术修复。在结果评分判定系统中，脐形态评分为 0~3，其中 0 代表非常满意，有 41 例患者分值为 0（表 15.5）。

无致死并发症，无腹部皮瓣大面积坏死、切口边缘坏死或缝线裂开等。有 4 例患者出现了一侧髂腰部血清肿，均给予多次抽吸直至消失（其中最多的 1 例进行了 5 次积液抽吸）。其他部位未发现有血清肿的情况。未出现因手术失败导致的再次手术或再次住院治疗的案例（图 15.12）。

15.4　讨论

尽管 TULUA 腹壁整形术修订方案与传统和吸脂腹壁整形术相比本质上基本一致，但其技术调整却为腹壁整形术带来了确切的具有创新意义的变化[9]。尽管该术式效果良好，但仍然会有不同的观点，其优缺点还需要读者从自身的角度来进行体会。充分的研究、科学的随访无疑有助于进一步验证该术式，并有助于进一步理解该术式的精髓。

15.5　TULUA 腹壁整形术的优点

15.5.1　良好的血运保障

在腹壁整形术发展初期，技术手段以单纯切除多余的皮肤和脂肪为主，随后发展为包含脐部重新定位在内的广泛皮肤肌肉腱膜的综合处理，继而演变为不同程度、不同范围的腹部吸脂[10,11]，目的之一在于更好地维持组织血运。剥离范围从最初的双侧肋弓和剑突下方整个腹壁之间到局限于上腹部中央隧道，其目的也是为了保留节段性肋间动脉[12,13]；因此，将腹部吸脂和传统的腹壁整形术结合并加以一定的改进，从原理上应该更为安全，血运也更有保障[14,15]。之所以强调血运，是因为血运障碍导致的皮肤坏死是腹壁整形术普遍面临的问题，处理起来相当困难。尤其是当进行了吸脂和皮瓣广泛松解，加上切口张力过大，血运障碍就更容易发生。

按照这个思路，TULUA 方案在上腹部不做皮瓣剥离，不但保留了肋间节段性血管，也保留了脐周腹壁下动脉由腹直肌表面发出的穿支血管，在血运方面更为安全。此外，由于进行了下腹壁腱膜的水平折叠，腹部的张力绝大部分作用在深层的折叠腱膜上，分布在皮瓣切口处的张力明显减少甚至消失。张力的减少也意味着皮肤切口的血运有了更进一步的保证。

15.5.2　持久有效的腹壁收紧效果

腹壁整形术中，除切除多余的皮肤和脂肪外，腹壁腱膜的处理也历经了技术上的变化。由于可以持久改善腹直肌分离症状[16]，所以大部分对腹壁腱膜的处理为在脐周上下的垂直中线处折叠，同时还有为了改善腰部外观的腱膜折叠以及为了矫正垂直方向的下垂进行的 H 形、L 形和 J 形的腱膜折叠。除此之外，斜形折叠、上下腹部水平缝合折叠均出现过。这些缝合折叠往往需要大面积的皮瓣剥离松解，难免对皮瓣的血运造成影响[17,18]。虽然后来也出现了小范围皮瓣松解后再进行腱膜折叠的情况，但血运障碍仍不可避免[19-21]。

如果要把这些折叠方法进行比较的话，水平方向上的腱膜折叠一般比垂直方向上的折叠面积要大。前者高度和宽度平均值分别为（9.8±2.1）cm 和（30.7±2.3）cm，后者高度和宽度平均值分别是 30~40cm 和 4~7cm，前者面积大于后者。由此可以推断，腱膜横向水平折叠对腹壁张力的改善要优于垂直折叠。当然，这些结论需要具体的数

表 15.5　42 例接受了 TULUA 腹壁整形的患者临床效果评分[7]

评分指标	0	1	2	3
上腹部膨隆度	平坦	坐位时有膨隆	站立位时有膨隆	要求或实施了修复手术
	$n=39$	$n=3$	无	无
上腹部皮肤多余度	无多余	可用手夹捏	视觉上有松弛	要求或实施了修复手术
	$n=41$	$n=1$	无	无
脐和横向瘢痕位置的比例关系（H/V）(38 例数据，$1.9±0.5$)	理想比例 H/V：1.5~2.0	/	脐部位置过高 $H/V>2.0$ 脐部位置过低 $H/V<1.50$	要求或实施了修复手术
	$n=23$	/	高：$n=11$ 低：$n=4$	无
脐形态	自然	少许畸形	异常或缺损	要求或实施了修复手术
	$n=41$	无	$n=1$	无
横向瘢痕的位置 [38 例数据，（$6.3±1.4$）cm]	距阴唇前联合 5~7cm	距阴唇前联合距离 7.1~10cm	距阴唇前联合 >10cm，底裤无法遮盖	要求或实施了修复手术
	$n=30$	$n=7$	$n=1$	无
腹部美观度	美观	皮肤局部的不平整、松弛、皱缩、坏死等	严重的皮肤坏死、疤痕、不美观	要求或实施了修复手术
	$n=37$	$n=4$	$n=1$	无

* 评分等级：非常好（0 分），20 例；好（1~5 分），21 例；一般（6~9 分），1 例；差（10 分及以上），无

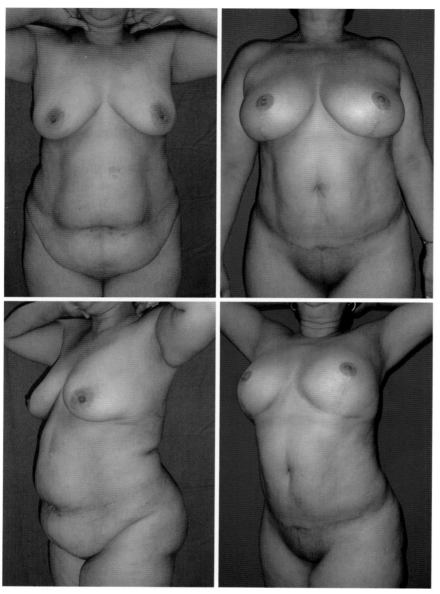

图 15.12　TULUA 腹壁整形典型案例。左图：术前正位、斜位照片，BMI 为 32；患者肥胖且上腹部组织过多，非常适合 TULUA 腹壁整形术。右图：术后 6 年。患者同期还接受了乳房下垂矫正术，总吸脂量为 6000mL，下腹部皮肤组织切除量为 4750g，水平折叠区域大小为 34cm×12cm，术后恢复良好。尽量患者手术后 6 年体重又逐渐增加，但腹壁整形术的效果一直保持良好。患者术后 6 年正侧位腹壁形态较术前明显改善，再造脐部和瘢痕的位置关系比例合适（H/V:13/8=0.6），上腹部膨隆未复发，未出现不平整、松弛和"穹隆"样畸形

据来进一步证实。为了评定腱膜垂直折叠的效果，也曾有学者用 MRI 扫描来进行分析，并发表过相应的论文[22]，效果不如 TULUA 中的水平横向折叠。虽然在关于 TULUA 已发表的文献中，仅随机挑选了 4 例患者，但对折叠区域进行了多层次、多点位的分析，得到了充分的证据。有 1 例还进行了术后 6 年的随访，效果依然很好。评估这 4 个病例的同时，MRI 还进一步排除了并发症的发生，比如没有局部凸起、腹壁疝、缝合口裂开等。总之，在 TULUA 腹壁整形修订方案应用后，下腹壁腱膜水平横向的折叠在每个病例中都可以改善腹部的松弛或膨隆，并获得了良好的腹部外观。

15.5.3　上腹部多余皮肤和脂肪组织的矫正

上腹部皮肤脂肪冗余是腹壁整形术后经常出现的问题。当没有进行吸脂或者上腹部皮下剥离只局限于腹直肌外侧缘时，这个问题尤为明显。腱膜垂直折叠时，用缝线将两侧分离的腹直肌向中央缝合靠拢，力的传导导致皮肤向中线靠拢，结果是上腹部中线附近皮肤堆积，或是垂直方向的皮肤皱襞隆起，形成所谓的"穹隆"样畸形，严重影响了手术效果。而在 TULUA 腹壁整形术中，完全摒弃了脐部以上的皮瓣剥离，改用吸脂加下腹部腱膜水平折叠的办法，均匀而平坦地将上腹

部皮肤向下流线般梳平，最大限度避免了上腹部皮肤不平整。上述 42 例病例结果也客观地反映了这个效果。

15.5.4　下腹部瘢痕位置较低

上腹部的吸脂可以在皮下形成广泛的网格状隧道，可以使皮肤向下方产生一定程度的移动。当然，最主要的原因还是下腹部腱膜水平方向的折叠，可以强有力地使腹部皮肤向下方移位，并保持切口处张力降到最小，甚至是没有张力。这不仅对恢复血运有帮助，而且下腹部伤口的瘢痕不容易变宽，将切口裂开的概率降到最低。实际的临床工作也证实，几乎每一例到了切口缝合的时候，皮肤都没有张力。这一切最终使得瘢痕的位置控制得较低，量化数据表现为距离 V 总是小于 7cm。

15.5.5　创面缝合后无效腔更小

上腹部皮肤没有进行剥离，仅仅经过了吸脂处理，继而随着腱膜的折叠向下腹部和会阴区滑动舒平，无效腔被降至最小。所以，术后下腹部不仅发生血清肿的概率低，而且程度也很轻。

15.5.6　再造脐部的形状和位置满意

TULUA 腹壁整形术修订方案中脐部的处理是再造而不是重新定位，这个想法并非独创，已有学者在此之前施行[23]。其最主要的优点在于不用为了脐部重新定位而对上腹部皮瓣进行剥离松解，可完全自由决定脐部的位置。为了获得对称的腹壁外观，脐部须标记在腹部正中线上。同时，为追求恰当的高度，在手术过程中需要测定一些必要的指标来进行参考。但再造脐部的高度本身并没有什么既定的标准。有部分学者认为脐部的高度可以确定在双侧髂前上棘的连线上，但这一标准过于死板，而实际上随着手术期间体位的变化（平卧位、屈曲位），腹部皮肤会有一定程度的移位[24]。所以，合适的方案是确定一定的比例，即脐部和瘢痕的垂直距离和阴唇前联合距瘢痕的

距离之间的比值，控制比值在 1.5~2 之间会比较理想[25]。还有一些学者利用剑突、阴阜等作为参照来确定脐部的位置[26,27]。其实无论参照标准如何，只要整体上看起来和谐统一，即使肚脐位置偏低一些也是可以接受的[28]。

在参考文献 8 中，该文作者整理了 40 例未生育过的、年龄在 18~30 岁之间的女性的资料，这些患者均具有正常的体重指数，没有进行过腹部手术[8]。该文作者将下腹部自然皮肤皱褶比作腹壁整形术中的横向瘢痕，统计了这些女性站立位正面观的 V 和 H 数据。至少有 90% 的数据显示脐部到腹壁皱褶的距离 H 是皱褶到阴唇前联合距离 V 的 1.5~2.5 倍，V/H 的比值平均为 0.498。这个方法成为在 TULUA 腹壁整形术中确定再造脐部位置的主要标准，简单易行，并且相对客观。

虽然局部皮瓣再造脐的方法众多，但在TULUA 中采用的是倒 U 形皮瓣，皮瓣直径 1.5cm。皮瓣切开与基底缝合后形成局部凹陷，为皮肤移植提供了一个帽状创面，并和腹部筋膜粘连形成了牢靠的脐基底结构。这个术式最终可以再造出一个锥状的脐部，与腹壁皮肤间形成平滑的斜坡面，过渡自然[29,30]。

由于再造脐的这种术式可以相对自由地确定再造脐的位置，可以说是这种方法的优点之一，但在选择位置时应当考虑到腹部美学比例关系。目前临床上大部分再造脐病例的脐位置普遍偏高，但有逐渐降低的趋势。

总之，利用皮肤移植联合倒 U 形皮瓣再造脐部具有以下几个主要的优点：

（1）避免了脐重新定位术式的上腹部皮瓣剥离，从而避免了对皮瓣血运的破坏，并减少无效腔的形成。

（2）新脐位置相对自由可控，避免位置过低。

（3）再造脐的切口瘢痕隐藏于脐底部。倒 U形皮瓣再造脐的周壁与腹部皮肤的过渡流畅。

（4）避免肥胖患者由于过深的脐部而保留较长的蒂部组织。

（5）避免了脐部狭长等不良外观。

（6）术后美学效果通常优于传统脐部重新定位。

（7）如手术时需同期修复脐疝，则不用担心

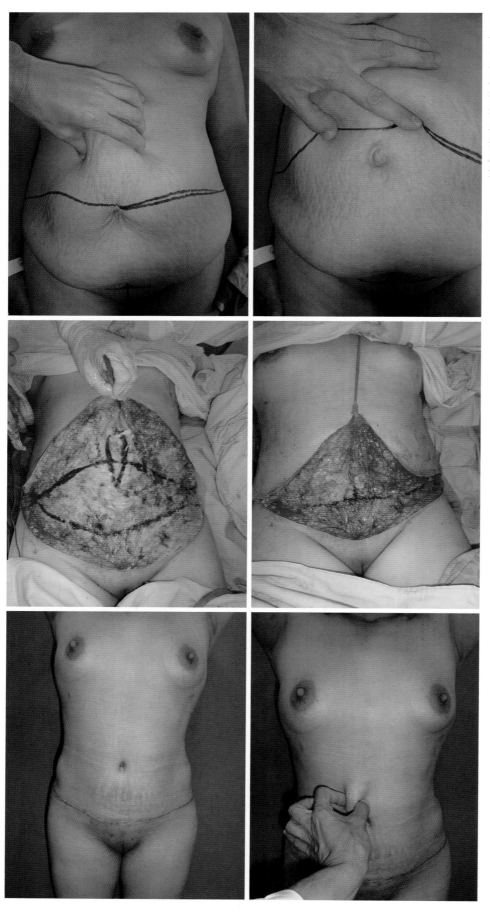

图 15.13　TULUA 腹壁整形术和脐疝修补同期进行。上图：上腹部皮肤软组织松弛合并脐疝是该手术的适应证。中图：术中行下腹壁腱膜水平折叠、脐切除和脐疝修补。脐部上方的腹部皮瓣未做松解剥离。下图：术后 12 周，上腹部皮肤松弛，脐疝得以矫正，下腹部瘢痕低至内裤可遮盖范围，脐与下腹部瘢痕之间的美学比例关系良好，腹部皮下脂肪明显变薄

发生传统手术时因为分离或缝合造成的脐蒂部坏死（图 15.13）。

15.5.7　可用于修复病例和复杂病例

一些不满意初次手术效果需要修复的病例，是 TULUA 技术良好的适应证，尤其是出现阴阜区组织过多、疤痕位置过高或脐部位置较低的病例。手术时可沿原切口瘢痕切开，剥离皮瓣，进行下腹壁腱膜水平横向折叠，矫正阴阜区畸形，切除

原脐部并行再造等（图 15.14）。

对于曾经接受过局部腹壁整形手术的患者，部分病例由于处理不到位而出现未手术区域（如上腹部）软组织堆积的状况，采用 TULUA 进行下腹部腱膜水平折叠、上腹部吸脂皮瓣修薄、脐部再造等，往往可以切除数量可观的多余组织（图 15.15）。

腹壁吸脂后造成的皮肤不规则或瘢痕等并发症的治疗也可以考虑 TULUA 技术，可以使皮肤及腹壁紧致、畸形消失。

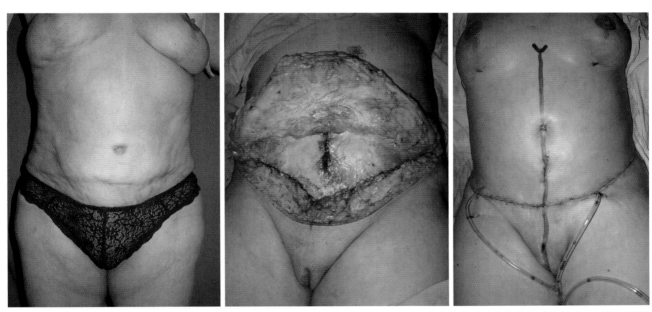

图 15.14　TULUA 腹壁整形技术可用在腹壁整形手术失败案例的修复中。左图：60 岁患者，接受过传统的腹壁整形术，对效果不满意，自觉瘢痕位置过高、脐位置过低。中图：分离皮瓣的时候，皮下的瘢痕仍清晰可见，在一定程度上妨碍了皮瓣的剥离。将皮瓣剥离至脐部水平，并将脐部切除，下腹壁腱膜行适度水平折叠，范围为 34cm×6cm。右图：术毕，手术切口较术前的横向瘢痕位置下降了6cm。脐同期再造

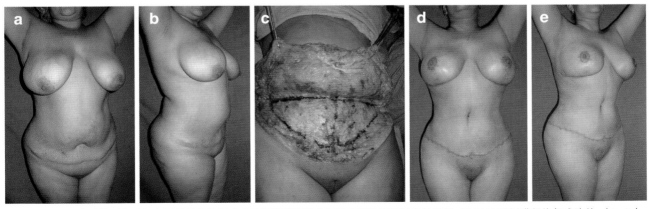

图 15.15　对于腹壁整形术后仍有局部组织堆积或者局部腹壁整形术而其他部位组织过多的案例，TULUA 可以进行修复或改善。（a，b）：32 岁患者，BMI 为 31，术前正侧位，主诉为上腹部皮肤、脂肪堆积。患者 3 年前接受过下腹部局部整形，术后下腹部状况得以改善，但自觉上腹部组织量过多，本次手术修复比较适合采用 TULUA 方案。（c）术中行腹壁腱膜水平折叠，脐部以上皮瓣不做剥离，给予吸脂修薄，同期进行脐再造。术中切除了大量的多余软组织。（d，e）术后正侧位，效果满意。上腹部组织堆积状况消失，"穹隆"样畸形得以去除，脐部和横向瘢痕的位置也符合美学比例关系

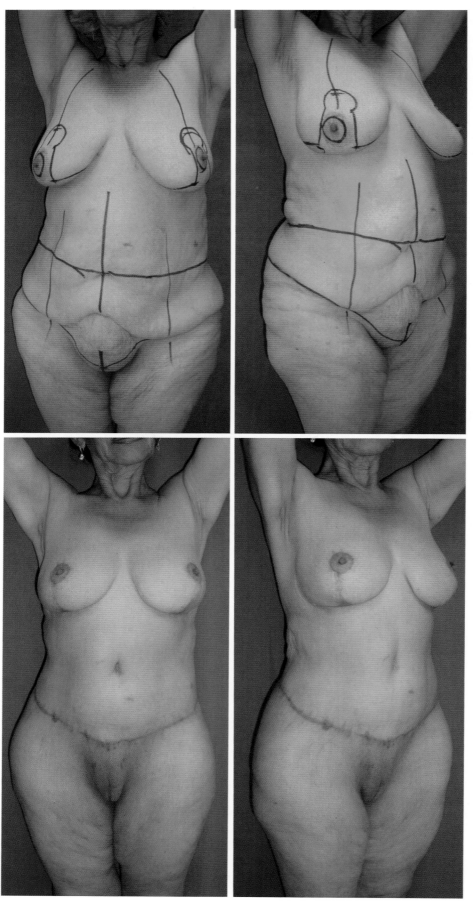

图 15.16　对于体重迅速减轻的患者，TULUA 是良好的选择。上图：减肥手术后患者术前正侧位，采用 TULUA 进行腹壁整形，患者同期还进行乳房悬吊固定术和臀部整形术。可以看到，下腹部切口的设计位置非常靠下。下图：术后 14 周正侧位，上腹部平坦，腹部轮廓整体流畅，脐部和瘢痕位置比例协调，没有倒 T 形手术瘢痕

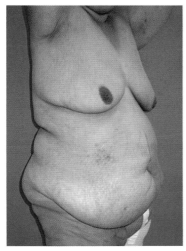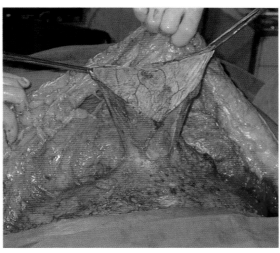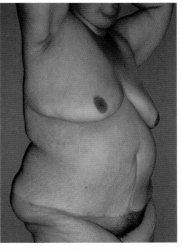

图 15.17　在不剥离上腹部皮瓣的前提下，TULUA 可以为下腹部的脂肪切除术、全腹广泛吸脂术、脐疝修补和腹壁腱膜折叠提供更安全可靠的操作。左图：60 岁女性患者侧位，脐部上下有纵向垂直瘢痕，下腹部突出明显，患者肥胖，并发糖尿病和静脉曲张。中图：通过延长的下腹部横向切口，充分矫正下腹部膨出，避免了纵向瘢痕。再通过腱膜水平折叠加强腹壁，避免了脐部以上皮瓣的剥离，切除了因肥胖导致的过长脐部，并重建脐部。右图：术后 1 年。患者脐部下方纵向瘢痕是之前手术而非 TULUA 腹壁整形术遗留的

肥胖或吸烟患者（被动或主动）如果想进行腹壁整形，传统术式相对限制较多，而 TULUA 技术在不剥离上腹部皮瓣的前提下进行脂肪切除术、吸脂术以及腱膜折叠，可以提供更为安全的手术保障。

体重迅速减轻或减肥手术后的患者，皮肤严重多余，同样适用 TULUA。可以切除腰部"呼啦圈"样多余的皮肤和脂肪，可以进行全腹部吸脂，亦可以直接有效地进行上腹壁松弛矫正，同时也避免了脐转位时出现脐蒂过长的问题。由于技术操作上的特点，最后缝合切口时 TULUA 也能够避免因切除垂直方向上的皮肤而产生倒 T 形的瘢痕（图 15.16）。

除了上述广泛的适用范围外，对于合并脐疝且脐蒂血运受损的案例，TULUA 技术可以很好地解决手术中的难题。其他如下腹部腹壁缺损，同样适用该技术（图 15.17）。

由于适用范围广，目前 TULUA 腹壁整形术修订方案也越来越多地应用于男性患者（图 15.18）。

15.5.8　手术操作相对简单

在腹壁整形术的发展过程中，为追求更简单的流程、减少并发症、降低费用、提高手术效果，手术方式发生了一系列的改进。比如：脐部上方皮瓣不做剥离，这样的改进使得吸脂、下腹部皮肤切除变得更加安全。由于这样操作后皮肤会变得紧致，所以术中常常觉得没有必要再进行腱膜折叠或者只有在严重的案例中才应用[31-37]。但 TULUA 修订方案规范化以后，腱膜折叠作为其中一个基本步骤，按常规进行，进一步保证了手术效果。该方案同样也优化了腹壁整形术发展过程中其他合理的步骤，使腹壁整形术变得更简便、效果更好、恢复时间更短、并发症更少、费用更低（图 15.19）。

15.6　缺点

尽管 TULUA 腹壁整形术修订方案包括许多优点，但仍避免不了会有一些缺点。由于脐部以上皮瓣不做剥离，所以无法对部分病例中腹直肌分离的状况进行修复。目前关于 TULUA 的研究随访持续到了术后 6 年，更长时间的随访效果仍需进一步观察。脐再造并非全部依靠植皮，也可能导致脐部较小、瘢痕明显、外观不满意等。目前出现过几例再造脐部位置上移的案例，究其原因可能与腱膜折叠后逐渐回缩有关。术后腰部的变化目前还未进行量化对比。患者如果腰部两侧组织过多，下腹部横向切口两端"猫耳"畸形会更加

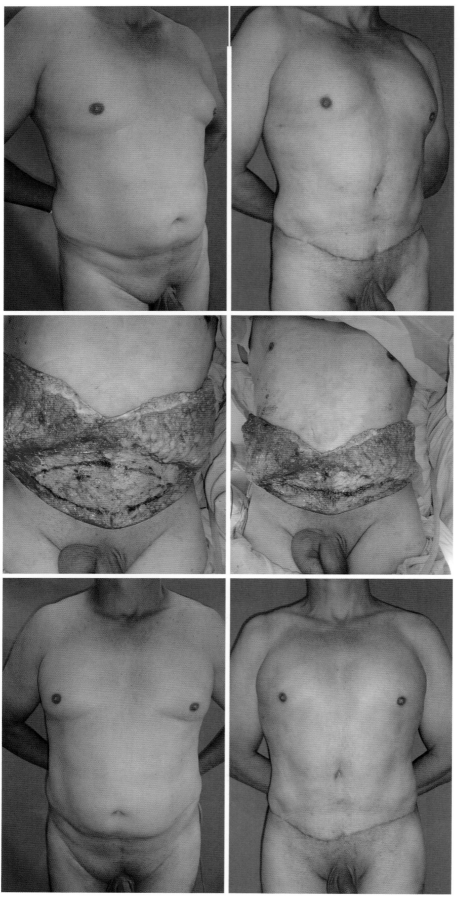

图 15.18 男性 TULUA 腹壁整形术。左上图：术前侧位。右上图：术后 6 周侧位。腹部整体平坦，再造脐位置较术前略高以形成良好的美学比例关系。术后瘢痕位置低于术前下腹壁皱褶位置，相对隐蔽（而利用患者自身下腹壁皱褶处来做切口是相对错误的方法，这样做的结果就是瘢痕位置偏高）。中图：术中。腹部腱膜给予适当水平折叠。左下图：术前正位。右下图：术后 6 周正位片

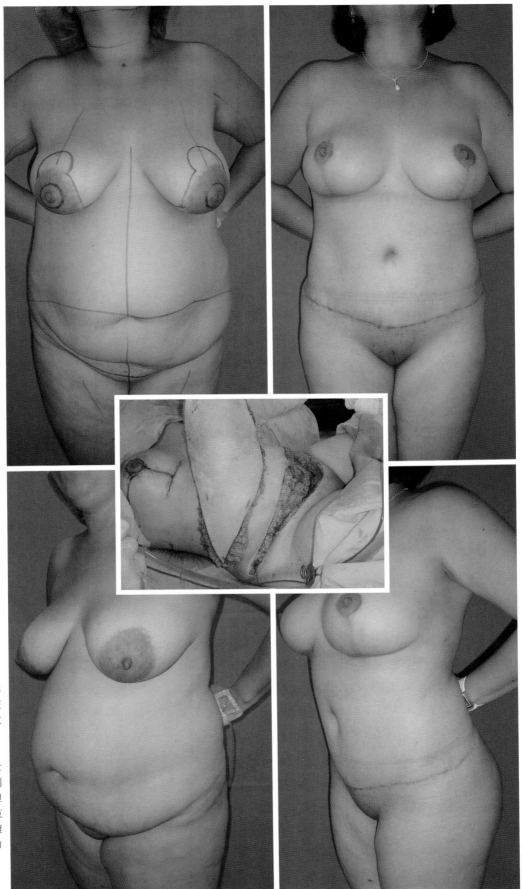

图 15.19　TULUA 优化了腹壁整形术发展过程中其他合理的操作步骤，使腹壁整形术变得更简便、效果更好、恢复时间更短、并发症更少、费用更低。左上图、左下图：32 岁女性，BMI 为 31，术前正侧位片，腹部膨隆明显，但无疝。中图：腹部标记范围整块切除，吸脂，下腹壁腱膜水平折叠，无张力缝合，脐再造。右上图、右下图：术后 6 个月正、侧位片

明显，处理起来较为困难。

结论

TULUA 腹部整形术可以应用到任何一位需要进行腹壁整形的患者中，但目前把它作为首选方案主要还是应用于以下病例：上腹部皮瓣剥离可能存在血运障碍的患者和腹壁腱膜纵向垂直折叠可能造成上腹中部皮肤堆积的患者。

该技术对比以往的腹壁整形术具有很大的优势，包括：对腹壁皮瓣的血运和神经保护比较好；皮瓣血供更有保障，且皮肤感觉恢复更快，缝线处张力更小，瘢痕理论上更不明显；最大限度消除无效腔，降低血清肿发生的概率；术后无上腹部软组织局部的堆积；瘢痕位置较低；对脐位置的选择更加自由；允许在腹部各部位进行吸脂，包括上腹部、乳房下方、肋下缘、腰部等位置，从而对腹壁的塑形更加全面，避免了以往腹壁整形术后的二次手术或吸脂修整[38]。

基于以上论述，TULUA 技术无疑是腹壁整形术的一次进步，取得了大量客观的医学证据，将更好地服务于蓬勃发展的腹壁整形领域。在血运、效果和操作上的优势，使其不仅可以应用于常规的腹壁整形，对一些相对禁忌的案例同样可以取得很好的效果。

参考文献

[1] Gillies HD, Millard DR. The principles and art of plastic surgery. Boston: Little and Brown; 1957.

[2] Saldanha OR, Pinto EB, Matos Jr WN, Lucon RL, Magalhães F, Bello EM. Lipoabdominoplasty without undermining. Aesthet Surg J. 2001;21(6):518–526.

[3] Friedland JA, Maffi TR. MOC-PS(SM) CME article: abdominoplasty. Plast Reconstr Surg. 2008;121(4 Suppl):1–11.

[4] Villegas F. Abdominoplasty without fl ap dissection,full liposuction, transverse infraumbilical plication and neoumbilicoplasty with skin graft. (T.U.L.U.A). Canadian J Plast Surg. 2011;19(A):95. http://www.cirugiaplasticahoy.com/images/stories/File/TULUA%20abd%20can%20J%20plast%20surg%202011.pdf . Accessed Aug 2014.

[5] Villegas F. TULUA abdominoplasty: transverse plication,undermining limited, liposuction, umbilicoplasty,abdominoplasty. Podium presentation at IPRAS World Congress of Plastic surgery, Santiago de Chile February 2013. 2013. https://www.youtube.com/watch?v=grUrMPKKCFY . Accessed 1/13/15.

[6] Villegas F. (T.U.L.U.A) Abdominoplastia transversa.Sin elevación de colgajo. Escisión en bloque.Liposucción completa y neoumbilicoplastia. Podium presentation at FILACP 2012, XIX Congress of the Ibero-Latin-American Federation of Plastic Surgery.Medellín.

[7] Villegas F. A novel approach to abdominoplasty:TULUA modifi cations (transverse plication, no undermining, full liposuction, neoumbilicoplasty, and low transverse abdominal scar). Aesthetic Plast Surg.2014;38(3):511–520.

[8] Villegas F. Segundos tiempos quirúrgicos después de abdominoplastia y liposucción. Rev Col Cir Plast Reconstr. 2011;17(1):47–58.

[9] Hudson D. A paradigm shift for plastic surgeons: no longer focusing on excising skin excess. Plast Reconstr Surg. 2000;106(2):497–499.

[10] Matarasso A. Liposuction as an adjunct to a full abdominoplasty revisited. Plast Reconstr Surg.2000;106(5):1197–1202.

[11] Matarasso A. Liposuction as an adjunct to a full abdominoplasty. Plast Reconstr Surg. 1995;95(5):829–836.

[12] Kolker AR. Improving esthetics and safety in abdominoplasty with broad lateral subcostal perforator preservation and contouring with liposuction. Ann Plast Surg. 2008;60(5):491–497.

[13] Saldanha OR, De Souza Pinto EB, Mattos Jr WN,Pazetti CE, Lopes Bello EM, Rojas Y, dos Santos MR,de Carvalho AC, Filho OR. Lipoabdominoplasty with selective and safe undermining. Aesthetic Plast Surg. 2003;27(4):322–327.

[14] Saldanha OR, Azevedo SF, Delboni PS, Saldanha Filho OR, Saldanha CB, Uribe LH. Lipoabdominoplasty:the

Saldanha technique. Clin Plast Surg. 2010;37(3):469–81.

[15] Saldanha OR, Federico R, Daher PF, Saldanha Filho OR, Saldanha CB, Uribe LH. Lipoabdominoplasty.Plast Reconstr Surg. 2009;124(3):934–942.

[16] Nahas FX. An aesthetic classifi cation of the abdomen based on the myoaponeurotic layer. Plast Reconstr Surg. 2001;108(6):1787–1795.

[17] Marques A, Brenda E, Ishizuka MA, Abramo AC, Andrews JM. Abdominoplasty: modifi ed plication. Br J Plast Surg. 1990;43(4):473–475.

[18] Yousif NJ, Lifchez SD, Nguyen HH. Transverse rectus sheath plication in abdominoplasty. Plast Reconstr Surg. 2004;114(3):778–784.

[19] Cárdenas Restrepo JC, García Gutiérrez MM. Abdominoplasty with anchor plication and complete lipoplasty. Aesthet Surg J. 2004;24(5):418–422.

[20] Sozer SO, Agullo FJ. Triple plication in miniabdo-minoplasty.Aesthetic Plast Surg. 2006;30(3):263–268.

[21] Cárdenas Restrepo JC, Muñoz Ahmed JA. New technique of plication for miniabdominoplasty. Plast Reconstr Surg. 2002;109(3):1170–1177.

[22] Elkhatib H, Buddhavarapu SR, Henna H, Kassem W.Abdominal musculoaponeuretic system: magnetic resonance imaging evaluation before and after vertical plication of rectus muscle diastasis in conjunction with lipoabdominoplasty. Plast Reconstr Surg.2011;128(6):733e–740.

[23] Ohana J, Illouz YG, Elbaz JS, Flageul G. New approach to abdominal plasties. Technical classifi cation and surgical indications. Progress allowed by liposuction, neo-umbilicoplasty and use of biological glue. Ann Chir Plast Esthet. 1987;32(4):344–353.

[24] Dubou R, Ousterhout DK. Placement of the umbilicus in an abdominoplasty. Plast Reconstr Surg. 1978;61(2):291–293.

[25] Bozola AR. Abdominoplasty: same classifi cation and a new treatment concept 20 years later. Aesthetic Plast Surg. 2010;34(2):181–192.

[26] Pallua N, Markowicz MP, Grosse F, Walter S. Aesthetically pleasant umbilicoplasty. Ann Plast Surg. 2010;64(6):722–725.

[27] Parnia R, Ghorbani L, Sepehrvand N, Hatami S,Bazargan-Hejazi S. Determining anatomical position of the umbilicus in Iranian girls, and providing quantitative indices and formula to determine neo-umbilicus during abdominoplasty. Indian J Plast Surg. 2012;45(1):94–96.

[28] Colwell AS, Kpodzo D, Gallico 3rd GG. Low scar abdominoplasty with inferior positioning of the umbilicus. Ann Plast Surg. 2010;64(5):639–644.

[29] Hazani R, Israeli R, Feingold RS. Reconstructing a natural looking umbilicus: a new technique. Ann Plast Surg. 2009;63(4):358–360.

[30] Uraloglu M, Tekin F, Orbay H, Unlü RE, Sensöz O.Simultaneous abdominoplasty and umbilical reconstruction using a modifi ed C-V fl ap technique. Plast Reconstr Surg. 2006;117(7):2525–2526.

[31] Illouz YG. A new safe and aesthetic approach to suction abdominoplasty. Aesthetic Plast Surg. 1992;16(3):237–245.

[32] Brauman D, Capocci J. Liposuction abdominoplasty:an advanced body contouring technique. Plast Reconstr Surg. 2009;124(5):1685–1695.

[33] Avelar JM. Abdominoplasty combined with lipoplasty without panniculus undermining: abdominolipoplasty:a safe technique. Clin Plast Surg. 2006;33(1):79–90.

[34] Avelar JM. Abdominoplasty without panniculus undermining and resection: analysis and 3-year follow- up of 97 consecutive cases. Aesthet Surg J.2002;22(1):16–25.

[35] Brauman D. Liposuction abdominoplasty: an evolving concept. Plast Reconstr Surg. 2003;112(1):288–298.

[36] Illouz YG. En bloc abdominoplasty: a new, safer and more aesthetic technique. Ann Chir Plast Esthet.1990;35(3):233–242.

[37] Shestak KC. Discussion: new technique of plication for miniabdominoplasty. Plast Reconstr Surg. 2002;109(3):1178–1190.

[38] Baroudi R. Liposuction as an adjunct to a full abdominoplasty revisited by Alan Matarasso. Plast Reconstr Surg. 2000;106(5):1203–1204.

第 16 章　腹壁整形术和剖宫产的联合实施：可行性分析

坦瑞 · E. 柏恩（Teri E. Benn），卡洛斯 · E. 斯柏拉（Carlos E.Spera）著

16.1　前言

在临床工作中，我们会遇到许多将要接受剖宫产的妊娠女性有腹壁整形的诉求，她们希望能够摆脱产后腹部皮肤松弛和妊娠纹带来的烦恼。一些妇产科医生在完成本专业工作之余，也有学习整形美容手术的意愿，她们会学习一些诸如腹壁整形的美容手术。

在美国，剖宫产是最常见的外科手术之一，每年大概有 100 多万例剖宫产手术 [1,2]，包括初次或再次剖宫产。其最主要的指征为胎儿窘迫、难产、胎位不正和多胎妊娠 [3,4]，另有 3% 的剖宫产手术没有明显的手术指征，仅仅是因产妇要求而进行的 [5]。除紧急情况下外，剖宫产是在脊髓或硬膜外麻醉下进行的 [3,4]。

而腹壁整形则属于美容手术范畴，其目的在于消除腹部多余的皮肤、脂肪，收紧腹壁肌肉腱膜等结构，重新获得良好的腹部形态。在相对大范围的腹壁整形操作中，需要自耻骨联合将腹直肌前鞘一直收紧折叠至剑突，矫正腹直肌分离，解决腹壁松弛问题，从而获得平坦、流畅的腹部外观 [6,7]。

美国整形外科协会提供数据表明，2012 年腹壁整形术在美国和加拿大共进行了 106 628 例，在美容类手术中数量排名第六 [8]。通常情况下，腹壁整形术是在女性完成了生育之后进行的 [7]。绝大部分医生也建议女性生育后再进行腹壁整形术，更有一些医生强调生育后至少满 3 个月，体重稳定了再进行手术，以达到最佳的手术效果 [7]。

鉴于剖宫产手术和腹壁整形手术的普遍流行，有学者提出将二者联合起来同期手术。那么，二者联合操作会出现什么样的问题和面临什么样的风险呢？以往，腹壁整形术和其他的一些妇科手术曾共同实施过，总体上似乎有着不错的效果 [6,9-13]，这是否也预示它和剖宫产的联合实施同样也能取得满意的结果呢？为此，笔者对既往文献资料进行总结，深入细致地分析和评估二者联合实施的安全性和美学效果。

16.2　研究方法

利用 PubMed、EBSCO 和 Cochrane3 个数据库进行文献检索，日期不限，语言限定为英文。关键词包括 "Abdominoplasty（腹壁整形）" "Cesarean Section（剖宫产）" "Tummy Tuck（腹部整形）" "Csection（剖宫产）" "Liposuction（吸脂）" "Aesthetic Surgery（美容外科）" "Lipoabdominoplasty（吸脂腹壁整形）" "Gynecology（妇科学）" "Gynecologic Surgery（妇科手术）" "Lipectomy（脂肪切除）" "Dermolipectomy（皮肤脂肪切除）" "Panniculectomy（脂膜切除术）" "Abdominal Wall Reconstruction（腹壁重建）" 等。文献检索工作由特定的一位研究者负责完成。

结果

2011 年《美 容 整 形 外 科（Aesthetic Plastic Surgery）》杂志上有篇文献报道，研究者比较了同时接受腹壁整形、剖宫产术和单独接受腹壁整形手术的两组患者的资料，分析联合手术的安全性和有效性[14]。这项研究的作者称，他们在此之前并未发现有类似的研究或文献报道[14]。同样，关于联合手术的问题，本次的文献检索同样没有发现除 2011 年的这项研究之外的论著、综述或病例报道等。

该研究的作者为艾哈迈德·阿里（Ahmed Ali）和阿姆鲁·埃萨姆（Amr Essam），阿里（Ali）为整形科医生，埃萨姆（Essam）为妇产科医生[14]。研究中描述，2008—2009 年，共有 50 例科威特女性接受了腹壁整形局部吸脂术联合剖宫产术，另有 80 例非妊娠女性在同时期接受了单纯腹壁整形术作为对照。在术后 6 个月期间，联合手术组中并发症的发生率明显高于对照组，并发症包括切口感染、裂开、皮肤部分坏死等。从美学角度对结果进行分析，研究者认为，对妊娠妇女的手术标记要远远复杂，术后最不满意的结果依次为：腹部凸起（发生率 32%）、脐部膨出（发生率 24%）、腹部皮肤松弛（发生率 12%）。与之对比的是，相应的概率在对照组中依次为 9%、5% 和 4%（$p<0.05$）。联合手术组中，只有 48% 的患者对整体效果表示满意（研究者并未提供麻醉的具体方式以及剖宫产的相应细节）。

16.3　讨论

腹壁整形术和其他妇科手术一起联合实施由来已久，总体效果安全可靠[6,9-13]。在文献回顾分析之前，笔者假定腹壁整形术可以和剖宫产术一起开展。但基于目前的分析结果显示，情况似乎并不乐观。

整体来说，腹壁整形术是一个相对安全的美容手术，早期并发症（如血肿、血清肿和感染）出现概率为 18%，另有一些不是很严重的晚期并发症（如"猫耳"畸形、瘢痕明显）出现概率为

25%[15]。类似的统计很多，结果大同小异。

当腹壁整形和其他外科操作一起实施的时候，并发症的发生风险虽然有所增加，但总体仍相对较低。其中较为严重的是，肺栓塞的发生概率会增加，尤其当和妇科手术一起操作的时候[9,10]。除此之外，常见的并发症还有住院周期延长、输血概率增加和感染率升高[6,10]。肥胖和手术时间延长是导致风险增加的主要原因。文献分析的结果也同时表明，虽然并发症有所增加，但总体升高幅度并不明显。克鲁格（Kryger）等[6]报道，有 85%~90% 的患者对此类联合手术的结果表示满意，愿意将这种方式推荐给其他人[9-12]。

女性在怀孕期间身体轮廓会发生一系列变化。背部曲线上方向后突出，脊柱下部前突以适应重心的变化[3,4]，腹部隆起。子宫在孕期逐渐增大，产后 2~6 周慢慢恢复。随着子宫的增大和腹部皮肤的扩张，产后腹部皮肤可能无法完全回缩，导致腹壁松弛，类似于体重急剧下降后的皮肤软组织松弛。这些松弛在一定程度上可以通过锻炼逐渐恢复或随着时间而慢慢好转，不一定会持续存在。但在产后即刻，由于子宫未得到完全复原，仍会比较明显。所以，在阿里（Ali）和埃萨姆（Essam）[14]的腹壁整形术和剖宫产术联合手术的研究报道中，他们称产后即刻子宫仍处于扩张未完全收缩状态，腹直肌仍然处于明显分离状态，导致术中很难行腱膜缝合矫正。

女性或许更希望在进行剖宫产时顺便一起进行腹壁整形术，可以解决产后腹壁松弛的状况，避免潜在的二次整形手术。但是，在实际的术前麻醉准备时，剖宫产通常需要采用硬膜外麻醉或腰麻[3,4]，而腹壁整形术则多需要气管插管全麻[7]。如果采用气管插管全麻进行两个手术，则全麻对还未分娩出的胎儿具有一定的风险。所以，两项手术的联合实施实际上变成了两个连续的手术，即先在硬膜外麻醉或腰麻下进行剖宫产，然后重新进行气管插管全麻开始腹壁整形术。

同时，剖宫产术后女性身体的一系列生理改变往往也不适合再继续行腹壁整形术。比如，怀孕造成的生理性贫血可以导致剖宫产时的出血增加[3,4]，假定剖宫产平均出血量 800~1000mL，

加上生理性贫血的因素，如果再继续进行其他手术，患者需要输血的可能性就会增加。同样，由于剖宫产术本身以及产后体液变化造成的容量丢失，患者生命体征有所变化，如果进行腹壁整形术的话，吸脂的范围和程度也必然会受到限制。另外，腹壁整形术的一个严重风险就是可能发生深静脉血栓，而怀孕后 3 个月女性通常就会处于高凝状态，如果同期进行腹壁整形术，深静脉血栓的发生概率也会相应增加[7]。

再者，两个手术的联合也会增加感染概率。剖宫产属于清洁—污染手术，而腹壁整形术则是清洁手术。阿里（Ali）和埃萨姆（Essam）[14]分析感染的其中的一个原因极有可能是生产时阴道暴露和手术时间延长。与此同时，剖宫产后的女性如果接受了腹壁整形术，由于身体状况稍差和恢复的需要，也很难照顾好新生儿。

此外，从剖宫产术的指征上也很难做到两者的联合实施。美国妇产科医生协会建议，除非是因为产妇或胎儿身体方面的原因需要进行剖宫产，否则均建议进行阴道顺产[16]。剖宫产在并发症的发病率和死亡率上也要高于顺产。因此，只有当产妇生产前有指征表明需要进行剖宫产，否则也很难和腹部整形术一起操作。

虽然腹壁整形术和剖宫产术联合实施目前仍存在争议，但腹壁整形术中的一些技术原则却可以应用在剖宫产中，从而尽可能地避免剖宫产术的一些潜在并发症，如感染、腹壁膨出、切口裂开、血肿和血清肿等[3,4,17]。另外，腹壁整形术中对浅筋膜层次的牢靠缝合也有助于减轻皮肤切口瘢痕[17]。所以，艾尔宾纳（Al-Benna）等[17]建议，在剖宫产术或其他妇科手术时，对于皮下的缝合可以充分借鉴腹壁整形术中的技巧。

结论

目前，关于腹壁整形术和剖宫产术联合手术的文献极其有限，也正因为缺乏相关的研究报道，两者的联合实施更加难以开展。但即使联合手术的研究数据和患者诉求增多，又有一些患者具备联合手术的条件，如正常体重、怀孕后体重仅轻度增加、腹直肌分离程度不严重、有剖宫产计划

等，考虑到妊娠和产后女性身体和生理上的变化，再加上剖宫产术的特殊性，无论从安全角度还是美容效果角度考虑，对于大多数病例而言，均应以审慎的态度为佳。

参考文献

[1] Sewell JE. Cesarean section – a brief history. Washington DC: American College of Obstetricians and Gynecologists; 1993.

[2] Martin JA, Hamilton BE, Ventura SJ, Osterman MJ,Wilson EC, Mathews TJ. Births: fi nal data for 2010.Natl Vital Stat Rep. 2012;61(1). Available at: http://www.cdc.gov/nchs/data/nvsr/nvsr61/nvsr61_01.pdf .Retrieved 6 Mar 2014.

[3] Gordon ME. Maternal physiology. In: Gabbe SG,Niebyl JR, Simpson JL, editors. Obstetrics: normal and problem pregnancies. Philadelphia: Elsevier Inc.;2007. p. 55–84.

[4] Landon MB. Cesarean delivery. In: Gabbe SG, Niebyl JR, Simpson JL, editors. Obstetrics: normal and problem pregnancies. Philadelphia: Elsevier Inc; 2007. p. 486–520.

[5] Barber EL, Lundsberg LS, Belanger K, Pettker CM,Funai EF, Illuzzi JL. Indications contributing to the increasing cesarean delivery rate. Obstet Gynecol.2011;118(1):29–38.

[6] Kryger ZB, Dumanian GA, Howard MA. Safety issues in combined gynecologic and plastic surgical procedures. Int J Gynecol Obstet. 2007;99(3):257–63.

[7] Friedland JA, Maffi TR. CME Article: abdominoplasty. Plast Reconstr Surg. 2008;121(4 Suppl):1–11.

[8] American Society of Plastic Surgery. 2012 Plastic Surgery Statistics Report. Available at http://www.plasticsurgery.org/Documents/news-resources/statistics/2012-Plastic-Surgery-Statistics/full-plasticsurgery-statistics-report.pdf . Retrieved 6 Mar 2014.

[9] Hester TR, Baird W, Bostwick J, Nahai F, Cukic J.Abdominoplasty combined with other major surgical procedures: safe or sorry? Plast Reconstr

Surg.1989;83(6):997–1004.

[10] Voss SC, Sharp HC, Scott JR. Abdominoplasty combined with gynecologic surgical procedures.Obstet Gynecol. 1986;67(2):181–185.

[11] Shull BL, Verheyden CN. Combined plastic and gynecological surgical procedures. Ann Plast Surg.1988;20(6):552–557.

[12] Kaplan HY, Bar-Meir E. Safety of combining abdominoplasty and total abdominal hysterectomy:fifteen cases and review of the literature. Ann Plast Surg. 2005;54(4):390–392.

[13] Gemperli R, Neves RI, Tuma P, Bonamichi GT,Ferreira MC, Manders EK. Abdominoplasty combined with other intraabdominal procedures. Ann Plast Surg. 1992;2(1):18–22.

[14] Ali A, Essam A. Abdominoplasty combined with cesarean delivery: evaluation of the practice. Aesthetic Plast Surg. 2011;35(1):80–86.

[15] Stewart KJ, Stewart DA, Coghlan B, Harrison DH,Jones BM, Waterhouse N. Complications of 278 consecutive abdominoplasties. J Plast ReconstrAesthet Surg. 2006;59(11):1152–1155.

[16] American College of Obstetricians and Gynecologists. Cesarean delivery on maternal request. Committee Opinion No. 559. Obstet Gynecol. 2013;121(4):904–907.

[17] Al-Benna S, Al-Ajam Y, Tzakas E. Superficial fascial system repair: an abdominoplasty technique to reduce local complications after cesarean delivery. Arch Gynecol Obstet. 2009;279(5):673–675.

第 17 章　腹壁吸脂整形术

朱瑞兹·M. 阿维勒（Juarez M. Avelar）著

17.1　前言

前腹壁的解剖结构复杂，主要功能是保护内脏器官和构成人体美学外形。腹壁吸脂整形术是一种将吸脂术和腹壁整形术相结合的新的腹壁整形手术方式。腹壁畸形矫正术是整形外科最常见的手术方式之一，应考虑美观、重建和功能等多方面的问题。美观是手术必不可少的一个方面，目标是创造一个新的轮廓外形，协调腹部与身体其他部位的比例关系。第二个方面是重建，对腹壁松弛、肌肉腱膜膨出者需行腹直肌加固，同时修复挛缩和不美观的手术瘢痕。在功能方面，对于呼吸功能与内脏的自然调节也非常重要，甚至影响到生殖系统。

17.2　腹壁吸脂整形术的历史

在巴西，腹壁吸脂整形术的历史与脂肪抽吸术接近。笔者曾在一本出版刊物中提到一种新的脐整形术[1-4]，并曾将该文章作者邀到法国美容整形大会上进行了相关的介绍。

笔者从做吸脂术开始，就曾遇到很多疑问。在一些病例中，通过手术去除局部脂肪后，多余的皮肤仍然存在。皮肤与其下方肌肉之间的脂肪室结构无法准确描述。手术后残余脂肪组织的临床表现及代谢影响均不明确。除此之外，还有一

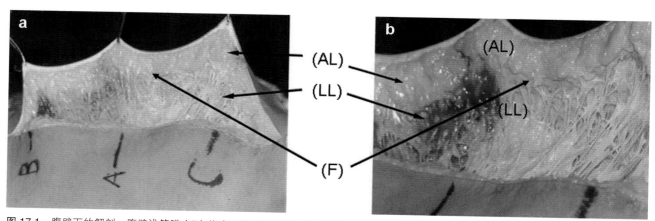

图 17.1　腹壁下的解剖。腹壁浅筋膜（F）将皮下分成晕层（AL）和板状层（LL）。（a）尸体标本右侧腹部吸脂后外观，可在 3 个不同水平观察到结构上的差异：（B）脐上水平；（A）脐水平；（C）脐下水平。用三个拉钩将皮肤向上掀起，显露皮下组织。箭头显示，晕层保持正常厚度，板状层脂肪已被吸除。浅筋膜与板状层混合在一起。（b）放大倍数现象显示，晕层皮下组织保持了厚度，板状层保留了穿支血管和部分结缔组织

些其他情况发生在吸脂术中及术后。

对于现在来说，许多关于吸脂手术的问题是非常明确的，但是在最初应用这一技术时，对于整形外科医生和患者来说有很多问题。在人体不同区域实践新的手术是很困难的，因为每一个部位都有其特殊性。不断深入地学习此项手术是笔者的执着追求。但是，除了可预期的效果外，由于存在个体差异，腹部吸脂手术变得复杂，也给临床工作者提出了挑战。

在吸脂术后，通过去除多余皮肤来获得与身体轮廓相协调的良好形态已成为必不可少的步骤。当这些手术联合治疗腹部时，可能会出现多种局部并发症，例如积液、血肿、皮肤坏死，甚至可能出现死亡。这一联合手术的大部分操作由整形外科医生来完成，需要引起重视[5,6]。

关于皮下脂肪隔的结构，笔者花了大量的时间进行尸体解剖，目的是了解脂肪组织的特点及其在人体各区域的分布情况（图 17.1）[7]。笔者还研究并总结了皮下组织形态在患者选择及吸脂手术适应证方面的意义[8]。因为吸脂在当时是相对较新的技术，这方面的研究在当时给吸脂术提供了重要的理论支持。即使在现在，这些解剖学基础仍在吸脂术中有着重要的参考价值。吸脂术后继发的纤维化和增厚的组织解剖非常困难，潜行分离

和切断间隔都可以采用[5]。

一项关于美容整形手术（乳房缩小术、腹壁整形术、面部除皱术）的对比研究证实，在临床和代谢改变方面，吸脂术后没有特殊的功能障碍[4,9]。其他关于手术研究的相同课题也得出类似的结论[10]。

但是，当吸脂术结合传统腹壁整形术时，术后局部并发症的发生率较高，这一点曾令笔者感到困惑，也对患者心理造成不良影响[11,12]。因此，在 1988 年，笔者做出了一个较为激进的决定，即不再采用联合手术的方法治疗腹部[12]。自 1988 年至 1998 年这段时间内，对局部肥胖的患者仅进行传统的腹壁整形术，或仅进行吸脂术而不切除皮肤。

当代整形医生非常幸运地开始使用比较成熟的吸脂技术以达到比传统脂肪切除术更好的手术效果，并且可避免其他学者描述的并发症[13,14]。医生必须不断地学习和获得相关知识，进行大会学术讨论及在科学期刊上发表文章[5,6]。

尽管之后一段时间笔者不再进行联合手术，但相关的解剖学研究和对残余脂肪组织的形态学变化的研究仍没有停止[8]。研究的重点是解决相关并发症，并探索新的治疗方法来解决两种畸形——腹壁肥胖治疗造成的松弛和多余的皮肤。

经过一段长时间对进行传统腹壁整形术患者术后并发症的解剖学研究及分析，笔者得出结论，

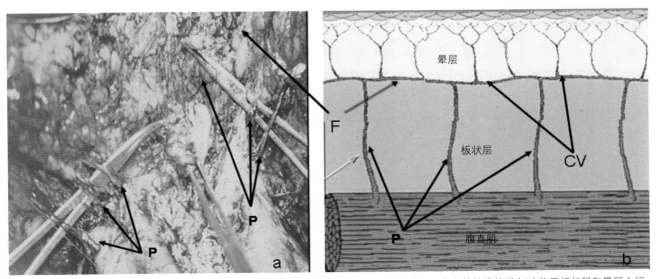

图 17.2 腹壁皮下穿支血管。（a）吸脂后保留的穿支血管（P）位于止血钳上方。（b）含有丰富血管的浅筋膜（F）位于板状层和晕层之间，血管之间相互交通的穿支血管穿过腹直肌后达浅筋膜，在血管交通支（CV）连接各穿支血管。晕层脂肪组织中的小血管呈垂直向供应真皮下和真皮组织。图片由卡利亚和巴图拉提供

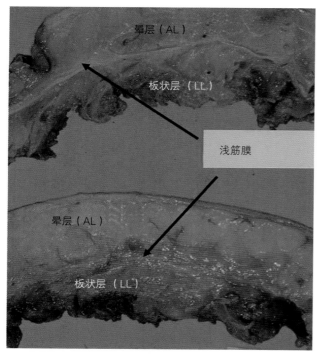

图 17.3　晕层和板状层与浅筋膜的关系。（上图）未进行吸脂的尸体标本的横断面。晕层常规位于浅筋膜浅面，较薄，界线清晰。板状层也很薄，无脂肪组织。（下图）一位患者吸脂 6 个月后的皮下组织结构。晕层保持原有的结构，由于吸脂管造成的创伤，板状层与浅筋膜层混杂在一起。图片由卡利亚和巴图拉提供。特别感谢巴图拉教授，除了这张图片还提供了许多其他资料，为笔者深入了解吸脂腹壁整形相关的皮下组织解剖提供了较大帮助

这类并发症的根源是穿支血管在剥离过程中的破坏造成的静脉和淋巴瘀滞（图 17.2）。

　　解剖学研究发现，来自腹直肌的穿支血管为吸脂后的残余皮下脂肪供血。在得出这些结论之

前的困惑时期，笔者将遇到的科学难题与卡利亚教授（Prof.Callia）探讨，他给笔者一些幻灯片。幻灯片上显示，在吸脂术后穿支血管仍保留完好（图 17.3）。卡利亚教授（Prof. Callia）对吸脂术后 6 个月并伴有皮肤松弛的女性患者进行了传统腹壁整形术。笔者仔细分析了幻灯片中的内容，并将它们与之前进行尸体解剖研究中获得的幻灯片进行了对比（图 17.1）。之后得出结论，在保留穿支血管的情况下，可以行脂肪切除术联合吸脂术。此外，在另外一些幻灯片中比较了同一层次中体形消瘦的人的脂肪形态和吸脂术患者的脂肪形态。笔者观察后发现，一些患者的皮肤下方脂肪组织较少，因为穿支血管没有被切断，可以用最小的出血量去除这些皮肤组织。为此，笔者非常感谢卡利亚教授（Prof. Callia），他的鼓励和指引使笔者在吸脂术和脂肪切除术后穿支血管的形态变化这一未知领域中找到了正确的研究方向。

　　经过 10 年的解剖学研究，笔者得出结论，吸脂术联合皮肤切除会造成穿支血管的损伤和破坏。这是提高腹壁整形手术效果的理论基础。

　　笔者在解剖学研究之后进行了尸体皮下组织全层吸脂术，吸脂区域除外大腿内侧局限性肥胖区域及耻骨上区椭圆形区域。随后进行皮肤切除术，术后进行了结构分析，分析结果得到了一些重要信息。吸脂术在浅筋膜下进行，即脂肪疏松层下，具有良好的移动性，便于外科伤口的缝合（图 17.1、图 17.2）。按照上述方法进行操作可以减

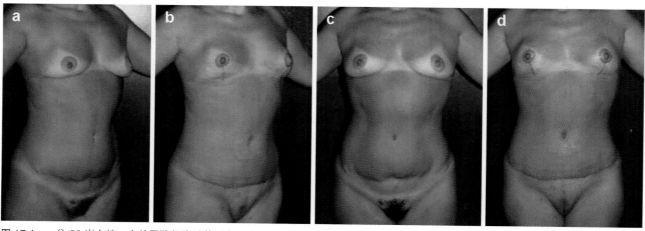

图 17.4　一位 53 岁女性，在某医院行腹壁整形术后腹部遗留高位较浅的瘢痕伴有乳房下垂。（a,c）术前外观。（b,d）吸脂腹壁整形术和乳房悬吊术后

少术中及术后的出血。

1998 年笔者进行了第一例联合手术，此时距笔者决定停止联合吸脂术和皮肤切除术已有 10 年之久。此患者为女性，耻骨上区可见凹陷性的外科手术瘢痕（图 17.4）。第二例也是位女性患者，肤色深，皮肤厚，大腿内侧区局部肥胖。首先，标记去除松弛皮肤的区域，此处也是吸脂区域。在标记的区域首先进行吸脂，吸脂完成后，去除此处的松弛皮肤。随后，进行剩余区域的吸脂，缝合切口。当时笔者得出的结论是，由于吸脂术后并发症少，可采用吸脂联合皮肤切除的手术方法。在报告中[15]，笔者采用这种腹壁整形联合吸脂的方法共为 24 位患者施行了手术，手术是在一个相对封闭的系统中完成的，穿支血管没有受损，这是腹壁吸脂整形术的一个重要和基本的概念。保护穿支血管是新手术方法的基本原理，即吸脂管不损伤来自肌肉并为脂肪层供血的血管（图17.2）。另一个手术原则是尽可能保留每个穿支脉管（动脉、静脉、淋巴和神经），可以作为剩余网状层的蒂，提供了术后光滑的腹壁和平整的表面。笔者采用同样方法治疗 38 例大腿内侧提升的患者[16]。此外，笔者还用相似的手术方法治疗了 8 例皮肤皱褶并伴有局部肥胖的患者，行侧腹部整形和躯干整形术（图 17.5）[17]。笔者还将同样的手术原理用于治疗腋窝区的 21 例患者[18]。

这个新术式不仅可用于腹壁治疗，也可用于全身各部位的肥胖及多余皮肤的治疗。基于解剖学的研究结果，用同样的外科原理，可以以最小的并发症发生率进行人体多部位的修复，即保留穿支血管蒂，治疗腹壁、大腿内侧、侧腹壁、躯干及腋窝区。

这个新的理念笔者多次在学术会议上分享[19-33]。在笔者的演讲稿和论文发表之后，其他外科医生也开始研究此类手术，并提出新的观念和有关腹壁整形术的外科原理[34-36]。2001 年萨尔达尼亚（Saldanha）发表了涉及腹壁整形术的原理[37]，类似于笔者在论文和演讲中表达的观点。

17.3　传统的腹壁整形术

腹壁整形术的历史可追溯至 19 世纪，凯利（Kelly）（1899）首先报道了采用腹部脂肪切除的方法改善腹壁外形，即在脐部水平区域切除椭圆形的皮肤及皮下组织[38]。这是 20 世纪腹壁整形术漫长而丰富的历史的开始，在此之后又有很多水平切除术的作者，如马尔贝克（Malbec）（1948）[39]、卡利亚（Callia）（1965）[40]、庞蒂斯（Pontes）（1966，1982)[41,42]、皮塔吉（Pitanguy）（1967,1977)[43,44]、辛德（Sinder）（1975,1979)[45,46]、巴布科克（Babcock）垂直切口 (1916)[47]、冈萨雷斯－乌罗阿（González-

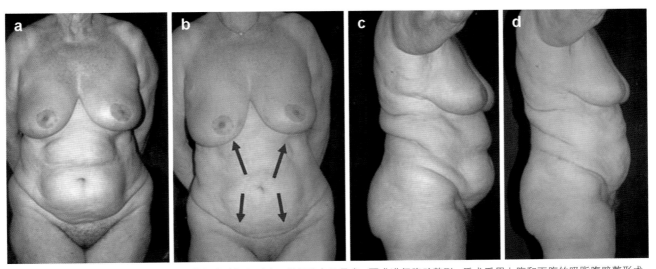

图 17.5　一位 75 岁女性，腹部，腰部和背部脂肪组织过多。曾行乳房悬吊术，要求进行腹壁整形。手术采用上腹和下腹的吸脂腹壁整形术。（a,c）术前。（b,d）术后体型明显改善。乳房下皱襞切口隐蔽于乳沟内。b 图箭头显示术后腹壁组织张力的方向

Ulloa)(1960)[48]、维兰（Vilain）和迪布塞（Dubousset）(1964)[49]、索雷克（Thorek）的乳房下切口 (1939)[50]、雷贝洛（Rebello）和弗朗哥（Franco）(1972)[51]、雷贝洛（Rebello）(1982)[52]，最近笔者提出了一种双侧乳房下皱襞半月形皮肤切除的方法。

吸脂术的发展和推广归功于伊鲁兹(Illouz)[53,54](1980,1992)，他第一个提出不切除皮肤进行腹壁美容治疗的手术方法。但是，吸脂术仅用于局部肥胖，对于有多余皮肤和肌肉腱膜者仍需要采用传统手术方法。因此，腹壁吸脂术的适应证仅限于前腹壁局部肥胖患者。当患者出现局部肥胖及过多皮肤时，需要联合手术治疗，可以通过手术方法获得平整协调的外观，此项手术适用于腹部、大腿内侧、侧腹部、躯干部、上肢、面部、耳周及眼袋。

技术

外科医生和患者必须要有通过腹壁吸脂整形术可以达到什么效果的准确预判，并能为达到最好的术后效果而努力。有些步骤对于手术成功至关重要，常规过程包括从首诊直到最终确定手术。基本过程如下：

患者的手术评估

（1）患者的选择。

（2）手术计划。

（3）手术。

手术的选择和分类

1 型：下腹壁吸脂整形术。

2 型：上腹壁吸脂整形术。

3 型：上下腹壁吸脂整形术。

4 型：全腹壁吸脂整形术。

手术步骤

（1）设计手术区域。

（2）脂肪抽吸手术。

（3）全层皮肤切除。

（4）全腹吸脂成形术时脐部的重建。

（5）肌肉腱膜折叠。

（6）剩余脂肪的处理和最后的缝合包扎。

17.3.1.1　患者的外科评估

在患者的外科评估之前的咨询中，医生必须认真倾听患者对自己身体轮廓的期望和想法。虽然患者仅对腹部最为关心，但是对于整个身体都要进行评估。腹部检查时患者取直立位，站在两块垂直的镜子之间，一个在前，另一个成45°角摆放。患者脱去衣物，整个检查过程中护士始终在旁，以便更好地协助患者和医生。患者在接

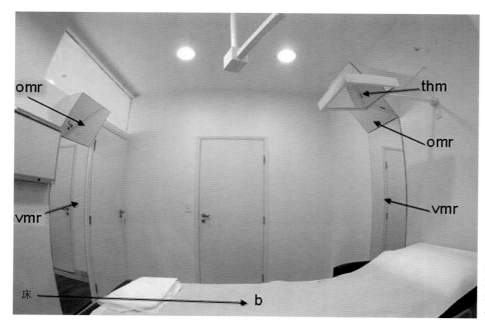

图 17.6　放置观察镜的检查室。上方水平放置（thm），左侧 45°倾斜位放置（oml），右侧 45°倾斜位放置（omr），左侧垂直向放置（vml），右侧垂直向放置（vmr），患者仰卧位在检查床（b）上

受腹部评估时，可以在前后同时看到自己的身体。也能看到后背区及两侧的轮廓（图 17.6、图 17.7）。对患者进行体格检查是非常有价值的，因为患者经常注意不到自己身体的某些不对称现象（图 17.8）。因此，需要全面评估皮肤的弹性、脂肪堆积情况、肌肉腱膜的松弛情况、既往手术的瘢痕、腹壁及躯体后侧的不对称区域。从 3 个围长进行腹部测量：肋水平围长、脐水平围长和髂嵴水平围长。同时，中线处垂直测量也是必要的，可以评估手术切除的皮肤量（图 17.9、图 17.10）。腹壁整形术的理想患者是体重相对身材和身高来说属于正常者。通常情况下，一个正常人的胸骨颈静脉切迹到脐的距离小于 38cm。如果将耻骨上区所有的皮肤切除，很可能危及剩余腹部脂肪的血液供应。当这个距离越大时手术越安全。另一方面，当脐到耻骨的距离大于 15cm 时，尽管做的是全腹壁吸脂整形术，但全部区域内的皮肤切除手术是很困难的。在这种情况下，进行有限的耻骨上区切除较为适宜，行低位腹壁整形术无脐移位发生 (图 17.4)。因此，脐的位置对腹壁整形术患者的术式选择是一个很重要的美学和解剖学参考标志。

之后，患者取仰卧位，术者将另一面镜子水平置于患者上方，使患者可以看到畸形。测量皮肤的弹性、腹部皮下组织的厚度、肌肉的松弛程度。患者可以通过上方的镜子查看腹壁的变化 (图 17.10)。当有脐疝和腹直肌分离时很容易察觉，采用这种方法有助于将这些问题展示给患者。可以通过将拇指放在耻骨联合的横向边界，用手握住腹部脂肪来评估多余的皮肤量。当患者处于站立位时，可以在前面和后面的立镜中进行检查 (图 17.7)。当患者处于仰卧位时，可以根据外科医生的手部动作在水平镜中查看。医生可以用相机拍下腹部的照片，作为患者理解腹部畸形和手术指征的记录（图 17.10）。这个评估可以用来衡量将脐周皮肤下拉至耻骨上切口处的可行性。在髋关节屈曲状态下进一步评估，这样可以模拟在患者想要达到的状态下，确定术中腹部切口闭合的正确位置。

17.3.1.2　患者的选择

患者的选择是在行腹壁手术之前很重要的一步。在患者进入医生办公室之前，已经选择了自己的医生。同样，每个外科医生也应该选择自己的患者。因此，每个医生在体格检查之后至制订手术方案之前都有足够的时间评估患者的生理和心理是否健康。就患者而言，如果心理不稳定，对结果和瘢痕就会有较多意见，就会表现出对术后结果不切实际的期望，加上存在其他不良状况的情况，就可能需要取消手术。另外，如果患者严重超重，不能通过手术得到良好的减重效果，则不适合行腹壁整形术和吸脂术。

手术前医生和患者之间进行良好的沟通十分必要。即使患者似乎理解了有关手术的一切，他们仍可能在接受手术结果或并发症方面存在疑问，而实际情况是，即使术后护理和术后注意事项都很正常，仍然可能发生各种并发症。

腹壁有过多的脂肪组织、肌肉松弛、腹直肌分离、疝、皮纹、腹部有不美观的瘢痕等都构成不满意的身体外形，需要选择适合的手术方法进行修复，以上都是腹壁整形术的适应证。但是，当患者仅出现皮下脂肪层的堆积，没有出现其他解剖结构失调时，吸脂术是最好的治疗方法。这种情况可以发生于各个年龄组的男性和女性患者。

17.3.1.3　手术计划

根据临床评估和患者的选择，不伴有皮下组织破坏的腹壁吸脂整形术可以分为 4 种类型：下腹壁吸脂整形术、上腹壁吸脂整形术、上腹壁和下腹壁吸脂整形术、全腹壁吸脂整形术。

1 型：下腹壁吸脂整形术

下腹壁吸脂整形术是采用皮肤切除和吸脂的方法修复下腹壁区域，即脐下区，尤其是耻骨上区异常的手术方法。主要的手术原理是保留穿支血管，这些穿支血管可以作为血管蒂来保证剩余皮下组织的血运。通常情况下，妇科手术或其他位于脐下区域的手术可能会留下不美观的瘢痕，有时是挛缩的瘢痕组织，或其他不良情况。用这

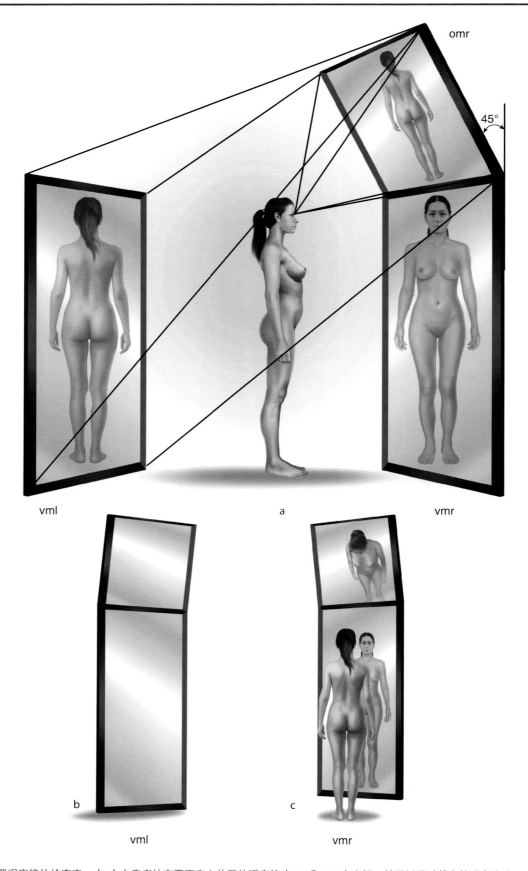

图 17.7　放置观察镜的检查室。（a）女患者站在两面直立放置的观察镜（vml 和 vmr）之间。她可以通过前方的观察镜（vmr）看到自己的正面，同时可以通过后方的观察镜（vml）看到自己的后面。（b）左侧直立的观察镜（vml）。（c）右侧直立的观察镜（vmr）。一位女性患者直立镜前，可以在看到正面的同时通过两侧的观察镜看到其后面，通过 45° 倾斜位观察镜（oml）观察其上面

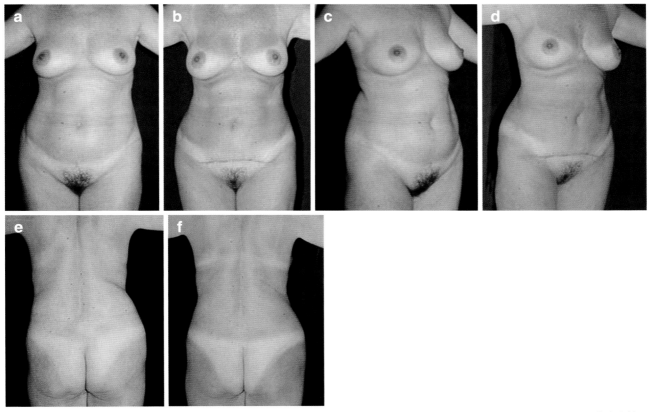

图 17.8 采用下腹部吸脂腹壁整形术和躯干整形术治疗身体不对称。（a，c，e）48 岁女性术前外观。（b,d,f）采用下腹部吸脂腹壁整形术联合躯干整形术后外观，术中保留了穿支血管

种方法，脐部由于位置较高，在脐和耻骨之间有相当长的距离，不需要被移位。对于患者的脐上区域局部肥胖，甚至侧面和躯干背侧肥胖，都可同时进行处理，推荐使用这种微创腹壁整形术[55,56]。

2 型：上腹壁吸脂整形术

上腹壁吸脂整形术是一种采用半月形切口进行的皮肤切除术和吸脂术的手术方法，使用不损伤穿支血管的乳房下皱襞切口，穿支血管对皮下组织的作用类似于多个血管蒂。这种方法的适应证范围有限，仅适用于治疗上腹部的某些畸形。当异常仅限于局部肥胖，特别是上腹部及季肋区时，只使用吸脂术即可能获得良好的手术效果。在有多余脂肪存在时，不切除皮肤就不可能达到满意的手术效果。切除皮肤后，上腹部吸脂术后不完美的美学效果将得到修复。第一个报道上腹部多余脂肪切除术的学者是索雷克（Thorek）（1923）[50]，随后雷贝洛（Rebello）和佛朗哥（Franco）介绍了通过乳房下切口进行腹壁整形术（1972）的方法[51]。

这种方法会在前胸壁留一个很长的瘢痕，这也是它在外科医生中不受欢迎的主要原因。

但是，有种特殊的情况，女性患者会在上腹部出现过量的脂肪堆积和松弛的皮肤（上腹部外侧区域），这是需要进行上腹壁吸脂整形术的主要适应证。这种类型的腹壁吸脂整形术也恰好适用于这个区域。

3 型：下腹壁和上腹壁吸脂整形术

下腹壁和上腹壁吸脂整形术是一种新的手术方法，在上下腹壁联合切除多余皮肤，加上吸脂术，不需要转移脐的位置[17]。尽管做了 2 个皮肤切口，但并没有切断穿支血管，这是保证剩余皮下组织正常供血的基本原理。一旦身体畸形得到了矫正和治疗，就可以在美学上改进腹部外观。术前需要仔细评估手术计划，脐的位置是主要的解剖参考点。同时，这个手术方法也可适用于浅层吸脂术后腹部外形不美观的患者。

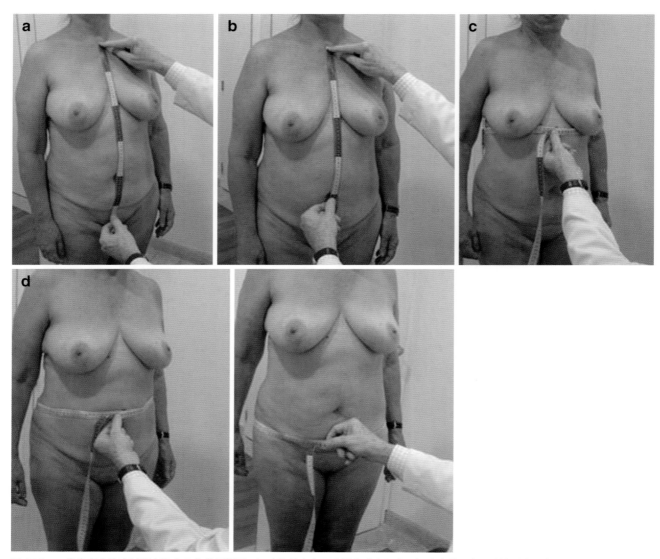

图 17.9 一位患者在诊察过程中取直立位接受测量。（a）胸骨上窝至耻骨的垂直距离。（b）胸骨上窝至脐的垂直距离。（c）剑突水平围长。（d）脐水平围长。（e）髂嵴水平围长

4 型：全腹壁吸脂整形术

全腹壁吸脂整形术是切除耻骨上区以上和脐以下区域的皮肤的一种手术方法。在手术过程中，整个腹壁都进行了分离，但是穿支血管并没有被切断，因此也没有破坏剩余的脂肪组织[15,22]。这是笔者的方法与传统腹壁整形术的主要不同之处，传统腹壁整形术的破坏比较广泛，所有穿支血管均被切断。再次强调术前评估的重要性，尤其是测量脐的位置这一解剖标记很重要。外科医生必须掌握并保证能够切除脐下皮下组织。脐周区皮肤大约可以切到耻骨上切口，这意味着上腹部可以向下推进。

17.3.1.4 手术

经过上述步骤后，外科医生应该有足够的信息来选择合适的腹壁整形手术方法。在所有手术类型中，除了医生进行的术前临床评估外，所有患者必须进行常规血液检测，必要时进行心电图检查和其他特殊检查。必须拍摄术区的系列照片。

所有手术都在硬膜外麻醉或全身麻醉下进行，患者至少住院 24h。笔者一般在手术前一天进行手术标记。在此过程中详细了解患者的畸形并再次向患者解释细节，将非常有帮助。患者必须保持直立位站在镜子前，就如"外科评估"部分所描

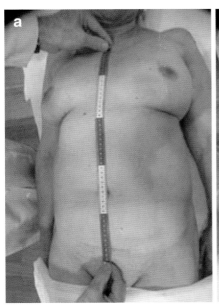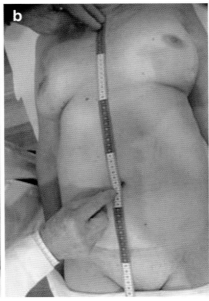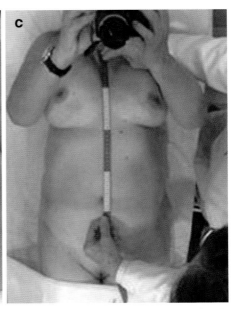

图 17.10　一位患者在诊察过程中取仰卧位接受测量。（a）胸骨上窝至耻骨的垂直距离。（b）胸骨上窝至脐的垂直距离（c）患者在检查期间应用相机通过上方观察镜（thm）拍照，此时医生做垂直测量的动作

述的那样，以便始终注视着术者在其身上所做的标记。经过仔细分析，标记出所有的畸形。必须明确标出两个区域：①全层皮肤切除区，这也是皮下组织全层吸脂区，并且是确定最终瘢痕的位置；②深层吸脂区（在浅筋膜下），是在腹壁上和后外侧之间区域。

手术的选择和分类

1 型：下腹壁吸脂整形术

下腹壁吸脂整形术的适应证是患者出现中度松弛的皮下组织层，躯干其他部位有多余的皮肤和局部肥胖。在手术计划中，必须评估皮肤的切除量和吸脂量。

A. 手术范围

多余的皮肤在脐下和耻骨上形成椭圆形区域。脐未移位。对腹部和躯干其他区域表现出局部肥胖的部位予以标记（图 17.11）。

B. 吸脂手术

术中应用两种吸脂方式：全厚皮下组织吸脂和深层吸脂。首先，吸脂是在全厚皮下组织层进行的，此处要做皮肤切除。在这个手术过程之后，此处皮肤下没有脂肪组织，疏松层和致密层被吸走，仅剩下结缔组织、血管和淋巴管。然后，对腹壁所有局部肥胖的区域进行深层吸脂。深层吸脂是在致密层进行的（浅筋膜下），以维持疏松层的厚度平整协调（图 17.11）。有必要强调的是，当疏松层被破坏时，腹壁表面会出现不美观的波浪状外观，这是难以修复的。笔者之前出版的著作里描述了皮下组织层的解剖结构，操作时保护致密层的穿支血管非常重要[115]。

吸脂手术后，因为浅筋膜下没有脂肪组织，皮肤和皮下脂肪层在肌肉腱膜层上非常容易滑动。穿支血管不影响上腹部皮瓣的上下运动。

C. 全层皮肤切除术

切口是根据术前做的标记以及全层皮肤切除量来确定的。做切口时最好使用手术刀，因为用剪刀可能会损伤真皮下血管网，引起大量出血。皮肤切除后，会看到之前吸脂过程中为了不损伤皮下组织血运而保留的穿支血管。

D. 肌肉腱膜层的折叠

当肌肉腱膜层出现分离时，在中线处需要进行折叠。穿支血管显示腹直肌的位置，可以帮助确认缝合肌肉和腱膜的边界。

在吸脂术出现前，卡利亚（Callia）（1965）提出在脐下段皮下组织破坏后将脐蒂部分段以便

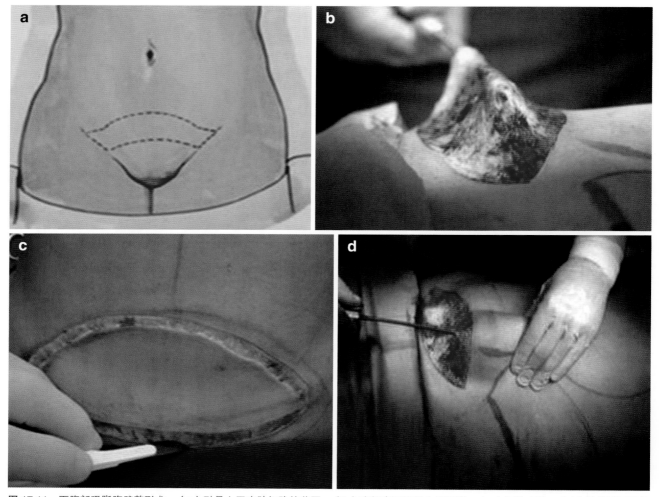

图 17.11　下腹部吸脂腹壁整形术。（a）耻骨上区皮肤切除的范围。（b）腹部皮下组织全层吸脂。（c）切除皮肤。（d）浅筋膜下深层吸脂，保留穿支血管，作为吸脂后皮肤和皮下组织的蒂部，维持其正常血液供应

在中线处折叠肌肉腱膜层的方法 [40]（图 17.12）。随后可以将脐蒂在肌肉层再植。这也再次证明了术前仔细评估的重要性，包括测量胸骨切迹到脐的距离和脐到耻骨的距离。笔者将卡利亚（Callia）的手术方法和不破坏皮下组织层的吸脂术（保留所有穿支血管）相结合。肌肉腱膜层的折叠是从肋缘水平到耻骨区进行的。

　　E. 下拉剩余的皮下组织层并做最后的缝合

　　最后将剩余的皮下组织向下牵拉，作为切口的第三层缝合。如上所述，这些区域内仅剩结缔组织、浅筋膜和穿支血管，在吸脂后它们自然塌陷。所有的穿支血管由动、静脉和淋巴管构成，还有一层薄的皮下组织。第一层缝合的是浅筋膜，大约上方皮瓣的边缘到下方边界，避免术后瘢痕

萎缩。随后将皮下组织层折叠缝合，最后进行皮内连续缝合关闭切口。

　　F. 术后换药

　　用胶带来覆盖和保护皮肤切口，将一层厚棉垫覆盖在腹壁上，穿戴塑身衣，1 周后患者复诊时去除包扎。

　　第一次换药后，建议使用塑身衣 1 个月，每天只有洗澡时脱下来 1 次（图 17.13~ 图 17.15）。

　　2 型：上腹壁吸脂整形术

　　上腹壁吸脂整形术适用于主诉脐上区和季肋区旁过度肥胖和皮肤松弛的患者。通常情况下，患者的问题是乳房下不美观，希望通过乳房整形或腹壁整形的方法来改善身体外形。但是，由于皮下脂肪层的特殊解剖结构，向下牵拉腹壁皮瓣

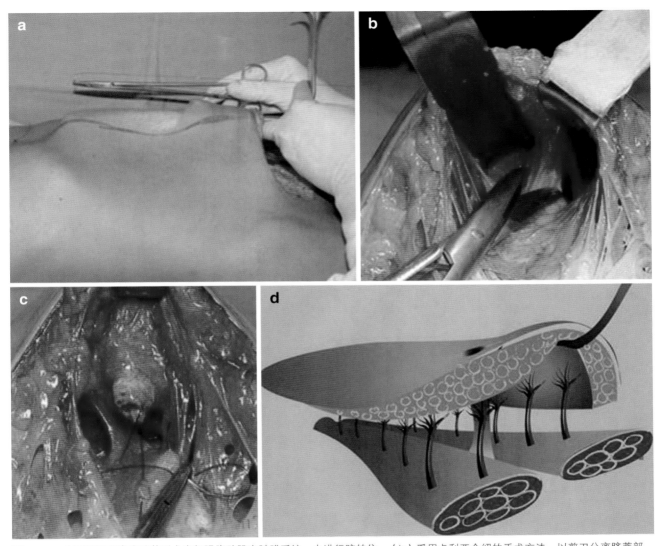

图 17.12　在下腹部吸脂腹壁整形术中加强腹壁肌肉腱膜系统，未进行脐转位。（b）采用卡利亚介绍的手术方法，以剪刀分离脐蒂部，采用这种方法可以将腹直肌在中线区与耻骨缝合固定。（c）吸脂后余下的皮下组织与脐部一同被掀起。（d）显示经腹直肌穿出后到达腹部皮下组织的穿支血管

或通过乳房整形上提均不能改善此区域的形态。因此，术前充分认真地评估和制订完善的手术计划对获得满意的术后效果非常重要。这些区域的皮下组织内常出现一些结缔组织，从腱膜到皮下组织层形成多个"桥"样结构，这也是一个特殊的解剖学特点。

A. 手术范围

这个手术方法适用于女性患者。在乳房下皱襞下标出半月形区域是非常重要的（图 17.16）。需要强调的是，上端切口应设计在乳房下皱襞下 2cm

处，以避免对真皮下组织结构造成损伤。乳房下皱襞的特殊解剖结构，即从真皮下到腱膜层张力较大的结缔组织，必须予以保留。外科医生用手指握捏皮下组织，用以评估皮肤的切除量。如前所述，患者必须在立镜前保持站立的姿势，将双臂放在身体两侧。另一条线是划定吸脂区域。同时，需要测量躯干的周长及胸骨切迹到耻骨的垂直距离。

B. 吸脂手术

单纯上腹壁吸脂整形术可以在局部麻醉联合

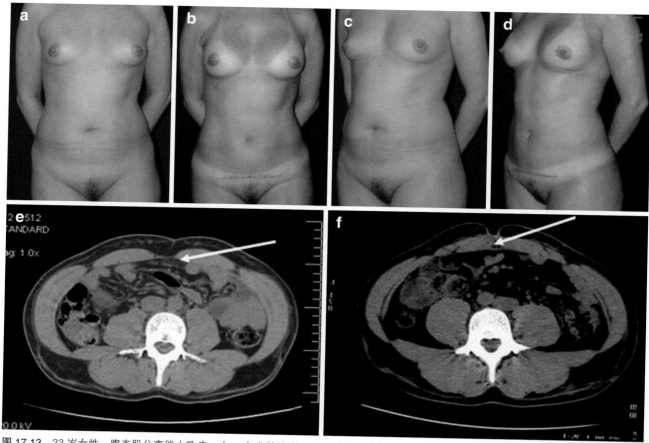

图 17.13　33 岁女性，腹直肌分离伴小乳症。（a,c）术前外观。（b,d）行下腹部吸脂腹壁整形术，同时行腹直肌折叠和隆乳术。（e）脐水平腹部 CT 扫描图像。箭头指示为术前腹直肌分离部位。（f）术前 CT 检查图像。箭头显示腹直肌分离得到纠正

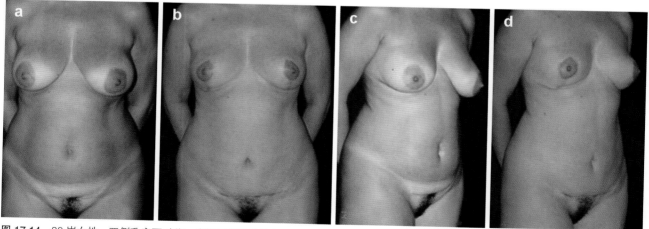

图 17.14　38 岁女性，双侧乳房不对称，腹部局部脂肪堆积，腹壁轻度薄弱。（a,c）术前外观。（b,d）行下腹部吸脂腹壁整形术和乳房缩小术术后外观

静脉麻醉下进行。但是，大部分手术要联合其他手术，因此全身麻醉是一个比较好的选择。肿胀液在两个区域的不同层次进行局部浸润。在皮肤和皮下组织切除区，浸润层次在真皮下，在吸脂

区要更深一些，一般在致密层。然后，根据不同区域在两个不同层次进行吸脂。

（1）对乳房下区域的皮下脂肪进行全层吸脂，由穿支血管、淋巴管和结缔组织构成了一个平滑

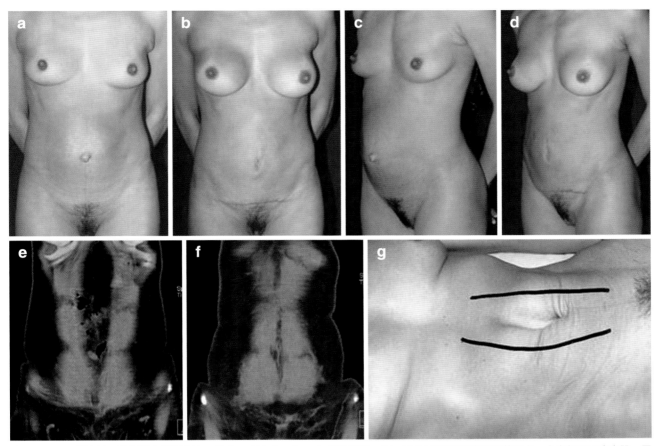

图 17.15　36 岁女性，腹壁肌肉明显分离，脐疝，小乳症。（a,c）术前外观。（b,d）行下腹部吸脂腹壁整形术，术中加强了腹直肌，同时行隆乳术。（e）术前 CT 显示腹肌分离。（f）术后 CT 图像。（g）患者取仰卧位，肌肉收缩显示出腹直肌明显分离

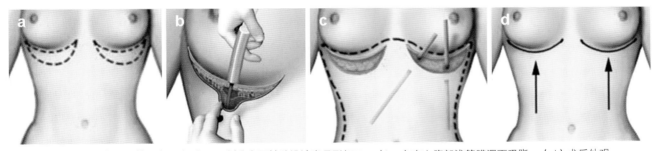

图 17.16　上腹部吸脂腹壁整形术。（a）于双侧乳房下皱襞设计半月形切口。（b,c）在上腹部浅筋膜深面吸脂。（d）术后外观

的网状层。

（2）在局部肥胖的区域内进行深层吸脂（浅筋膜下）。吸脂后，在季肋部和上腹部剩余的脂肪层在肌肉层上可以很容易滑动。

采用这种方法，保留了皮下层和浅筋膜层的血管，在术中和术后都不易出血。由于没有穿支血管损伤，保留了多个血管蒂为剩余的皮下组织瓣正常供血。

C. 全层皮肤切除

吸脂后，全层切除半月形自然下垂的皮肤及皮下组织，剩余的皮下组织层易于滑动。

D. 向上牵拉剩余的皮下组织层并缝合

皮下组织层以 V 形向上牵拉（图 17.16）。最后一步是做三层缝合，关闭切口。

（1）缝合剩余皮下组织瓣的浅筋膜至乳房下皱襞投影的腱膜处。这个步骤类似于剩余皮下组

织的折叠。至少每侧使用8条缝线将皮下组织层与胸壁肌肉腱膜层做确切固定，加强了皮下组织层的主要支持结构。

（2）皮下组织折叠缝合至接近手术切口的皮肤边缘，以避免瘢痕下垂和挛缩。

（3）以可吸收缝线在真皮层做连续缝合（图17.17）。

E. 术后包扎

在切口处交叉固定胶带，最后在整个区域使用固定弹力胶带以便将皮下组织上拉。塑身衣穿在这些固定敷料之外，包裹整个躯干，对皮下组织层提供适度的压力，并保持1周。1周后复诊，去除包扎，更换新敷料，保护切口，每2天换药一次，持续2~3个月。在此期间，患者不能做任何上抬上肢的运动，以免牵拉切口。

3型：上下腹壁吸脂整形术

此种手术遵循与2型同样的手术原则，保护来自腹直肌到腹部皮下组织的穿支血管，进行上下腹壁整形术。这种手术方法同时处理腹壁上下区域，但不转移脐的位置（图17.18）。此方法不同于全腹壁整形术。主要的解剖参考标志是脐的上界，一般上腹部较短，因此没有足够的皮肤组织可以下拉覆盖下腹部。

A. 适应证

（1）腹部上、下区域均出现不美观的外观，要求手术治疗。

（2）当患者出现双重手术指征时，意味着每一独立区域都表现出局部异常，可以分别进行处理（图17.5）。

（3）不能接受浅层吸脂术后在腹部出现的多处不平整和不良外观的患者也是这个手术的适应证人群（图17.19）。

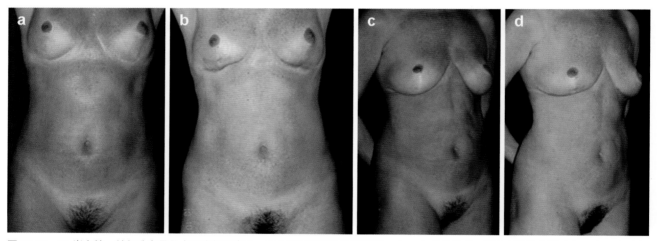

图17.17 51岁女性，曾行乳房悬吊术和腹部吸脂术，在上腹部残留的腹壁薄弱。（a,c）术前外观，可见上肢部皮肤过多。（b,d）术后外观，术后瘢痕隐蔽于双侧乳房下皱襞区

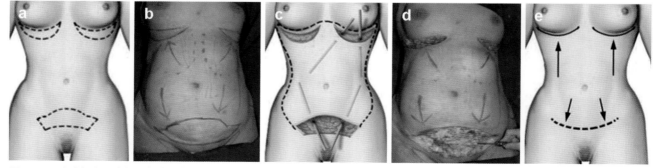

图17.18 上腹部和下腹部吸脂腹壁整形技术。（a,b）切口设计。（c,d）吸脂区和皮肤切除区，不进行脐部易位。（e）术后上腹部和下腹部外观

（4）当患者腹部出现横向或水平方向的手术瘢痕时，由于很多皮下组织层的血管在之前的手术中都被破坏，这时做全腹壁吸脂整形术是有风险的。因为在全腹壁吸脂整形的手术过程中，术者需要切开皮肤，穿过皮下组织层到达腹部腱膜层，这样会破坏血管间的连接。

B. 手术步骤

手术过程与之前描述的下腹壁吸脂整形术和上腹壁吸脂整形术相同。因此，手术标记、吸脂过程、全厚皮肤切除、剩余皮下组织牵引、缝合和术后包扎换药也与之前描述的方法一致。事实上，在吸脂时应该保留腹壁的晕层。前文已描述了腹部皮下组织层的解剖结构，保留晕层将为腹壁提供平整和协调的外观[8]。基于相关解剖学特征，应注意保证晕层不被破坏。

4 型：全腹壁吸脂整形术

全腹壁吸脂整形术是吸脂联合皮肤切除的腹壁整形术中最常用的手术方法，范围包括全部耻骨上区域的腹壁畸形修复。在这种腹壁吸脂整形术式中，脐被转移，并重建新的脐部。术前对患者评估是基本的步骤，手术医生会评估去除耻骨上区所有皮肤的可能性，脐上区域的皮肤会被下拉缝合固定于手术切口的下缘。

A. 手术范围

两个区域必须准确标记，以便于术中准确操作。

（1）皮肤切除区域，相对应脐下耻骨上区的全段。笔者常用的标记方式类似于卡利亚（Callia）的方法[40]。最后的瘢痕位置尽可能低，侧面的瘢痕位置放在两侧腹股沟的皱褶内和耻骨上的凸线处（图 17.20）。

（2）吸脂区域，在腹壁脐上区和躯干的侧面和后面。所有畸形（局部肥胖和皮肤松弛）在手术前一天必须标记出来。

B. 吸脂术

所有的手术都在医院进行，由麻醉师协助完成。血液检测和临床评估由心内科专家协作完成。术前由麻醉师再次进行评估。

患者在手术室内取仰卧位，麻醉后对腹部、躯干侧部行消毒铺巾。在吸脂之前，根据手术计划进行局部浸润麻醉，浸润液体为生理盐水1000mL，加入 2mg 肾上腺素（2：1 000 000）。这个容量通常可以浸润腹部和躯干侧面。在这两个区域内进行两个层次的浸润麻醉。

（1）所有吸脂都是在深层即皮下组织下（浅筋膜下）进行的。

（2）皮肤切除区在耻骨上区域，浸润深度在皮下组织全层（疏松层和致密层）。

浸润麻醉完成后至少等待 15min 再进行吸脂术，根据之前做的手术标记，在两个不同区域进行两个不同层次的吸脂。

（1）在脐下耻骨上全部区域行全层吸脂。保

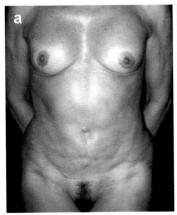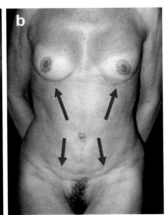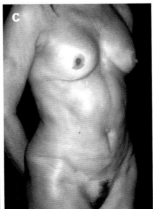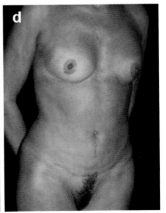

图 17.19　58 岁女性，曾两次行传统的腹壁整形术和腹部吸脂术。由于腹壁浅层吸脂效果不佳，所以进行了上腹部和下腹部的吸脂腹部整形术。对腹部皮下组织进行了向上方和向下方的牵拉收紧（如图中箭头所示），以改善腹部外观。（a,c）术前外观。（b,d）术后外观

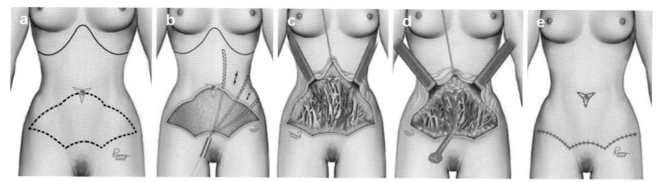

图 17.20　全腹壁吸脂腹壁整形术技术细节。（a）切除范围。脐下区全层吸脂后全部切除。（b）腹部其他区域皮下深层吸脂。（c）完成全层吸脂和脐下组织切除后外观。（d）穿支血管和与其相连的组织。在新脐位置对应的腹部皮下放置脐部形成装置，放置的位置决定新脐的位置。新的脐部组织具有三角星形表面。（e）全腹部吸脂腹壁整形术完成后的外观。采用阿维勒（Avelar）技术形成新的脐部

留穿支血管和结缔组织，由于缺乏脂肪组织，这个区域变得凹陷。

（2）在上腹部行深层（浅筋膜下）吸脂。吸出所有致密层脂肪组织（图17.20）[15]。吸脂在腹壁的一侧进行，直到达到理想的厚度。结束后进行另一侧的吸脂。这样，手术医生才能评估对比两侧厚度[4]。

深层吸脂后，腹部皮下组织层在肌肉腱膜层上更易滑动，保留了全部穿支血管作为蒂部供血（图17.20）。这种情况类似于儿童的皮下组织层，因为儿童的肥胖不是发生在全腹部皮下组织的致密层[8]。必须保留疏松层，使剩余的皮下组织层保持平整，使身体轮廓达到美观协调的外观。同时在一些病例中，也可以采用皮下组织上层的浅层吸脂，以减少厚度。

C. 皮肤全层切除

吸脂后，在脐部切开一个星状切口[1,3]。为了便于切开脐部，避免腹腔深部结构的意外穿孔，笔者设计了两个半圆形工具（图17.21）。在脐的每侧插入此工具，将脐蒂置入其中，并可拉起[4]。在脐腔内用11号刀片切开皮肤，之后解剖脐蒂。

进一步用刀片按术前设计线切开皮肤（图17.21），完整切除皮肤。吸脂时真皮下结构和穿支血管得以保留，在全部区域内均可以看到。在切除全层皮肤时，没有破坏皮下组织的血管，因此出血较少（图17.22）。

皮下组织全层吸脂方法的一个基本特征是皮肤区域内除保留神经外，其他保留的解剖结构只有结缔组织和各种脉管结构（动脉、静脉、淋巴）。

之后，助手用皮肤拉钩将剩余的皮下组织向上拉起，显示肌肉层至皮下层的穿支血管和结缔组织（图17.21、图17.22）。笔者制作了特殊的解剖器械，用来行脐上到剑突中线的引导。通常情况下，这个部位没有穿支血管[8,11]。因此，当解剖器具导入时只穿过结缔组织，但只能前后运动，不能向侧方运动（图17.23）。随后可以在腹直肌上段解剖器具造成的隧道内看到穿支血管。之后可以缝合加强肌肉（图17.24）。在传统的腹壁整形手术中，常发生大范围的破坏，曾是此项手术最大的风险（图17.24）。新的手术方法对此进行了改良。

D. 重新建立脐部

第一个腹壁整形术是由凯利（Kelly）在1899年完成的[38]，切除了包括脐部水平方向的椭圆形皮肤。这个手术方法使用到1957年弗农（Vernon）开始使用在上腹壁皮下组织分离后转移脐蒂的方法，他围绕脐部行圆形切口，把脐从腹部皮下组织瓣中分离出来，这一做法为腹壁整形术的发展做出了重要的贡献[57]。

在弗农（Vernon）的手术之后，一些研究者也发表了其他手术方法，但最终转移脐的瘢痕始终是圆形的。根据格瑞则和戈德温（Grazer and Goldwyn）（1977）[58]的一项对美国和其他国家的整形外科医生实施的10 540例腹壁整形术进行的调查显示，45%的手术患者脐部瘢痕出现挛缩。

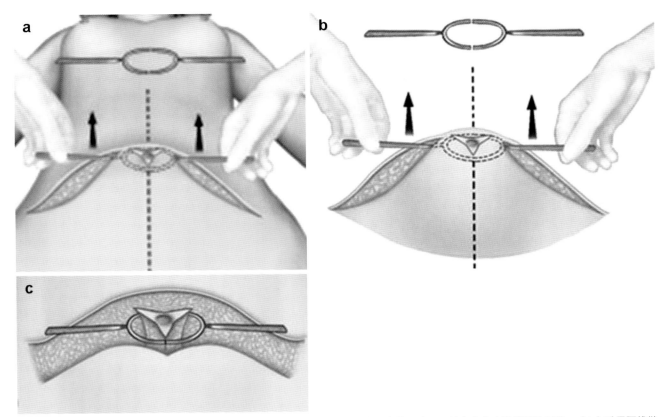

图 17.21　在吸脂腹壁整形术中形成新脐的方法。（a）术前画线。虚线为腹壁中线。脐下区域会在术中吸脂后被切除。（b）采用阿维勒技术形成新的脐部。将特殊脐部形成装置放置在新脐位置的腹部皮下，装置向上顶出形成脐孔，从而避免形成脐孔时损伤深面的内脏器官。采用特殊装置形成了新的脐孔

自从笔者的著作出版后[1]，最终瘢痕环绕新脐已经呈一条 "波浪" 线，如同非典型的 Z 成形术（图 17.25），而不再是一个圆形瘢痕围绕着脐部。

　　三角形的瘢痕是一个与圆形 "相反" 的几何图形，避免了瘢痕的挛缩。按照笔者的手术方法，在脐的皮肤表面形成 3 个三角形皮瓣，在腹部皮瓣表面直径 2cm 的圆形范围内使用这 3 个小皮瓣。这意味着腹壁皮肤上的每侧每个皮瓣测量值为 1cm。如果腹部皮瓣上有更多的皮瓣，脐周围会有更多的瘢痕，并有收缩和牵拉的倾向。也可以在腹壁上形成 4 个皮瓣，但这并不是一种新的手术方法，手术原理与笔者的方法相同。在笔者的手术中，脐部的一个三角形皮瓣直接向下，另两个斜向左、右两边，在新的脐腔创造一个自然的凹陷（图 17.25）。

　　此方法的另一个重要的手术原则是将腹壁皮肤推至肌肉腱膜的深层结构。而采用其他方法时，脐部需要从深层拉到腹壁表面，可能留下容易牵拉变形的环形瘢痕。

　　E. 加强腹壁肌肉腱膜层

　　以加固腹壁肌肉腱膜为目的的治疗并不是传统腹壁整形术的常规步骤[4]。当患者腹壁出现中、重度肌肉松弛，腹直肌分离，甚至腹壁疝时，此种手术是一个非常有效的方法，庞蒂斯（Pontes）（1966）、皮塔基（Pitanguy）等均描述了这种方法[43,44]。

　　全腹壁吸脂整形术中腹部皮下脂肪没有被破坏，可以在中线或侧面腹部腱膜处折叠，以加强肌肉壁和治疗腹直肌分离。因为在最初的 22 个患者中没有应用这一步骤的适应证患者，故这个手术步骤在第一篇报道中并未被介绍[15]。之后对一些从剑突到耻骨上区出现腹直肌分离但没有皮下脂肪破坏的腹壁吸脂整形术患者进行了折叠，术后效果较好（图 17.24）。尽管可以确定诊断腹

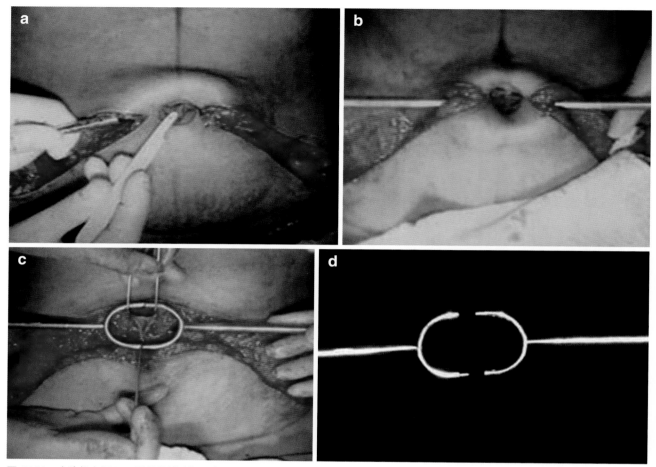

图 17.22 在脐部应用双 U 形装置辅助切开皮下组织。（a）在每侧脐部皮下切开后，分别从两侧插入 U 形装置，U 形装置在中间会合，向上提起组织，之后用手术刀切开皮肤。（b）在脐部做三角形切口，由于脐周组织已提起，因此可以避免损伤腹腔内脏器。（c）切开皮肤和皮下组织后，脐部完全分离，并位于双 U 形装置形成的闭环中。（d）双 U 形装置

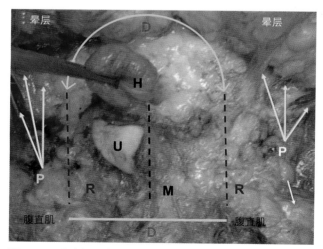

图 17.23 全腹部吸脂腹壁整形术相关的腹部解剖。上方为晕层，P 为左侧和右侧穿支血管，H 为中线区疝，U 为脐部三角形皮肤表面。黑色虚线显示腹壁中线，可以看出脐部不对称。R 线为腹直肌边缘。图中可以看出，由于很好的保留了穿支血管，穿刺抽吸的痕迹不明显，出血很少

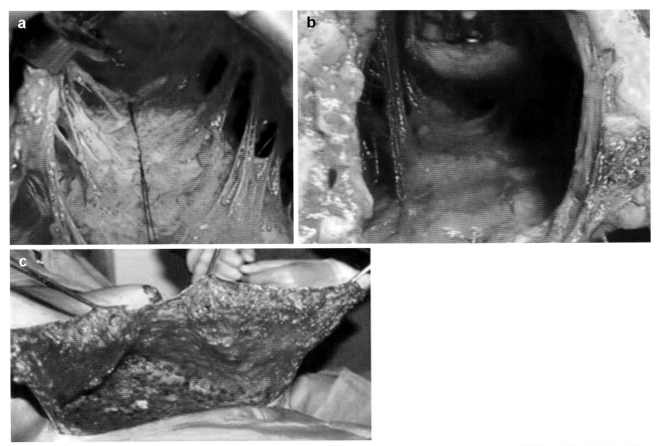

图 17.24 全腹部吸脂腹壁整形术与传统的腹壁整形术的区别在于可以尽可能保留穿支血管的完好，这也是吸脂腹壁整形术最核心的技术要点。（a,b）图中显示，采用吸脂管抽吸后，脐上区腹直肌浅面保留了较多的穿支血管，没有使用电凝的征象。每一个穿支血管都是保留的皮下组织的血管蒂。吸脂管没有破坏穿支血管。（c）图中显示大范围皮下分离后形成的腹部皮瓣，可见电凝后留下的多个黑点，三角形的脐部位于皮瓣的中央位置

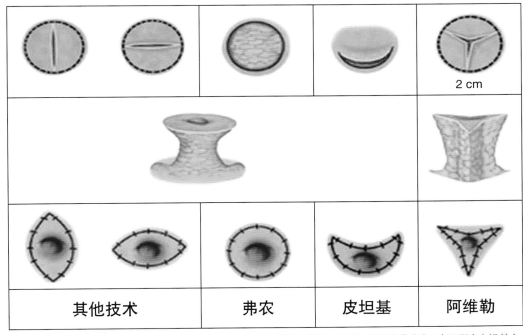

图 17.25 全腹部吸脂腹壁整形术中新脐的形成方法。（上图）腹部皮瓣上不同的切口类型：垂直、水平、环形（弗农）、半环形（皮坦基）、直径 2cm 的环内三角形切口。（下图）所有的环形或半环形切口在脐部就位于腹部皮瓣后都最终形成环形瘢痕。只有采用阿维勒（Avelar）法后脐部组织周围形成三角形修复区

直肌分离和脐疝，但是最好行 CT 检查以明确异常，这一点对于在私立医疗机构就诊的患者有很好的帮助。测量腹直肌从剑突到耻骨的距离，也要将脐的突出部位和分离部位的距离计算在内 (图 17.26)。用 CT 可以测量腹部脂肪和肌肉的厚度。

这些折叠加固腹壁肌肉腱膜的患者也同时进行了新的腹壁吸脂整形术。由于腹直肌分离，所以腹直肌间距离很宽，一侧穿支血管到另一侧的距离也很宽 (图 17.24)。为避免中线处被破坏，可使用特殊的解剖工具，需识别两侧肌肉的边界。必须强调的是，随着腹直肌分离的宽度越大，穿

支血管存在的概率越小。折叠位置通常在剑突到脐的 5~6cm 处，使用单纯间断缝合法。脐的蒂部不会常规缩短，除非患者在大量减重之后有很长的蒂部。暴露较好的术野可以使在脐下区的肌肉折叠更顺利地进行，而不需要分离组织。

F. 拉紧剩余皮下组织并确定新的脐部位置

在加固肌肉腱膜层后，手术床成一定弯曲角度。上腹部皮瓣向下牵拉超过脐下区位置直达下端切口 (图 17.27)。在中线处临时每侧各缝一针。随后放平手术床，使腹部皮瓣处于正常位置，以确定新的脐部。笔者制作了专用的外科器械用来

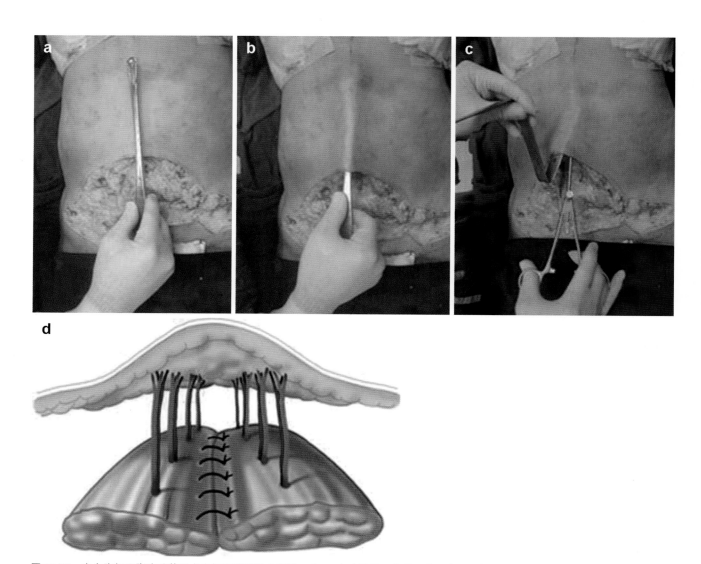

图 17.26　在全腹部吸脂腹壁整形术中折叠腹壁肌肉腱膜。（a~c）在脐下区全层吸脂和脐上区浅筋膜下深层吸脂术后外观。在残留的皮下组织中形成隧道，尽可能不损伤穿支血管。（c）在腹直肌边缘行折叠缝合。（d）中线区完成肌肉加强后示意图。从肌肉穿出分布到残余的晕层皮下组织的穿支血管保持完好

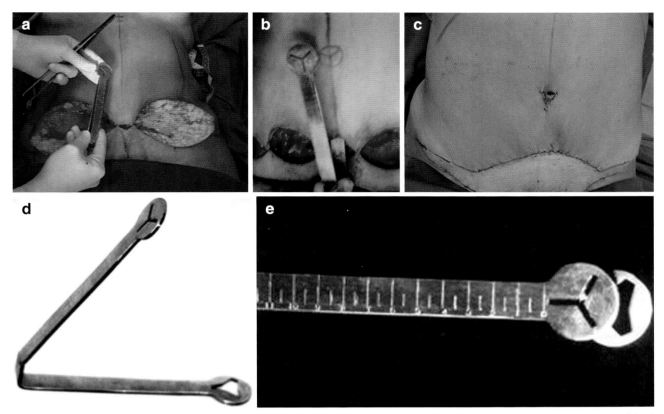

图 17.27　在全腹部吸脂腹壁整形术中确定新脐的位置。（a）向下牵拉腹部皮瓣，在中线区暂时固定。（b）应用阿维勒 (Avelar) 脐部形成装置标记新脐部。装置的下半部分置于脐部深层，装置的上半部分置于腹部皮瓣浅面。（c）形成了新的脐部并缝合固定于腹部皮瓣中线区。（d,e）阿维勒 (Avelar) 脐部形成装置上半部分比下半部分短 1cm，目的是形成的新脐位置较所确定的位置略低

重建脐部[4]。新器械由两部分组成，就像手术钳 (图 17.27)。一部分是穿过腹部皮瓣的下界，并固定于脐靠近中线的肌肉。将器械的另一部分置于腹部皮瓣的上方，以确定脐的体表投影。器械的上部比下部短 1cm，这样在腹部皮瓣中间标记新的脐部比脐部体表投影低 1cm(图 17.28)。

确定新的脐部位置后，画 1 个直径为 2cm 的圆形，分成 3 个面积相等的皮瓣[1]。一个在上面，另外两个在下面的左、右侧，它们与脐的 3 个皮瓣交错缝合。将一块干的纱布放在脐内，并保留 1 周，直至对患者进行术后第一次随访。随后将一块新的纱布重新放置于脐部，每 10~15d 更换一次，持续到术后 2 个月。最后新脐呈现自然凹陷，在凹陷的一侧为三角形皮瓣 (图 17.29)。

G. 缝合关闭手术切口

手术的最后一步是缝合伤口，用可吸收线做单纯间断缝合 3~4 层。根据以上的描述，术区保留了结缔组织、浅筋膜和穿支血管。把浅筋膜从上方皮瓣边缘缝合到下方皮瓣边缘是非常重要的，通常此处未进行吸脂。

之后间断缝合，真皮下层用可吸收线进行皮内连续缝合。最后用胶布和无菌敷料覆盖手术切口。

H. 包扎

按此方法进行腹壁吸脂整形术后液体渗出较少，因穿支血管损伤较轻，故术中和术后出血量小。在患者腹部放置厚棉垫，最后穿上舒适的塑身衣。第二天患者可以离开医院，保留包扎 1 周，直到术后第 1 次复诊。全腹壁吸脂整形术最终效果稳定成形大约需要 6 个月 (图 17.30、图 17.31)。

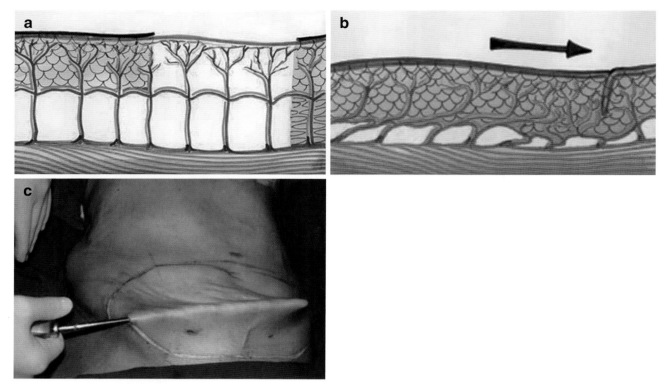

图 17.28　在皮肤切除区先行皮下组织全层吸脂。（a）吸脂后示意图。皮下组织全层穿支血管空虚，吸脂去除了全层的脂肪组织。在深层吸脂后保留了晕层组织。图中可见从肌肉穿出的穿支血管向浅面走行分布于吸脂后的皮下组织中。（b）向下方牵拉并缝合固定吸脂后的皮下组织。图中可见穿支血管保留完好，可以成为皮下组织的多个血管蒂。（c）全腹部吸脂整形术中吸脂管在皮下全层吸脂，之后进行皮肤切除

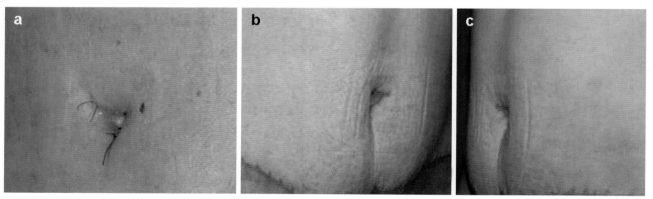

图 17.29　全腹部吸脂腹壁整形术后脐部外观。（a）术后 2 周脐部外观，缝线尚未拆除。（b,c）术后 2 个月外观，可见脐部呈自然的凹陷外观

17.4　讨论

　　腹壁对人体轮廓的协调非常重要，需要从美学、修复和功能的多个角度来考虑相关问题。基于这个原因，患者的选择、适应证的把握和选择合适的手术方法是手术前的基本步骤。因此，在对腹部进行任何手术之前，外科医生必须根据专业知识和美学标准，对患者进行良好的评估，分析所有的异常。

　　腹壁的皮肤、皮下组织、脂肪、肌肉等各个层次均可能受累，导致结构和外观异常，需要采用手术进行修复。这些畸形可能是由于多次怀孕、皮肤松弛、细纹、继发于其他手术的挛缩瘢痕、局部严重创伤、疝、腹直肌分离、局部肥胖、减重等原因造成的（图 17.32、图 17.33）。

　　1899 年凯利（Kelly）完成了第 1 例腹部重建

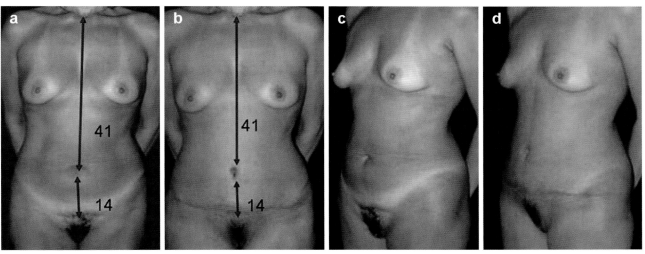

图 17.30　一位 53 岁女性，接受了全腹部吸脂腹壁整形术。此病例可以说明测量胸骨切迹至脐距离和胸骨切迹至耻骨距离的重要性。（a,c）术前外观。（b,d）术后外观，图中可见新脐的位置

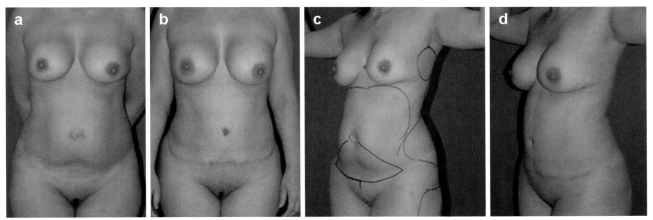

图 17.31　一位 49 岁女性，腹直肌明显分离，伴有脐疝，接受了全腹部吸脂整形术。（a）术前外观。（c）术前设计，标记出全腹部吸脂腹壁整形范围和吸脂范围。（b,d）术后外观，可以看出脐疝治疗后效果

外形手术[38]。从那时起，学者们就把注意力集中在寻找一种可以获得良好外观的手术方法上。但是，在腹壁整形术中穿支皮瓣的广泛破坏是一个严重的问题，并因此导致并发症的发生率较高。很多学者都报道了局部和全身并发症[58-61]。

笔者一直十分关注可以改善人体轮廓的腹壁整形术。同样，术中重建一个新的脐部也是非常重要的。在格瑞则（Grazer）的调查研究中显示，腹壁整形术中重建新的脐部具有一定的难度，经常出现外形不美观、瘢痕挛缩、术后脐缺陷等情况，发生率约为 45%[58]。经过采用笔者设计的手术方法，可以重建一个自然的脐部[1]。

笔者过去常用传统方法进行腹壁整形术，特

别是采用皮塔吉（Pitanguy）的方法。当伊鲁兹（Illouz）发明吸脂术并在世界性范围内推广之后[3,54,62]，一种可以获得更好手术效果的方法出现了，可以将此方法与传统的腹壁整形术相结合。同时，也有人担心并发症的发生率会增高，例如皮肤松弛、感染、脂肪坏死、肺栓塞、皮下积液甚至死亡等。

所有这些情况，使笔者在 1988—1998 年这 10 年间停止进行此项手术。其间转而研究相关的解剖，分析发生这些并发症的可能原因，寻找一种适合的方法。最初的解剖研究在尸体上进行，这对研究皮下脂肪非常有帮助。之后笔者得出结论，在吸脂手术中保护好了穿支血管，就不容易发生损害。如果保护好了穿支血管，也可以切除皮下

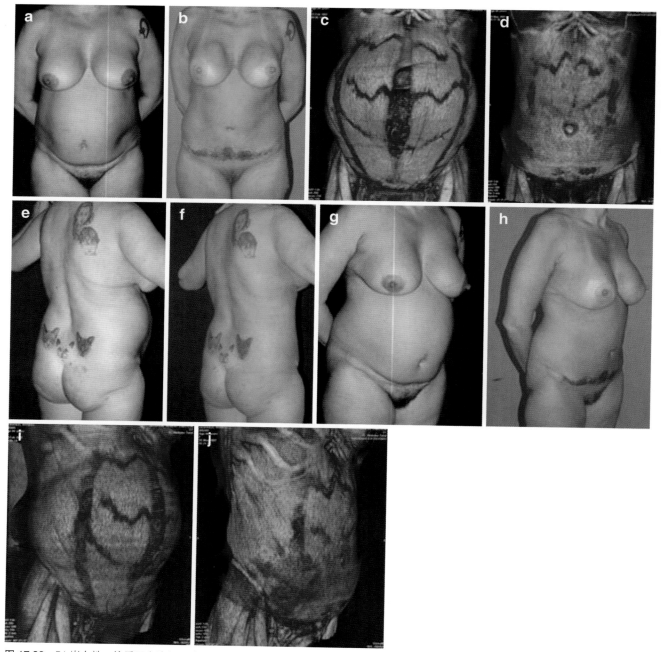

图 17.32　51 岁女性，接受了全腹部吸脂腹壁整形术，术中行中线区和外侧区肌肉折叠。（a,e,g）术前外观。（b,f,h）全腹部吸脂腹壁整形术后外观。（c,i）CT 扫描显示，在中线区和双侧的外观区肌肉分离。（d,j）术后 CT 检查结果

脂肪。后来，阿维勒（Avelar）发表论文报道了不切断穿支血管的同时进行吸脂术和腹壁整形术的方法，并在巴西和国际整形外科大会上多次发表演讲[15]。

　　腹壁吸脂整形术实际上是一种结合了吸脂术和腹壁整形术的新方法。术中尽可能不切断来自腹直肌的穿支血管，不造成皮下脂肪的破坏。术中动脉、静脉、淋巴循环都被保留，就如多个皮瓣蒂部一样为腹壁提供正常的血供，这也是手术的主要原理。舍斯塔克（Shestak）（1999）报道了腹壁整形术结合吸脂术的方法，并提出以联合手术方法提高手术效果的建议[63]。

　　由于使用了新的低创伤性腹壁整形方法，腹壁吸脂整形术并发症的发生率明显降低，并且可以获得非常好的美学效果。这是一种安全的手术方法，由于没有破坏穿支血管，所以并发症的发

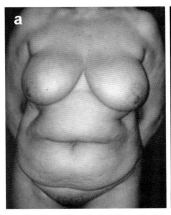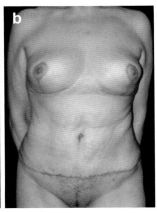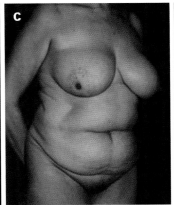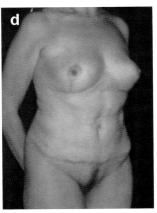

图 17.33　一位 62 岁女性，接受了全腹部吸脂腹壁整形术，同时进行了乳房缩小术。图中为术前和术后 6 个月的情况。（a,c）术前外观。（b,d）术后外观

生率很低。手术的主要原则与其他破坏或切除皮下脂肪手术的方法完全不同。

根据术前评估，有 4 种腹壁吸脂的手术方法：下腹部吸脂整形术、上腹部吸脂整形术、上下腹壁吸脂整形术、全腹壁吸脂整形术。在各种方法中，全层吸脂在皮肤切除区域进行，深层吸脂（浅筋膜下）在皮下脂肪保留区域进行。

1 型：下腹部吸脂整形术，适用于畸形出现在耻骨上区，皮肤切除未达脐部。因此，不需要脐转移。肌肉腱膜层折叠可在脐下区或脐上区。肌肉腱膜层的加强可用内窥镜完成[64]。

2 型：上腹部吸脂整形术，适用于患者主诉脐上区和侧面肋下区有过多脂肪和松弛皮肤。手术过程并不是一个反向腹壁整形术，而是双侧乳房下皱襞下半月形皮肤切除。保留的皮下组织向左、右两侧斜上拉，形成 V 形。

3 型：上下腹壁吸脂整形术，适应证是腹壁上段和下段畸形。

4 型：全腹壁吸脂整形术，适用于脐下区域皮肤切除。可以加强肌肉腱膜层，不破坏腹壁皮下组织。在术中保留穿支血管，可用穿支血管作为标志物准确定位腹直肌。

10 项手术原则：

（1）术中完整保护血管系统，体现身体轮廓塑形的新理念。由于没有破坏血管网络，所以穿支血管可以为剩余的腹部皮下脂肪提供血供。

（2）对耻骨上区和 / 或乳房下区多余的皮肤行全层皮肤切除。

（3）在局部肥胖区域行深部吸脂术。

（4）在皮肤切除区行全层吸脂术。

（5）皮肤切除区的结缔组织和大部分血管被保留，防止损伤穿支血管。

（6）所有穿支血管发挥类似蒂的作用，为剩余的皮下脂肪供血。

（7）由于去除了局部组织而使全层吸脂处的皮肤穿支血管的血液通过减少。

（8）与穿支血管一样，保留围绕动、静脉的淋巴管。因此，术后腹部皮下脂肪可以保持正常的淋巴循环，避免血清肿的形成。

（9）保留与穿支血管伴行的感觉神经，可为术后提供良好的感觉。

（10）保留感觉神经的患者术后需要将大腿与腹部保持 45° 位维持 1 周，以避免过度牵拉。

所有类型的腹壁吸脂整形术的术前必须对患者常规行 CT 检查。当肌肉出现分离时说明腱膜厚度已经很薄，肌肉之间距离较远。由于术中没有破坏脉管系统（动脉、静脉和淋巴），所以术中和术后出血较少。笔者采用的腹部吸脂整形术的核心是较好地保护了穿支血管。

患者可以在手术 1d 后下地活动或出院。包扎方法是在腹部放置厚棉垫，并用塑身衣包裹，以保证术后 7d 复诊时不发生移位。之后塑身衣使用 30~60d，每天淋浴时可脱下一次。

自从 1998 年开始手术以来，由于保留了穿支血管，术中和术后出血量较少，术后很少需要输血。而过去由于术中出血和术后血肿、血清肿等原因，

传统腹壁整形术联合吸脂术一般需要常规输血[65]。

在最近行腹壁吸脂整形术的100例患者中，只有7例发生了与耻骨上的瘢痕相关的并发症。2例为瘢痕增生；4例有浅表缝线排异；1例出现深层缝线反应，连续出现白色分泌物6周，需要在局麻下进行手术去除。对于全腹壁吸脂整形术后脐部的瘢痕，采用阿维勒（Avelar）的方法将瘢痕留在脐腔内的效果较好[1,3]。

因为术中保留了穿支血管，可以为腹部剩余皮下脂肪组织提供正常血供，因此并未出现如皮肤或皮下脂肪坏死、感染等并发症。

在腹直肌分离和脐疝方面，术前常规行CT检查，测量实际肌肉之间的距离。当腹直肌分离在腹壁出现时，可在中线处加固，但不延长至肋骨下缘，因为在剑突两侧，肋弓肌肉附着处有6~8cm长的距离。如果缝线靠近肌肉附着点处，则可能造成肌肉纤维被破坏，导致出血。脐上区肌肉折叠后出现皮下组织的挛缩是肌肉牵拉所致。为了解决这个问题，可以采用吸力较小的细的吸脂套管辅助进行前后抽吸。

一部分患者需要术前测量腹部的垂直和水平距离。笔者过去常测量剑突到脐的垂直距离和剑突到耻骨的距离。但是在过去的6年中笔者发现，由于腹部皮瓣牵拉脐上区皮下脂肪，在术中会发生向下移动。因此，可以在腹壁整形术中，新脐部确定后再测量参考距离。也因为这个原因，测量胸骨切迹到脐和到耻骨的垂直距离更为准确。而且在术中，在中线处临时缝合后恢复至水平位，测量胸骨切迹到脐和到耻骨的垂直距离相比从剑突测量更加稳定。术后也要做同样的测量，从胸骨切迹到脐的距离应与术前差距不大，除非患者的体重大幅下降，出现脐部严重下垂，在术中需要进行折叠上拉。新脐的位置应该定位在腹中线的正常高度，目的是获得良好美观的外形。

除了测量垂直距离外，也应测量肋下、脐和髂前上棘3个围长。这些标志线的变化多源于肌肉腱膜壁的加固和／或吸脂手术的改善。

尽管在腹壁整形术中加固腹直肌不是一个常规过程，但这是改善身体轮廓的重要一步，这一点在纳哈斯（Nahas）的著作中有所提及(2001)[66]。庞蒂斯（Pontes）（1966）[41]强调了腹壁重建，也

受到了皮塔吉（Pitanguy）的重视(1967)[43]。伊鲁兹（Illouz）首创了吸脂术(1980)[53]，使用吸脂管连接负压机器进行；也可以采用注射器进行。托莱多（Toledo）将此作为首选，他在改善身体轮廓方面取得了巨大的成就[67]。

17.5　知情同意

知情同意是咨询过程中的常规一步，必须向患者解释相关细节。手术设计在镜前进行，并标出最终瘢痕的位置。要告知患者术后在床上的体位、风险、可能出现的后果，这些都要在相关手术计划文件中详细注明。尽管手术后脐的外形非常好，但仍要告知患者脐可能发生的形状改变和特点。笔者不向患者展示以前手术患者的术前和术后照片。当患者向笔者询问之前的手术照片时，笔者会让护士为他们展示笔者著作里的照片。

吸脂腹壁整形术可能会在术中和术后发生一些小的并发症，包括感染、皮肤松弛和血肿等。在手术准备充分时，很少发生并发症。

物理辅助治疗非常有效，从术后第1天开始，可以辅助改善下肢循环。术后15d可以进行促进淋巴回流的治疗，每周2~3次，持续2个月，非常有效。

结论

自1999年开始，腹壁整形术有了重要的进展：以保留穿支血管为主要手术原则的腹壁吸脂整形术将腹壁整形和吸脂良好地结合在一起。因为术中没有切断穿支血管，可将其作为多个蒂部，为剩余的腹部皮下脂肪供血，这为术后降低并发症的发生率起到了重要的作用。

这个手术原则对采用腹壁吸脂整形术来改善身体轮廓及应用于其他区域，如侧壁及躯干整形、大腿内侧提升和腋区美容手术等非常重要。

笔者还将类似的手术原则用于面部提升、耳再造、下眼睑成形术等身体其他区域。在整形外科中，这类联合手术方法的原理非常重要，更符合生理特点及手术原则，不破坏动脉、静脉、淋巴结构，可以提供平滑和美观的效果。

参考文献

[1]　1. Avelar JM. Umbilicoplastia – uma técnica sem cicatriz externa (Umbilicoplasty – a technique without external scar). 13rd Braz. Congr. of Plastic Surgery and First Braz. Congr. of Aesthetic Surgery, Porto Alegre;1976. p. 81–82.

[2]　Avelar JM. Abdominoplasty – systematization of a technique without external umbilical scar. Aesthetic Plast Surg. 1978;2(1):141–151.

[3]　Avelar JM. Cicatriz umbilical – da sua importância e da técnica de confecção nas abdominoplastias. Rev Bras Cir. 1979;1(2):41–52.

[4]　Avelar JM. Abdominoplasty: technical refi nements and analysis of 130 cases in 8 Years' follow-up. Aesthetic Plast Surg. 1983;7(4):205–212.

[5]　Avelar JM. Fat-suction versus abdominoplasty. Aesthetic Plast Surg. 1985;9(4):265–276.

[6]　Avelar JM. Combined liposuction with traditional surgery in abdomen lipodystrophy. XXIV Instructional Course of Aesth Plast Surg of ISAPS, Madrid.1985.

[7]　Avelar JM. Anatomia cirúrgica e distribuição do tecido celular no organismo humano (Surgical anatomy and distribution of the celular tissue on human organism). In: Avelar JM, Illouz IG, editors. Lipoaspiração (Liposuction). São Paulo pp: Hipócrates; 1986.p. 45–57.

[8]　Avelar JM. Regional distribution and behavior of the subcutaneous tissue concerning selection and indication for liposuction. Aesthetic Plast Surg. 1989;13(3):155–165.

[9]　Avelar JM. Estudo comparativo das alterações metabólicas na lipoaspiração e cirurgia convencional (Comparative study of metabolic changes in conventional surgery and liposuction) Simp Bras do Contorno Corporal. São Paulo: Soc Bras Cir Plas – Reg São Paulo; 1984.

[10]　Andrews JM. Fisiopatologia na lipoaspiração (Phisiopathology in liposuction) Simp Bras do Contorno Corporal. São Paulo: Soc Bras Cir Plas –Reg São Paulo; 1984.

[11]　Pitanguy. Philosophical and psychosocial perspectives of the body contour. In: Avelar JM, Illouz YG,editors, Lipoaspiração (Liposuction), Editora Hipócrates: São Paulo; 1986. p. 3–7.

[12]　Avelar JM. Abdominoplasty – refl ections and biopsychological perspectives. Rev Soc Bras Cir Plast.1988;3(2):152–154.

[13]　Hetter Jr TR, Baird W, Bostwick 3rd J, Nahai F, Cukic J. Abdominoplasty combined with other major surgical procedures: safe or sorry? Plast Reconstr Surg.1989;83(6):997–1004.

[14]　Dillerud E. Abdominoplasty combined with suction lipoplasty a study of complication, revisions, and risk factors in 487 cases. Ann Plast Surg. 1990;25(5):333–338.

[15]　Avelar JM. A new technique for abdominoplasty – closed vascular system of subdermal fl ap folded over itself combined to liposuction. Rev Bras Cir.1999;88/89(1/6):3–20.

[16]　Avelar JM. Aesthetic plastic in the inner side of the thigh – new concepts and technique without cutaneous or subcutaneous undermining. Rev Bras Cir.1999;88/89(1/6):57–67.

[17]　Avelar JM. Flankplasty and torsoplasty – a new surgical approach. Rev Bras Cir. 1999;88/89(1/6):21–35.

[18]　Avelar JM. Aesthetic plastic surgery of the axilla – a new technique to the treatment of excess skin,hyperhidrosis, cutaneous fl accidity, hyperhidrosis and bromidrosis. Rev Bras Cir. 1999;88/89(1/6):41–54.

[19]　Avelar JM. Novos conceitos para abdominoplastia. Paper presented at the 36th Congress of the Brazilian Society of Plastic Surgery. Rio de Janeiro. 1999.

[20]　Avelar JM. Abdominoplastia: Nuevos conceptos para una nueva técnica. XXVI annual international symposium of aesthetic plastic surgery, Chairman: Prof. Jose Guerrerosantos – Puerto Vallarta. 1999. p. 10–13.

[21]　Avelar JM. I Curso de abdominoplastia. Chairman: Prof. WEP Callia. Municipal Hospital. São Paulo.2000.

[22] Avelar JM. Abdominoplastia sem descolamento. São Paulo: XX Jorn. Paulista Cir Plast; 2000.

[23] Avelar JM. Abdominoplasty: a new technique without undermining and fat layer. Arq Catarinense de Med.2000;29:147–149.

[24] Avelar JM. 2 Curso de abdominoplastia. Chairman:Prof. Juarez M. Avelar. Hospital do Coração (Heart Hospital). São Paulo, October. 2000.

[25] Avelar JM. Aesthetic plastic surgery of the axilla. The XV congress of the international society of aesthetic plastic surgery (ISAPS) Tokyo, Japan – April. 2000.

[26] Avelar JM. Abdominoplasty: a new technique without panniculus undermining and without panniculus resection. 57th instructional course of ISAPS,Chairman: Lloyd Carlsen, in Montreal. 2000.

[27] Avelar JM. Abdominoplasty without lipectomy. International Society of Aesthetic Plastic Surgery Education Foundation (ISAPS) – Spain. 2001.

[28] Avelar JM. Abdominoplasty without lipectomy. Mini Course of ISAPS with Aesthetic Plastic Surgery Congress Valladolid. 2001.

[29] Avelar JM. Abdominoplasty without Panniculus Undermining or Resection. Second Balkan Congress for Plastic, Reconstructive and Aesthetic Surgery and ISAPS Mini-Course Yugoslavia – May. 2001.

[30] Avelar JM. The new abdominoplasty and derived technique. International Course – American Society for Aesthetic Plastic Surgery Annual Meeting. The Aesthetic Meeting. New York. 2001.

[31] Avelar JM. Abdominoplasty without panniculus undermining and resection – Analysis about 97 cases after 3 years. ISAPS Course at Jornada Carioca, Rio de Janeiro, August. 2001.

[32] Avelar JM. Abdominoplasty without panniculus undermining and resection: analysis and 3-year follow-up of 97 consecutive cases. Aesthet Surg J. 2002;22(1):16–25.

[33] Avelar JM. Abdominoplasty. Congress of International Society of Aesthetic Plastic Surgery (ISAPS),Istanbul. 2002.

[34] Ramos JEA. Ressecção da fascia abdominal inferior para plicatura infra umbilical em lipoabdominoplastia sem descolamento do panículo. 2° Curso de Abdominoplastia, Hospital do Coração – São Paulo.

[35] Leão CF. Plicatura da parede músculo-aponeurótica por um tunel criado abaixo do panículo abdominal na linha média em lipoabdominoplastia sem descolamento.37 Congresso Brasileiro de Cirurgia Plástica,November – Porto Alegre. 37th Brazilian Congress of Plastic Surgery, November – Porto Alegre. 2000.

[36] Matarasso A. Liposuction as an adjunct to full abdominoplasty revisited. Plast Reconstr Surg. 2000;106(5):1197–1206.

[37] Saldanha OR, Pinto EB, Matos Jr WN, Lucon RL,Magalhães F, Bello EM. Lipoabdominoplasty without undermining. Aesthet Surg J. 2001;21(6):518–526.

[38] Kelly HA. Report of gynecological cases. John Hopkins Med J. 1899;10:197.

[39] Malbec EF. Lipectomia abdominal. La Prensa Méd Arg. 1948;35:26.

[40] Callia WEP. Contribuição ao estudo de correção cirúrgica do abdomen pêndulo e globus. Doctoral Thesis Fac Med USP, São Paulo. 1965.

[41] Pontes R. Plástica abdominal: importância da sua associação com a correção de hérnia incisional. Rev Bras Cir. 1966;52:85–92.

[42] Pontes R. Plástica abdominal – Resultados Insatisfatórios. In: Avelar, editor. Proceedings of the Brazilian Symposium of Abdominoplasty. Soc Bras Cir Plástica, Reg. São Paulo; 1982. p. 47–51.

[43] Pitanguy I. Abdominal lipectomy: an approach to it through an analysis of 300 consecutive cases. Plast Reconstr Surg. 1967;40(4):383–391.

[44] Pitanguy I. Dermolipectomy of the Abdominal Wall,Thighs, Buttocks, and Upper Extremity. In: Converse JM, editor. Reconstructive plastic surgery. 2nd ed.Philadelphia pp: Saunders; 1977. p. 3800–3802.

[45] Sinder R. Plastic surgery of the abdomen. Personal technique. In: Abstracts of the 6th International Congress of Plastic and Reconstructive Surgery. Paris:Masson; 1975. p. 584–391.

[46] Sinder R. Cirurgia plástica abdominal. Rio de Janeiro:Sinder; 1979.

[47] Babcock WW. On diseases of women and children.Am J Obst. 1916;74:596.

[48] Gonzales-Ulloa M. Belt lipectomy. Br J Plast Reconstr Surg. 1960;13:179–186.

[49] Vilain R, Dubousset J. Technique et indications de la lipectomie circulaire. 150 observations. Ann Chir.1964;18:289.

[50] Thorek M. Plastic reconstruction of the female breasts and abdomen. Am J Surg. 1939;43(2):268–278.

[51] Rebello C, Franco T. Abdominoplastia por incisão no sulco submamário. Rev Bras Cir. 1972;62(7-8):249–252.

[52] Rebello C. Abdominoplastia por incisão submamária. In: Avelar, editor. Anais Simp Bras: Abdominoplastia. Soc Bras Cir Plast – Reg. São Paulo. 1982. p. 52–53.

[53] Illouz YG. Une nouvelle technique pour les lipodystrophies localisées. Rev Cir Esth Franc. 1980;6:9.

[54] Illouz YG. A new safe and aesthetic approach to suction abdominoplasty. Aesthetic Plast Surg. 1992;16(3):237–245.

[55] Uebel CO. Miniabdominoplasty – a new approach for the Body contouring. Annual 9th Congress of the International Society For Aesthetic Plastic Surgery. New York. 1987.

[56] Stork R. Lipo-mini-abdominoplastia. In: Tournieux AAB. Atualização em Cirurgia Plástica Estética. São Paulo: Robe Editorial; 1994. p. 491.

[57] Vernon S. Umbilical transplantation upward and abdominal contouring in lipectomy. Am J Surg. 1957;94(3):490–492.

[58] Grazer REM, Goldwyn RM. Abdominoplasty assessed by survey with emphasis on complications.Plast Reconstr Surg. 1977;59(4):513–517.

[59] Guerrerosantos J, Spaillat L, Morales F, Dickeheet S. Some problems and solutions in abdominoplasty. Aesthetic Plast Surg. 1980;4(1):227–237.

[60] Mélega JM. Tromboembolismo como complicação de abdominoplastia: etiologia, prevenção e tratamento. In: Proceedings of the Brazilian Symposium of Abdominoplasty. Soc Bras Cir Plástica, Reg. São Paulo; 1982. p. 73–76.

[61] Matarasso A. Awareness and avoidance of abdominoplasty complications. Aesthet Surg J. 1997; 17(4): 256,258–261.

[62] Illouz YG. Liposuction technique. First Instructional Course with surgical demonstrations at São Paulo Hospital, Prof. Andrews` Service. Organized by Brazilian Society of Plastic Surgery – Regional São Paulo, Endorsed by Brazilian Society of Plastic Surgery (BSPS), October. 1982.

[63] Shestak KC. Marriage of abdominal and liposuction expands abdominoplasty concept. Plast Reconstr Surg. 1999;103(3):1020–1031.

[64] Correa MA. Videoendoscopia técnicas subcutânias para cirurgias autênticas e reconstrutivas. Plast Reconstr Surg. 1995;96(2):446–453.

[65] Uebel CO. Autotrasfusão e hemodiluição aplicada à lipoaspiração. In: Avelar JM, Illouz IG, editors. Lipoaspiração. São Paulo pp: Hipócrates; 1986.p. 123–126.

[66] Nahas FX. Advancement of the external oblique muscle flap to improve the waistline: a study in cadavers.Plast Reconstr Surg. 2001;108(2):550–555.

[67] Toledo LS. Superfi cial syringe liposculpture. Annals of the international symposium. RAPS. ed. Marques Saraiva. 1990. p. 446.

第18章　无须外科引流的改良腹壁吸脂整形术

古托斯基·A.卡罗尔（Karol A. Gutowski），迈克尔·A.爱普斯坦（Michael A. Epstein），沃尔特·斯威尼（Walter Sweeney）著

18.1　前言

虽然腹壁整形术后需常规放置引流管，但是目前没有研究数据表明放置引流管能够完全消除腹壁整形术后血清肿的形成或者提高治疗效果[1]。近来的报道对常规使用引流管提出了质疑，因为在腹壁整形术中使用间断[2,3]或者连续[4,5]的减张缝合，即使不放置引流管，也不会增加血清肿的发生率。而且，研究表明，通过形成一个更浅层次剥离的腹壁皮瓣，可以保护斯卡帕（Scarpa）筋膜，减少引流量，可以更早地拔除引流管[6]。在腹壁整形技术方面一个最新的改进是改良腹壁吸脂整形术，该技术通过吸脂操作进行不连续的皮下潜行剥离，对所形成的腹壁皮瓣只可达到松解的目的，不能完全抬起[7-10]。近期应用这种腹壁吸脂整形术的案例表明，不放置引流管也不会增加血清肿的发生率，也不会引起不良的后果[11]。

18.2　方法

在患者的术前评估方面，不放置引流管的腹壁吸脂整形术与传统的腹壁整形术相同。肿胀麻醉联合静脉麻醉(丙泊酚、氯胺酮、芬太尼、咪达唑仑)或者在吸入式全麻辅助下进行手术。在患者站立位时标记拟定的皮肤切口，典型切口延伸至腋中线。如果是范围扩大的腹壁整形术或者环形腹壁整形术，手术方法及指导原则都是相同的。

患者取仰卧位，上臂外展80°。如果切口预期要延伸到后方，或者术前计划要对侧方或后方进行吸脂，将体位置于俯卧位或者侧方—侧方—仰卧位时，手术比较容易操作。

在大范围的备皮准备后，术区用稀释的利多卡因(500mg/L)和肾上腺素(1mg/L)配制的局麻溶液浸润麻醉，目的是为了局部麻醉镇痛和止血。在腹壁外侧，根据需要在皮下组织深层或中间层吸脂，使用带有4~5mm侧孔的吸脂管，腹壁吸脂的前后延伸范围由所掌握的临床技能决定（图18.1）。在带有纤维脂肪的腹壁薄皮瓣形成后，切除标记的腹壁外侧皮肤和皮下组织，这些薄皮瓣位于躯干深筋膜之上，采用可吸收线间断缝合或者采用带倒刺的线连续缝合切口。仰卧位时，腹壁正中的吸脂是在腹壁深层和中间层上下操作，使用的吸脂管带有4~5mm直径的侧孔。为了保护腹壁穿支血管，不要进行腹壁浅层的吸脂（图18.2）。侧孔凸起的吸脂管可用于需要进行不连续潜行剥离的区域（图18.3）。在切除低位的腹壁皮肤和皮下组织后，腹壁深筋膜之上需要带有保留纤维脂肪的薄皮瓣（图18.4）。掀起腹壁皮瓣后拉拢，形成的皮瓣厚度从腹部侧面到正中的平面应相差不多，并高于脐周4~7cm，应尽量保留腹壁侧面吸脂后的皮瓣组织。切除腹直肌筋膜褶皱区域的纤维脂肪组织，用长效可吸收线或者不可吸收线缝合塑形这个区域，以使中线筋膜上带有浅层脂肪的薄皮瓣与覆盖在腹壁深筋膜上的薄皮瓣贴合。脐部在正常解剖位置经由腹壁皮瓣拉出，再用可吸收线进行缝合。使患者腹壁弯曲

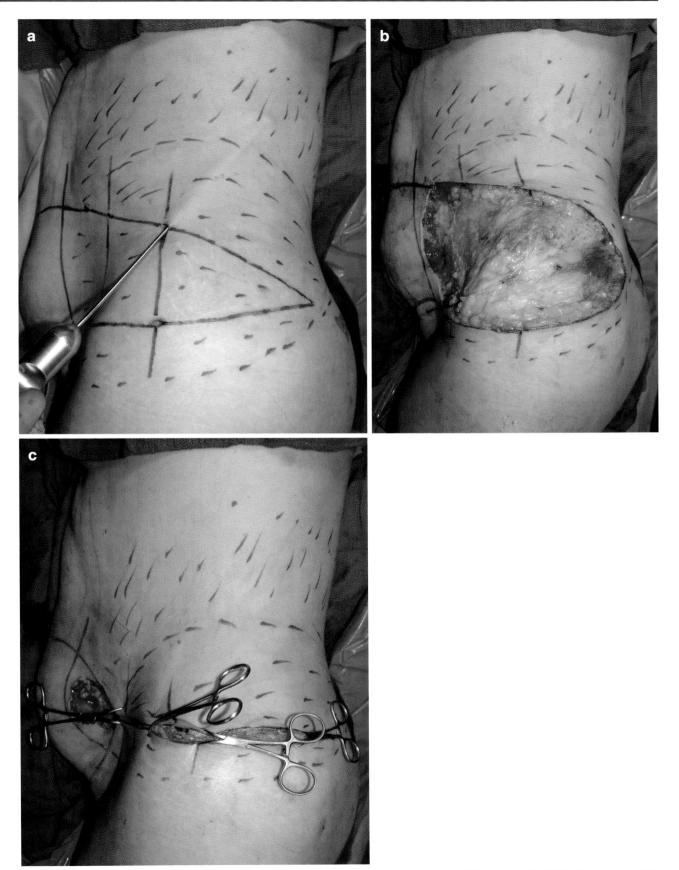

图 18.1　（a）患者在中间层平面内吸脂，吸脂范围延伸到整个蓝色标记的短线区域内。（b) 侧腰皮肤和皮下组织切除后。（c）用巾钳临时关闭切口后

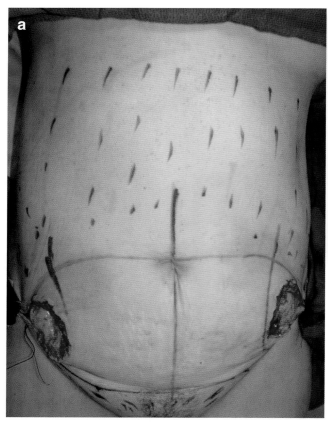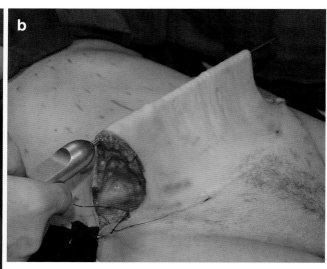

图 18.2 （a）术中关闭患者侧腰皮肤切口，腹壁前标记吸脂范围包括蓝色短线区域。（b）吸脂后

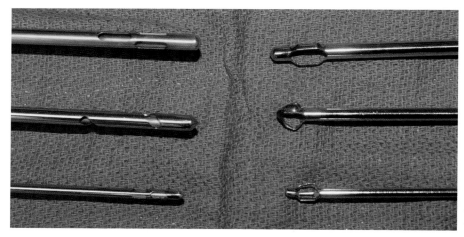

图 18.3 （图左）用于吸脂的导管，侧孔平直。（图右）用于腹部正中和外侧不连续潜行剥离的导管，侧孔凸起呈篮筐样

30°，用可吸收线连续缝合两层组织以闭合切口，使切口轻度内陷。可用创可贴覆盖切口，不用放置引流管。

在皮肤剥离过的区域上覆盖薄层纱布，纱布上分别放置切割好的薄层泡沫塑料垫 (Topi Foam)（图 18.5），然后穿术后塑身衣。泡沫塑料垫为直接剥离的皮瓣区域提供了额外的压力，术后 3~4 天移除即可。从术后 7 天开始穿着塑身衣，持续穿 3~4 周，仅在洗澡时脱掉。术后 7 天内应该检查患者，评估血清肿的形成。典型的恢复效果如图 18.6~图 18.8 所示。

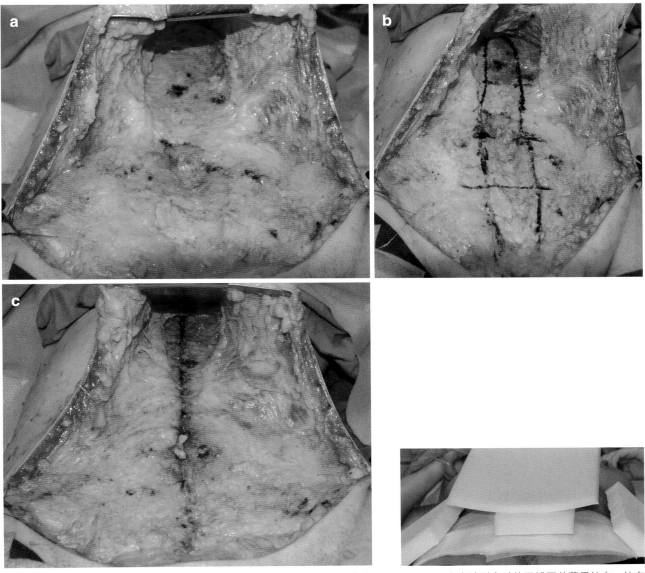

图 18.4　(a) 掀起腹部皮瓣，腹壁筋膜上残存薄层纤维脂肪组织。中心的脂肪组织已被切除。(b) 蓝线标记腹壁折叠线。(c) 双层筋膜折叠后，在腹壁筋膜表面残留一层较薄的浅表脂肪组织

图 18.5　在皮肤剥离过的区域覆盖薄层纱布，纱布上分别放置切割好的薄层泡沫塑料垫，然后穿术后塑身衣

18.3　讨论

　　根据报道，腹壁整形术后血清肿发生率介于 0~16.5% 之间 [6,12-19]，在 100 多份案例报道中，2%~4% 是最常见的发生率。虽然不放置引流管的腹壁吸脂整形术没有完全消除血清肿（仍存在的发生率为 2%~3%），但是与引流管相关的问题都被消除了，例如：引流位置疼痛，患者对引流管拔出的焦虑，由于引流不适导致的离床活动降低，还有引流管也有可能成为感染源。吸脂式腹壁整形术的技术有赖于不连续的潜行剥离（消除了大的无效腔），在腹壁前的深筋膜上保留薄层的纤维脂肪组织（这样可以有利于吸收潜在的血清液），术后使用特制的泡沫塑料垫和塑身衣减少血清肿的形成。早期二者持续的加压可以减少皮瓣和腹壁筋膜上脂肪层之间的剪切力，以使组织与组织之间更快地黏合和消除无效腔。手术当天鼓励患者早期离床活动，除了睡觉尽可能避免卧床。同时，为了减少剪切力的产生，建议患者术后 2 周尽量不要坐位和躯干扭曲位。

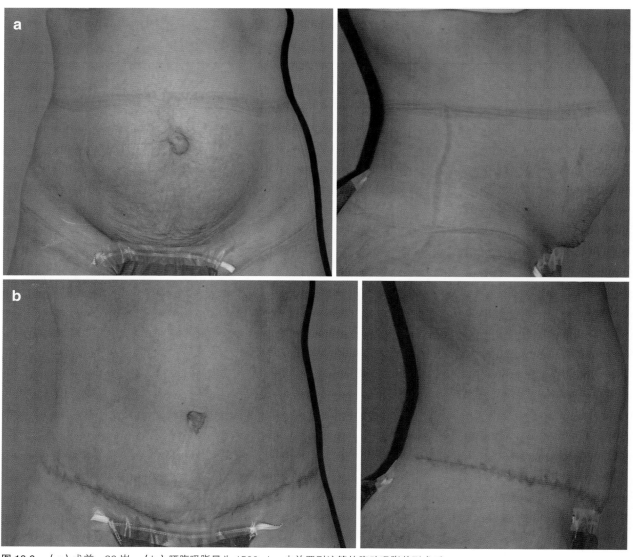

图 18.6 （a）术前，36 岁。（b）腰腹吸脂量为 1500mL，未放置引流管的腹壁吸脂整形术后

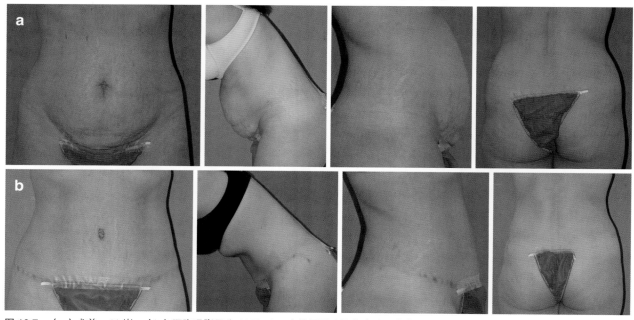

图 18.7 （a）术前，41 岁。（b）腰腹吸脂量为 1100mL，未放置引流管的腹壁吸脂整形术后

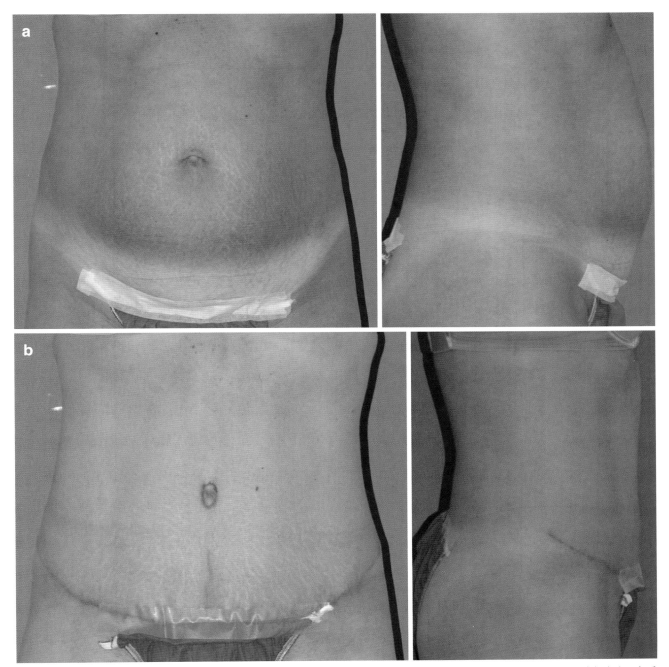

图 18.8　（a）术前，34 岁。（b）腰腹吸脂量为 1500mL，未放置引流管的腹壁吸脂整形术后。由于高位的脐成形，下腹部产生一条垂直向的短瘢痕

结论

　　腹壁整形术的改良归结于腹壁皮瓣直接剥离的减少和吸脂后间接潜行分离皮瓣的增加。引流管的使用让很多患者感到不舒适，改良腹壁吸脂整形术结合术区的加压包扎能够避免引流管的使用。

参考文献

[1] Kosins AM, Scholz T, Cetinkaya M, Evans GRD. Evidence-based value of subcutaneous surgical wound drainage: the largest systematic review and meta-analysis. Plast Reconstr Surg. 2013;132(2):443–450.

[2] Pollock H, Pollock T. Progressive tension sutures:

a technique to reduce local complications in abdominoplasty.Plast Reconstr Surg. 2000; 105(7):2583–2586.

[3] Pollock TA, Pollock H. Progressive tension sutures in abdominoplasty: a review of 597 consecutive cases. Aesthet Surg J. 2012;32(6):729–742.

[4] Warner JP, Gutowski KA. Abdominoplasty with progressive tension closure using a barbed suture technique. Aesthet Surg J. 2009;29(3):221–225.

[5] Rosen AD. Use of absorbable running barbed suture and progressive tension technique in abdominoplasty:a novel approach. Plast Reconstr Surg. 2010;125(3):1024–1027.

[6] Fang RC, Lin SJ, Mustoe TA. Abdominoplasty fl ap elevation in a more superfi cial plane: decreasing the need for drains. Plast Reconstr Surg. 2010;125(2):677–682.

[7] Saldanha OR, Pinto EBS, Matos WN, Lucon RL,Magalhães F, Bello EM. Lipoabdominoplasty without undermining. Aesthet Surg J. 2001;21(6):518–526.

[8] Weiler J, Taggart P, Khoobehi K. A case for the safety and effi cacy of lipoabdominoplasty: a single surgeon retrospective review of 173 consecutive cases. Aesthet Surg J. 2010;30(5):702–713.

[9] Saldanha OR, Federico R, Daher PF, Malheiros AA,Carneiro PR, Azevedo SF, Saldanha Filho OR,Saldanha CB. Lipoabdominoplasty. Plast Reconstr Surg. 2009;124(3):934–942.

[10] Heller JB, Teng E, Knoll BI, Persing J. Outcome analysis of combined lipoabdominoplasty versus conventional abdominoplasty. Plast Reconstr Surg. 2008;121(5):1821–1829.

[11] Epstein S, Epstein MA, Gutowski KA.Lipoabdominoplasty without drains or progressive tension sutures: An analysis of 100 consecutive patients. Aesthetic Surg J. 2015;35:434–340.

[12] Antonetti JW, Antonetti AR. Reducing seroma in outpatient abdominoplasty: analysis of 516 consecutive cases. Aesthet Surg J. 2010;30(3):418–425.

[13] Arantes HL, Rosique RG, Rosique MJ, Melega JM. The use of quilting suture in abdominoplasty does not require aspiratory drainage of prevention of seroma. Aesthetic Plast Surg. 2010;34(1):102–104.

[14] Avelar JM. Abdominoplasty without panniculus undermining and resection: analysis and 3-year follow- up of 97 consecutive cases. Aesthet Surg J.2002;22(1):16–25.

[15] Baroudi R, Ferreira CAA. Seroma: how to avoid it and treat it. Aesthet Surg J. 1998;18(6):439–441.

[16] Brink RR, Beck JB, Anderson CM, Lewis AC. Abdominoplasty with direct resection of deep fat.Plast Reconstr Surg. 2009;123(5):1597–1603.

[17] Khan S, Teotia SS, Mullis WF, Jacobs WE, Beasley ME, Smith KL, Eaves 3rd FF, Finical SJ, Watterson PA. Do progressive tension sutures really decrease complications in Abdominoplasty? Ann Plast Surg.2006;56(1):14–21.

[18] Khan U. Risk of seroma with simultaneous liposuction and abdominoplasty and the role of progressive tension sutures. Aesthetic Plast Surg. 2008;32(1):93–99.

[19] Nahas FX, Ferreira LM, Ghelfond C. Does quilting suture prevent seroma in abdominoplasty. Plast Reconstr Surg. 2007;119(3):1060–1064.

第 19 章　超声辅助脂肪抽吸腹壁整形术

阿尔贝托·迪·朱塞佩（Alberto Di Giuseppe）著

19.1　前言

从 2014 年起笔者开始采用超声辅助脂肪抽吸腹壁整形术，目前已完成了 50 例手术。萨尔丹哈（Saldanha）[1] 的研究促使笔者将术式从标准的腹壁整形术转变为超声辅助脂肪抽吸结合腹壁整形术，该技术能显著减少手术并发症的发生。从 2001 年 1 月起，超声辅助脂肪抽吸术已在 3000 多个患者中应用。

超声辅助脂肪抽吸设备的优点是超声波特异性作用于脂肪细胞，并且能够使之与血管、神经和皮肤支持组织分离，从而在躯体塑形手术的过程中拥有较高的安全性。

与传统吸脂手术相比，传统手术是在盲视下吸出皮下层的脂肪组织，不能分辨不同的组织结构。而超声吸脂是有选择的，主要依赖于在超声能量的空腔作用下使脂肪细胞乳化。

超声辅助吸脂使组织层变薄，并且使皮肤收缩。皮肤在吸脂术后收缩得更多，这就需要脂肪抽吸设备在皮下浅层去除更多的脂肪，且不损伤局部的血管。通过使脂肪层变薄，使靠近表面皮肤真皮瓣的活动性更大，且保留血供和纵向的胶原结构（图 19.1），由于保留了血管和神经，越薄的皮瓣回缩率越大，术后效果与薄的皮肤或皮瓣移植接近。局部去除的脂肪组织越多，皮肤越薄，回缩率越大。

19.2　脂肪抽吸腹壁整形术

脂肪抽吸腹壁整形术有以下优点：

（1）在腹壁下进行分离抽吸的创伤小。

（2）可以在腹部进行从表层脂肪到筋膜层下脂肪的各层脂肪的抽吸。

（3）保留了腹部较大的血管穿支。

这 3 点创新降低了腹壁整形术后诸如出血、血肿形成、血清肿、皮肤坏死等并发症的发生率，而这些并发症发生的主要原因是手术分离过程中破坏了穿支血管。

脂肪抽吸腹壁整形术中，上腹部主要在中层和深层脂肪组织进行抽吸，这是为了减少在进行

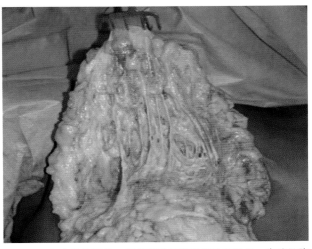

图 19.1　超声的特异性：超声辅助吸脂后的乳房组织，脂肪细胞被乳化抽吸后，能够清楚地看到所有的纵向支持胶原组织和弹性纤维被分离出来，这些组织与其基底的组织相连

过度的脂肪抽吸后出现腹壁组织坏死的可能性。当普通的脂肪抽吸腹壁整形术达到它的极限时，超声辅助的脂肪抽吸腹壁整形术则体现出了优势。

19.3　超声辅助脂肪抽吸腹壁整形术

超声辅助脂肪抽吸腹壁整形术与常规腹壁形术术前常规标记画线相似。将从剑突到耻骨中点的连线作为中线，并在患者站立位时标出需要去除的部分（图19.2），将下腹部需要整体切除的组织也标记出来。并且在患者平卧位时再次确认标记。测量所有的腰围（上腹部和下腹部需要切除皮肤的地方），确认切除同样长度的皮瓣，以便于术后缝合时两侧对称。

再次确认两侧的画线，防止术后因为皮瓣两侧厚度及长度不同而导致术后猫耳的情况。术前需要标记脐部的位置。标记脐周围5cm×5cm的区域。这个区域之上为皮瓣区域，之下为腹直肌筋膜区域。标记必须根据不同患者的需要来进行。将上腹部、下腹部和双侧腰部臃肿的区域标记出来（图19.2中的纵向红线）。这些区域需要先进行超声辅助脂肪抽吸术，然后在下腹部切除多余的皮肤组织。

超声辅助脂肪抽吸潜在的优点在于：

（1）能够完全去除不需要的组织，通过使肥厚的脂肪变薄，从而使这个区域的活动度更大。一旦皮瓣变薄之后更容易使这些组织向耻骨方向移动。

（2）通过上腹部和侧腹部的塑形，能够达到一个更加自然的全身曲线。

在进行超声辅助的脂肪抽吸腹壁整形术之前，首先用肿胀液进行局部麻醉（图19.3），肿胀液成分如下：

（1）1000mL生理盐水。

（2）1mL肾上腺素。

（3）300mg利多卡因。

肾上腺素有助于减少局部出血。利多卡因能够延长术后局部麻醉效果。整个下腹壁需要注入800~2000mL肿胀液。肿胀液量按照需要去除脂肪的多少来决定，将肿胀液注入在皮下浅层浸润后能作用于深层组织（图19.4）。

超声辅助脂肪抽吸肿胀液浸润首先从浅层的脂肪开始，再到整个腹部，最后到双侧腰部。在超声的作用下该区域的充分浸润有助于脂肪的乳化。整个上腹部一般需要肿胀液800~2000mL，肿胀液的注射量由患者的体形决定。

超声辅助吸脂基本方法如图19.5所示。首先选择3.7mm的两孔吸脂针，将能量设定在总能量的90%。首先抽吸肿胀明显并且由于重力作用使肿胀液进入深层失去紧实度的部位（图19.6）。超声探头作用于下腹部深层的时间一般为7~12min。

对于整个腹部和双侧腰部，超声作用的时间为12~20min。

下腹部抽吸完成后，再进行上腹部的抽吸以及脐周围的治疗（图19.7、图19.8）。超声的探头首先作用于浅层脂肪，使上腹部的皮瓣具有活动性。探头在皮下1cm左右处工作，从而使皮肤浅层与深层的松弛组织能够被充分剥离（图19.9）。上腹部剥离的区域为从剑突到双侧腰部（图19.10、图19.11）。

超声辅助脂肪抽吸选择性地作用于脂肪细胞，保留了血管神经、胶原纤维和弹性组织。这种特性增加了手术的安全性，使其能够与腹壁整形术一起实施。同时超声辅助的脂肪抽吸也可应用于全身其他部位。

如果没有过度地在浅层皮下组织和深层脂肪组织进行抽吸，就不用担心超声辅助的脂肪抽吸会影响组织的血供。除此之外，还有以下优势：

（1）浅层组织能获得更大程度的活动度（腹壁和侧腹部）。

（2）深层能减少局部的脂肪堆积。

19.3.1　脂肪抽吸

脂肪抽吸的区域首先从下腹部开始，采用直径3.7mm的VentX管从浅层开始抽吸（图19.12）。然后再抽吸对侧的浅层脂肪（图19.13）。再次使用同样的吸脂管或者直径4.6mm的抽吸管抽吸上腹部深层脂肪和两侧皮肤组织，最后用吸脂管检测下腹部整个区域皮瓣下潜行分离的情况（图19.14）。

萨尔丹哈（Saldanha）建议，在脂肪抽吸腹壁

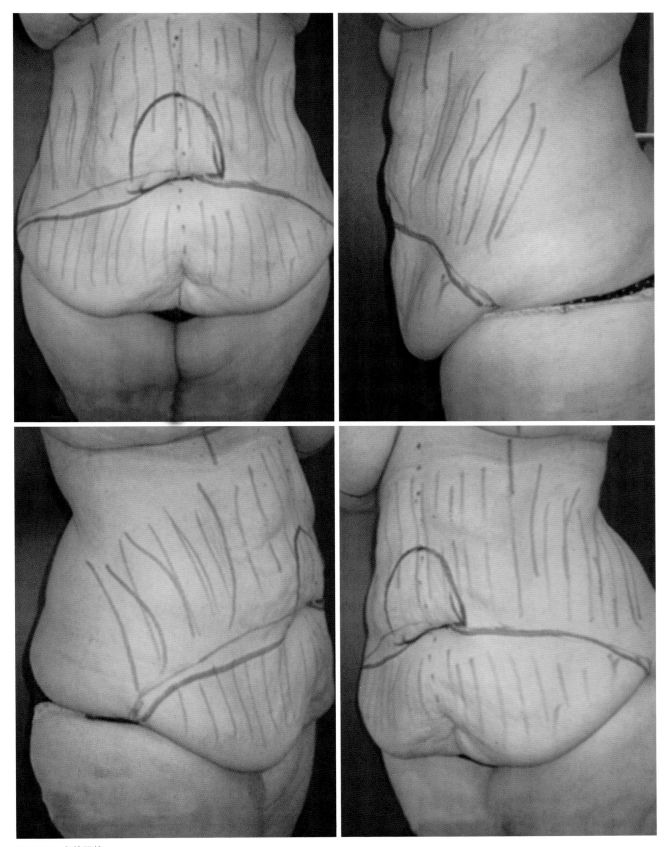

图 19.2　术前画线

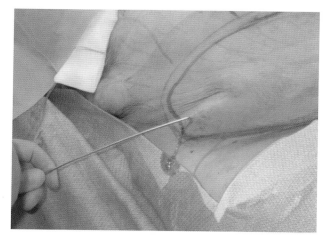

图 19.3　从腹部脂肪堆积处注入肿胀液

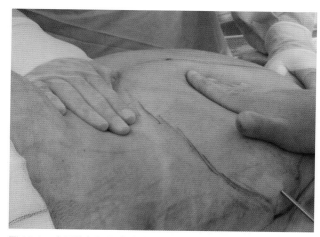

图 19.6　在下腹部深层脂肪中进行超声辅助脂肪抽吸

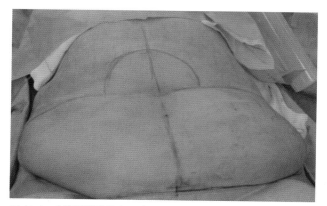

图 19.4　在浅层脂肪层注入肿胀液后再在深层脂肪层注入肿胀液

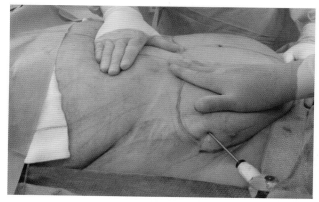

图 19.7　在上腹壁进行超声辅助脂肪抽吸

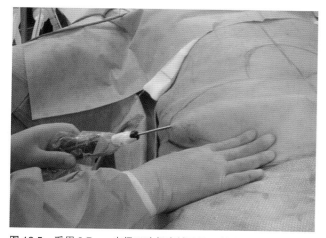

图 19.5　采用 3.7mm 直径双孔超声辅助抽吸针在下腹部浅层脂肪进行抽吸

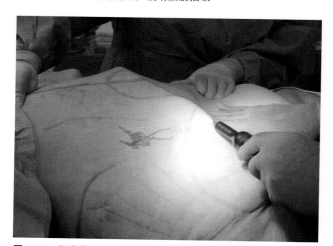

图 19.8　超声作用于上腹部①

整形术中通过 2 个皮肤拉钩牵引来估计需要切除的皮肤范围（图 19.15）。图 19.12~ 图 19.16 中这例患者被切除了长 2.5cm 的皮瓣（图 19.16）。通过超声辅助的脂肪抽吸腹壁整形术，不需要在上下腹部皮下进行潜行分离。超声辅助的脂肪抽吸能够使皮瓣的活动性更好，在没有张力的情况下

关闭切口。

19.3.2　手术切除

使用 10 号手术刀片切除腹部多余的皮肤组织（图 19.17、图 19.18）。从腹部一侧开始，用组

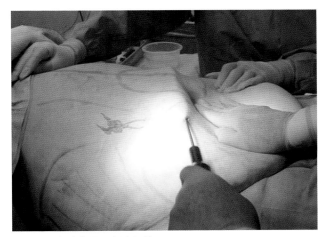

图 19.9　超声作用于上腹部②

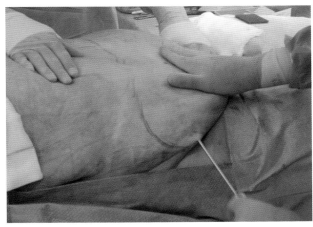

图 19.12　通过直径为 3.7mm 的 VentX 吸脂管抽吸腹壁浅层脂肪

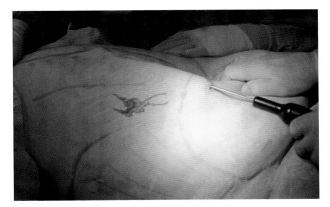

图 19.10　超声作用于上腹部③

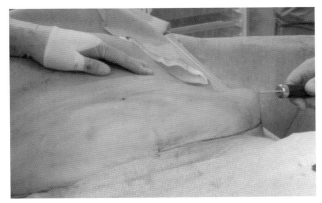

图 19.13　抽吸对侧的腹壁浅层脂肪

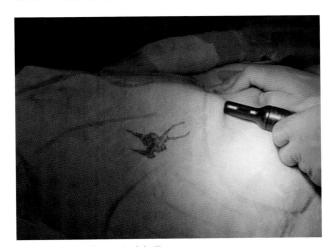

图 19.11　超声作用于上腹部④

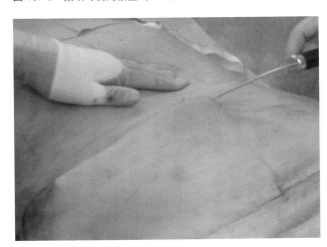

图 19.14　检测皮瓣下浅层完全分离

织镊牵拉获得合适的张力，用电刀掀起并切除皮瓣（使用电刀烧灼能够更加轻松和迅速地切除大块组织）（图 19.19）。切除组织从皮肤、浅层脂肪组织到斯卡帕（Scarpa）筋膜层（图 19.20）。

　　在切除的过程中（图 19.21）通过标记清楚的解剖学标志可以区分下腹部浅层和深层的脂肪。

在切除过程中可以分辨出不同层次的脂肪（图 19.21）。将浅层脂肪和皮肤蒂一起切除。

　　组织学观察证明（图 19.22），在超声辅助脂肪抽吸后能够保留胶原纤维及支持组织。在腹直肌筋膜表面保留深层的脂肪组织。图 19.23 中显示，通过助手牵拉产生合适的张力，切除浅层脂肪和

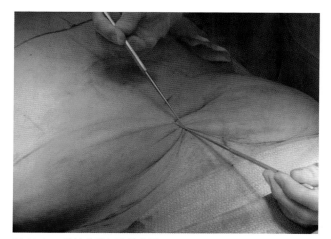

图 19.15　估计皮肤切除的范围

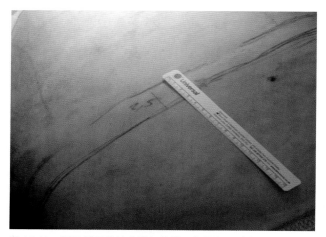

图 19.16　标记新画线的皮肤切除线，与最初画线存在 2.5cm 的距离

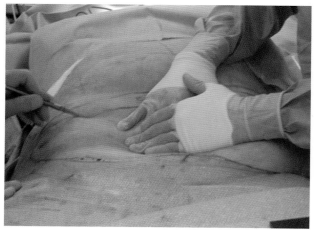

图 19.17　腹部切口的设计①

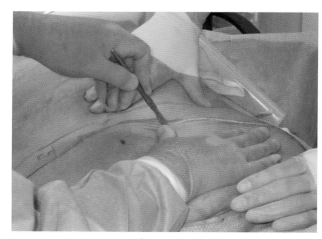

图 19.18　腹部切口的设计②

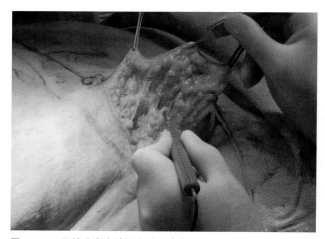

图 19.19　开始分离皮肤及腹壁表浅脂肪层

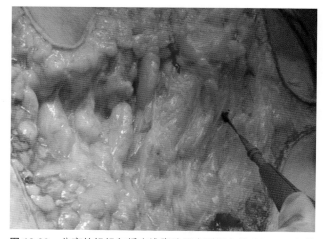

图 19.20　分离的组织包括表浅脂肪层直到斯卡帕（Scarpa）筋膜表面①

多余的皮肤，术中出血较少。

在手术切除的最后，术者能够清楚地辨认浅层脂肪和深层脂肪之间的层次（图 19.24、图 19.25）。在分离时应确定筋膜层脂肪，这是一个

清晰的解剖学标记（图 19.26）。当看到清晰的解剖学层次后再进行手术切除（图 19.27）。完全切除多余的皮肤和脂肪组织（图 19.28），将切下的组织重新放回术区进行评估并称重（图 19.29）。

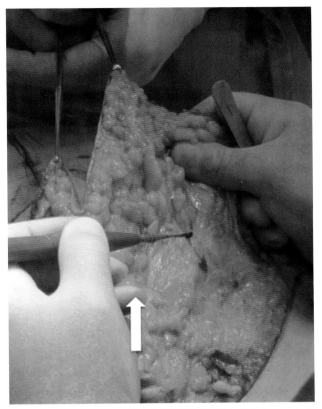

图 19.21　分离的组织包括表浅脂肪层直到斯卡帕（Scarpa）筋膜表面②

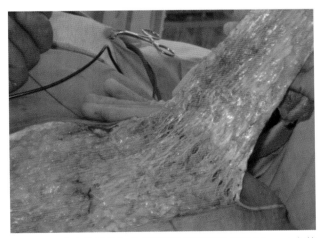

图 19.22　分离的组织包括表浅脂肪层直到斯卡帕（Scarpa）筋膜表面③

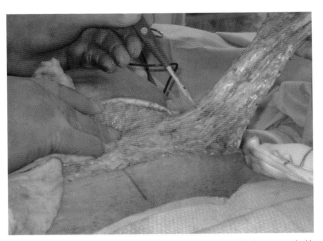

图 19.23　分离的组织包括表浅脂肪层直到斯卡帕（Scarpa）筋膜表面④

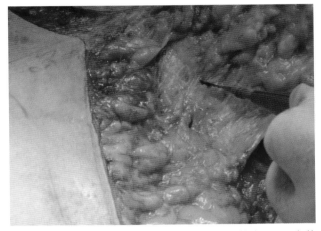

图 19.24　完全切除下腹部的深层脂肪直到斯卡帕（Scarpa）筋膜表面①

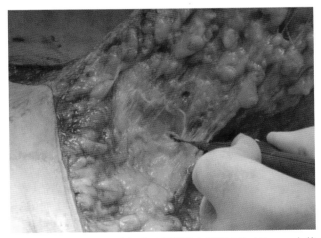

图 19.25　完全切除下腹部的深层脂肪直到斯卡帕（Scarpa）筋膜表面②

19.3.3　脐部的处理

下一个手术步骤是脐部的重新定位（图19.30），确定脐的位置并适当地修剪脐周脂肪（图 19.31、图 19.32），小心地分离脐部（图19.33），在保证血供的同时使其保持一定的活动性（图 19.34）。

通过拉钩的牵拉分离上层皮瓣（图 19.35）。

通过筋膜下的分离增加脐和上腹中部组织的活动性（图 19.36），腹部皮下行不连续的分离。

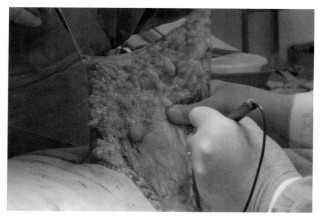

图 19.26　完全切除下腹部的深层脂肪直到斯卡帕（Scarpa）筋膜表面③

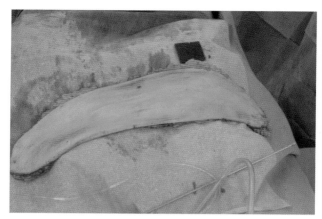

图 19.28　腹部切除的皮肤和脂肪组织①

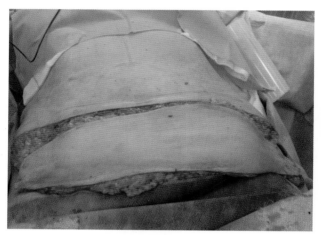

图 19.29　腹部切除的皮肤和脂肪组织②

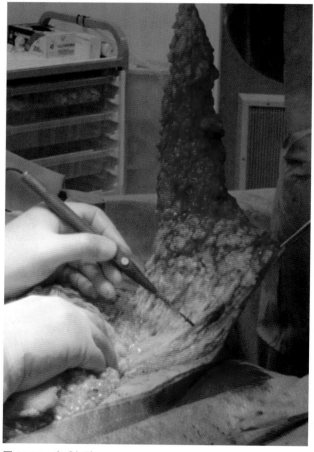

图 19.27　完成切除

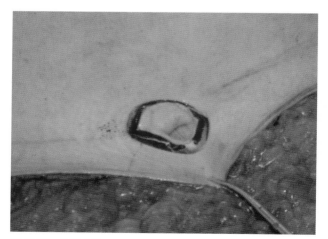

图 19.30　脐的定位

一般腹部整形术中不需要同时进行腹直肌前鞘的筋膜折叠，如果需要腹直肌筋膜折叠，可以切除剑突到耻骨的筋膜条，同时进行分离和折叠。

19.3.4　缝合

脐一般重新定位于耻骨上 10~11cm 处，通过一个"+"切口，将脐用 2-0 PDS 线固定在筋膜层上，从而得到一个内陷的外观，并且通过 4-0 单纤维缝线缝合皮肤边缘（图 19.37）。分两层缝合创口，

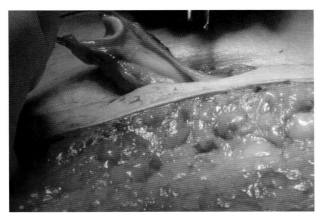

图 19.31　脐周围的分离①

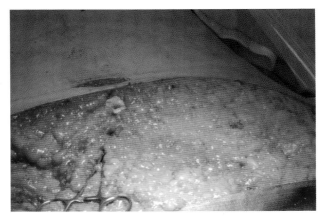

图 19.34　保留脐周围深层脂肪①

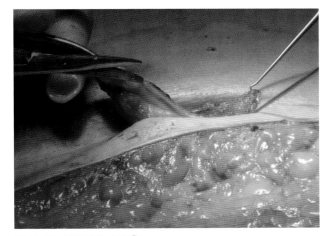

图 19.32　脐周围的分离②

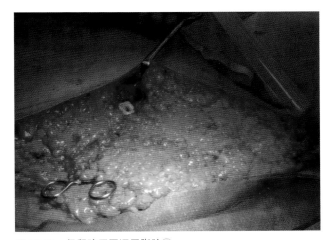

图 19.35　保留脐周围深层脂肪②

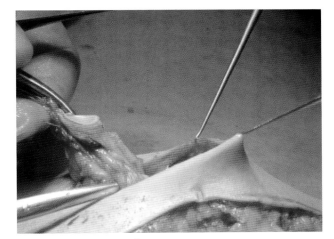

图 19.33　脐周围的分离③

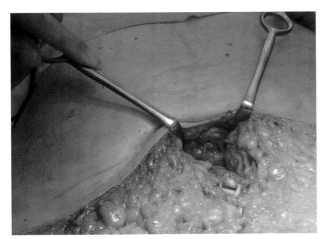

图 19.36　在上腹部小范围进行分离，增加脐的活动性

用可吸收线缝合深层组织，并且用 3-0 单纤维线连续缝合肌肉层，可以按照需求裁剪下腹部中部皮肤。

吸出脂肪的总量本例为 1800mL（1200mL+600mL）（图 19.38）。

可以看到超声辅助的脂肪抽吸术吸出的脂肪

颜色较为清亮，局部留置 2 根直径为 14mm 的负压引流管，并保持 48h（图 19.39）。

图 19.40 和图 19.41 显示了术后即刻正侧位观。此例患者于上腹部及双侧腰部通过超声辅助的脂肪抽吸术来改善腹部外形。

通过超声辅助的 2mm 吸脂管在浅层修饰腹部

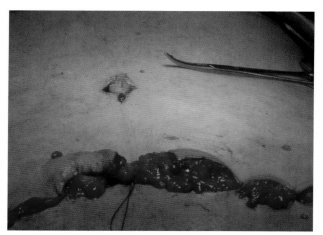

图 19.37　开始缝合

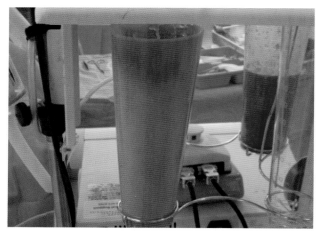

图 19.38　抽吸出来的脂肪

曲线，从而使两侧腹部有良好的弧度和中心凹陷的形状。

19.3.5　术后

术后留置引流管 2d，2d 内引流量一般为 30~120mL。吸脂术后常规更换一次敷料，即使进行了腹直肌前鞘折叠，也不需要穿戴腹带。使用腹带增加了下腹部的静脉回流压力，并增加了下腹部血管硬化的概率。

淋巴按摩在术后第 3 天开始，1 周 2 次，持续 4 周。患者手术开始及术后 9h 给予低分子肝素，持续 7d。术后几小时即可进行简单的运动。在手术过程中使用下肢的弹力袜可进行压力性按摩。

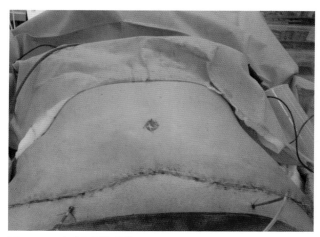

图 19.39　术后即刻外观①

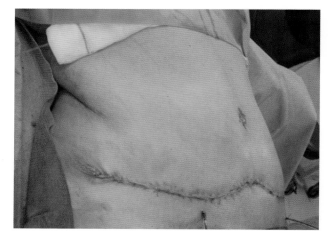

图 19.40　术后即刻外观②

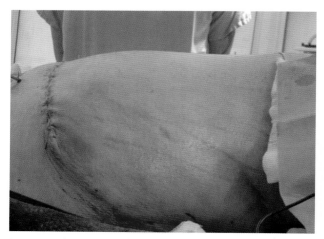

图 19.41　术后即刻外观③

19.4　并发症

在本组患者中未发生明显的并发症，未发生血肿、血清肿、坏死或者延迟愈合。患者一般在术后 1~3 周可以返回工作，4~6 周内避免重体力劳动。

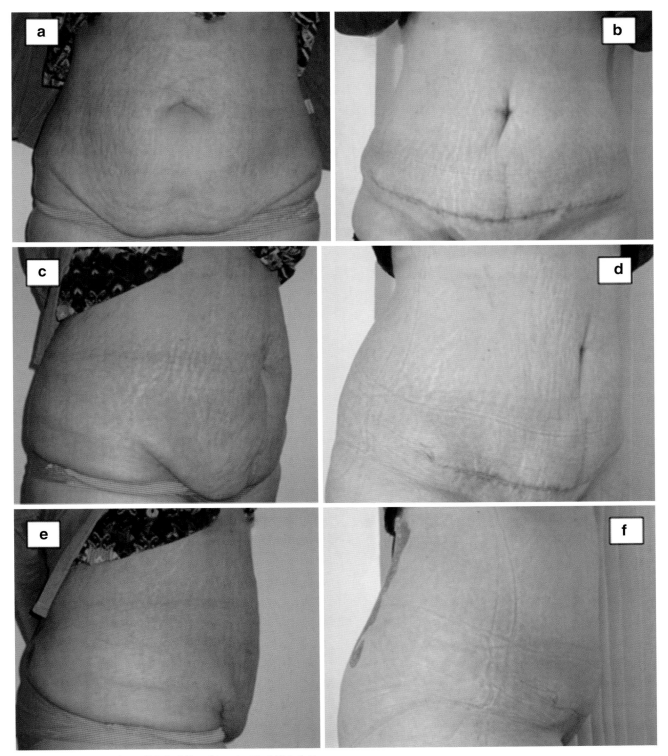

图 19.42 （a，c，e）35 岁患者术前。（b，d，f）术后 3 个月

19.5　临床病例

35 岁患者，术前和术后 3 个月（图 19.42）。

46 岁患者，术前和术后 3 个月（图 19.43）。

60 岁患者，术前和术后 3 个月，术中切除 6kg 腹部组织（图 19.44）。

41 岁患者，术前和术后 3 个月，术中切除 6kg 腹部组织（图 19.45）。

50 岁患者，术前和术后 5 个月（图 19.46）。

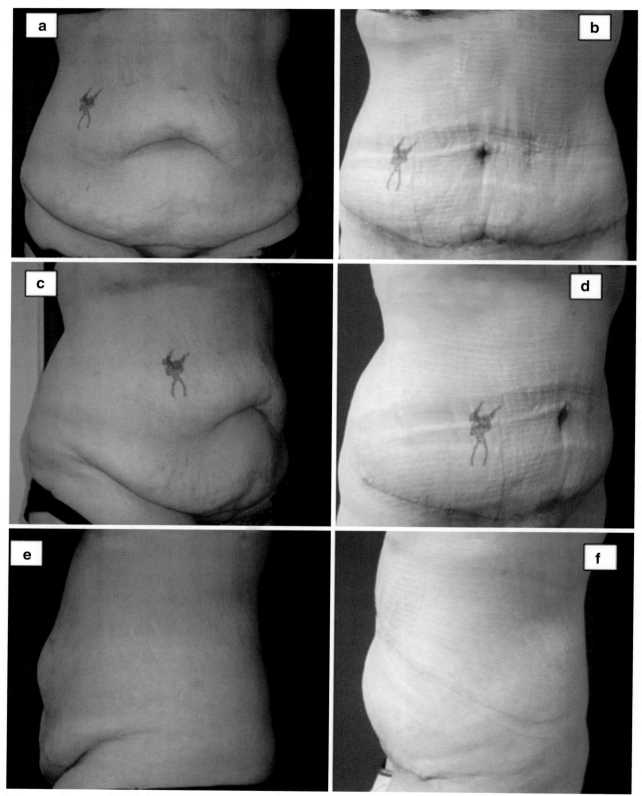

图 19.43 （a，c，e）46 岁患者术前。（b，d，f）术后 3 个月

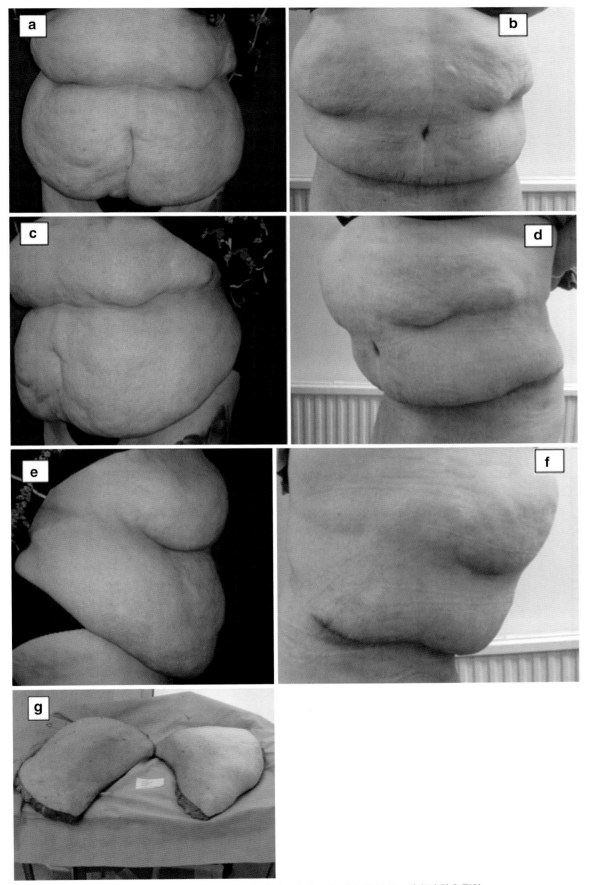

图 19.44 （a，c，e）60 岁患者术前。（b，d，f）术后 3 个月。（g）切除了 6kg 腹部皮肤和脂肪

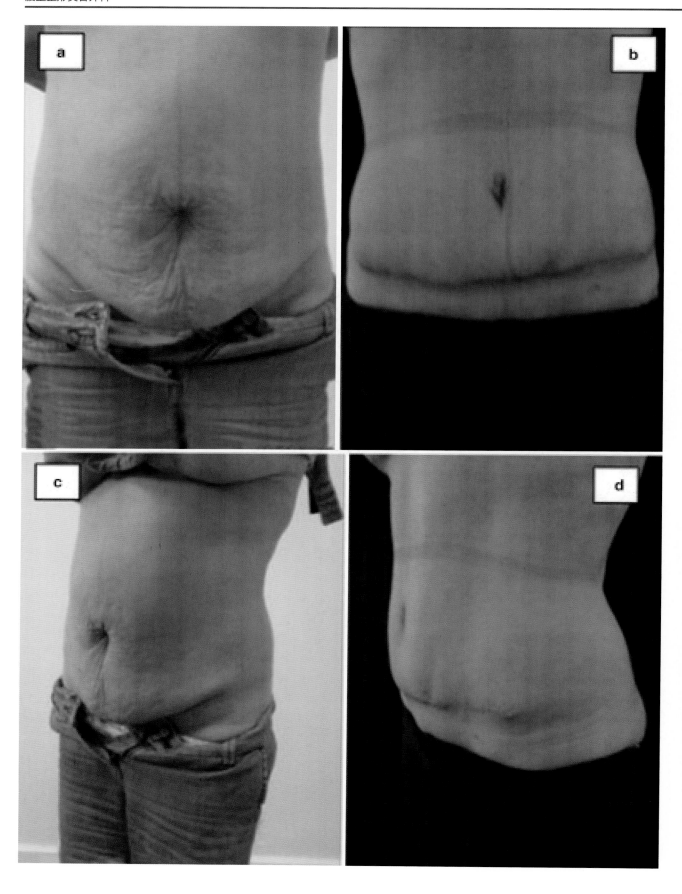

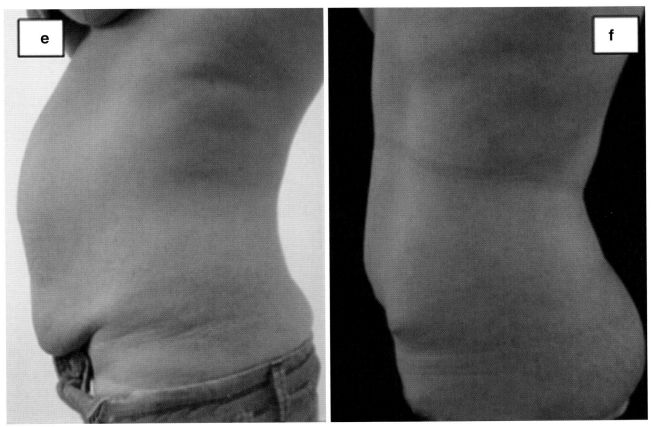

图 19.45 （a，c，e）41 岁患者术前。（b，d，f）切除了 6kg 腹部皮肤和脂肪术后 3 个月

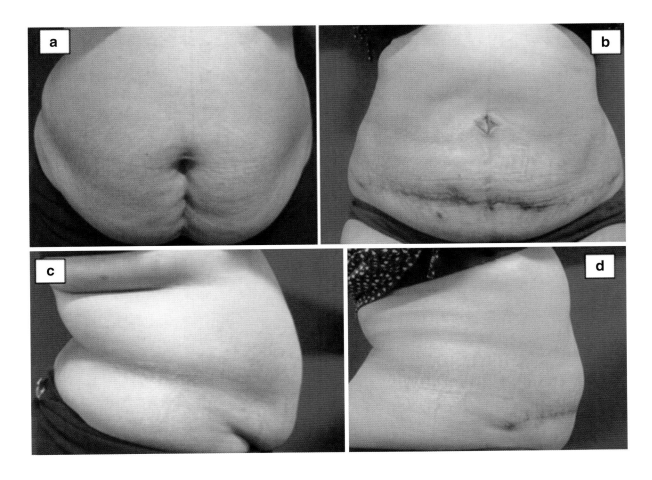

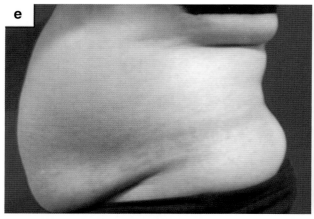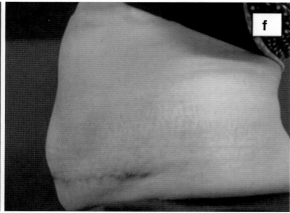

图 19.46　（a，c，e）50 岁患者术前。（b，d，f）术后 5 个月

结论

超声辅助的脂肪抽吸术由萨尔丹哈（Saldanha）首次提出。

超声辅助吸脂是一种选择性作用于脂肪的脂肪抽吸术，它能够更加准确地修整腹壁和侧腹部的轮廓，在操作良好的情况下不会损伤皮肤的血供。在下腹部与腹壁整形术联合使用能获得更好的效果。该技术有以下优势：

（1）保存了腹部的血供，减少皮下分离，并且保留了穿支血供。

（2）保存了下腹部的深层脂肪，局部包含了穿支，从而保留了腹壁的血供。

（3）超声辅助的脂肪抽吸腹壁整形术可以连续性、选择性地乳化腹壁及双侧腰部的深层脂肪，潜行分离全部区域，从而增加腹壁组织的移动性，可以更好地塑造腹部和腰部的曲线。

（4）这种技术的手术时间更短（1.5~2h），手术后少有并发症发生。

参考文献

[1]　Saldanha O, editor. Lipoabdominoplasty. Boca Raton:CRC Press; 2006.

相关图书

[1]　Shiffman MA, Di Giuseppe A, editors. Liposuction: principles and practice. Berlin: Springer; 2006.

[2]　Shiffman MA, Di Giuseppe A, editors. Body contouring:art, science, and clinical practice. Berlin: Springer;2010.

[3]　Shiffman MA, Di Giuseppe A, editors. Cosmetic surgery:art and techniques. Berlin: Springer; 2013.

[4]　Shiffman MA, Di Giuseppe A, editors. Stem cells with fat transfer in aesthetic procedures: science, art, and clinical techniques. Berlin: Springer; 2014.

第20章 激光辅助脂肪抽吸联合腹壁整形术的有效性和安全性

亚·阿卜杜拉·阿波莱塔（Yasser Abdallah Aboelatta），穆罕默德·艾哈迈迪·阿布代尔（Mohammed Mahmoud Abdelaal）著

20.1 前言

腹壁整形术的历史源于凯利（Kelly）在1899年进行的腹壁多余脂肪切除术[1]。在1967年，皮塔吉（Pitanguy）[2]采用了下腹部横向切口进行腹壁整形术并将之推广成为美容手术。从确立腹壁整形术开始，人们已逐渐将手术切除和脂肪抽吸术相融合，以重塑身体轮廓。为了达到更加理想的术后外形，整形外科医生不断地改进术式，如采用不同的皮肤切口、切除平面、缝合技术以及是否联合脂肪抽吸术等，以期在腹壁整形术中达到最佳的美容效果[3]。2013年美国整形美容外科学会的全国数据报告显示，在美容手术中，脂肪抽吸术和腹壁整形术分别排在第一位和第四位[4]。

伊鲁兹（Illouz）[5]报道了传统脂肪抽吸术以后，腹壁整形术的概念被完全改变。尽管多余组织的切除仍是腹壁整形术中最重要的部分，但如何减少分离范围和更好地塑形也成了需要进一步考虑的问题。

马塔拉索（Matarasso）[6,7]报道，在腹壁进行倒V形的皮下剥离时，存在安全的脂肪抽吸区域。他将上腹部分成4个区域，包括无限制性脂肪抽吸区和限制性脂肪抽吸区。脂肪抽吸的主要风险在于，脂肪抽吸时损伤腹部皮瓣的血供并且增加了并发症发生的可能。因此，当时将传统的脂肪抽吸和经典的腹部成形术结合的术式接受度较差[8,9]。

1995年，洛克伍德（Lockwood）[10]描述了联合上外侧腹、上腹、臀上和侧腹部脂肪抽吸术的外侧高张力腹壁整形术。这种术式通过有限的分离，保证了皮瓣的血供，并且兼顾了美容功能。目前脂肪抽吸术已成为腹壁整形术的标准步骤[11-14]，舍斯塔克（Shestak）[15]于1999年引入了术语"综合腹壁整形术"来命名脂肪抽吸辅助的腹壁整形术，马塔拉索（Matarasso）将两种手术名相结合称为"吸脂腹壁整形术（Lipoabdominoplasty）"。

有多种辅助脂肪抽吸的方法，例如负压吸脂、超声辅助吸脂、水动力辅助吸脂和激光辅助吸脂[16]。1990年德雷斯（Dressel）[17]介绍了激光辅助吸脂。阿普费尔贝格（Apfelberg）[18]在1994年进行了多中心研究。他们证实，激光辅助能够提高吸脂效率，减少术后瘀青。当时由于激光机器的复杂性，限制了此项技术的推广。医生起初采用的是Nd:YAG激光，近年来采用的是波长为1320nm、1440nm和2100nm的激光[19-21]，以实现皮肤紧致、减少出血和缩短恢复期的目的[22,23]。在本章节，笔者将比较激光辅助吸脂和传统吸脂术与腹壁轮廓重塑（外侧高张力腹壁整形术）结合的优缺点[24]。

笔者在腹壁轮廓重塑手术中，应用激光辅助吸脂代替传统吸脂术，在取得良好的术后效果后，开始将激光辅助吸脂与腹壁整形术结合起来应用。

20.2 术前计划

激光辅助的腹壁整形术并没有特别的适应证和禁忌证，适用于所有身体健康者。有下列情况

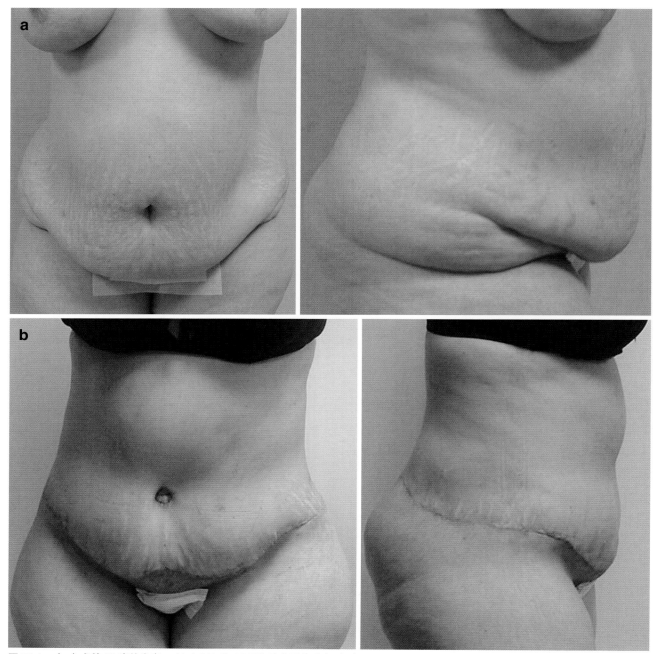

图 20.1　（a）术前 35 岁的患者。（b）SAL 和 HLT 腹壁整形术后（Ⅰ组）

者应予以排除：大量吸烟、糖尿病、心血管疾病、接受过开腹手术、曾行腹部脂肪抽吸和有脐或脐旁疝病史者。术前充分告知患者手术的优缺点并签署手术知情同意书。患者需要详细了解术后注意事项和预期的休息时间。站立位进行术前拍照和画线。

20.3　手术技术

所有患者采用全身麻醉或者脊髓麻醉加静脉复合麻醉。采用钝针注射局部肿胀液。肿胀液成分包括温生理盐水 1000mL、肾上腺素 1mg 和 1% 的利多卡因 30mL。通常在脂肪抽吸前 15~20min 注射肿胀液。最初本章作者在腹部中央部位采用

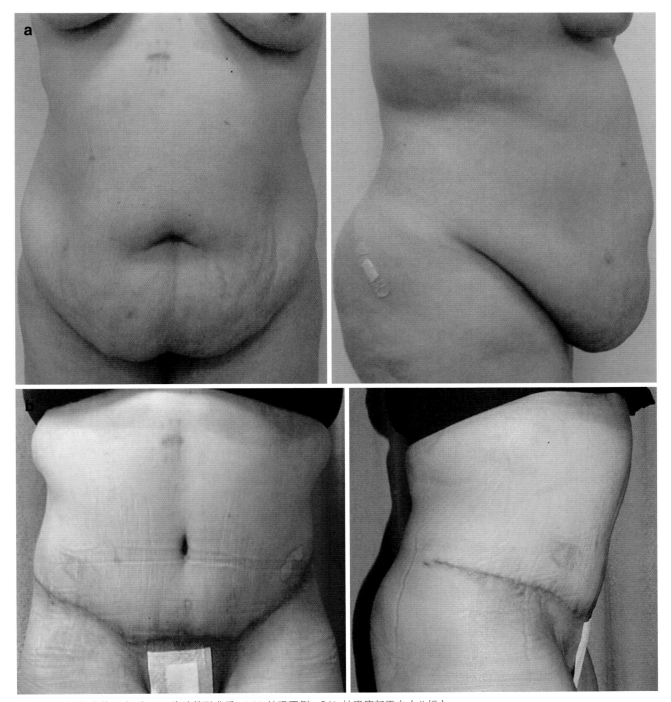

图 20.2　（a）术前。（b）HLT 腹壁整形术后，LAL 抽吸两侧，SAL 抽吸腹部正中（Ⅱ组）

传统吸脂术，在两侧腹部采用激光辅助吸脂术。后期对所有区域均采用激光辅助吸脂术。传统的脂肪抽吸，通过一个小的皮肤切口，采用拜伦（Byron）5~6mm 吸脂管进行抽吸。激光辅助吸脂术，应用 1320nm 波长 Nd:YAG 激光 100μs 短脉冲进行操作（Cool Lipo™，New Star Laser）。CoolBlue Duet 吸脂手柄，能够在激光乳化的同时进行脂肪抽吸。这个吸脂手柄内嵌 500μm 光导纤维，可延伸并超过吸脂管的顶端。

激光辅助吸脂时，先用 6mm 吸脂手柄在斯卡帕（Scarpa）深层脂肪层进行抽吸，然后用 5mm 吸脂手柄在斯卡帕（Scarpa）浅层脂肪层进行抽吸。

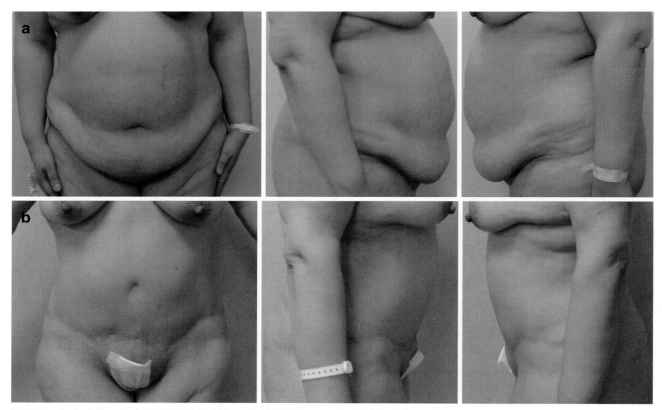

图 20.3 （a）术前。（b）HLT 腹壁整形术后，LAL 抽吸两侧，SAL 抽吸腹部正中（II组）

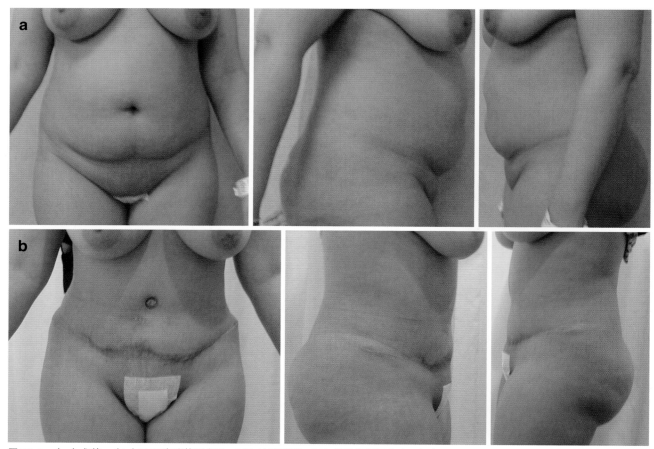

图 20.4 （a）术前。（b）HLT 腹壁整形术后，LAL 抽吸两侧，SAL 抽吸腹部正中（II组）

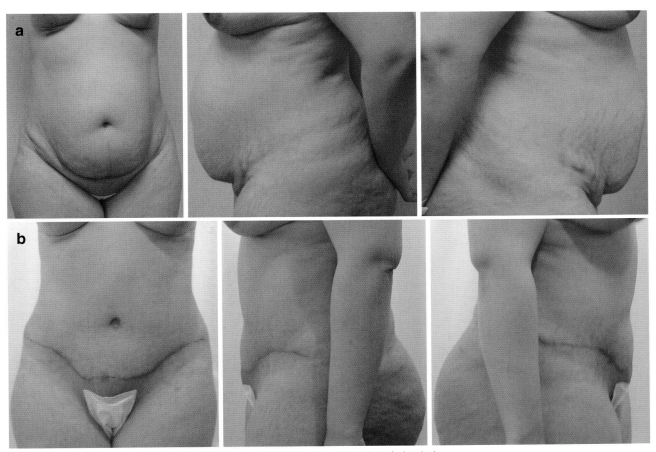

图 20.5　（a）术前。（b）HLT 腹壁整形术后，LAL 抽吸两侧，SAL 抽吸腹部正中（Ⅱ组）

较粗的吸脂手柄在较深层次进行操作，能够减少手术时间。较小的吸脂手柄在激光乳化的过程中容易被堵住，其原因是光导纤维占据了一部分吸引管的空间。采用 14W/40Hz 的能量在侧腹部进行脂肪抽吸。在中上腹能量减少到 12W，因为这个区域需要进行手术分离而且血管比较少。在较表浅的部位将激光的参数设定在 6W/30Hz，使皮肤能够更加紧致。总的输出能量应在 6000~25 000J（大多数情况下，为 8500~12 000J）。激光辅助吸脂术中一般要达到手触摸皮肤温暖且吸脂手柄在皮下抽吸时没有阻碍，同时皮肤的温度不能超过 34℃，可在术中采用非接触的迷你红外线（Raytek Mini）温度计测量术中皮肤的温度。

在吸脂术后进行外侧高张力腹壁整形术，具体步骤如下：首先在正中旁线区域进行有限的上腹部皮瓣分离，然后使用剪刀和吸脂管分离到肋骨边缘和两侧腰部松弛的部位。从剑突到耻骨进行纵向的腹直肌肌肉折叠。脐的颈部一般固定于腹壁肌肉筋膜表面，在进行脐成形术时应估算好

脐颈部的长短使其保持在伤口缝合完成后呈现一个酒窝状的外观。皮肤切除的时候一般需要较多地切除外侧组织，从而在缝合伤口的时候两侧的张力大于中心部位的张力。浅表筋膜系统的修复需要用不可吸收缝线进行可靠的固定。平均的脂肪抽吸量和切除组织量见表 20.1。

表 20.1　平均脂肪抽吸体积和组织切除量

	脂肪抽吸量 /g		最小值
	两侧腹部	中腹部	
Ⅰ组	1480.3（SD.540.1）	420.8（SD.184）	1225（SD.707.6）
Ⅱ组	1208.3（SD.522.9）	416.6（SD.165.6）	1071（SD.652）
Ⅲ组	1558.3（SD.531.6）	533.3（SD.162.8）	1231（SD.680.7）

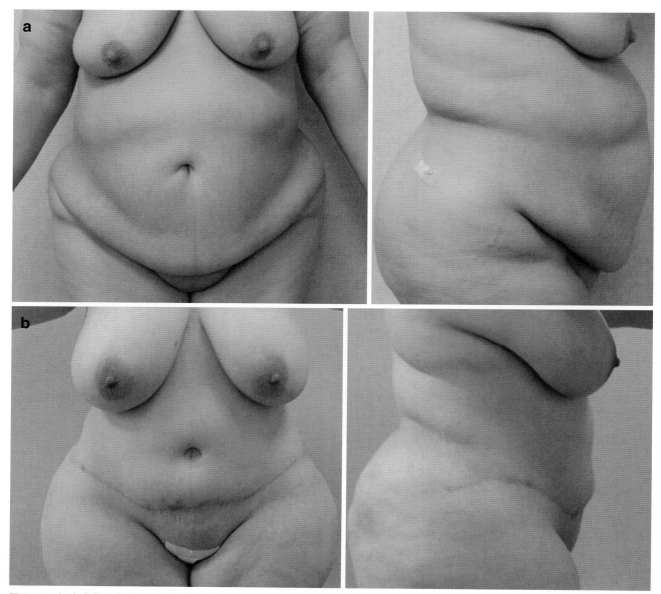

图 20.6 （a）术前。（b）HLT 腹壁整形术后，LAL 抽吸腹部正中及两侧（Ⅲ组）

20.4 术后

在术后 3~4 天拔除引流管，近年来建议将引流管留置到术后 1 周左右再移除，这样能够减少血清肿的发生概率。激光辅助吸脂术中，激光能量会造成脂肪的进一步破坏，因此引流一般需要留置更长时间。腹带一般需要使用 4~6 周，在术后第 1 周一般需要口服抗生素、止痛剂和消肿药物。

20.5 术后结果

20.5.1 患者评估

可以通过以下两个方面进行激光辅助腹壁整形术的手术美容效果评估：一个是取得了多大程度的改善（有效性）（表 20.2、表 20.3），另一个是并发症的发生率和严重程度的评估（安全性）

表 20.2　在统计学上 Ⅱ 组和 Ⅲ 组与 Ⅰ 组相比，在腹部外形上明显更佳（$p<0.05$）

	腹部外形		
	一般	良好	优秀
Ⅰ组	–	12	–
Ⅱ组	–	6	6
Ⅲ组	–	4	8
Ⅰ组：Ⅱ组	Fisher's 检验　$p=0.014$		
Ⅰ组：Ⅲ组	Fisher's 检验　$p=0.001$		
Ⅱ组：Ⅲ组	卡方 $=0.69$　$p=0.4$		

同时，Ⅱ 组和 Ⅲ 组比较没有显著的差异（$p=0.4$）

表 20.3　在统计学上 Ⅱ 组和 Ⅲ 组与 Ⅰ 组相比，在腹部皮肤紧致情况明显更佳（$p=0.00$）

	腹部皮肤紧致程度		
	一般	良好	优秀
Ⅰ组	12（100%）	–	–
Ⅱ组	1（8.3%）	11（91.7%）	–
Ⅲ组	–	3（25%）	9（75%）
Ⅰ组：Ⅱ组	Fisher's 检验　$p=0.00$		
Ⅰ组：Ⅲ组	卡方 $=24$　$p=0.00$		
Ⅱ组：Ⅲ组	卡方 $=14.6$　$p=0.001$		

同时，Ⅲ 组与 Ⅱ 组相比有显著差异（$p=0.001$）

表 20.4　总结各组之间并发症发生的概率

	肿胀和持续时间	瘀斑	疼痛	血清肿	皮肤坏死	创伤愈合	皮肤不平整	瘢痕
Ⅰ组	+	+++	+	–	–	–		–
Ⅱ组	++	++	+	–	–	–		+
Ⅲ组	+++	+	+	+	+	+		+

– 无，+ 轻微，++ 中等，+++ 严重

（表 20.4）。美学评估主要包括腹部的外观轮廓和皮肤的平整紧致度。在笔者的工作中，通过萨莱斯（Salles）量表[25]评价了腹部外形的改善情况。这个量表按照瘢痕的质量、脐的形状、中央隆起的程度、腰部的外形、多余松弛皮肤的切除等方面分为 0~10 分，根据患者术后对于腹部美学外形的满意程度进行评价。结果分为优秀（>75% 提高）、良好（50%~75% 提高）和一般（<50% 提高）。腹部皮肤平整紧致度的改进可以通过患者于术前、术后对于局部皮肤的四分法量表进行评估。腹部皮肤紧致度的评估可以通过观察和评估术前和术后脐周皱纹的宽度来量化得到。

20.5.2　临床结果

按照腹部脂肪抽吸的不同区域，笔者[24]把患者分为 3 组，每组含 12 位患者。Ⅰ 组采用传统吸脂术抽吸双外侧腹部和中上腹部，Ⅱ 组采用传统脂肪抽吸术在中上腹部采用激光辅助吸脂术抽吸两侧腹部，Ⅲ 组在中上腹部和两侧腹部同时采用激光辅助吸脂术。

在 Ⅰ 组患者中，腹部的外形良好，腹部皮肤的平整紧致度一般（表 20.2、表 20.3）。该组患者术后脐周皮肤松弛带区宽度并没有显著减小（几乎小于 10%）。该组患者术后的瘀斑较为严重，一般在术后 3 周左右才能消失，水肿和术后硬结较为轻微，一般在术后 10d 左右消失（图 20.1）。

在 Ⅱ 组患者中，6 位患者腹部外形良好，6 位患者腹部外形佳，腹部皮肤平整紧致度观察发现 11 位为良好，1 位为一般（表 20.2、表 20.3）。脐周皮肤松弛带宽度减少了接近 20%（在 10%~33% 之间）（图 20.2~ 图 20.5）。瘀斑、水肿和硬结都

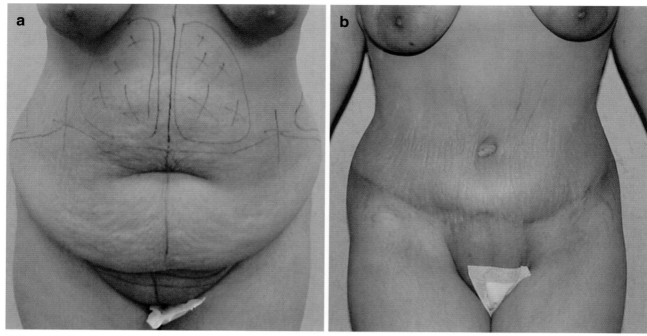

图 20.7 （a）术前。（b）HLT 腹壁整形术后，LAL 抽吸腹部正中及两侧（Ⅲ组）

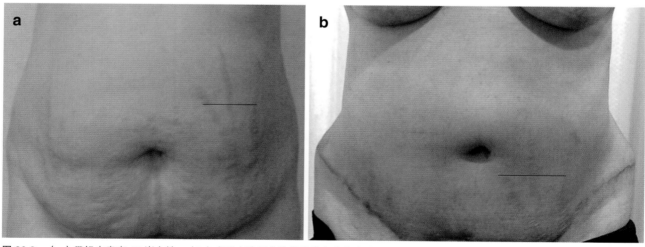

图 20.8 （a）Ⅲ组中患者 40 岁女性。（b）术后在脐周皮肤松弛带宽度的改善大约为 30%

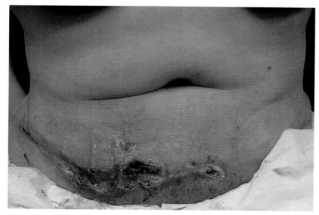

图 20.9 Ⅲ组中 38 岁女性术后 3 周腹部皮瓣皮肤坏死

较轻。其中一位患者在外侧切口处出现了一个轻度的切口感染，保守治疗后愈合，留下轻微的瘢痕，不需要手术治疗。

在Ⅲ组患者中，8 位患者腹部外形佳，4 位患者腹部外形良好，腹部皮肤平整紧致度在 9 位患者中为佳，3 位患者为良好（表 20.2、表 20.3）（图 20.6、图 20.7）。并且脐周皮肤松弛带宽度减少约 40%（图 20.8）。在大多数患者中，瘀斑较轻，但是术后的水肿和硬结在 5 位患者中较为严重，在术后的 6~8 周逐渐减轻到完全消失。本组患者中有 3 位患者术后出现了血清肿，需要进行抽吸治疗。

3 位患者出现中央部位的坏死和延迟愈合，其中 2 位患者延期愈合，这 3 位患者均需进行再次手术（图 20.9）。

20.5.3　统计学分析

在腹壁外形的改善方面 Ⅱ 组和 Ⅲ 组与 Ⅰ 组比较明显占优，并且具有统计学意义（$p<0.05$）。Ⅱ 组和 Ⅲ 组比较没有明显的差异（$p=0.4$）（表 20.2）。在腹部皮肤平整紧致度方面，Ⅱ 组和 Ⅲ 组明显优于 Ⅰ 组，并且具有统计学意义（$p=0.00$）。Ⅲ 组在皮肤平整紧致度方面明显优于 Ⅱ 组，并且有统计学意义（$p=0.001$）（表 20.3）。

20.6　讨论

随着脂肪抽吸术的进步，腹壁整形术在切除多余组织的同时[26]，能够通过脂肪抽吸改善上腹部、两侧腰部、转子周围和臀部局部的脂肪堆积。美国食品药物管理局（FDA）于 2006 年批准了激光辅助的脂肪抽吸设备。光导纤维在皮下层传导特定波长的能量，通过光声消融（机械上破坏了脂肪细胞）和选择性光热作用，能够溶解不需要的脂肪。特定波长的激光产生的热量，作用于脂肪细胞、细胞基质、纤维隔和微环境，造成了细胞可逆性和不可逆性损伤[19]。

目前多种波长的激光可应用于脂肪抽吸，最常用的激光是 Nd:YAG 1064nm、1320nm、2010nm、980nm、924nm 和 975nm 半导体激光[27]，本章作者采用的是 Nd:YAG 1320nm 激光，其靶组织是水，主要作用于脂肪细胞。另外，在加热水分时刺激皮肤胶原，能够使皮肤收缩，从而提高皮肤的紧致程度，刺激细胞再生[28]。

激光作用于斯卡帕（Scapa）筋膜下层脂肪，首先能够减少深层的脂肪，进而微创地作用于浅层的纤维隔，皮肤胶原发生收缩，形成一个厚而紧致的皮肤，从而达到紧致皮肤、减轻术后水肿和瘀斑的临床效果。据文献报道，由于胶原再生，术后皮肤收紧的效果可持续到 8 个月[29]。在 Ⅱ 组和 Ⅲ 组中笔者发现，脐周皮肤松弛带减少了 20%~40%。另外，采用激光辅助吸脂的 Ⅲ 组中，

许多患者有非常好的塑形效果。这些结果与普拉多（Prado）的报道[30]相反，他的报道中没有发现激光辅助吸脂优于传统吸脂。但是报道主要专注于腹部脂肪抽吸，并没有与手术方式进行结合。

通过测量脐周松弛带的宽度仅能间接反映皮肤紧致的程度，因为通过脂肪抽吸导致脂肪体积的减少，也能缩小皮肤松弛带的宽度，并表现为紧致。而且，皮肤松弛带是真皮受损造成的，因此并不能准确衡量皮肤紧致的程度。尽管如此，笔者还是认为脐周皮肤松弛带宽度可以辅助评价腹部皮肤紧致的程度。未来可以采用更为精确的皮肤紧致评估方法，如皮肤涂墨或者文身等，而应用软件评估将有较大的前景[31]。

脂肪抽吸方法不同，并发症和安全性也是不同的。传统的吸脂术后可能发生严重的瘀斑；在激光辅助吸脂术中，仅在 Ⅱ 组患者中出现了中度的瘀斑，而在 Ⅲ 组的患者中只出现了轻度的瘀斑。这可能是因为激光有较好的血液凝固作用，这样的结果与其他的激光辅助吸脂术后出现瘀斑和出血的研究结果是一致的[32]。通过比较激光辅助吸脂和传统吸脂术后出血情况后发现，激光辅助吸脂能够减少 50% 或者更多的出血，这样的结果已被之前的许多临床观察所证实[33]。

Ⅰ 组的患者发生了轻度的水肿，一般 10d 以内消退。在 Ⅱ 组的患者中，激光辅助腹壁整形术的患者，术后的水肿消退需要 3~4 周时间。而 Ⅲ 组患者更为严重一些，术后的水肿一般持续到 6~8 周。这些结果与之前的研究结果不同，但是之前的研究只是单纯地进行了激光辅助吸脂，并没有将激光辅助吸脂与腹壁整形术相结合[34]。另外，操作中将激光用于斯卡帕（Scarpa）筋膜层下的脂肪层，此层的血管较少，是腹壁整形术中脂肪液化最容易发生的区域。激光能量在该区域的运用无疑增加了脂肪液化的发生率，术后持续释放的脂肪酸会带来硬结、水肿和伤口不愈合等问题。

在并发症方面，Ⅲ 组的患者中，发生了 3 例血清肿、中心坏死和切口裂开；而 Ⅱ 组患者中并没有发生这样的情况。这可能与 Ⅲ 组患者中线部位进行了激光辅助吸脂有关，形成了潜在的无效腔，从而增加了血清肿及皮瓣血运障碍的发生率，导致延迟愈合和坏死。此外，斯卡帕（Scarpa）筋

膜层下的激光辅助吸脂后造成脂肪的进一步液化坏死，也增加了并发症的发生。另一方面，激光辅助吸脂仅应用于侧腹部的Ⅱ组患者中，并发症的发生较少，这可能是由于外侧高张力方法在该区域并不需要进行过多的分离。

激光辅助吸脂技术尚有一些可以改进之处。非接触式皮肤温度枪并不能准确地反映腹壁深层的温度，特别是在有肿胀液的时候。改进后的温度传感器位于吸脂手柄的末端，更加准确。采用内置的温度传感器有助于防止烧伤皮肤。更精确的温度控制和更细的吸脂手柄，有助于减少Ⅲ组患者术后血清肿和硬结的发生。另外，与 Nd:YAG 1320nm 波长的激光相比，其他波长如 980nm 或者 1440nm 对脂肪比对水的特异性更强，可能会得到不同的结果。

结论

激光辅助腹壁整形术可能成为一种新的联合腹壁整形技术。在两侧腹部应用激光辅助吸脂（运用 Nd:YAG 1320nm 激光）联合腹壁整形术是一种安全而有效的技术，但是应用于全腹部可能是一种有效但并不完全安全的技术。在腹部中央区域的激光应用参数，还需要有进一步大规模人群或者随机对照临床试验研究，应用针对脂肪的特异性波长会有助于此项研究取得理想的效果。这种激光辅助腹壁整形术，目前已经成为笔者团队腹部轮廓重塑的一个标准术式，并将这一联合方法应用于腹壁切脂的患者中。

最后需要强调的是，激光辅助吸脂与其他方式的脂肪抽吸一样，需要术者通过训练来实现更佳的手术效果。术者所应用的一切手段，只为实现更为理想的术后效果。

参考文献

[1] Kelly H. A report of gynecologic diseases (excessive growth of fat). Johns Hopkins Med J. 1899;10:197.

[2] Pitanguy I. Abdominal lipectomy: an approach to it through analysis of 300 consecutive cases. Plast Reconstr Surg. 1967;40(4):384–391.

[3] Demars and Marx. In: Voloir, editor. Opérations Plastiques Sus-Apone'vrotiques sur la Paroi Abdominale Ante'rieure. Paris: Thése; 1960.

[4] American Society for Aesthetic Plastic Surgery. The Cosmetic Surgery National Data Bank Statistics;2013.

[5] Illouz YG. Body contouring by lipolysis: a 5- year experience with over 3000 cases. Plast Reconstr Surg.1983;72(5):591–597.

[6] Matarasso A. Abdominoplasty: a system of classification and treatment for combined abdominoplasty and suction-assisted lipectomy. Aesthetic Plast Surg.1991;15(2):111–121.

[7] Matarasso A. Liposuction as an adjunct to full abdominoplasty.Plast Reconstr Surg. 1995;95(5):829–836.

[8] Weiler J, Taggart P, Khoobehi K. A case for the safety and effi cacy of lipoabdominoplasty: a single surgeon retrospective review of 173 consecutive cases. Aesthet Surg J. 2010;30(5):702–713.

[9] Heller J, Teng E, Knoll B, Persing J. Outcome analysis of combined lipoabdominoplasty versus conventional abdominoplasty. Plast Reconstr Surg. 2008;121(5):1821–1829.

[10] Lockwood T. High-lateral-tension abdominoplasty with superfi cial fascial system suspension. Plast Reconstr Surg. 1995;96(3):603–615.

[11] Illouz YG. A new safe and aesthetic approach to suction abdominoplasty. Aesthetic Plast Surg. 1992;16(3):237–245.

[12] Dillerud E. Abdominoplasty combined with suction lipoplasty: a study of complications, revisions, and risk factors in 487 cases. Ann Plast Surg. 1990;25(5):333–338.

[13] Matarasso A, Swift RW, Rankin M. Abdominoplasty and abdominal contour surgery: a national plastic surgery survey. Plast Reconstr Surg. 2006;117(6):1797–1808.

[14] Ousterhout DK. Combined suction-assisted lipectomy, surgical lipectomy and surgical abdominoplasty.Ann Plast Surg. 1990;24(2):126–132.

[15] Shestak KC. Marriage abdominoplasty expands

the mini-abdominoplasty concept. Plast Reconstr Surg.1999;103(3):1020–1031.

[16] Mann MW, Palm MD, Sengelmann RD. New advances in liposuction technology. Semin Cutan Med Surg. 2008;27(1):72–82.

[17] Dressel T. Laser lipoplasty: a preliminary report. Lipoplasty Soc Newslett. 1990;7:17.

[18] Apfelberg DB, Rosenthal S, Hunstad JP, Achauer B,Fodor PB. Progress report on multicenter study of laser-assisted liposuction. Aesthetic Plast Surg.1994;18(3):259–264.

[19] Khoury JG, Saluja R, Keel D, Detwiler S, Goldman MP. Histologic evaluation of interstitial lipolysis comparing a 1064, 1320 and 2100 nm laser in an ex vivo model. Lasers Surg Med. 2008;40(6):402–406.

[20] DiBernardo BE, Reyes J, Chen B. Evaluation of tissue thermal effects from 1064/1320-nm laser-assisted lipolysis and its clinical implications. J Cosmet Laser Ther. 2009;11(2):62–69.

[21] Wassmer B. Comparative study of wavelengths for laser lipolysis. Photomed Laser Surg. 2010;28(2):185–188.

[22] Kim KH, Geronemus RG. Laser lipolysis using a novel 1,064 nm Nd:YAG Laser. Dermatol Surg. 2006;32(2):241–248.

[23] Katz B, McBean J. Laser-assisted lipolysis: a report on complications. J Cosmet Laser Ther. 2008;10(4):231–233.

[24] Aboelatta YA, Abdelaal MM, Bersy NA. The effectiveness and safety of combining laser-assisted liposuction and abdominoplasty. Aesthetic Plast Surg. 2014;38(1):49–56.

[25] Salles A, Ferreira M, Remigio A, Gemperli R.Evalu-ation of aesthetic abdominal surgery using a new clinical scale. Aesthetic Plast Surg. 2012;36(1):49–53.

[26] Uebel CO. Lipoabdominoplasty: revisiting the superior pull-down abdominal fl ap and new approaches. Aesthetic Plast Surg. 2009;33(3):366–376.

[27] Zelickson B, Dressel T. Discussion of laser-assisted liposuction. Lasers Surg Med. 2009;41(10):709–713.

[28] Woodhall K, Saluja R, Khoury J, Goldman M. A comparison of three separate clinical studies evaluating the safety and effi cacy of laser-assisted lipolysis using 1,064, 1,320 nm, and a combined 1,064/1,320 nm multiplex device. Lasers Surg Med. 2009;41(1):774–778.

[29] Alam M, Dover J. Non- surgical skin tightening and lifting. Edinburgh: Elsevier; 2008.

[30] Prado A, Andrades P, Danilla S, Leniz P, Castillo P,Gaete F. A prospective, randomized, double-blind,controlled clinical trial comparing laser-assisted lipoplasty with suction-assisted lipoplasty. Plast Reconstr Surg. 2006;118(4):1032–1045.

[31] Duncan D. Nonexcisional tissue tightening: creating skin surface area reduction during abdominal liposuction by adding radiofrequency heating. Aesthet Surg J. 2013;33(8):1154–1166.

[32] Goldman A. Submental Nd:YAG laser-assisted liposuction. Lasers Surg Med. 2006;38(3):181–184.

[33] Abdelaal MM, Aboelatta YA. Comparison of blood loss in laser lipolysis vs traditional liposuction.Aesthet Surg J. 2014;34(6):907–912.

[34] Lukac M, Vizintin Z, Zabkar J, Pirnat S. QCW pulsed Nd: YAG 1064 nm laser lipolysis. J Laser Health Acad. 2009;4(1):1–12.

第 21 章　与腹部轮廓相关的其他手术

阿尔贝托·迪·朱塞佩（Alberto Di Giuseppe），萨维利奥·迪·朱塞佩（Saverio Di Giuseppe）著

21.1　前言

应用超声吸脂辅助腹壁整形，常包括多项技术，其基本目的是为了优化最终结果，或者仅仅是为了满足患者同时进行两种或两种以上手术的愿望[1-5]。通常可联合使用两种或多种术式。

以下展示了临床应用实例。

21.2　男性乳房发育症（单纯或联合其他手术）

此类病例见图 21.1~ 图 21.8。

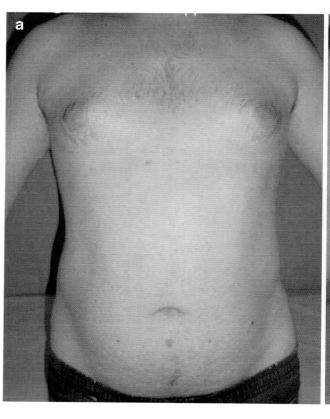
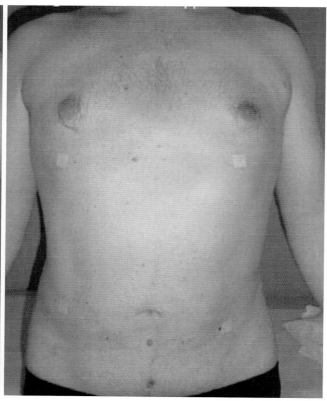

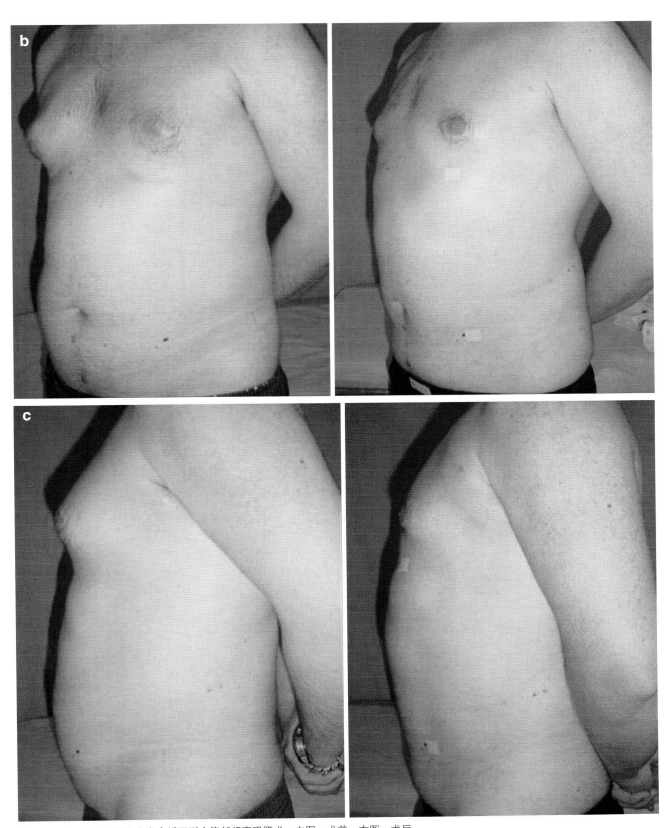

图 21.1　（a~c）男性乳房发育矫正联合腹部超声吸脂术。左图：术前。右图：术后

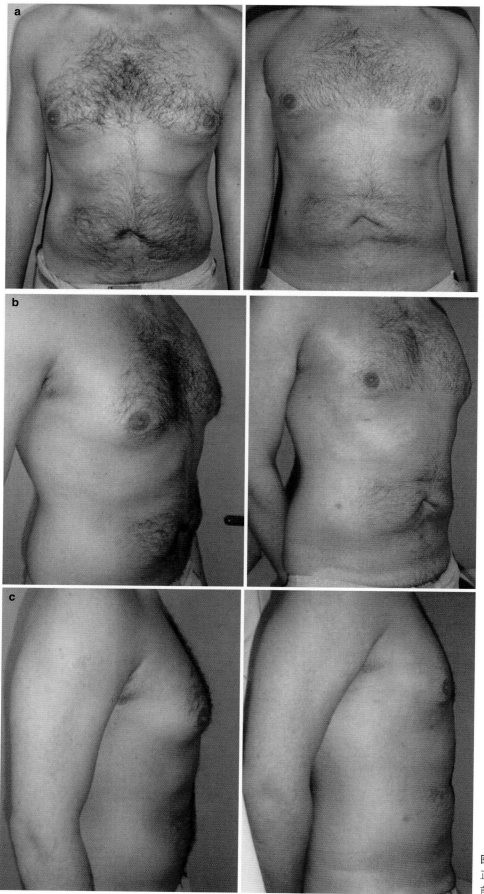

图 21.2 （a~c）男性乳房发育矫正联合腹部超声吸脂术。左图：术前。右图：术后

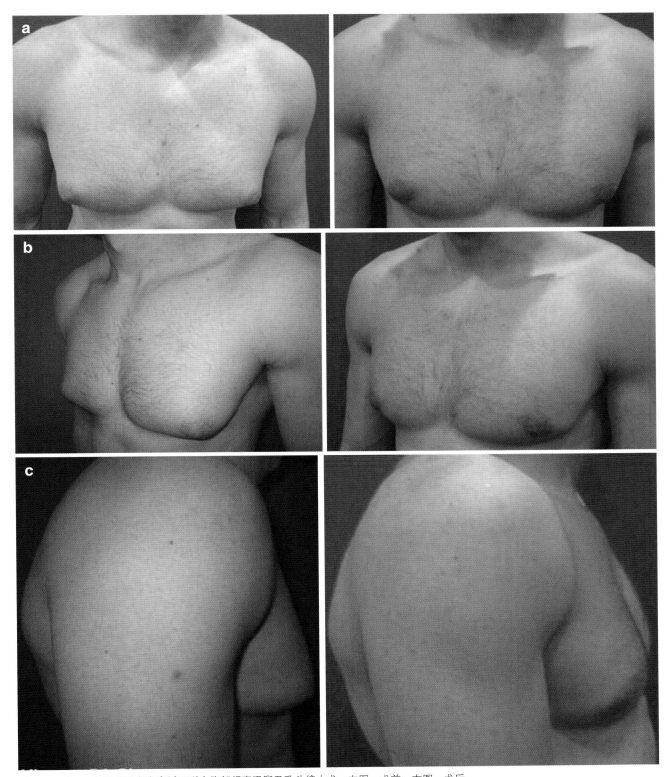

图 21.3 （a~c）男性乳房发育矫正联合腹部超声吸脂及乳头缩小术。左图：术前。右图：术后

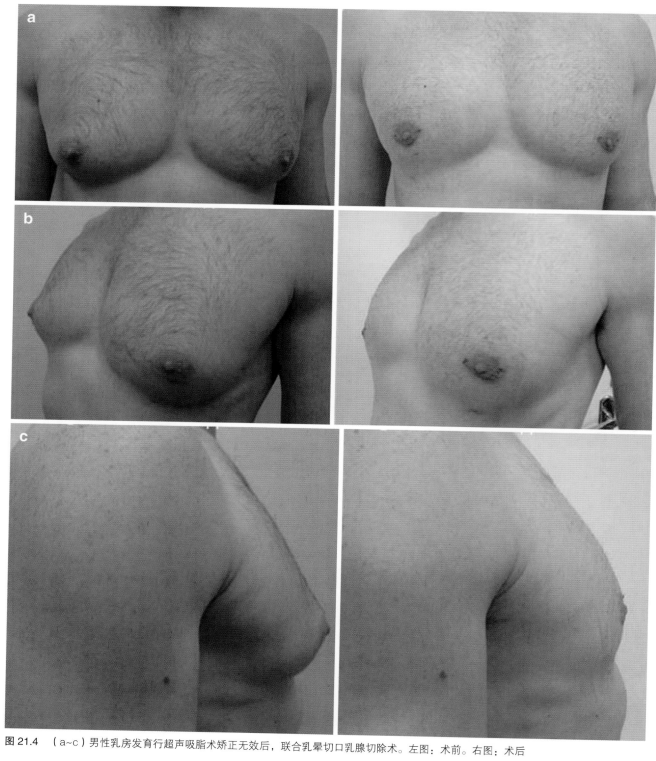

图 21.4 （a~c）男性乳房发育行超声吸脂术矫正无效后，联合乳晕切口乳腺切除术。左图：术前。右图：术后

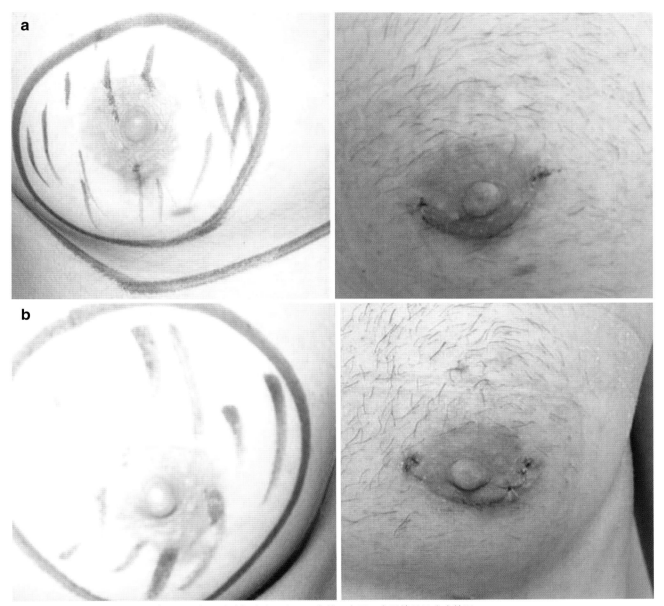

图 21.5　（a，b）男性乳房发育行乳晕切口乳腺切除术。左图：术前。右图：术后效果及瘢痕情况

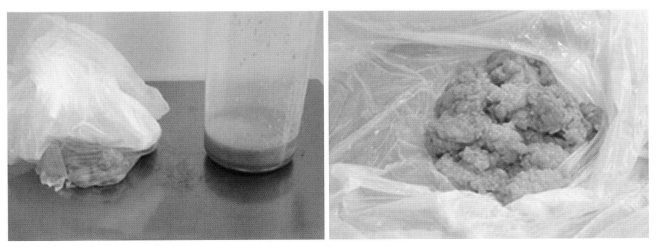

图 21.6　左图：超声吸脂术吸出的脂肪。右图：切除的乳腺组织

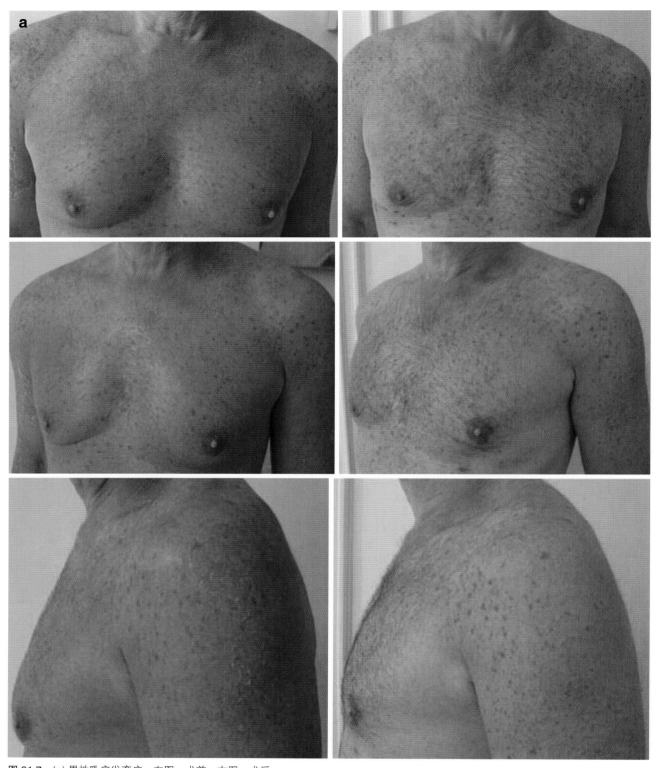

图 21.7 (a) 男性乳房发育症。左图：术前，右图：术后

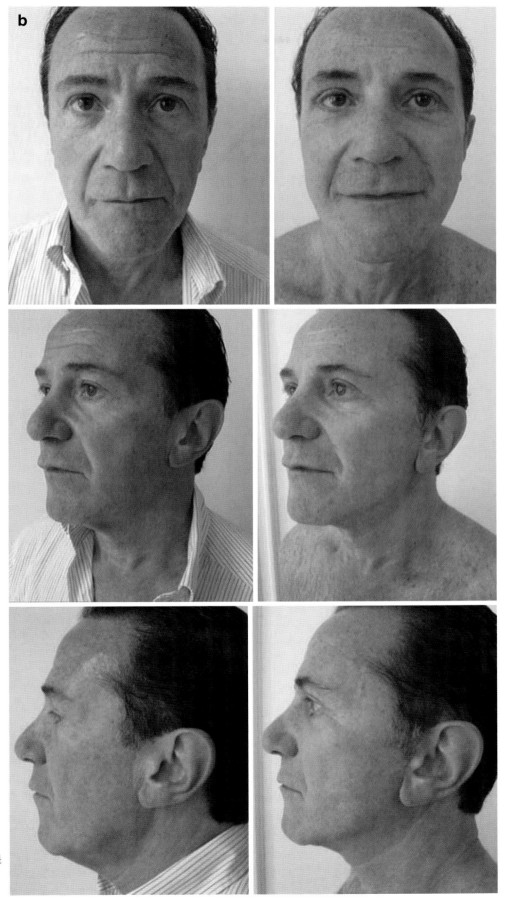

图 21.7 (b) 二 期 行 面 颈 部 提升及眼整形术。左图：术前。右图：术后

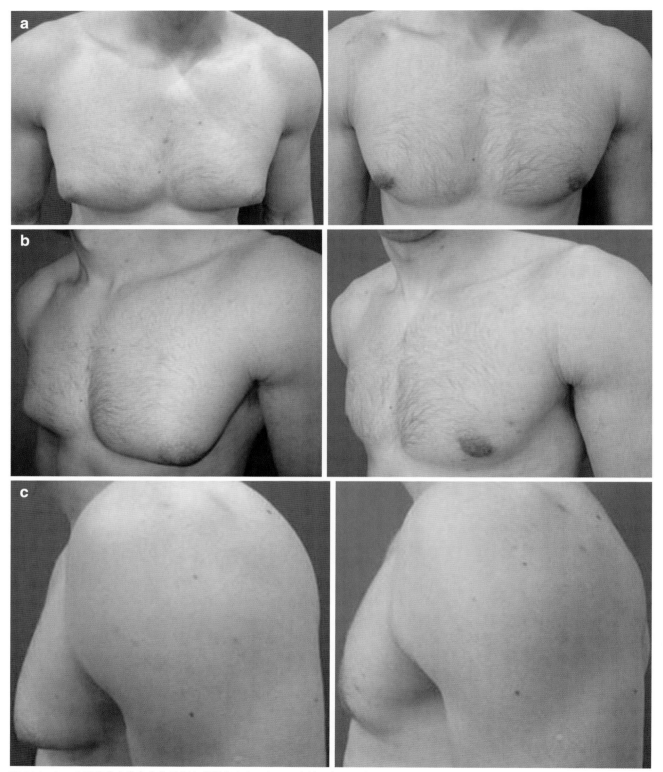

图 21.8 （a~c）男性乳房发育症使用超声吸脂术治疗。左图：术前。右图：术后

21.3 腹壁整形术联合超声吸脂术

此类病例见图 21.9~ 图 21.11。

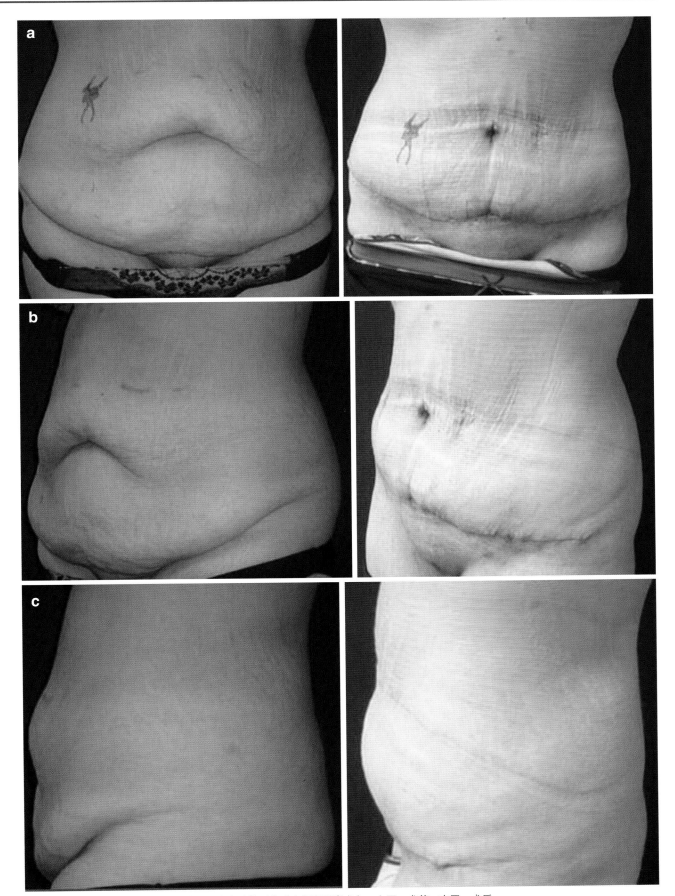

图 21.9　(a~c) 超声吸脂辅助腹壁整形术（腹壁整形术联合超声吸脂术）。左图：术前。右图：术后

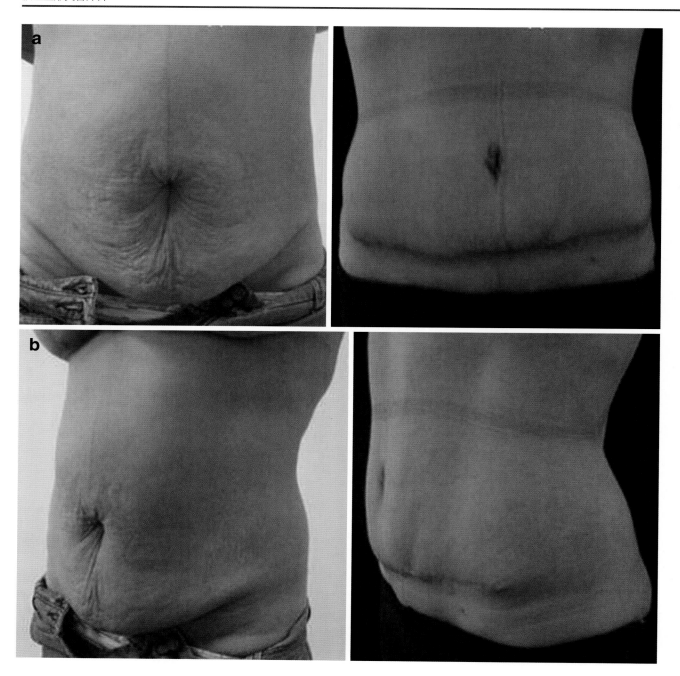

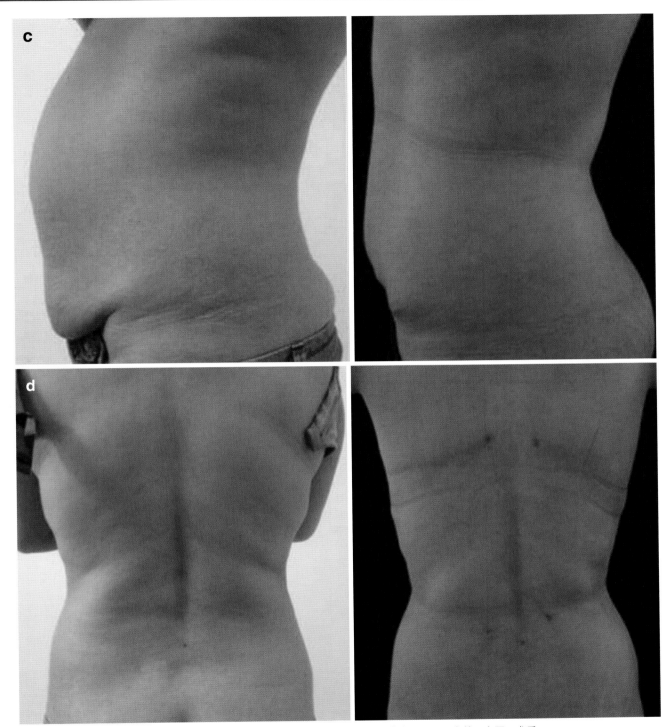

图 21.10　（a~d）超声吸脂辅助腹壁整形术，同时进行上下背部及双侧腰部吸脂术。左图：术前。右图：术后

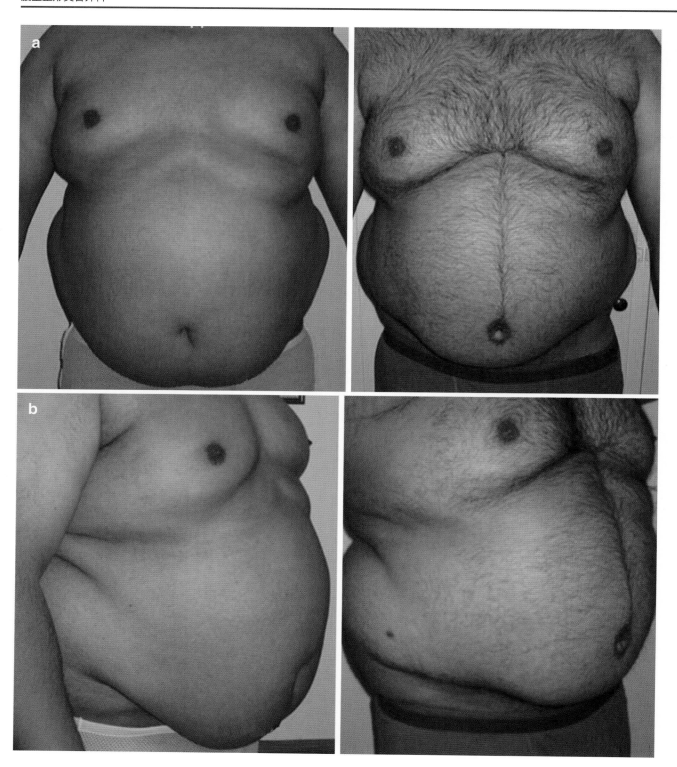

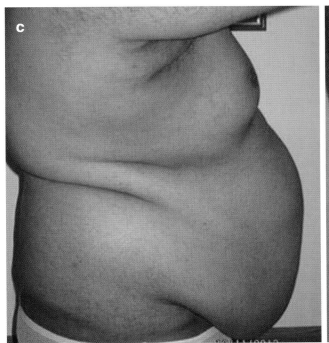
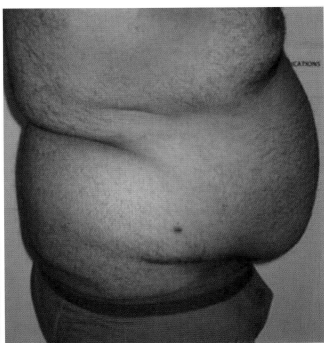

图 21.11　（a~c）超声吸脂辅助腹壁整形术。左图：术前。右图：术后

21.4 减肥术后行腹壁整形术、乳房悬吊术、上臂提升术

此类病例见图 21.12~ 图 21.14。

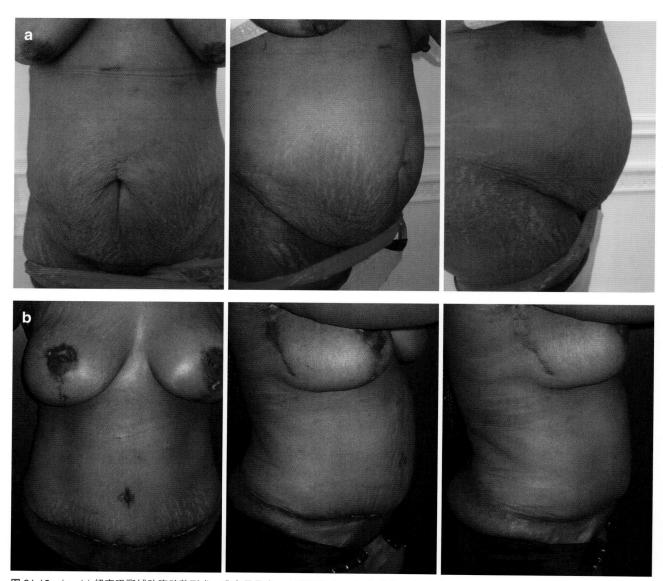

图 21.12 (a，b) 超声吸脂辅助腹壁整形术、乳房悬吊术、上臂提升术。（a）术前。（b）术后

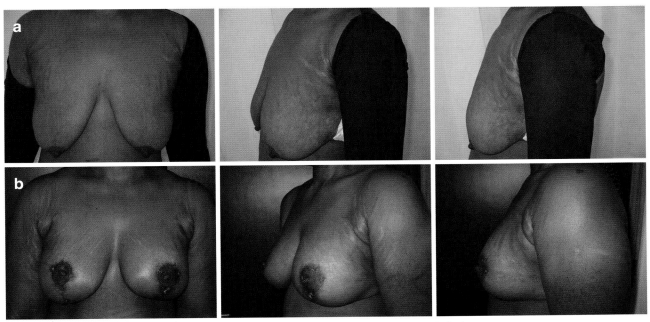

图 21.13　（a，b）超声吸脂辅助腹壁整形术、乳房悬吊术、上臂提升术。（a）术前。（b）术后

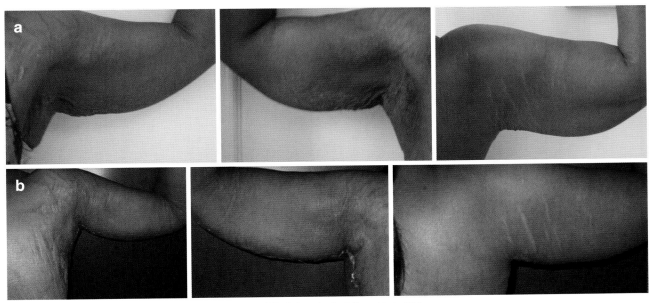

图 21.14　超声吸脂辅助腹壁整形术、乳房悬吊术、上臂提升术。（a）术前。（b）术后

21.5 减肥术后行超声辅助腹壁整形术、男性乳房悬吊术

此类病例见图 21.15。

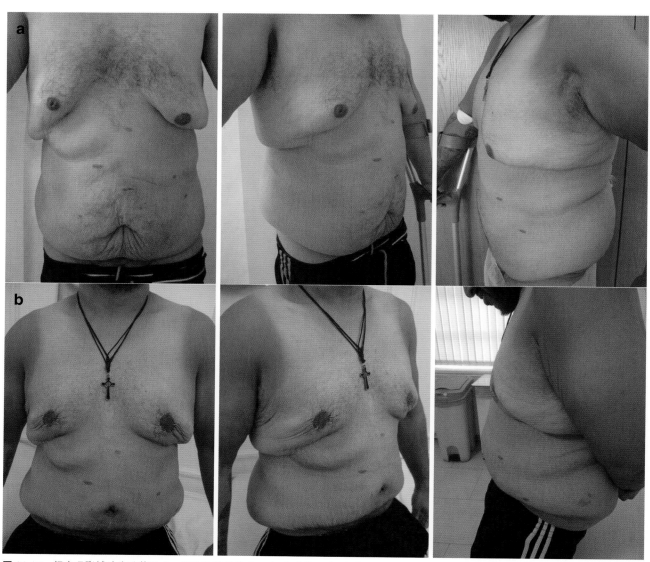

图 21.15 超声吸脂辅助腹壁整形术、男性乳房悬吊术。（a）术前。（b）术后

21.6　隆乳术联合超声辅助腹部轮廓重塑

此类病例见图 21.16、图 21.17。

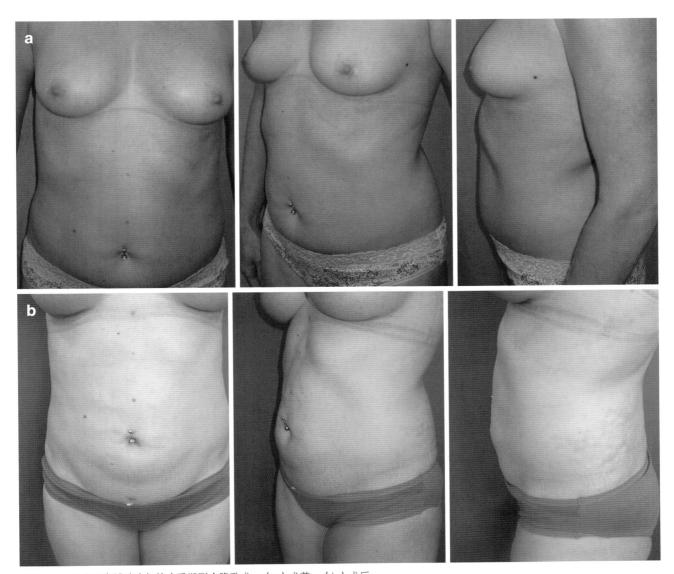

图 21.16　超声吸脂辅助腹部轮廓重塑联合隆乳术。（a）术前。（b）术后

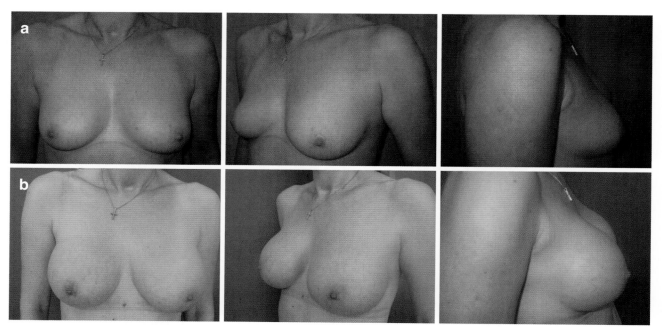

图 21.17　超声吸脂辅助腹部轮廓重塑联合隆乳术。（a）术前。（b）术后

21.7　超声辅助腹壁整形联合隆乳术

此类病例见图 21.18、图 21.19

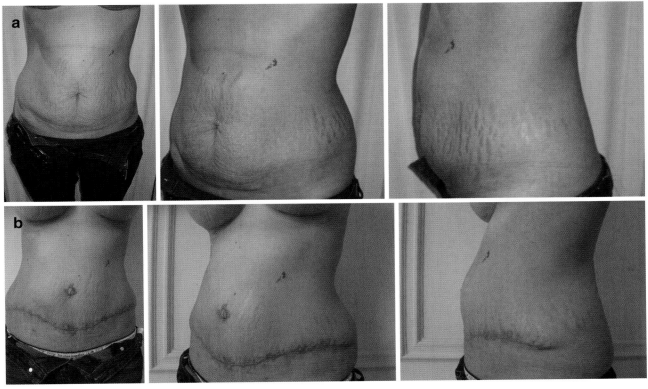

图 21.18　超声吸脂辅助腹壁整形联合隆乳术。（a）术前。（b）术后

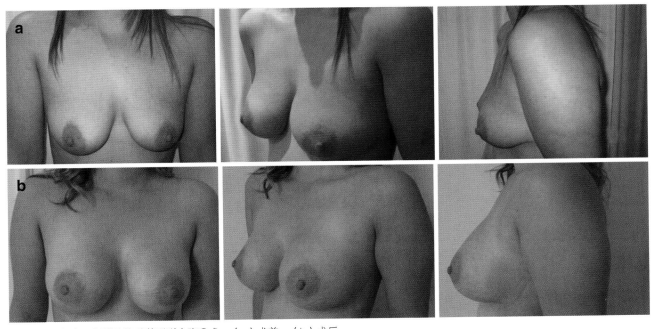

图 21.19　超声吸脂辅助腹壁整形联合隆乳术。（a）术前。（b）术后

21.8 自体脂肪隆乳术联合腹部轮廓重塑

此类病例见图 21.20~ 图 21.25。

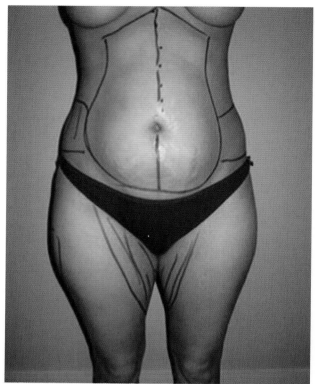

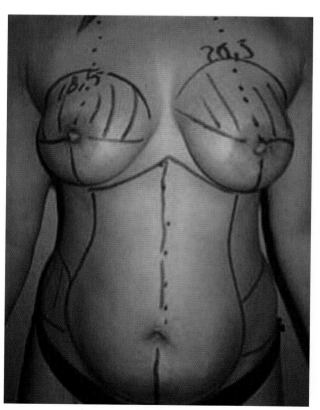

图 21.20 自体脂肪隆乳术联合腹部轮廓重塑。术前设计

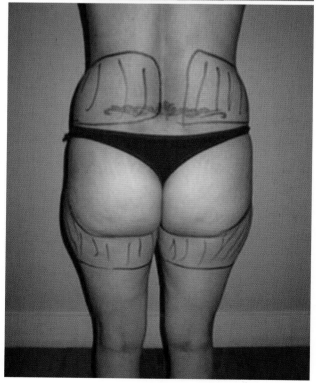

图 21.21 自体脂肪隆乳术联合腹部轮廓重塑。术前设计及脂肪供区

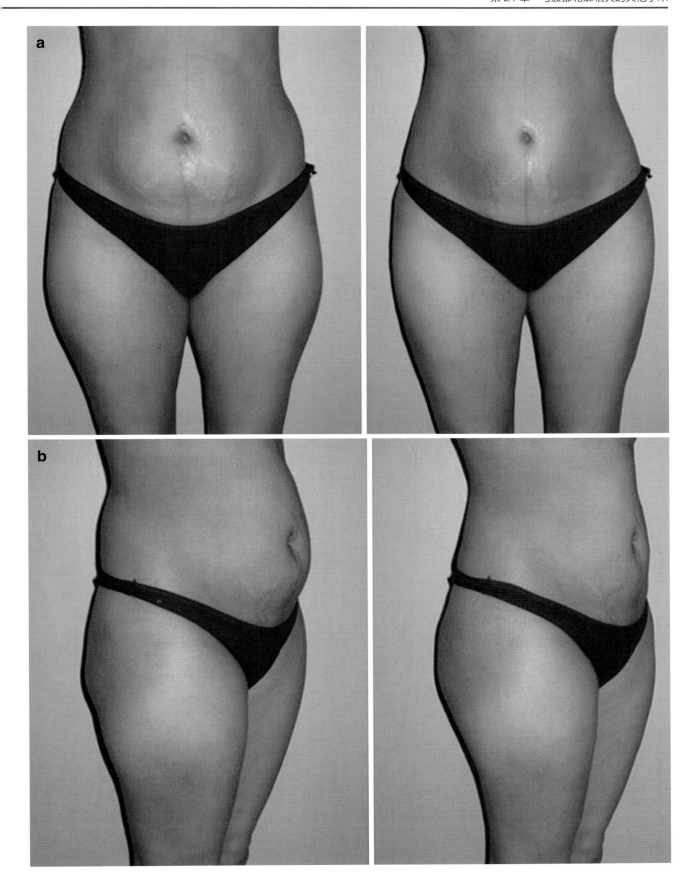

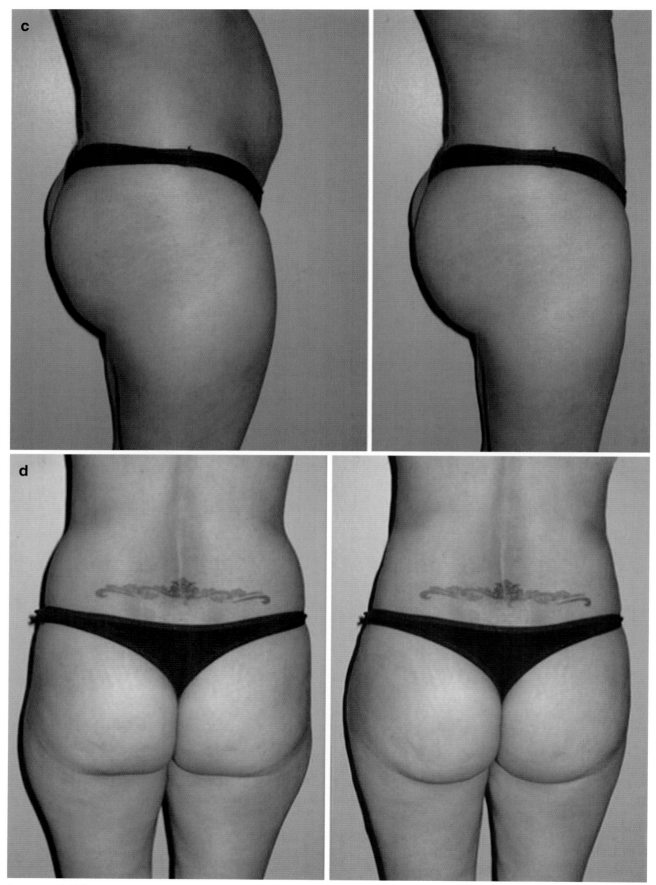

图 21.22　自体脂肪隆乳术联合腹部轮廓重塑。（a~d）左图：术前。右图：术后

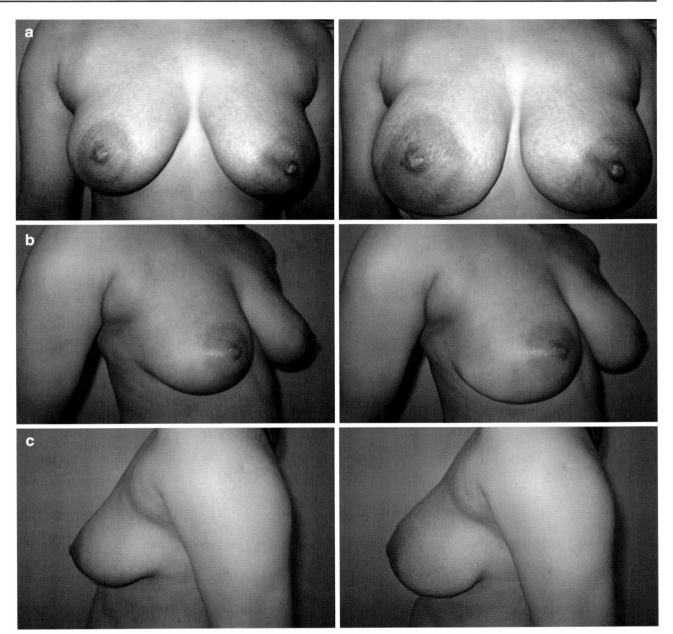

图 21.23　自体脂肪隆乳术联合腹部轮廓重塑。（a~c）左图：术前。右图：术后

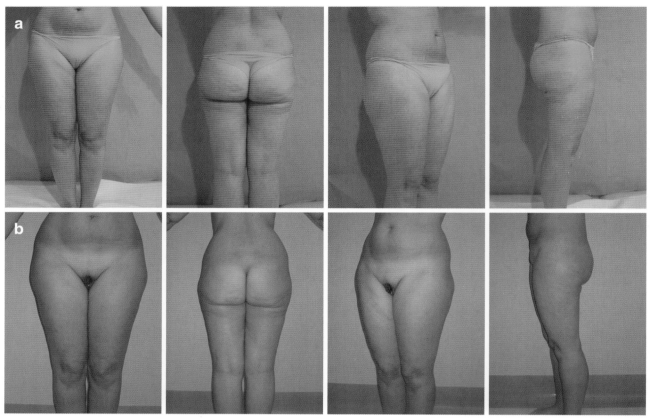

图 21.24　自体脂肪隆乳术联合腹部、大腿轮廓重塑，超声吸脂术。（a）术前。（b）术后

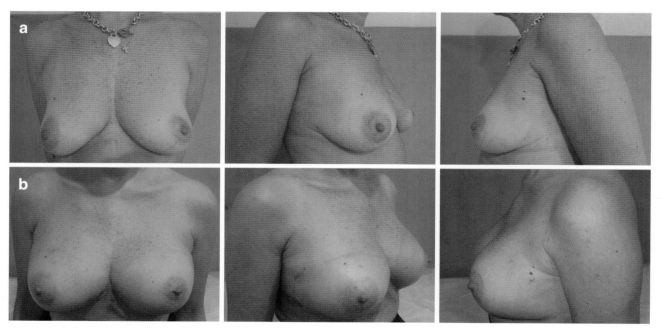

图 21.25　自体脂肪隆乳术联合腹部、大腿轮廓重塑，隆乳术。（a）术前。（b）术后

结论

　　大量的临床病例显示，超声吸脂可广泛应用于身体的绝大多数部位，以达到体形雕塑的良好效果。在体形雕塑手术中，超声吸脂的先进性在于不仅可以破坏表浅的组织，还可以对皮肤进行收紧。因此，这项技术是当今体形雕塑领域最先进的技术之一。

参考文献

[1]　Shiffman MA, Di Giuseppe A, editors. Liposuction, principles and practice. Berlin: Springer; 2006.

[2]　Shiffman MA, Di Giuseppe A, editors. Body contouring, art, science, and clinical practice. Berlin:Springer; 2010.

[3]　Shiffman MA, Di Giuseppe A, editors. Cosmetic surgery, art and techniques. Berlin: Springer; 2013.

[4]　Rubin J, Jewell P, editors. Body contouring and liposuction. Philadelphia: Elsevier; 2012.

[5]　Shiffman MA, Di Giuseppe A, editors. Contornado Corporal: Arte, Ciencia y Pràtica Cìnica. Venezuela: Amolca; 2013.

第22章 梅干腹综合征的改良腹壁整形术

罗伯托·伊格莱西亚斯·洛佩斯（Roberto Iglesias Lopes），弗朗西斯科·蒂博尔·丹尼斯（Francisco Tibor Dénes）著

22.1 前言

梅干腹综合征（Prune Belly Syndrome，PBS）是一种罕见的先天性畸形，发生率为新生儿中1：50 000~1：35 000。1839年由弗罗利克（Frolich）报道[1]，绝大多数发生于男孩，临床表现主要有3个方面：腹壁肌肉松弛伴部分或全部腹部肌肉缺如；双侧隐睾，合并肾积水，膀胱输尿管反流等泌尿系统畸形[2-5]。

除了"梅干样"的皮肤特征性表现外，腹壁肌肉松弛以及腹内脏器的压迫导致脊柱前凸、便秘以及巨大膀胱。还经常伴有咳嗽、咳痰无力，并导致呼吸道感染[2,3]。除功能性障碍外，外观不佳也可能同时导致相应的心理障碍[2,3]。

22.2 手术方法

针对此类患者，文献中已报道多种腹壁重建的手术方法[5-15]，基本目的均是提高腹壁强度、改善腹壁外观以及修复腹壁功能。从1985年到2014年，笔者应用改良的圣保罗（Sao Paulo）术式[16]进行了此类患者的腹壁重建，相关患者情况总结在表22.1内。

手术方法主要包括以下步骤：

（1）打开腹壁。在全身麻醉下，患者取仰卧位，根据患者腹部两侧到腹中线的距离来评估所需切除的多余的松弛腹壁组织（图22.1）。在患者腹部做一条纵向梭形的切口，上端起自胸骨剑突，下

表22.1 改良手术的应用情况

患者数量	平均年龄	随访时间
44例（41例改良技术）	1.2岁（1个月至10岁）	139个月（6个月至26年）

端止于耻骨联合。设计切口时根据不同患者、不同情况进行个性化调整，具体根据患者腹壁的松弛情况以及皮肤的多余情况来确定。由于腹壁通常是不对称的，所以皮肤切除区可更偏向于较严重的一侧。按切口的设计，切开皮肤及皮下组织，暴露筋膜和肌肉层。顺脐部切开，并完整保留脐部与肌肉筋膜的连接（图22.1）。在腹部松弛较严重的一侧做一自剑突至耻骨联合的弧形切口，切开筋膜和肌肉层，使脐部保留在设计的大皮瓣上。按设计切口切开筋膜层、腹膜层，进入腹腔，并形成一个包含脐部的宽大皮瓣以及一个狭窄的皮瓣。通过这个切口，在很好的视野暴露下，可以很好地完成一系列的复杂手术如个性化尿道重建术、肾输尿管切除术、输尿管再植术、膀胱成形术、脐尿管切除及可控性尿流改道术、双侧睾丸固定术等。

（2）关闭腹壁切口。在完成尿道重建以及睾丸固定后，将宽大的筋膜瓣的外侧固定于对侧狭窄筋膜瓣的内侧，形成一个包含内外层的双层腹壁加强，缩小腹围长度，改善局部张力（图22.2)。缝合内外侧皮瓣并进行固定，在外侧皮瓣

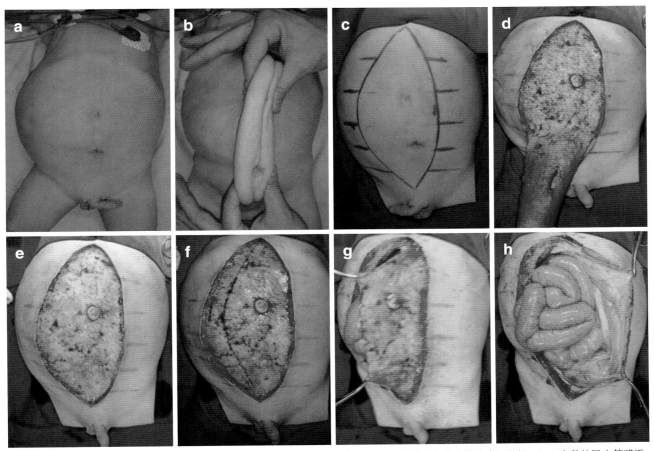

图 22.1　（a）腹部术前情况。（b）评估多余的腹壁情况。（c）梭形切口标记。（d）切除多余的皮肤及皮下组织。（e）完整的肌肉筋膜瓣，伴随右侧肌肉松弛。（f）肌筋膜瓣右侧单一弧线切口。（g）切口产生 2 个不同大小的皮瓣，脐部位于较宽大皮瓣的一侧。（h）暴露腹部内容物

上造孔以暴露和缝合固定脐部（图 22.2）。为更接近人体解剖学，脐部固定点应位于髂前上棘连线上。分离两侧皮下组织后，牵拉两侧皮肤使之更接近腹中线。必要时，在重建腹壁处放置引流管（图 22.2)。缝合皮下层、皮肤，关闭脐切口，完成手术。与蒙福特（Monfort）手术相比，几乎不需要进行切口上下皮肤的修剪。

22.3　结果

手术并发症的统计结果见表 22.2。3 位患者出现了不同程度的脐周部分缺血，但没有造成最终的损害。3 位患者采用了脐造口，且在随访中恢复良好。

术后由医生和患者父母评价患者的腹壁松弛程度以及生活中的姿势。医生分别在患者仰卧位

表 22.2　手术并发症

并发症	患者人数	治疗
脐周部分缺血	3 例	保守治疗
手术感染	无	
切口裂开	无	
肠梗阻	无	

和直立坐位时通过观察和触诊判断腹部的张力情况。结果详见表 22.3。大多数患者在长期随访中表现良好（图 22.3），仅有 4 例存在顽固性或复发性腹壁松弛，结果令人不满意。有部分外观、功能恢复良好的患者因其他原因需再次进行手术。

表 22.3 术后的美容效果

结果	数量	处理方法
脐周部分缺血	3 例	保守治疗
满意	40 例（90%）	无
不满意	4 例（10%）	重做，进行改良腹壁整形术

无论是泌尿系或胃肠手术，肌筋膜层对位缝合后已经变成单层较厚实的组织，可以对其进行无特殊限制的切开和缝合。

22.4 讨论

先天性腹壁发育不良的患者，其肌肉的缺损可以是肌肉的全层缺损，也可以是所有肌肉层的

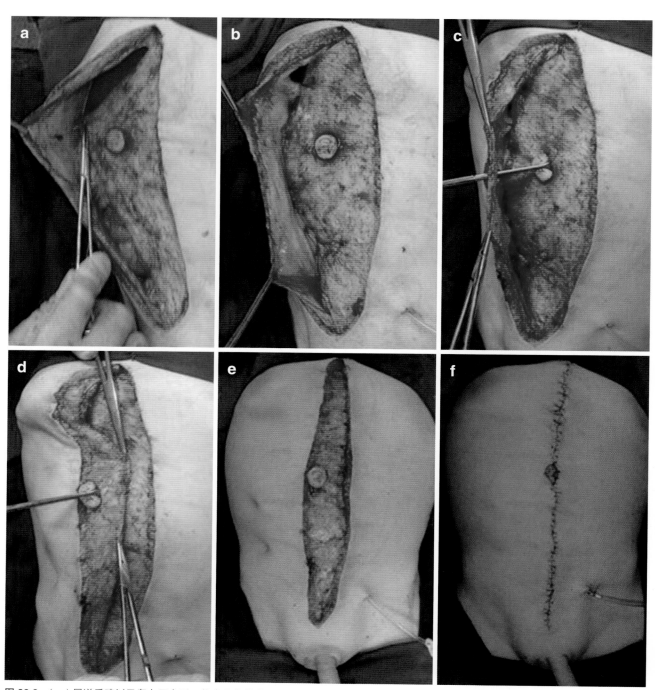

图 22.2 （a）尿道重建以及睾丸固定后，将宽大的筋膜瓣的外侧固定于对侧瓣的内侧。（b）形成内侧和外侧双皮瓣。（c）外侧皮瓣中间造孔以显露脐部。（d）缝合内外侧皮瓣（形成对位缝合）。（e）将脐部固定于外侧皮瓣的造孔内。（f）腹壁重建术后早期，放置引流管

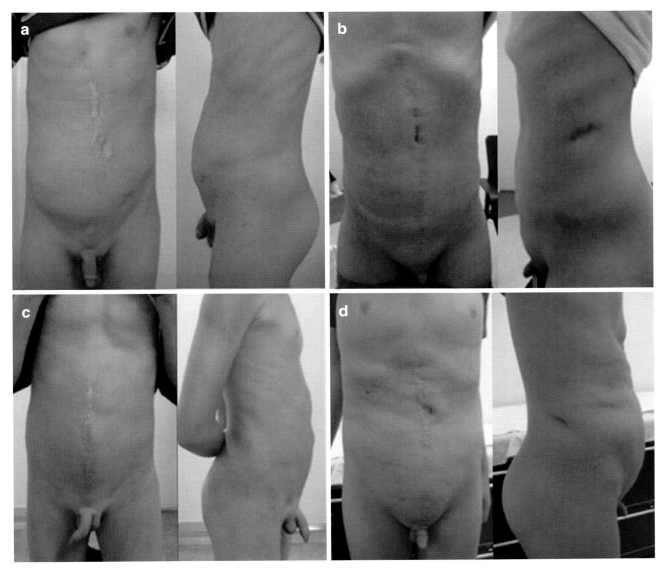

图 22.3　（a~d) 应用此技术进行腹壁重建的术后满意率较高
（a，b）案例 1。（c，d）案例 2

分离缺损。通常情况下，腹壁肌肉缺损较常出现在中央和下部，伴随腹直肌上缘及腹外斜肌的增强。组织学显示肌肉质量下降，稀疏的肌细胞分布不规则。在光学和电子显微镜下可同时观察到脂肪浸润以及组织纤维化，并可以发现，神经分布正常，没有明显的肌肉破坏，存在正常的肌肉细胞，这些表现提示梅干腹综合征的主要原因是发育异常而不是肌肉萎缩[2]。目前梅干腹综合征患者的腹壁重建主要有几个主流方法。1981 年，伦道夫（Randolph）等[6] 提出做双重 U 形横切口，在第 12 肋与耻骨之间切除多余的全层腹壁。有人提出此种方法有其弊端，例如会切断腹部下游血

管和侧腹部组织的血液供应。1986 年，埃尔利希（Erhlich）提出了取腹正中切口，保留脐后切除梭形的皮肤及皮下组织，将两侧的筋膜缘尽量牵拉到对侧前方，形成双层重叠的腹肌筋膜的方法[7,8]。蒙福特（Monfort）于 1991 年提出一种保护脐部的新术式，提倡腹肌筋膜边缘的双侧切口优先于旁正中线的单切口[9-11]。以上 3 种术式均进入腹腔。1998 年弗内斯（Furness）等[12] 提出了另一种方法，在保护脐部并进行皮肤和皮下组织的纵向切除之后，不进行横向肌筋膜层的切除。此方法严格要求在腹腔外进行操作，严禁进入腹腔。

近年来，莱萨维（Lesavoy）等[13] 提出一种新

的技术，保留脐部并以对襟方式向内推进筋膜瓣。此手术方法没有梭形切除多余的皮肤，从腹中线进入腹腔，并将脐部保留在切口的一侧。而笔者采用的手术方法[14]是，去除皮肤并将脐部保留在宽大的内层筋膜瓣上，将脐部穿过外层组织瓣固定于皮肤边缘上。

临床观察证实，腹壁重建确实能大大改善患者腹部的外观[2-4]。虽然也可能改善膀胱、肠道以及肺部的功能，但仍缺乏客观数据支持。虽然史密斯（Smith）等[17]曾提出腹壁重建可改善膀胱排空功能，但是他们的部分腹壁重建患者还同时接受了尿路重建手术。腹壁重建的时机应由其他外科手术的需求而决定，特别是睾丸固定术和尿道重建术[2,3]。笔者的术式是对蒙福特（Monfort）手术方法的一种很好的替代方法，适用于所有形式的梅干腹综合征患者的腹肌松弛，即使是在双侧不对称的情况下也可以施行。一般只需要一个完整保留肌筋膜层和脐部的 MAF 切口，因此不需要特别保护血管系统，并且通过双层的缝合更好地加固了中间的腹部。术后可以达到良好的美容效果和功能重建，并且不需要在切口的末端进行皮肤修剪就能很好地对合皮肤。

参考文献

[1] Frolich F. Der Mangel der Muskeln, insbesondere der Seitenbauchmuskeln. Dissertation. Wurzburg; 1839.

[2] Caldamone A, Woodard JR. Prune Belly syndrome.In: Wein AJ, Kavoussi LR, Novick AC, Partin AW,Peters CA, Ramchandani P, editors. Campbell-Walsh urology. 10th ed. Philadelphia: Elsevier Saunders;2012. p. 3310–3324.

[3] Woodard JR. Prune-belly syndrome: a personal lear-ning experience. Br J Urol Int. 2003;92 Suppl 1:10–11.

[4] Hassett S, Smith GH, Holland AJ. Prune belly syndrome.Pediatr Surg Int. 2012;28(3):219–228.

[5] Woodard JR, Parrot TS. Reconstruction of the urinary tract in prune belly uropathy. J Urol. 1978;119(6):824–830.

[6] Randolph J, Cavett C, Eng G. Abdominal wall reconstruction in the prune belly syndrome. J Pediatr Surg.1981;16(6):960–964.

[7] Ehrlich RM, Lesavoy MA, Fine RN. Total abdominal wall reconstruction in the prune belly syndrome.J Urol. 1986;136(1 Pt 2):282–285.

[8] Ehrlich RM, Lesavoy MA. Umbilicus preservation with total abdominal wall reconstruction in prunebelly syndrome. Urology. 1993;41(3):231–232.

[9] Monfort G, Guys JM, Bocciardi A, Coquet M,Chevallier D. A novel technique for reconstruction of the abdominal wall in the prune belly syndrome.J Urol. 1991;146(2 Pt 2):639–640.

[10] Parrott TS, Woodard JR. The Monfort operation for abdominal wall reconstruction in the prune belly syndrome.J Urol. 1992;148(2 Pt 2):688–690.

[11] Bukowski TP, Smith CA. Monfort abdominoplasty with neoumbilical modifi cation. J Urol. 2000;164(5):1711–1713.

[12] Furness 3rd PD, Cheng EY, Franco I, Firlit CF. The prune-belly syndrome: a new and simplifi ed technique of abdominal wall reconstruction. J Urol.1998;160(3):1195–1197.

[13] Lesavoy MA, Chang EI, Suliman A, Taylor J, Kim SE, Ehrlich RM. Long-tern follow-up of total abdominal wall reconstruction for prune belly syndrome.Plast Reconstr Surg. 2012;129(1):104e–109.

[14] Dénes FT, Arap MA, Giron AM, Silva FA, Arap S. Comprehensive surgical treatment of prune belly syndrome: 17 years' experience with 32 patients. Urology. 2004;64(4):789–793.

[15] Levine E, Taub PJ, Franco I. Laparoscopic-assisted abdominal wall reconstruction in prune-belly syndrome.Ann Plast Surg. 2007;58(2):162–165.

[16] Dénes FT, Lopes RI, Oliveira LM, Tavares A, Srougi M. Modifi ed abdominoplasty for patients with the Prune Belly syndrome. Urology. 2014;83(2):451–454.

[17] Smith CA, Smith EA, Parrott TS, Broecker BH,Woodard JR. Voiding function in patients with the prune-belly syndrome after Monfort abdominoplasty.J Urol. 1998;159(5):1675–1679.

第 23 章　超声辅助腹部塑形

阿尔贝托·迪·朱塞佩（Alberto Di Giuseppe）著

23.1　超声技术

在过去的 14 年（2001—2014）里，笔者经常使用基于超声技术的超声吸脂设备 (Vaser® Valeant Pharmaceutical, North America LLC, Bridgewater, NJ)[1]（图 23.1）。它是应用于脂肪整形的第三代超声辅助技术，其将 3 种不同的技术融合在同一个工作平台上。

（1）流速控制的浸润系统（肿胀液浸润）。

（2）可选择性碎脂乳化的超声装置（超声手柄和探头）。

（3）负压吸引和乳化脂肪收集的一次性罐(Vent X)。

用脚踏板控制液体的浸润和超声波发送。在控制台上，将振幅以 10% 的增量从 0 调节到 100。固体钛探头（直径 2.2mm、2.9mm、3.7mm、4.5mm）用于选择性地乳化脂肪。探头直径的选择取决于组织类型（纤维的多少）、组织厚度和手

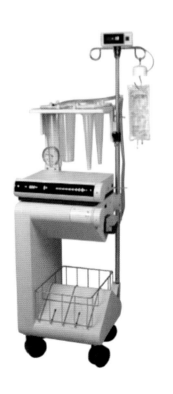
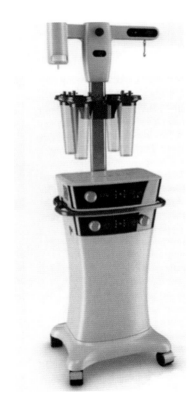

图 23.1　超声共振系统：（左图）第一代（2001/2012）。（右图）第二代（2013）

术部位。探头杆的末端有 1、2、3 或 4 个环以更好地处理脂肪，依据脂肪组织纤维的多少来选择。探头环的数量与纤维含量的多少相匹配（纤维含量越多的组织，探头环数量越少）。威塑（Vaser）系统可以提供连续或间断能量（等长的时间内发出 50% 的能量），就是所谓的脉冲，在治疗纤维含量较多的组织和浅表层时非常有效。

选择适当尺寸和沟槽的超声探头，取决于脂肪容积、组织柔软度及纤维化程度。对于腹部区域的表浅范围，使用 3.7mm、两槽的探头，在连续模式下的振幅为 80%~90%，并提供足够的肿胀液浸润。

操作时通常首先行浅层肿胀液浸润，然后行深层浸润。肿胀是一种暂时的状态，为证实肿胀有效，笔者使用超声手具，先从表浅开始，然后进入深层。应用这一操作次序，在操作中不需要调整脉冲模式。平均每年大约完成 300 个病例，其中包括使用第一代超声技术治疗的病例。

与传统吸脂、辅助吸脂及其他技术相比较[2]，超声共振技术有如下优势：

（1）血液流失通常较低，因为超声共振是一种选择性技术，只针对脂肪细胞，能够保护血管、神经等。

（2）更少的侵袭性技术、更轻的挫伤、更少的创伤、更快的恢复时间。对患者有最轻微的不适，不损害神经结构（传统技术盲视下去除皮下组织，没有选择性，常有较多的出血和疼痛，无法保护血管和神经），特别是对于背部和侧后腹部纤维组织较多的区域，效果更佳。

（3）超声共振是一种温和的技术，因为超声共振探头的作用是温和地乳化脂肪，并抽吸乳化的脂肪，外科医生较省力。

（4）超声共振主要是在浅表皮下组织层工作，不易造成不平整，并能更好地收紧皮肤。

（5）大多数吸脂可以采用超声共振吸脂来完成。外科医生可以获取脂肪，用以修饰臀部、髋部、乳房和腹部[3]。

23.2 男性腹部塑形

男性腹部理想的形状是人们通常所说的 6 块或 8 块腹肌外观（图 23.2）。可以参考列奥纳多·达·芬奇（Leonardo da Vinci）和米开朗琪罗·博那罗蒂（Michelangelo Buonarroti）绘制的图像（图 23.3、图 23.4）。这样的腹部外形显示出腹直肌外侧、腹部增高区和垂直向斜肌和腹白线，包含自然的凹陷和"阴影"。

可以根据腹直肌筋膜和腹部结构而重新塑造更理想的水平线和浅薄的凹陷，并增加对比和界限[4]。产生运动员样的肌肉外观取决于以下几点：

（1）患者的身体类型和身高体重指数。

（2）遗传基因条件。

（3）脂肪结构（腹内/腹外）。

（4）健康生活的态度和实施肌肉力量的锻炼。

23.2.1 标记

在所有患者站立姿态时标记，为防止穿孔，首先标记胸部，再仔细标记腹直肌外缘、白线和髋部轮廓，当需要更高部位的塑形或联合其他胸部手术时（如男性乳腺发育症），需标记背阔肌和胸肌（图 23.5）。

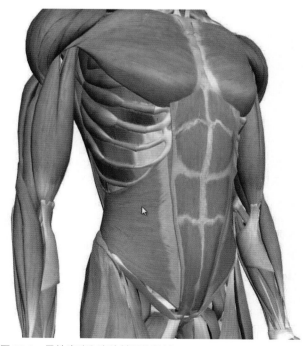

图 23.2 男性腹壁和腹外斜肌的解剖

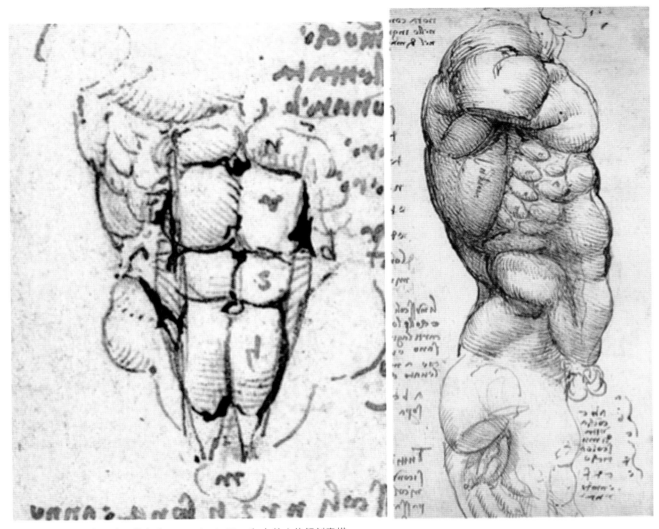

图 23.3 列奥纳多·达·芬奇（Leonardo da Vinci's）的人体解剖素描

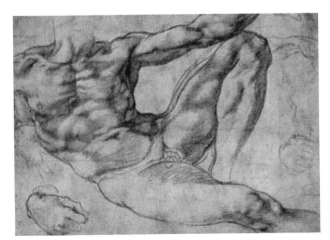

图 23.4 米开朗琪罗·博那罗蒂（Michelangelo Buonarroti）西斯廷教堂的人体解剖素描

23.2.2 皮肤切口

在耻骨线上做 2 个切口，在剑突下缘做 1 个切口，另外 2 个切口设计在乳头下方。在垂直中线部位操作时可以补充使用脐切口。如果需要，也可以在腹直肌的外侧缘上方附加皮肤切口（图 23.6）。

23.2.3 技术

笔者的大部分腹壁塑形工作都是在全身麻醉下进行的。原因在于该区域的敏感性和手术的侵袭性，手术常涉及浅层和深层结构。在某些病例中，使用了肿胀麻醉和基础麻醉。

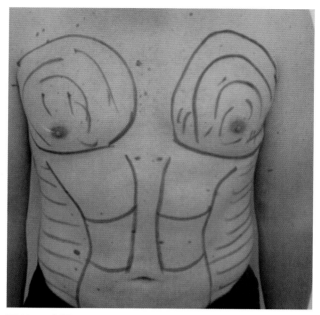

图 23.5　标记

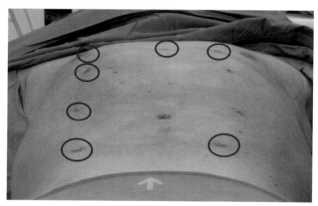

图 23.6　皮肤切口

23.2.4　浸润麻醉

即使是在全身麻醉的情况下，也需要进行局部的浸润麻醉，肿胀液用 1000mL 的生理盐水溶液、1mL 的肾上腺素和 300mg 的利多卡因。利多卡因加强了术区的术后镇痛作用，利多卡因在术后 48h 内被慢慢吸收。乳化脂肪抽吸量与浸润麻醉的量没有固定的比例关系。通过对病例的评估，笔者总结了在腹部塑形中浸润麻醉的需要量。在进行腹部 + 前外侧范围操作时，浸润量从 1000mL（最小）到 5000mL（最大），平均值为 2000~2500mL；若联合胸部治疗，则需要增加 1000mL。

先行浅表层浸润，然后是深层浸润。原因在于肿胀是一个暂时的状态，因为重力会迫使液体下降到较深的区域，如果不先行浅层浸润，肿胀效果不会持续太久。

23.3　超声乳化

当肿胀麻醉最大化（图 23.7）时，首先从浅表层开始操作。超声波需要液体通过空化现象发挥适当的作用，液体可以降低组织的密度，从而使探头更容易分割和突破组织。在局部肿胀麻醉和基础麻醉的情况下，需要等待麻醉起效，而全身麻醉时不需要等待。进行超声操作时，也不需要等待肾上腺素起效。

超声是有选择性的，所以它不会影响体内的血管。应用这种技术最初是不流血的，因为是在浅层软组织下进行的。当进行脂肪抽吸时，肾上腺素已经开始起效。浅层采用 3.7mm 探头，通常使用 2~3 环（图 23.8）。

只有当浅层操作完成后，才会进行深层的乳化，选择更大的探头（4.3mm 直径）可以加速乳化。深层乳化应接近肌肉层，可以去除所有的脂肪。用探头感知肌肉，但必须与肌肉走行平行，以避免刺穿和损伤肌筋膜，形成穿孔风险。

探头的动作是连续的，直到所有层次的脂肪都被涉及而没有遇到进一步的"抵抗"。这一过程是外科医生在临床实践中体会到的一种临床手

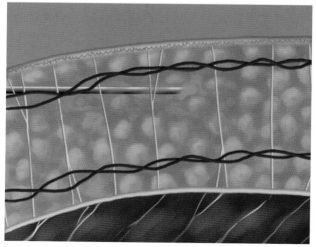

图 23.7　超声共振乳化

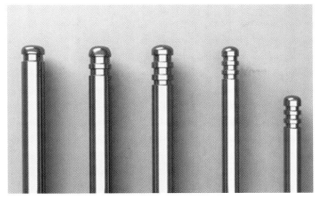

图 23.8　3.7 mm, 2.9 mm 探头。1、2、3 环

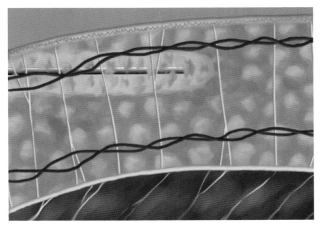

图 23.9　超声共振工作原理

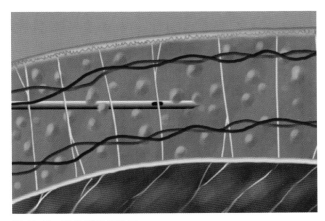

图 23.10　乳化脂肪抽吸图

感。几分钟的超声操作，有乳化脂肪和潜行分离的作用。

相关原理：

（1）浅层皮下组织分离：通过超声松解皮下组织与深层脂肪层的粘连。在这一过程中形成了一个薄的浅层皮瓣，保持良好的血管化，适度减少了多余的脂肪组织，可以自由地移动和上提，并实现与深层组织的良好固定。

（2）深层脂肪乳化：可以缩小中、深层脂肪的体积。

腹部有一个明显的分界在斯卡帕（Scarpa）筋膜层，它是中层和深层脂肪层的分隔层。身体分区处理需参照减脂过程。腹部塑形时间可以在 10~30min 之间（图 23.9）。浅表阶段是最具有难度的。外科医生必须使探头在皮下组织的浅层轻轻移动，避免采取暴力动作来加快这一进程。探头轻轻进入组织，如果遇到阻力，需要适当调整角度。超声共振不同于标准抽脂。标准抽脂是对脂肪和皮下组织的机械盲性破坏，是暴力抽吸。超声共振是单独针对脂肪组织进行选择性乳化，保留神经和血管，并温和地抽吸乳化脂肪。使用探头时不需要任何暴力操作。

抽吸（图 23.10）

抽吸的最终目标是塑造体形（腹部、腰部和胸部的体形）。因此，整形外科医生要在这个阶段像艺术家一样工作，并有明确的行动计划，知道如何获得想要的形态。

笔者通常从侧腰较低的侧下切口开始手术操作。目的是在腹外斜肌区域建立一个尽可能小的皮瓣，并在两侧腹直肌的垂直外侧边缘获得过渡区域的轮廓。

皮瓣的皮下组织厚度应该是 0.5cm 左右。建议使用 3.0mm 或 3.7mm Vent X 多钝孔的吸脂管。应将吸脂管尖端靠近皮肤，抽吸过程中不断检查皮瓣厚度，确认抽吸是否充分。

之后进行腹部的中央部位吸脂，从剑突到脐部，再到耻骨区。此过程的目的是突显中部腹白线的凹陷。在腹直肌的外侧边界处的垂线处抽吸，加强凹陷效果。从上方切口开始，使用 3mm 吸脂管，避免在肋骨凹陷处穿孔，使过渡区域减薄。在这一层次上抽吸时要浅表，以便在皮肤上留下"边界"。在深层抽吸时，使用 3.7mm 或 4.6mm 的吸脂管。

减少容量是从边缘区开始的，吸除大部分的

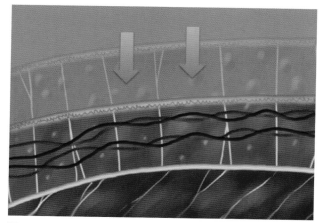

图 23.11 行超声共振后皮肤回缩

（Michelangelo）和列奥纳多（Leonardo）所描绘的理想运动员的腹部外观作为手术的标准。一旦垂直线（半月线和白线）通过之前的技术得到了增强，就可以创建水平线来形成6~8块肌肉外观的框架。通常皮肤水平小切口与腹部肌肉筋膜相对应，应用2mm的吸脂管来减薄浅层，直到腹部显现块状轮廓。同样操作对侧。

如果缺乏组织来重建肌肉轮廓，必须考虑应用脂肪移植。脂肪以块状区分放置于皮下，每块移植量60~80mL不等。整个范围需要300~400mL脂肪。填充结束时应达到以下目标：

（1）轮廓边界清晰。

（2）脂肪抽吸时若开始出血，表示已无更多的脂肪存留。

脂肪组织，目的是增强该区域的中央凹陷。从剑突部脐上切口进入。外侧选择乳头（或更低）切口。

一般来说，这些线必须沿着肌肉（腹外斜肌和腹直肌）的方向来设计。通过脂肪抽吸和减少容量来塑形。中心凹陷（腹白线回缩）争取形成运动员样的腹部表现（图 23.11）。

通常皮肤切口只缝合1针（4/0或5/0单丝线皮下缝合，以使瘢痕不明显，同时利于引流）。

塑身衣至少要穿6~8周，再加上MLD（以治疗师手法按摩淋巴，术后2~3天开始，持续8周）。这将有助于消除存留的液体，并可以更快地获得塑形效果。肿胀一般并不明显，最终塑形效果在4~12周内实现，具体时间视各人情况而定（有大量脂肪的病例需要更长的塑形时间）（图 23.12）。

理想的男性形体是以下两方面的结合：

23.4 身体轮廓增强

所谓的身体轮廓塑形或肌肉塑形是通过塑造"6块"腹肌的外观来实现的。应将米开朗琪罗

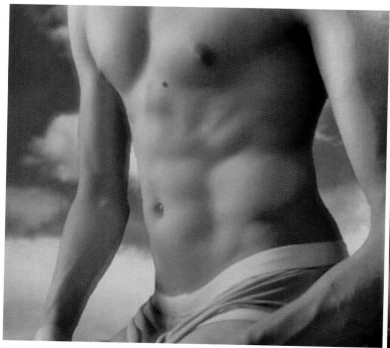

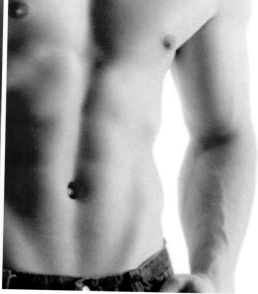

图 23.12 理想的男性腹部

（1）界限清楚、发育良好的腹部和躯干肌肉。

（2）薄的皮下层脂肪，可以显示和增强身体的形状。

但在笔者的实践中所遇到的各种腹部类型远未达到完美的程度（图 23.13、图 23.14）。

Ⅰ型男性腹部腹腔内脂肪含量较多，皮下组

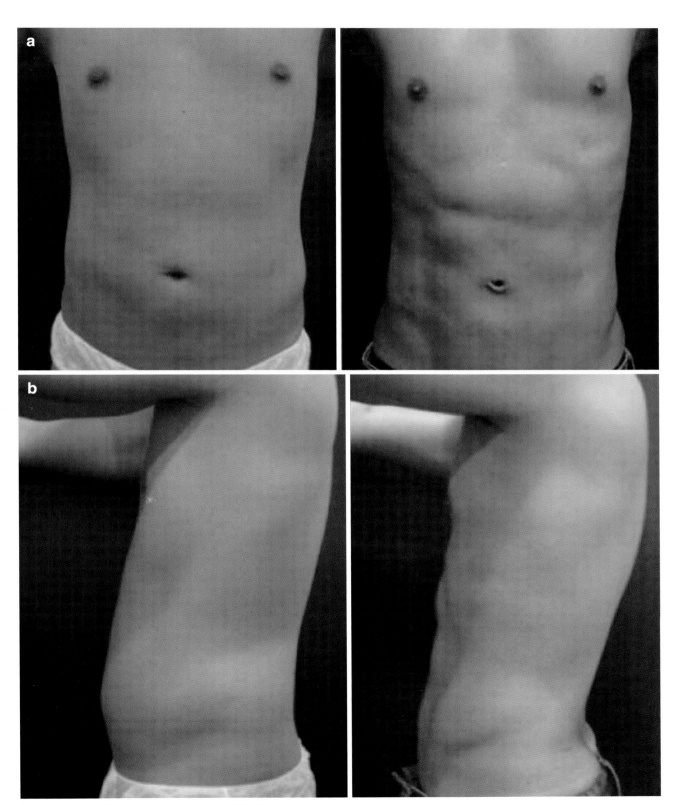

图 23.13　形体提升案例。（左图）术前。（右图）术后

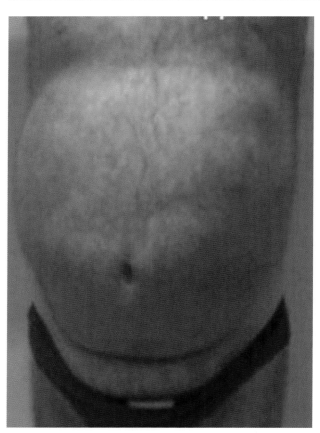

织薄。这种腹部经常表现为腹直肌的分离，与腹腔内脏器和肠管的不断推挤有关。伴有腹壁内张力下降、腹腔膨出和深筋膜张力减少。Ⅰ型腹部主要是通过饮食疗法进行治疗的，必要时可对其进行手术治疗来塑形（图23.15、图23.16）。

图 23.14　Ⅰ型男性腹部

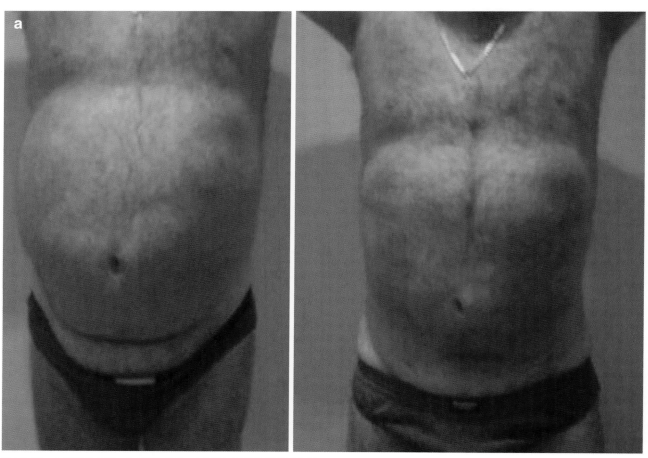

图 23.15　Ⅰ型男性腹部。（左图）术前。（右图）超声共振塑形术后

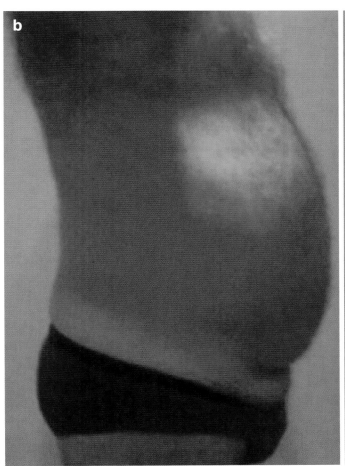

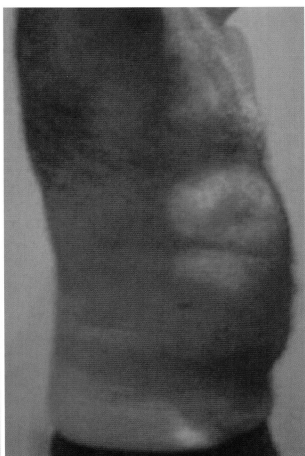

图 23.15　（续图）

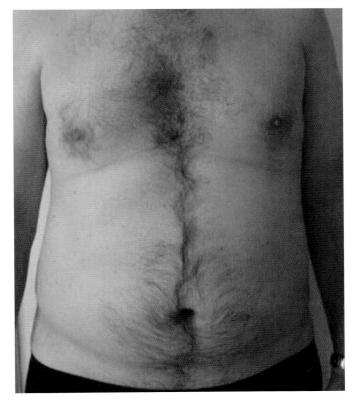

图 23.16　Ⅱ型男性腹部

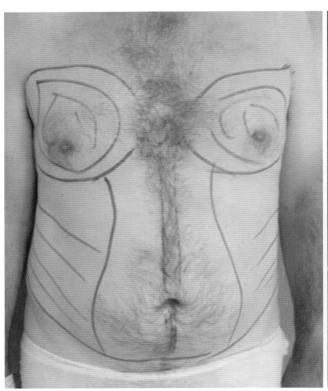 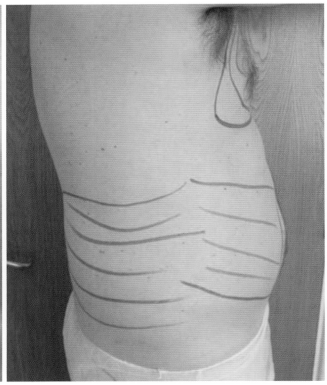

图 23.17　Ⅱ型男性腹部：标记

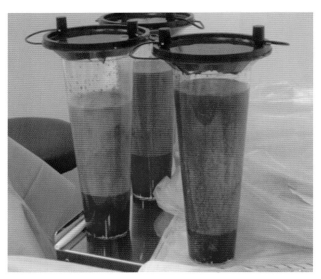

图 23.18　Ⅱ型男性腹部：抽吸出 3L 脂肪

Ⅱ型男性腹部的脂肪大量沉积于腹壁和胸部，局限于上下腹部，与肥胖和肌肉筋膜的连续性有关。图 23.17 显示的是一位典型的中年男性（40~55 岁）的腹部，该男性缺乏运动、久坐、经常饮酒、正常饮食。对这一病例，建议其彻底改变错误的生活方式，包括减重、体育锻炼和进行身体塑形手术，以恢复轮廓以及去除胸部、腰部、背部、上下腹部等区域的脂肪组织（图 23.17~ 图 23.19）。

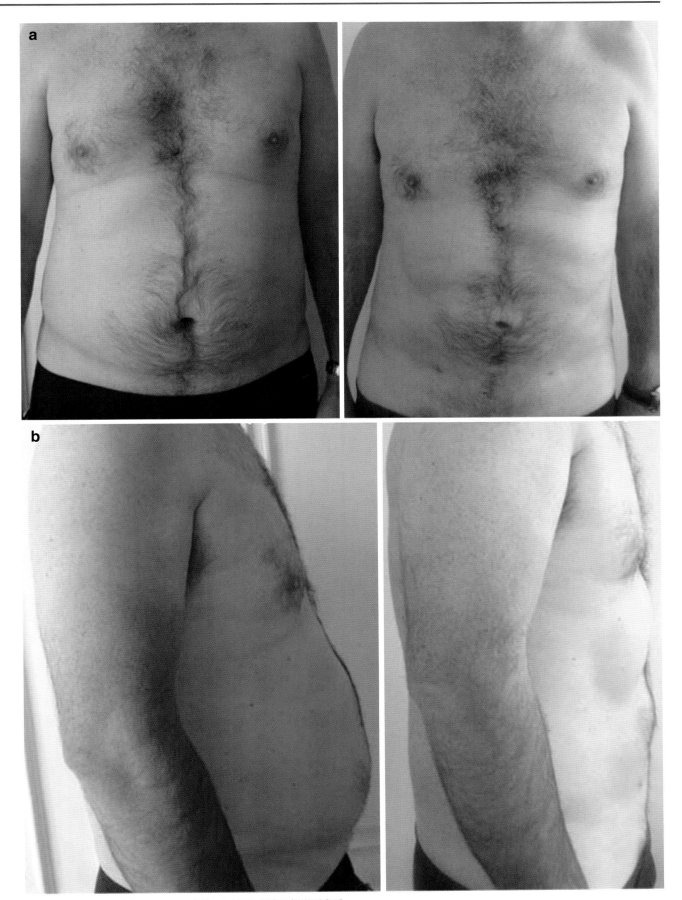

图 23.19　Ⅱ型男性腹部。（左图）术前。（右图）超声共振塑形术后

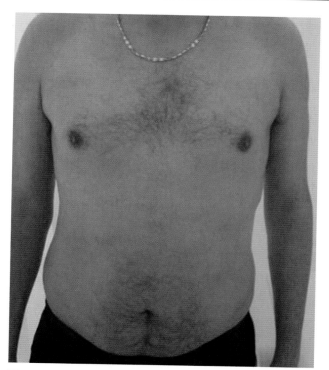

Ⅲ型男性腹部通常为受过良好训练的中年男性腹部，显示有良好的腹壁张力，肌肉力量好，脂肪局限于下腹部和侧腰部，但缺乏上胸部的界限和运动员的体形。治疗包括去脂、塑形和重塑肌肉边界（图 23.20~ 图 23.24）。

图 23.20　Ⅲ型男性腹部

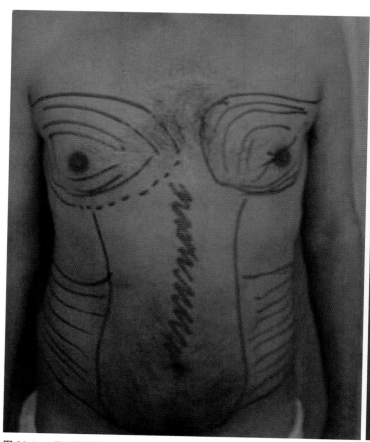

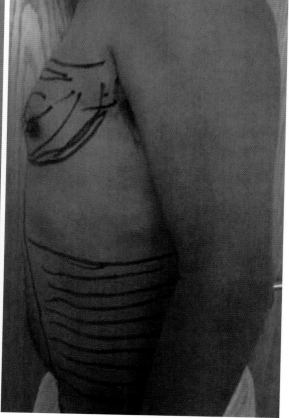

图 23.21　Ⅲ型男性腹部：标记

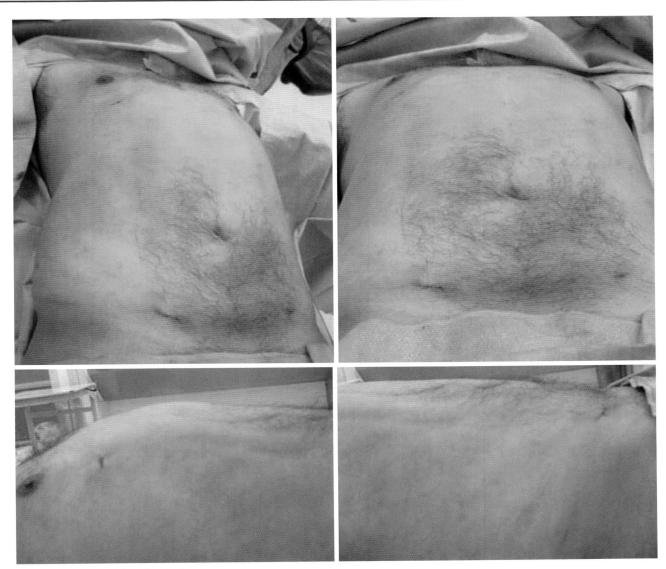

图 23.22　Ⅲ型男性腹部：术后即时

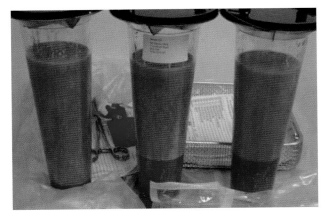

图 23.23　Ⅲ型男性腹部：抽吸出 3L 脂肪

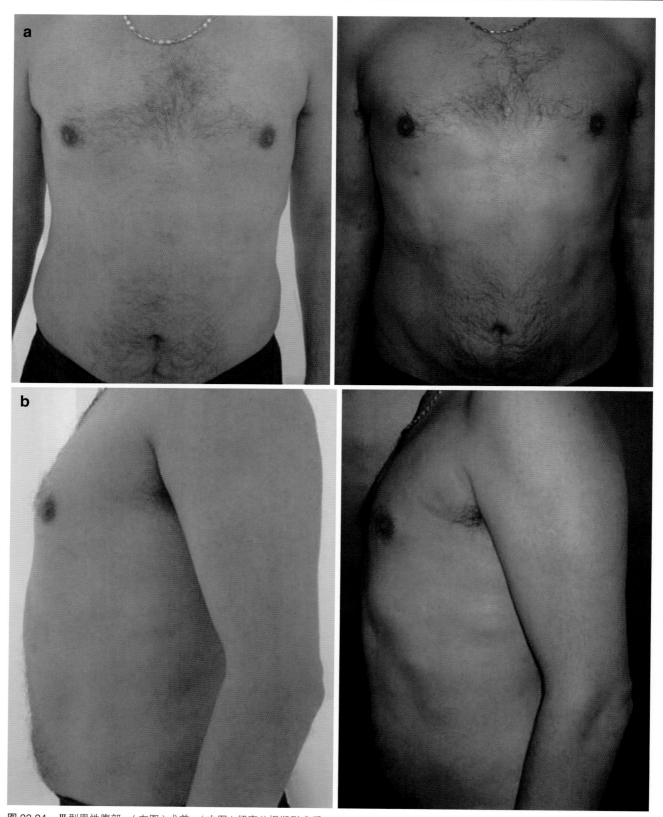

图 23.24 Ⅲ型男性腹部。(左图)术前。(右图)超声共振塑形术后

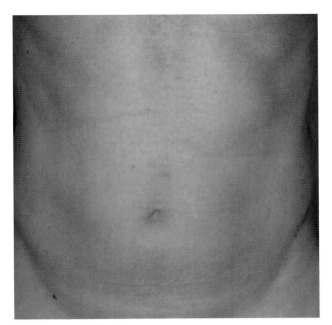

图 23.25　Ⅳ型男性腹部

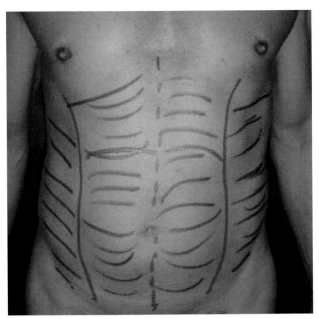

图 23.26　Ⅳ型男性腹部：画线

　　Ⅳ型男性腹部通常为 25~45 岁的男性腹部，不断的训练和健康的生活方式使他们的腹部特征接近运动员水平，但他们会抱怨缺乏 "6 块或者 8 块" 腹肌外观。已有男性化外观表现为腹直肌中线部分的凹陷以及腹外斜肌外侧缘的外观。治疗时采用浅表超声共振吸脂塑形和脂肪移植，目的是增加肌肉的容积和可见性（图 23.25~图 23.27）。

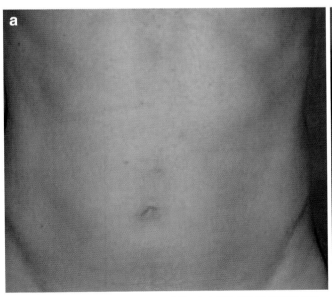

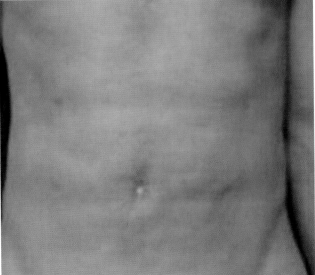

图 23.27　Ⅳ型男性腹部。（左图）术前。（右图）超声共振塑形术后

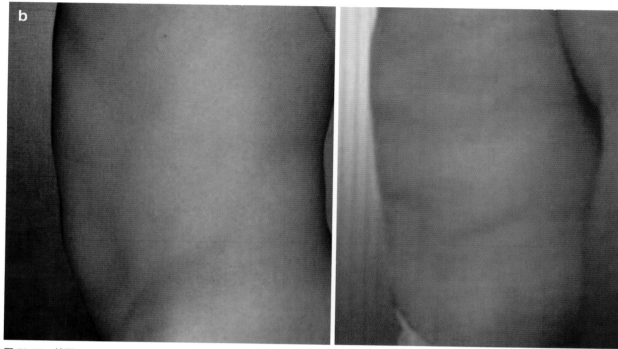

图 23.27　续图

23.5　女性腹部

女性腹部的解剖学特征与男性相似，但获得美丽外形的审美目标不同 [5]。理想的女性腹部脂肪塑形术应该遵循线条和肌肉的解剖结构，并给其赋予新的形状，从胸部到臀部重建凹凸曲线（图 23.28、图 23.29）。女性的吸引力可以通过一个良好的腹部形态来实现。

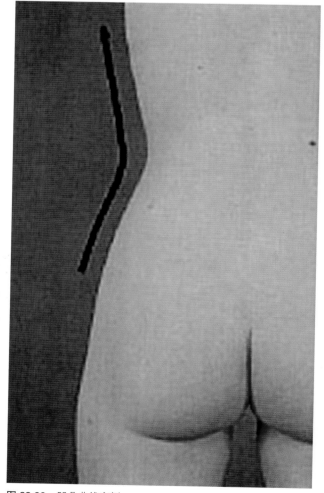

图 23.28　凹凸曲线实例

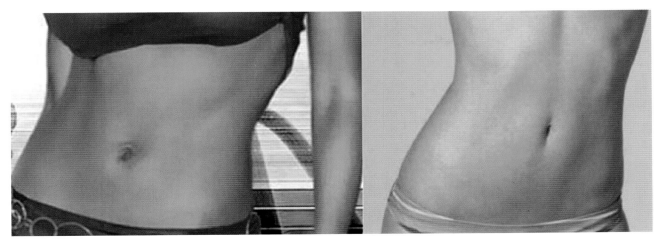

图 23.29　理想的女性腹部

皮肤切口和超声共振的进入口与男性腹部相同（通常为 5 个切口，也可减少到 3 个）。在胸部区域，切口通常在乳腺区域。与理想男性腹部的主要区别是：

（1）6 块腹肌不是女性的理想形态，因此不必出现平行的腱划交叉。

（2）从脐到耻骨没有垂直线。

（3）脐部美学形态与男性不同（图 23.30）。

（4）侧腹界限、腹外斜肌和腹直肌的处理方式类似于男性。

引流在男性和女性中都可能使用。切口通常应用 1 针单乔线（4/0 或 5/0）行皮下缝合，这将留下足够的开放空间，以利于术后液体排出。背部和躯干更容易渗出和发生血清肿。在较大量的

脂肪整形术病例中，负压引流管（8mm 大小的管）需放置 24~48h。早期的手法淋巴管按摩有助于防止肿胀和液体潴留，因此建议对所有患者在术后采用手法淋巴管按摩（图 23.31）。

23.5.1　标记

患者取站立位，腹直肌的外侧边缘通常被标记为一条半弯曲的柔和线，标记范围从胸腔向下延伸到耻骨，白线区为从剑突到脐。

通常标记出脂肪较厚的区域，组织需增多的区域也要标记出来（图 23.32）。同时标记出皮肤粘连，不对称，凹陷区域，陈旧疤痕（阑尾切除术、剖宫产等）。

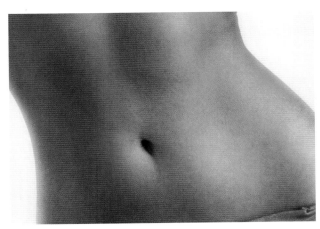

图 23.30　脐部

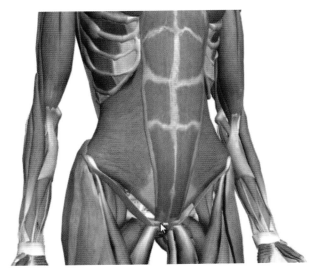

图 23.31　女性腹壁和腹外斜肌解剖

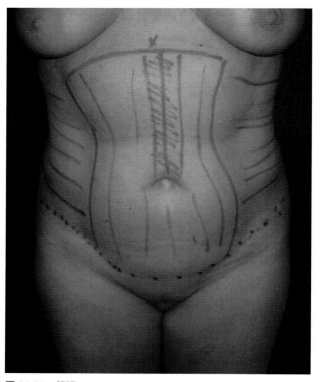

图 23.32　标记

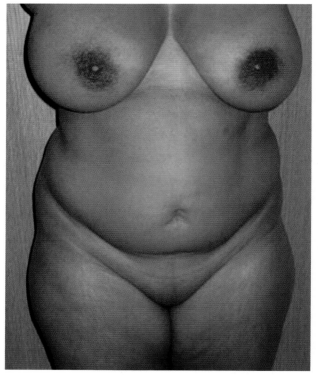

图 23.33　Ⅰ型女性腹部

23.5.2　超声乳化技术

在常规的肿胀麻醉后，开始在浅层实施超声乳化，应用 3.7mm 探头、1 或 2 个环、80%~90% 的能量。整个腹部的操作同前。

深层需要更大的能量，特别是在脂肪沉积较多的地方。在二期矫正病例中，笔者在浅表层的处理通常很保守，因为矫正手术主要是解决第一次的不对称或过度抽吸问题。

23.5.3　抽吸

标准情况下选择 3.0mm 或 3.7mm 的吸脂管。在修整时，可应用 2.0mm 的吸脂管，因其吸脂率低。在腹外斜肌外侧区域进行深层抽吸以显现外侧形态。在腹直肌的过渡中，抽吸浅层，以利塑形。中线需要进行特殊处理。深层抽吸会制造腔隙和凹陷，这将突出腹部中央的健美形态。

必须小心处理脐部。通过形成一个凹凸的过渡区，可以塑造一个自然柔和的脐部凹陷。

脐向下到耻骨的区域，应尽可能保留部分脂肪组织。耻骨必须保持轻微的隆起，以增强轮廓（图 23.33）。

Ⅰ型女性腹部，类似于Ⅰ型男性的腹部，呈现大量的腹腔内脂肪和薄的皮下组织，经常存在腹直肌分离的情况。这是腹壁内的张力下降、腹腔膨出以及深筋膜的张力减少造成的。

治疗方法与男性相同，主要是节食疗法，在Ⅱ期通过身体轮廓重塑来完成（图 23.34~图 23.37）。

Ⅱ型女性属于训练有素的女性，腹部呈现良好的腹壁张力，有良好的肌肉力量，但在下腹和侧腹有脂肪堆积，缺乏胸部界线，无健美的体态。治疗包括超声共振身体去脂、塑形和明确肌肉边界（图 23.38~图 23.42）。

Ⅲ型女性为更爱运动的女性，长期锻炼，生活方式健康，问题是存在过于女性化的外观，希望显露侧腹、腹直肌以及腹外斜肌侧缘。治疗方法是浅表超声共振塑形，目的是获得理想的女性形态（图 23.43~图 23.46）。

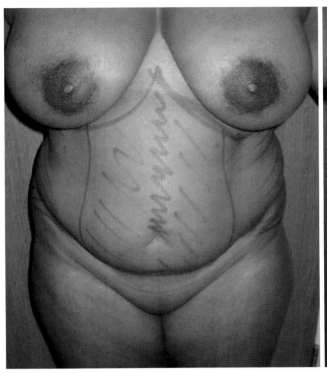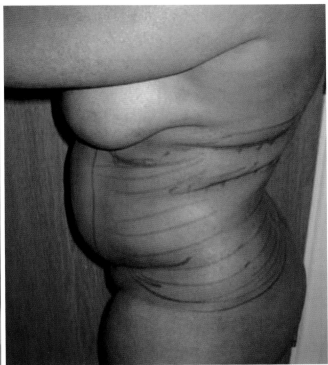

图 23.34　Ⅰ型女性腹部：标记

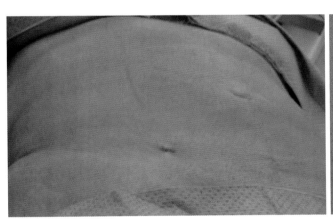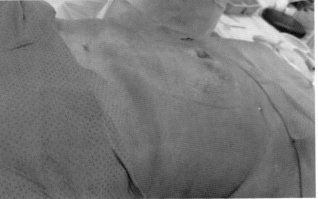

图 23.35　Ⅰ型女性腹部：术后即刻

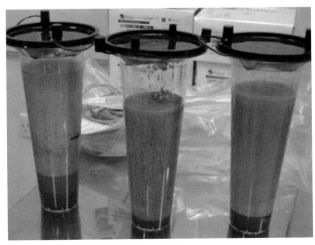

图 23.36　Ⅰ型女性腹部：抽吸出 3L 脂肪

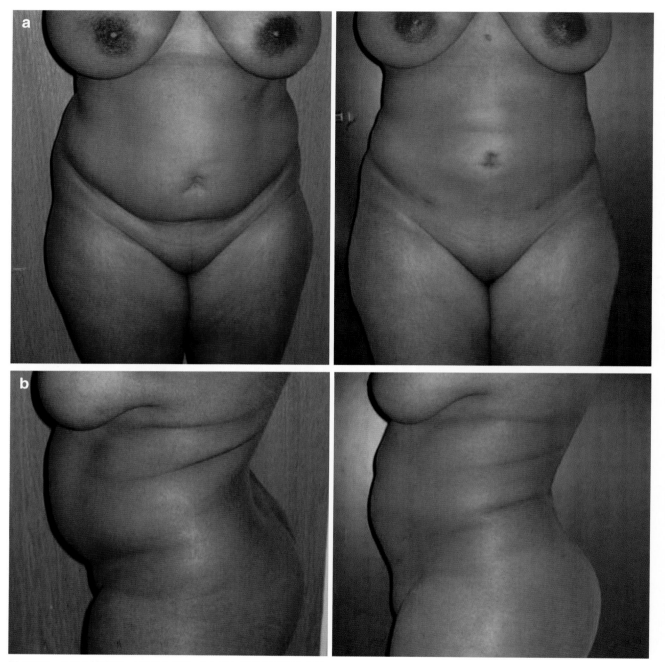

图 23.37　Ⅰ型女性腹部。（左图）术前。（右图）超声共振塑形术后

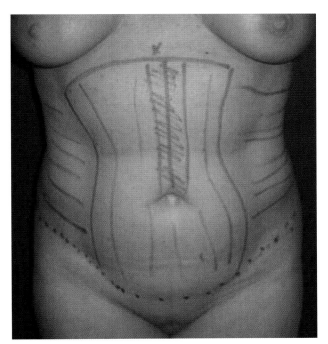

图 23.38　Ⅱ型女性腹部：标记

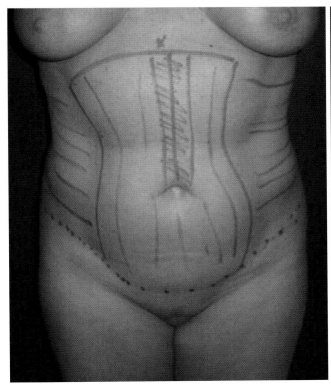

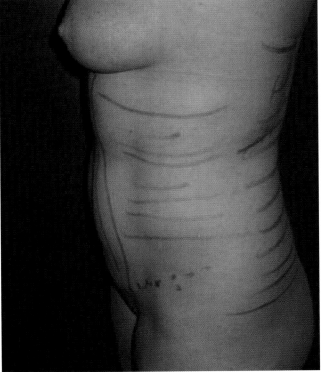

图 23.39　Ⅱ型女性腹部：标记

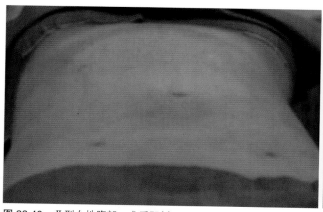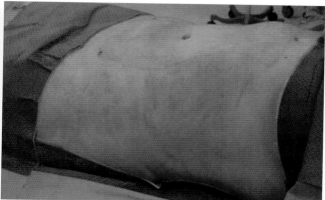

图 23.40　Ⅱ型女性腹部：术后即刻

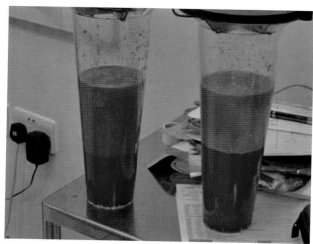

图 23.41　Ⅱ型女性腹部：抽吸 1500mL 脂肪

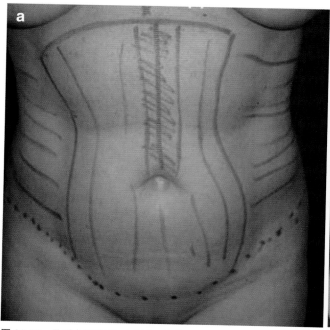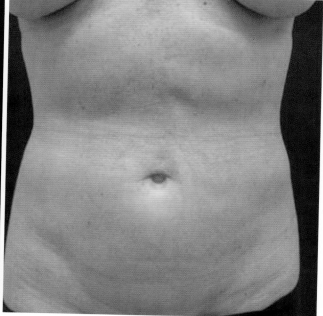

图 23.42　Ⅱ型女性腹部。（左图）术前。（右图）术后

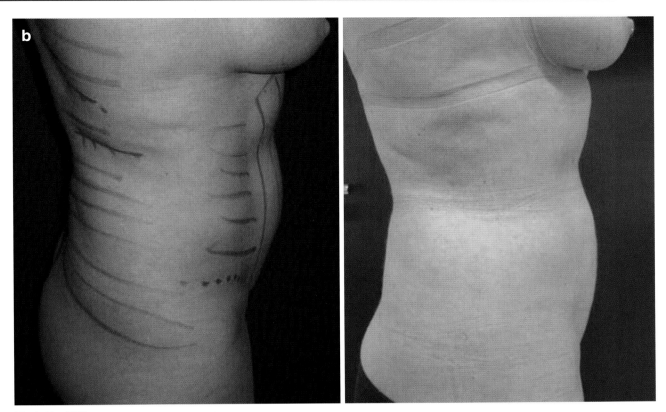

图 23.42　续图

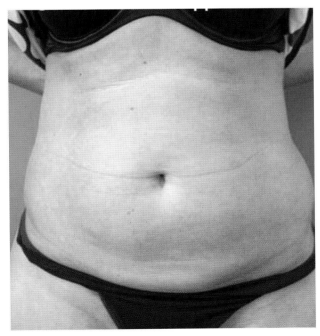

图 23.43　Ⅲ型女性腹部

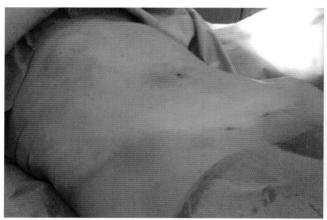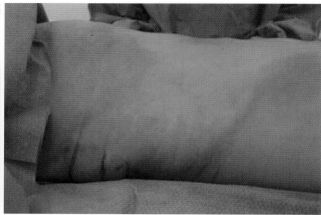

图 23.44　Ⅲ型女性腹部：术后即刻

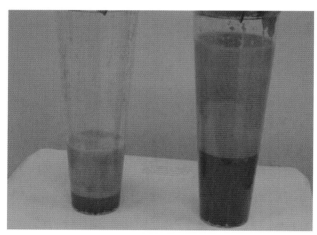

图 23.45　Ⅲ型女性腹部：抽吸 1300mL 脂肪

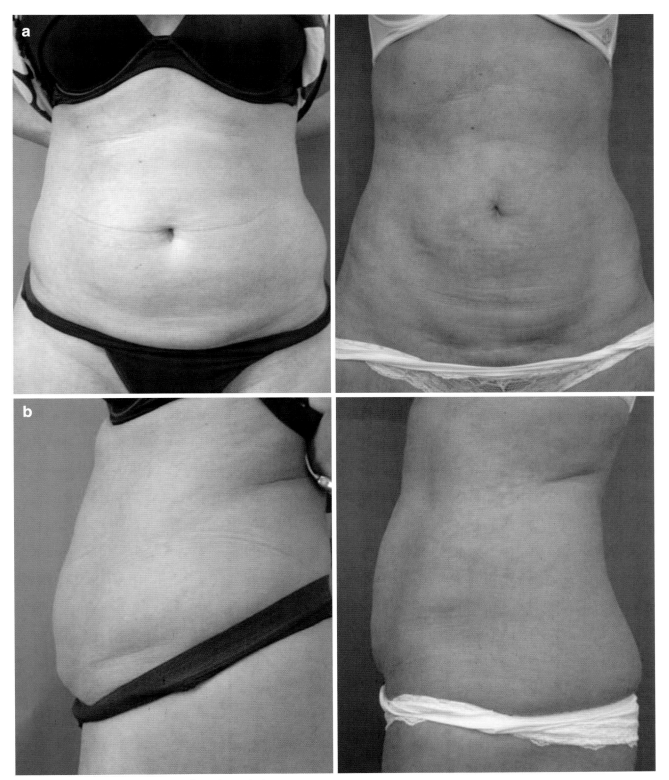

图 23.46　Ⅲ型女性腹部。（左图）术前。（右图）术后

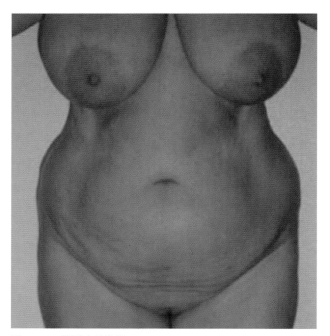

IV 型腹部的塑形是最具难度的。通常易于老化的皮肤类型（50 岁或以上），皮肤弹性较差，绝经后激素形态改变，伴有超重或只是呈现松弛的腹部，或继发于先前不佳的吸脂效果（图 23.47~ 图 23.50）。

在这些情况下，超声共振是一种独特的装置，它可以有针对性地处理浅表组织，实现腹部和侧腹部塑形，重新上提多余的皮肤。

图 23.47　IV 型女性腹部

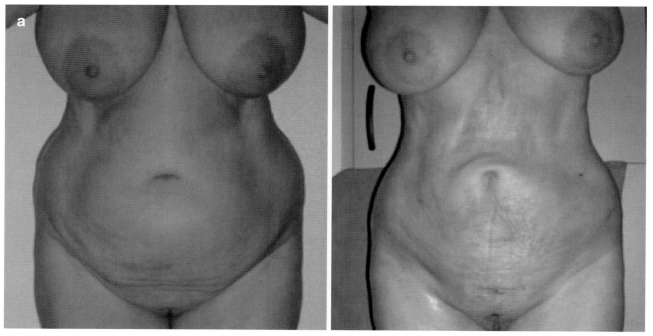

图 23.48　60 岁患者，超声共振乳化抽吸 6000mL 腹部、侧腹和背部脂肪。可以观察到皮肤回缩的效果。（左图）术前。（右图）术后

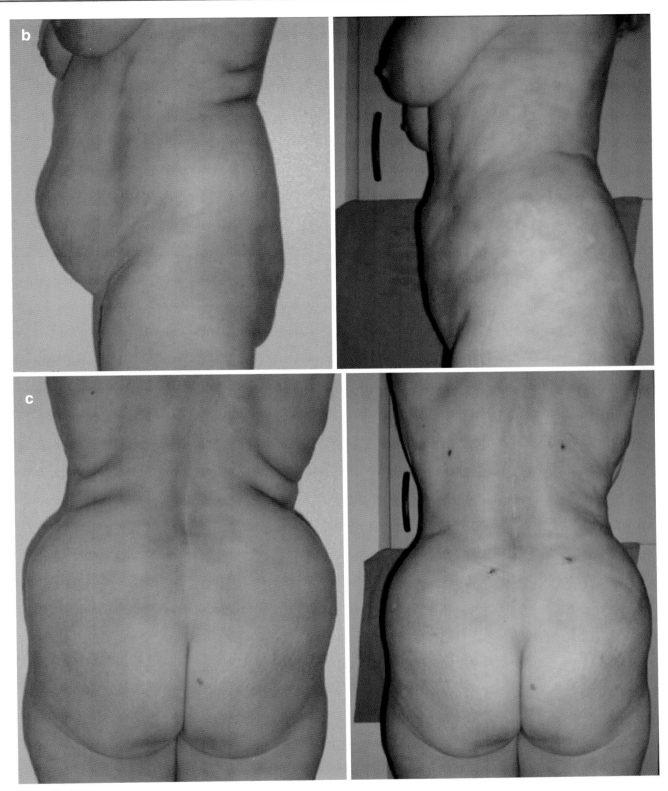

图 23.48　续图

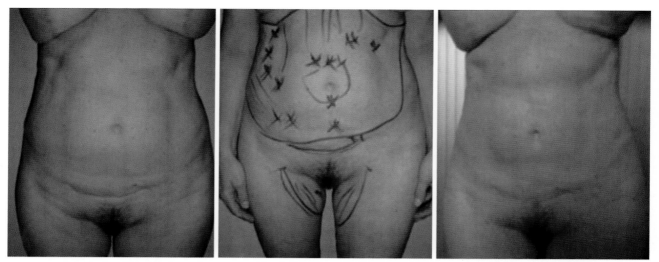

图 23.49　前两次脂肪抽吸凹陷的矫正，包括腹部轮廓不良、酒窝状凹陷和不均匀、脂肪堆积。标记酒窝状凹陷（红色）和臃肿区域（绿色）。超声吸脂联合脂肪移植填充凹陷来完成体形重塑

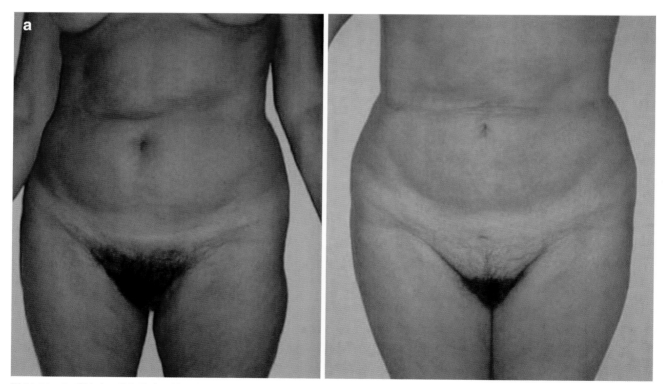

图 23.50　57 岁患者，腹部轮廓不佳，绝经后激素变化。超声重塑体形和浅表脂肪抽吸后，获得外观的改善和理想的比例。（左图）术前。（右图）术后

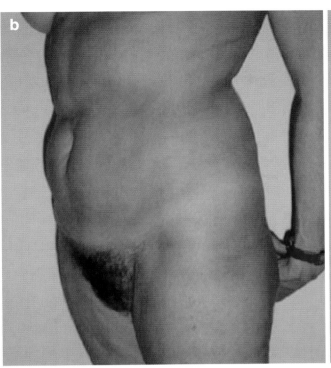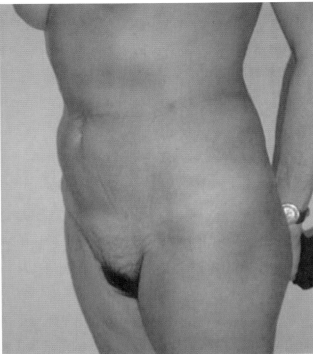

图 23.50 续图

参考文献

[1] Shiffman MA, Di Giuseppe A, editors. Liposuction:principles and practice. Berlin: Springer; 2006.

[2] Shiffman MA, Di Giuseppe A, editors. Body contouring,art, science, and clinical practice. Berlin:Springer; 2010.

[3] Rubin J, Jewell P. Body contouring and liposuction. Philadelphia: Elsevier; 2012.

[4] Shiffman MA, Di Giuseppe A, editors. Cosmetic surgery: art and techniques. Berlin: Springer;2013.

[5] Shiffman MA, Di Giuseppe A, editors. Contorneado Corporal: Arte, Ciencia y Pràtica Clìnica. Venezuela: Amolca; 2013.

第24章 腹直肌硬纤维瘤切除术中的腹壁整形术

加布里埃尔·杰多维奇（Gabriel Djedovic），格哈德·皮埃尔（Gerhard Pierer），乌尔里希·M. 里格尔（Ulrich M. Rieger）著

24.1 前言

腹壁软组织肿块可由不同病因引起。这些病变大部分是良性的，如血肿、炎症、良性肿瘤，但也有可能是原发性或继发性的恶性病变。在这些良性病变中，硬纤维瘤在腹部肿瘤中的比例接近1/3，并且由于单克隆间质增殖而出现在肌肉腱膜结构中[1,2]。虽然硬纤维瘤被归类为良性病变，但它们有浸润性生长的趋势，且手术切除后的复发率高，不会发生转移[3]。

硬纤维瘤总体上较为罕见，只占软组织肿瘤的3%，所有肿瘤的0.03%[4]。除了硬纤维瘤这个名称，在文献中还可以找到其他术语，如腹外纤维瘤、韧带样纤维瘤病、侵袭性或肌肉腱膜纤维瘤等[2,5]。腹部硬纤维瘤主要发生于25~35岁的育龄妇女。在文献中，妊娠、口服避孕药、有家族病史以及剖宫产手术史等都被认为是这一类肿瘤发展的危险因素[3,5]。除了上述危险因素外，家族性腺瘤性息肉综合征和加德纳综合征也与其相关[3,6]。

在临床上，患者通常表现为无痛性肿块，这些肿块多数位于腹直肌，生长缓慢但有浸润性生长的趋势[1,5]。除超声外，可以通过计算机断层扫描或磁共振体层摄影术进行辅助诊断[3]。在行侵入性手术前，可以通过穿刺法进行组织学活检来确诊。对于腹部韧带样纤维瘤病，治疗应采用保证组织学切缘阴性的广泛根治性切除术。通常情况下，需要根据肿瘤发生的部位进行腹壁重建[3]。

对于这种肿瘤，通常采用手术直接切除[3,7]，这样往往会给年轻患者留下腹部外形不佳的瘢痕。在本章中笔者将介绍一种针对腹壁硬纤维瘤切除的腹壁整形术[8]，应用后不仅能达到美观效果，在某些病例中还能实现根治性切除肿瘤以及腹壁重建的目的。

24.2 技术

术前患者取站立位，设计手术切口（图24.1）。手术前1h给予1.5g头孢呋辛静脉注射来预防感染。在全麻下，患者取仰卧位，进行切除肿瘤的腹壁整形术。手术基本与皮塔吉（Pitanguy）等描述的过程相同[9]。做皮肤水平切口（图24.2），从腹直肌鞘前层皮下脂肪层剥离。如果患者以前曾行剖宫产术，则取瘢痕作为切口。切除穿刺活检通道，以防止肿瘤细胞扩散（图24.2）。通过向剑突和肋缘分离腹部皮瓣，逐渐接近肿瘤区（图24.3）。必要时可进行脐部环切以获得更好的视野。里格尔（Rieger）等[10]建议，在既往有手术史及腹部疤痕的案例中，可以行保留穿支的腹壁整形术，可防止切口愈合障碍或腹部皮瓣坏死。穿支血管在术前可通过超声多普勒检测。随后，进行广泛根治性肿瘤切除术。待肌肉松弛后，剥离腹部肌肉组织，有助于缩小切缘和重建腹壁。此外，可用一种非可吸收性聚丙烯网(Surgipro™,Covidien,Mansfield, Massachusetts,USA)封闭缺损（图24.4）。放置2个引流管，细致止血后，分层封闭切口。

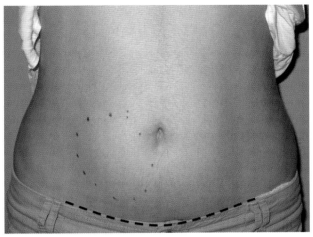

图 24.1 术前，嘱患者取站立位，设计手术切口。术后切口线（黑色弯曲虚线）可以很容易地隐藏在患者的内衣下。标记可触及的肿瘤边缘（绿色圆形虚线）

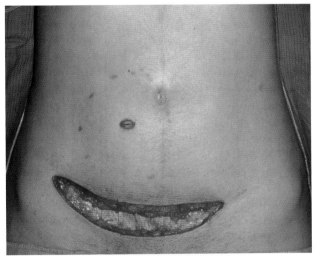

图 24.2 做水平皮肤切口。在既往有剖宫产史的病例中，瘢痕可作为手术切口。术前标记肿块（绿圆点）和活检打孔通道（蓝圈）

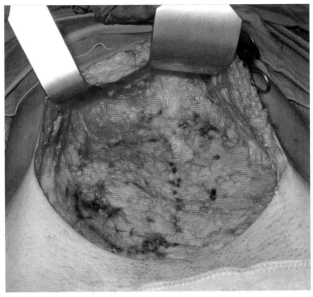

图 24.3 向剑突和肋缘分离腹部皮瓣，逐渐接近肿瘤区。标记根治性手术切缘（蓝圆点）

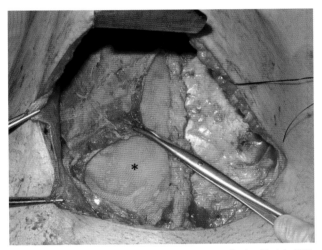

图 24.4 待肌肉松弛后，剥离腹部肌肉组织，有助于缩小切缘和重建腹壁。可应用非吸收性聚丙烯网封闭缺损（星号）

24.3 讨论

　　腹部硬纤维瘤主要发生于 25~35 岁的育龄妇女 [5]。保证切缘组织学阴性的广泛切除手术是治疗的首选方法 [3,5]。有文献报道，辅助放射治疗可以减少腹部硬纤维瘤的复发率 [11]。通常情况下，广泛切除手术都是直接进行的 [3,7]。既往有研究指出，腹壁整形术可以覆盖住腹部隆凸性皮肤纤维肉瘤广泛切除术后造成的缺损，达到美观的效果 [12]。与之相类似的是，在此部位的硬纤维瘤切除术也可以采用这种腹壁整形的方法，供区并发症减

少，瘢痕隐蔽，可以很容易地隐藏在内衣里（图24.5）。根据肿瘤的大小，腹部附近肌肉本身的分离往往不足以覆盖广泛切除术遗留的缺损，必要时可使用可吸收性或不可吸收性网状材料 [5] 来覆盖。一方面，通过腹壁整形术 [8]，形成血运良好的腹部皮瓣，充分显露术野；另一方面，通过皮瓣对术区组织进行广泛覆盖，再结合远位的皮肤切口线，即使术后需要进行辅助放射治疗，也可以防止发生并发症及切口愈合不良。在既往有外科手术史遗留腹部瘢痕的情况下，为了保证腹部皮瓣的成活，可行保留腹壁穿支的腹壁整形术，就如里格尔（Rieger）等描述的那样 [10]。用这种手术

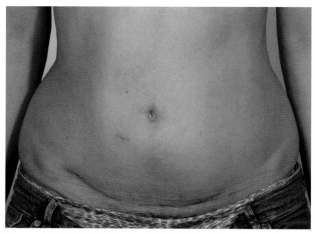

图 24.5　应用这种手术方式，术后美容效果良好，腹部形态自然，供区并发症少见。瘢痕不明显并且可以很容易地隐藏在患者的内衣里

方法可以取得良好的美容效果（图 24.5），尤其对于产后患者有较大益处。此外，切除后的大面积缺损可以轻松地被覆盖，不需要额外进行局部皮瓣修复和进一步的瘢痕修复。

结论

总之，这种技术因其便利性与较好的治疗效果值得进行临床推广。同时，腹壁整形的方法绝不是应对每一个病例的技术。例如，在必须进行广泛切除的情况下，也可能会遗留大面积缺损。但是，在一般情况下，这种技术是一个有价值的备选方案。当然，在每个病例中，都应该考虑到肿瘤和患者的特殊因素，例如肿瘤的位置、大小、解剖结构的影响以及预期切除的边界，因此每一例均需要慎重考虑其重建方法。对于硬纤维瘤切除以及腹壁修复，采用腹壁整形术的方法，在遵循了外科肿瘤学标准的同时，通过单一手术达到了美容效果，并将供区并发症的发生率降到最低。

参考文献

[1] Bashir U, Moskovic E, Strauss D, Hayes A, Thway K,Pope R, Messiou C. Soft-tissue masses in the abdominal wall. Clin Radiol. 2014;69(10):e422–431.

[2] Ballo MT, Zagars GK, Pollack A, Pisters PW, Pollack RA. Desmoid tumor: prognostic factors and outcome after surgery, radiation therapy, or combined surgery and radiation therapy. J Clin Oncol. 1999;17(1):158–67.

[3] Berri RN, Baumann DP, Madewell JE, Lazar A,Pollock RE. Desmoid tumor: current multidisciplinary approaches. Ann Plast Surg.2011;67(5):551–564.

[4] Kiel KD, Suit HD. Radiation therapy in the treatment of aggressive fi bromatoses (desmoid tumors). Cancer.1984;54(1):2051–2055.

[5] Murphey MD, Ruble CM, Tyszko SM, Zbojniewicz AM, Potter BK, Miettinen M. From the archives of the AFIP: musculoskeletal fi bromatoses: radiologicpathologic correlation. Radiographics. 2009;29(7):2143–2173.

[6] Lips DJ, Barker N, Clevers H, Hennipman A. The role of APC and beta-catenin in the aetiology of aggressive fi bromatosis (desmoid tumors). Eur J Surg Oncol.2009;35(1):3–10. Elsevier.

[7] Choi SH, Lee JH, Seo BF, Kim SW, Rhie JW, Ahn ST. Desmoid tumor of the rectus abdominis muscle in a postpartum patient. Arch Plast Surg. 2012;39(4):439–441.

[8] Djedovic G, Verstappen R, Pierer G, Rieger UM. Abdominoplasty access for desmoid tumor resection in the rectus abdominis muscle. Arch Plast Surg. 2013;40(4):451–453.

[9] Pitanguy I, Mayer B, Labrakis G. Abdominoplasty-personal surgical guidelines. Zentralbl Chir. 1988;113(12):765–771.

[10] Rieger UM, Aschwanden M, Schmid D, Kalbermatten DF, Pierer G, Haug M. Perforator-sparing abdominoplasty technique in the presence of bilateral subcostal scars after gastric bypass. Obes Surg.2007;17(1):63–67.

[11] Nuyttens JJ, Rust PF, Thomas CR, Turrisi AT. Surgery versus radiation therapy for patients with aggressive fi bromatosis or desmoid tumors: a comparative review of 22 articles. Cancer. 2000;88(7):1517–1523.

[12] Dagregorio G, Darsonval V. Aesthetic surgery techniques after excision of dermatofi brosarcoma protuberans:a case report. Br J Plast Surg. 2005; 58(4):556–560.

第 25 章 肾移植和肝移植术后疝的腹壁修补术

埃莉莎·博莱塔（Elisa Bolletta），卡泰丽娜·塔尔塔廖内（Caterina Tartaglione），伊丽莎白·佩特鲁奇（Elisabetta Petrucci），安德里亚·维奇（Andrea Vecchi），乔凡尼·迪·贝内代托（Giovanni Di Benedetto）著

25.1 腹壁解剖

临床医生通常用几种不同的方式来划分前腹壁。最简单的方式是将腹壁划分为 4 个象限：

（1）左上象限（ULQ）。

（2）左下象限（LLQ）。

（3）右上象限（URQ）。

（4）右下象限（LRQ）。

这 4 个象限由胸骨中线的向下垂直延长线（MSP）和经脐部的水平线（TUP）相交而得出（图 25.1）。

第二种方式是将腹壁分为 9 个区域：

（1）左上腹（LH）。

（2）左腰部（LL）。

（3）左髂部（LI）。

（4）上腹部（E）。

（5）脐部（U）。

（6）下腹部（H）。

（7）右上腹（RH）。

（8）右腰部（RL）。

（9）右髂部（RI）。

这 9 个区由 2 个垂直面和 2 个水平面形成。2 个垂直面是旁线（LLL 和 RLL），即颈静脉切迹和肩峰连线中点的垂直线[1]。2 个水平面是经幽门平面 (TPP) 和结节间平面 (TTP)。结节是指髂结节（图 25.2）。

腹壁的层次随着位置的不同而有较大差异。

腹壁由皮肤、浅筋膜、脂肪、肌肉、腹横筋膜和腹膜壁层构成（图 25.3）。

观察脐部以下腹壁时，可以看到浅筋膜分为两部分：

浅表脂肪部分，延续至身体其他部分的同一层次 [常称为看布（Camper）筋膜]。

深部的膜状层，向下延续到会阴部，围绕阴茎，并构成阴囊的一部分 [斯卡帕（Scarpa）筋膜]。此层包含更多的纤维组织（图 25.4）。

浅表层的血供来自腹壁浅动脉，由股动脉分支发展而来。静脉血经大腿的隐静脉裂孔回流到股静脉。

前腹壁两侧的供血动脉主要有 3 个分支，包括 2 个髂外动脉分支和 1 个胸廓内动脉分支。

腹壁下动脉在腹横筋膜内走行，在弓状线处穿出腹直肌鞘。髂外动脉的第二分支为深旋支，在腹内斜肌和腹横肌之间平行于腹股沟走行。胸廓内动脉终末支在上腹部的上端进入腹直肌鞘。

腹壁皮肤的神经支配为节段性模式。第 7 到第 12 肋间神经腹支的前侧和旁侧分支，以及第 1 和第 2 腰神经腹支具有重要的感觉和运动功能。T_7 经过胸骨结节正下方，T_{10} 朝向脐部，T_{12} 经过脐部的正下方。这些神经的前支支配腹壁的肌群和肋间肌。这些神经向中线走行的时候相互之间会有少量交通。

因此可以使用经过腹直肌的横切口来到达腹腔。通过浅表筋膜的反射，可以标记髂腹股沟神经（L_1）和髂下腹神经（T_{12}、L_1）。髂下腹神经在穿过腹外斜肌后支配耻骨表面的皮肤[2]。

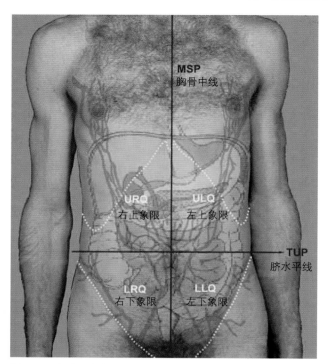

图 25.1　腹壁四分法

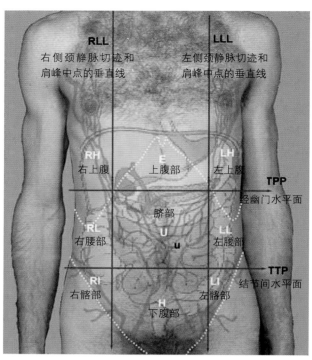

图 25.2　腹壁九分法

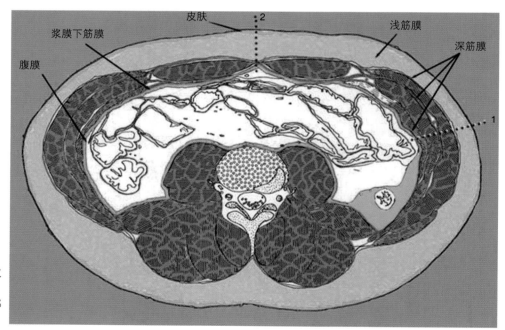

图 25.3　前腹壁层次，包括皮肤、浅筋膜、深筋膜、肌肉、浆膜下筋膜、腹壁。1 为腹部侧面标志，2 为腹部前面标志

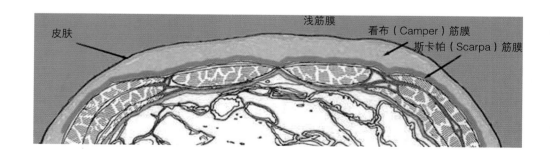

图 25.4　腹壁前—后层次

前侧肌肉和韧带

腹壁的大部分力量来自 4 对肌肉及它们的腱膜。这些腱膜表现为片状腱膜，插入侧面肌肉，并形成腹直肌鞘。

在大多数区域，侧面肌肉由浅到深的第一层都是腹外斜肌。

作为三者中的最大者，腹外斜肌从第 8 肋下部，由后面向上走行，和前锯肌及背阔肌相互交错。肌纤维的方向在最上端几乎是水平的，在最下端时变成了斜向，同时折叠而形成腹股沟韧带。腹股沟韧带参与形成耻骨肌孔，耻骨肌孔包括腹股沟韧带的深部。除了参与形成腹直肌鞘的前部，其余的纤维插入白线的上方，白线是所有腱膜在中部的终端所形成的致密的白色线条。

腹外斜肌和腹内斜肌都有支持腹部内脏的功能，并协助躯干完成弯曲和旋转动作。腹内斜肌从髂嵴前 2/3 处和腹股沟韧带外侧 1/2 处上升，和腹外斜肌形成一定的角度走行。肌纤维从髂嵴呈扇形发出，插入到第 10~12 肋的下方。

成人的半月线疝被认为是腹内斜肌和横向纤维分离形成的。这些纤维拱形覆盖精索（或圆韧带），它们的大多数下部纤维和相似的腹横肌的腱膜韧带相结合，形成结合韧带。

在划分腹内斜肌腱膜时，脐是一个重要的标志。在这个水平之上，腹内斜肌腱膜分开包绕腹直肌，并在白线处重新结合。腹内斜肌腱膜在脐部之下参与白线的形成更直接，腱膜保持完整并在腹直肌前面走行，最后参与形成白线。完整的腹直肌鞘包括腹横肌腱膜。这些侧面的肌肉在中线切口疝的形成中有重要作用。除了切口下的感染，切口疝大部分是由这些侧面肌肉在中线处的腱断裂，导致收缩以及随后引起的萎缩所致。

构成腹直肌鞘的最后一部分来自 3 块侧面腹肌最靠内侧部分，即腹横肌。这些肌肉起于第 7~12 肋软骨，髂嵴和腹股沟韧带的外侧 1/3。下方最内侧的肌束向内下方走行，插入耻骨嵴和耻骨梳。

脐是划分腹横肌纤维的一个重要的体表标志。在脐之上，腹横肌腱膜和腹内斜肌腱膜结合形成腹直肌后鞘。在脐之下，腹横肌腱膜只参与形成腹直肌前鞘。弓状线位于这些纤维终端上升到腹直肌后部的位置。

前腹壁主要的垂直肌肉由 1 对被白线分隔的肌肉构成。腹直肌起源于第 5~7 肋软骨，至耻骨联合和耻骨嵴。腹直肌上部分宽而薄，下部分窄而厚。腹直肌和肌鞘形成侧面的半月线。腹直肌节段的形成源于肌腱的相互交叉，交叉的位置表明腹直肌和前层的腹直肌鞘相粘连。80% 的人有一块小三角形肌肉，称为锥状肌，位于腹直肌下部的前方，它协助绷紧白线。

腹直肌的血供主要来自腹壁上动脉和腹壁下动脉。

侧壁由第 7~12 肋间神经进行神经支配。腹直肌因此被包裹在一个由腹外斜肌、腹内斜肌和腹横肌腱膜和筋膜相结合而形成的鞘中。相关的示意图有助于理解前腹壁的解剖。

在脐下方，前面提到的腱膜都参与了腹直肌鞘的形成。

脐上方的腹直肌前鞘只由腹外斜肌和腹内斜肌的腱膜构成，在这一平面，腹横肌腱膜不参与构成腹直肌前鞘。实际上，腹内斜肌是分开的，一部分走行到腹直肌前方，一部分走行到腹直肌后方。前方的那一部分和腹外斜肌腱膜结合构成腹直肌鞘的前壁。

前鞘只有在脐之下的某一水平由所有 3 个腱膜层组成。后鞘和脐的关系相似。在脐之上，后鞘由腹内斜肌腱膜和腹外斜肌腱膜构成。在脐之下，腹外斜肌腱膜不参与构成腹直肌后鞘。

布莱克罗特（Bleichrodt）团队利用这些腱膜层来调整"组织结构分离"技术。他们用这一技术来关闭腹部的裂口，精细选择肌肉层以及它们的腱膜，减小切口面积。

弓状线由后鞘的最下面延伸部分形成一个新月形的边界。在中线处，前鞘和后鞘的纤维交织形成白线。目前人们已证实，作用于此处的机械力会导致上腹疝的形成。

25.2　肾移植和肝移植的并发症

在过去的 20 多年中，由于外科技术、术后护理和新的免疫抑制疗法的进步，移植手术患者的长期存活率和预后都有了明显的改善。然而，这些复杂的手术经常伴随着各种各样的并发症，影响患者的死亡率。

肝移植术远期预后的研究显示，5%~30%的手术者在移植术后有血管或胆道相关并发症。虽然这些并发症在早期（≤3个月）和晚期（>3个月）都可能发生，但在发病机制和临床表现上常常会有所不同。早期并发症可以由手术技术的不完善引起，其表现常常比较明显；而迟发的手术并发症与长期的缺血或者移植物受到的免疫损伤有较大的关系，其过程常常不引人注意。

肝移植术后最常见的一般性手术并发症是疝的形成。切口疝是目前最常见的疝，5%~25%的患者会发生[3]。切口疝形成的相关的危险因素包括肥胖、西罗莫司免疫抑制治疗以及用于治疗排斥反应的类固醇类药物。在高风险患者以及对有症状的患者进行腹腔镜下疝修补术或者开放式疝修补术时都可以看到切口疝。用补片来修复的复发率最低。在小儿肝移植患者术后也可以看到有右侧膈疝发生。虽然这种并发症的发生率很低（<1%），但因为这种疝常并发肠梗阻，所以建议进行手术治疗。

在肝移植患者中肠梗阻比疝少见（1%~2%），但仍然是一个重要的并发症。

源于腹腔内粘连、腹内疝、腹壁疝（包括切口疝和腹股沟疝）和肿瘤（包括移植后淋巴组织增生性疾病）的肠梗阻均已有报道[4]。值得注意的是，胆总管空肠吻合术（Roux-en-Y）患者，可以因为肠段进入鲁（Roux）臂的肠系膜缺口而引起疝，从而形成肠梗阻。因此，在之前进行过胆总管空肠吻合术的患者出现肠梗阻时，要高度警惕是否有这种类型的并发症发生。这些患者在X线照片时可以表现为肠绞窄，对比CT扫描常常能对这一危及生命的并发症做出诊断。肾移植术后患者切口疝的发生率约为3%[5]。

在两类患者中，肥胖（BMI ≥ 30）、高龄（>50岁）、使用免疫抑制剂以及手术并发症被认为是切口疝的重要易感因素。BMI确实增加切口疝的风险，约为11%[6-8]。肝移植和使用TOR进行免疫抑制治疗的患者，其切口疝的发生率上升到

54.4%。

因此，对于移植手术患者，切口并发症是影响开腹手术后早期和晚期并发症的发病率的一个重要原因。在普通的健康个体中，切口愈合严格按照生理过程进行，包括炎症、上皮化、纤维增生及成熟。机制失常或者手术部位的切口愈合失常，会导致切口闭合受到干扰，从而形成血清肿、血肿、伤口裂开或者疝。其他并发症包括手术部位感染和神经损伤。理想的腹部切口闭合能提供力量支持，并对感染形成屏障。此外，切口的闭合应该是高效的，没有张力或者缺血，令患者感到舒适并且美观。

切口疝表现为当患者站立时视觉和触觉上的膨起，常常需要支持或者修补。有文献报道，这种普通的腹部手术并发症的发病率在一般患者中高达11%，在有术后切口感染的患者中高达23%。

有相当一部分患者出现嵌顿和绞窄，需要进行急诊手术。治疗方式包括进一步的手术，预后常不理想，复发率高达49%[9]。在20世纪80年代中期，这一高复发率使得医生对手术治疗方式持谨慎态度[10]。尽管这一并发症的发生率和潜在发病率都较高，但最好的治疗手段是什么，医生们并没有达成共识[11]。

从缝合技术到不同类型假体补片的应用，大量的手术技术得到发展并被推荐，它们的预后不尽相同。20世纪90年代被推荐的腹腔镜修补是一种创新性的方法。但是，医生们仍然没有找到金标准（表25.1）。

目前外科医生需要完成以下4个目标来达到一个最强有力的腹壁疝修复（图25.5）：

（1）缝合闭合缺损。因为多种原因，这一目标并不都能达成。但是，若要实现最强有力的修复，这是4个要完成的要求之一。

（2）用补片加强修补。组织可以长入网格状的补片空隙里面，使补片和腹壁相融合，加强不能缝合修补的部位。融合过程开始于手术即刻，并延续数月。

（3）将补片放置于腹壁下方的腹部内层（衬垫修补）。放置于这个层次，腹腔内的压力（包括生理活动所产生的压力）迫使补片抵住腹壁下

表 25.1　欧洲疝气协会的腹壁切口疝分级

EHS 切口疝分级				
中线	剑突下	M_1		
	上腹部	M_2		
	脐部	M_3		
	脐下	M_4		
	耻骨上	M_5		
侧面	肋骨下	L_1		
	胁腹	L_2		
	髂部	L_3		
	Lumber	L_4		
复发性切口疝?	是 ○		否 ○	
长度 / cm			宽度 / cm	
宽度 / cm	$W_1 < 4$ ○	$W_2 \geqslant 4{\sim}10$ ○		$W_3 \geqslant 10$ ○

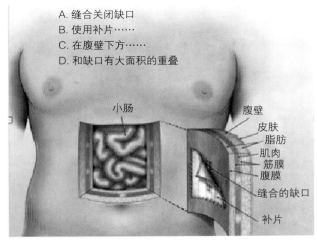

A. 缝合关闭缺口
B. 使用补片……
C. 在腹壁下方……
D. 和缺口有大面积的重叠

小肠

腹壁
皮肤
脂肪
肌肉
筋膜
腹膜
缝合的缺口
补片

图 25.5　最强有力的疝修补

方，利于组织长入补片。

（4）使补片和腹壁达到最大范围的接触。补片修补的强度取决于能让腹壁组织长入补片的数量。补片宜超出缺口边缘至少 5.08~7.62cm（2~3in），因为腹壁和补片融合的面积越大，疝修补的强度越强。

25.3　开放性修复技术

19 世纪 60 年代，编织聚丙烯补片应用之前，大多数切口疝都是通过直接缝合进行修复的。缝合方式包括单纯筋膜缝合、筋膜边缘重叠的改良梅奥技术、内部加强式缝合[12]、腹直肌前鞘侧面辅助减张加法[13]、包含腹直肌及其筋膜转位的纳托尔（Nuttall）手术[14]以及应用钢丝线分层缝合[15]。

在 20 世纪 80 年代之前，文献报道切口疝的复发率为 7%~47%。乔治（George）和埃利斯（Ellis）[16]认为，所有的缝合修补技术都存在以下问题：组织存在张力、增加缺血风险、缝线切割和修复失败。

开放性缝合修复最常见的并发症均与切口有关，包括切口感染、血肿、缝合口瘘以及皮瓣坏死。并发症的发生率 10%~44%。

总之，在传统的开放修复中，需要切开之前的切口，找到疝出的地方，然后将内容物还纳到腹腔内。

之后，外科医生可以有以下 4 种选择：

（1）通过对有缺陷的切口进行单纯的缝合，对一个缺陷达到非加强式闭合。但是这种方法经常使修复的位置存在明显的张力。通过做"减张"切口可以减少张力，但是为了做这些切口，手术医生需要在切口两侧腹壁暴露更多的区域。但是，由于扩大了手术范围，会引起额外的术后疼痛，并增大术后发生并发症的可能性。即使做了减张切口，如果手术医生仅靠单纯缝合薄弱部位来修复的话，缝线会长时间地牵拉组织，薄弱部位的边缘会被牵拉撕开，最终导致切口疝复发。因此，虽然对外科医生来说这是最简单的方法，但已证明是最不可靠的修复方法，不应被采用。

（2）用尼龙补片来填充缺口，或者根据缺口的大小来修剪补片并将补片的边缘和缺口的边缘直接缝合。填充方式和"边对边缝合"方式对于外科医生来说都是简单易行的技术，但是这是一种薄弱的修复方式，因为无论采用哪一种方式，补片和缺口边缘的接触面积都很小。结果是只有有限的一点儿组织能长入到补片里面。另外，造成疝形成的第一位原因——腹腔内压力会把补片推出修复的区域。

（3）通过缝合缺口并在缝合的缺口上放置补片作为"额外的加强"来达到叠加的修复。补片被添加缝合到切口能暴露的范围内。但是叠加修补本身就比衬垫修补弱，因为它没有了将补片放置于腹壁下面的优势。

（4）衬垫修复。这种方法需要对缺口的两侧组织进行切实的分离，以获得通往手术部位的充足通道。暴露完成后，补片可以被放置在腹壁下方并缝合，再关闭补片上的缺口。这种方式能获得最强有力的修复，但会增加手术的难度，延长恢复的时间，显著增强疼痛感以及使包括补片感染在内的切口并发症的发生率增加。基于这些原因，并未常规应用这种方法（图 25.6）。

25.4 开放性补片修复技术

阿舍（Usher）于 1963 年将编织单丝聚丙烯补片应用于临床[17]。

从那时起，多种其他类型的补片也被应用于临床，但最常用的还是聚丙烯和膨体聚四氟乙烯。术后 12 个月以上随访，复发率在 0~10% 之间，这比以往报道的缝合修复的复发率显著降低。

这一技术被广泛地应用。在大多数研究中，在将疝囊内容物还纳到腹腔之前，疝囊要被切开以便分离粘连。当补片要被放置在腹膜内时，打开疝囊是必须做的。但有部分医生在将补片放置在腹膜外时也打开了疝囊，除了能分离粘连以外，还能用手指探查腹壁内部以确保没有其他的缺口[18]。也有共识认为，要使补片和腹部组织至少有 3cm 的重叠[19]。这可以使接触面更大，有利于组织长入，使补片在腹腔内能持久地固定。大范围地放置补片也降低了缺口侧面边缘发生疝的复发率[20]（图 25.7）。

25.5 腹腔镜修复技术

用任何一种开放性技术修复切口疝都需要在原来的切口位置切开，并分离皮肤、脂肪、筋膜和肌肉层来暴露疝口。相反，腹腔镜技术通过腹壁上的 3 个小穿刺孔到达腹腔内，避免了切开以及潜在的并发症。腹腔镜修复可以从腹腔内侧完成操作。

根据手术部位的投射影像进行操作，手术医生首先将疝内容物全部还纳至腹腔内，然后从之

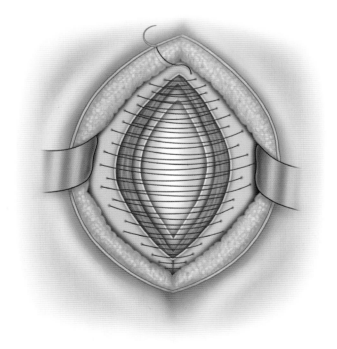

图 25.6 单纯筋膜缝合及基尔（Keel）修复

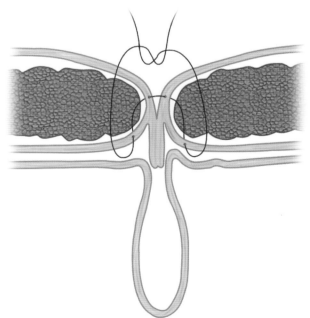

片技术和腹腔镜补片技术的结果是令人满意的。

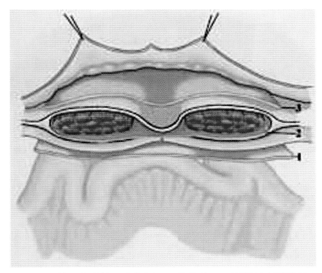

图 25.7　放置补片的可选位置。1. 腹腔内。2. 腹腔外 / 筋膜下。3. 表面

前的手术部位分离粘连组织。不能弯曲的腹腔镜设备在这个位置完成缝合非常困难，因此缝合关闭缺口并不是常规操作，补片也不缝合在此处。而是用尼龙补片覆盖缺损，超过边缘 2~3cm，通过特殊设计的订书钉或者平头钉将其固定在腹壁内侧。另外，还需要通过穿透筋膜的缝合来增加补片和腹壁固定的强度[21]。

这些缝合必须用特殊设计的缝针，以贯穿缝合的方式将腹壁和补片固定在一起。缝线在腹腔外打结，线结通过皮肤上的穿刺孔送回，保证线结位于筋膜的表面。

除订书钉或平头钉外，还可以在补片四周均匀地进行 6~8 处穿透筋膜的缝合。

由于将补片固定在腹壁下的位置，腹腔内部的压力将补片推向腹壁，有利于组织长入补片，使修补得到增强。但是，由于穿透筋膜缝合包绕腹壁的贯穿位置，腹壁肌肉痉挛能引起明显的术后疼痛。而且，由于疝缺口很少被缝合关闭（补片只是覆盖疝缺口），因此它很少和传统腹腔镜修复一起完成。

目前，腹腔镜修复缺口已经大大降低了复发率，开放性修复时复发率为 30% 或更多，通过腹腔镜修复将复发率降低到了 5% 以下。

对于超重患者或者切口愈合受到糖尿病或类固醇影响的患者，术后效果尤其显著。开放性补

25.6　组织结构分离技术

这一技术依赖于腹外斜肌在侧面的放松及可移动的肌筋膜瓣的制备，以使腹直肌在中线位置复位。

拉米雷斯（Ramirez）等在 1990 年发明了这种不使用假体的腹壁重建技术[22]。这种技术主要依靠分离没有血管和神经的部分，以增大腹壁表面积并前徙肌肉层。德·弗里斯·赖林（De Vries Reilingh）等[23]2003 年进一步发展了这一技术，增加了从腹直肌分离腹直肌后鞘这一步骤，并将其称为"组织结构分离技术（CST）"。

传统方式中，开放式组织结构分离能让手术医生不需要远位皮瓣，就可以在没有过多张力的情况下关闭肌筋膜缺口。但是，这样会形成较大的无效腔，并且在打开的过程中需要横断供应浅表脂肪和皮肤的血管，从而导致血清肿、感染和切口愈合延迟等相关并发症的发生。

腹壁组织结构分离技术大大简化和方便了大面积中线区缺损的重建。这一手术提供了动态的自身组织修复，并避免了额外的供区并发症。只有在腹直肌完整并有神经支配时才能使用这一技术。分离时腹直肌的功能被完全保留。一般来说，CST 对于大的切口疝的患者有其优势，因为患者和医生都不用过分担心补片感染、复发、切口疼痛和费用等问题。

同时需要考虑由于过度分离导致的手术时间过长和切口并发症增加的问题。对于较为复杂的病例，这种方法可以作为一种替代性的技术。各种实验研究的结果显示，多种风险因素以及相关的病情都需要进行个体化评估。

组织结构分离，是在腹直肌左侧和右侧，分别将腹直肌与腹斜肌相连接的最外面一层分离，可以减少肌肉张力，使腹直肌闭合。术者在半月线的两侧紧挨着腹直肌做成皮瓣。腹外斜肌腱膜则从肋骨边缘方向朝耻骨方向解离。这种解离以及随后的腹内斜肌和腹外斜肌的分离，使外科医生能把腹直肌复合体向中线移动，从而减小缺损的大小。如果缺损较小，外科医生能简单地应用

内置的合成或生物补片加强肌筋膜后闭合。对于较大的缺损，补片充当桥梁的作用，连接于肌筋膜边缘之间。

与补片修复或其他通过疝囊达到闭合的自体组织修复技术相比，组织结构分离修复能形成一个顺应性更好的腹壁，减少中线部位不健康的瘢痕组织。腹侧横断面缺损大至35~40cm的切口疝，也可以应用这种方法成功修复。疝的长期复发率在10%~20%范围内，效果良好（图25.8）。

25.7　植入材料

当一个补片被植入腹壁筋膜时，首先要明确知道它将代替哪部分组织，以及它要面对什么样的压力和张力。在这一领域，已经完成了一些工程学研究，检测了这些解剖区域的压力和弹性。例如克林格（Klinge）等[24]通过研究建立了腹壁模型，计算出这个区域的压力为16N/cm。

研究证实，腹壁的弹性和性别有关。

对于男性，在压力为16N/cm的时候，垂直方向的相应延伸度是（23±7）%，水平方向为（15±5）%；对于女性，在相同压力时，垂直方向的相应延伸度是（32±17）%，水平方向为（17±5）%[25]。

在腹部实际受到的压力要加上腹内压（IAP），腹内压是在人们的正常日常活动时产生。它和体重有关，和性别无关，最大可达33.5kPa（252mmHg）。和数值16N/cm相联系后，可以得到总的压力为27N/cm[26]。因此，用于修复切口疝的补片，每个单位宽度必须能够承受的压力为16~27N/cm。

对于用于修复腹壁缺损的补片，必须具有适当的机械性能。生物性假体具有黏弹性，它们对压力的反应取决于变形状态和时间变量[27]。为了研究这些特殊的材料，有必要进行实验，从工程学的视角描述组织的行为，主要包括拉伸实验和松弛实验。

25.8　合成及生物补片

在过去多年时间里，人们对腹壁缺损修复材料的研究取得了突破和进展，终极目标是要发现"理想的补片"。经典的聚合材料（如聚酯、聚丙烯和膨体聚四氟乙烯）虽然有满意的效果，但是逐渐被天然来源（主要是动物来源）的材料所替代[28]。用于大多数腹壁外科手术的合成材料见表25.2。

脱细胞基质相互之间的主要区别在于，细胞和组织（动物或人）的来源以及生产过程中使用的方法[29,30]。来源于动物和人类的产品包括：

（1）来自不同供体动物（猪、马或牛）的活体组织（如皮肤、小肠黏膜下层、心包膜等）的动物源性产品（异种移植）。对组织材料进行处理，去除细胞（脱细胞），仅保留胶原基质。动物源性产品可以只作为支架组织，或者与人造材料组合成为复合产品（如INTEGRA）。

（2）来源于人的产品，取自供者尸体皮肤（同种异体移植），经过不同的程序去除细胞，消灭或者破坏病原体（如AlloDerm,LifeCell;GRAFTJAC

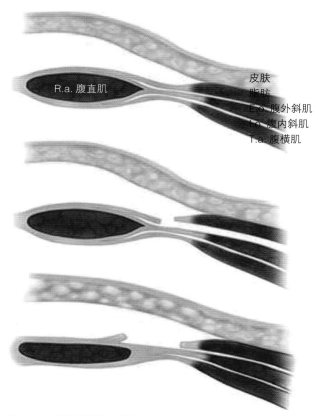

R.a. 腹直肌

皮肤
脂肪
E.o. 腹外斜肌
I.o. 腹内斜肌
T.a. 腹横肌

图25.8　组织结构分离技术

表 25.2　不同类型的合成材料 [24]

材料	商标名
聚丙烯	Marlex® (单丝) Prolene® (Doppel Filament) Surgipro® (复丝)
聚四氟乙烯 (PTFE)	Teflon® (复丝) Gore-Tex® (软组织补片)
乙烯聚合物	Ivalon Sponge®
聚酰胺	Nylon®
聚酯 (Polyethylenterephtalat)	Mersilene® (复丝) Dacron®
羟基乳酸聚合物 910	Vicryl® (Resorbierbar)
Polyglykolsäure	Dexon® (Resorbierbar)

KET,Wright Medical ）。

这些基质或支架组织确保了组织重塑时胶原结构的形成，而去除活细胞是为了尽量减轻或者防止炎症反应及产生免疫应答。最终的产品与受体细胞外基质的相容性越好，产生副作用的可能性越小。细胞外基质（ECM）是皮肤真皮的主要成分，在组织的再生过程中起重要作用。ECM 的成分包含蛋白聚糖、透明质酸、胶原蛋白、纤维连接蛋白和弹性蛋白等。

除了为细胞提供结构支持外，ECM 的某些成分还结合生长因子，形成活性分子的储备池，在受到损伤后能快速动员以刺激增殖和细胞迁移。虽然所有的生物补片都由去除了细胞成分的细胞外基质构成，但它们与获得细胞外基质的生物来源材料有很大的不同。

根据受体的重塑情况，生物材料可以分为：

（1）交联型：部分重塑，并和受体组织整合，以稳定胶原蛋白，减少这些材料在体内的快速降解 [31, 32]。

（2）非交联型：完全重塑，并被新组织替代 [33]。

笔者最常用于腹壁重建的生物基质是 AlloDerm

（人的真皮，非交联，非无菌）、Permacol(猪的真皮，交联，无菌) 和 Strattice(猪的真皮，非交联，无菌)[34,35]。从猪真皮获取的生物材料（ Permacol,Pelvicol,CollaMend Implant,Strattice,XenMatrix ）由无细胞的胶原蛋白和弹性蛋白纤维组成，它们可以抵抗阻力，但是柔软。交联使假体结构能对抗降解并不被胶原酶吸收，胶原蛋白通过交联过程会变得稳定。假体通过包裹机制与长入的组织持久地结合在一起，它不会被新长入的细胞重新血管化。而非交联的假体则不会产生这些反应。

但是，补片和新包膜之间潜在的无效腔会诱发血清肿的形成以及导致植入部位的感染。为了促进假体的融合，要去除大量的双糖末端（α－半乳糖），减少受体可能产生的抗原反应，增加补体的重塑程度。

由人的脱细胞真皮基质生产的生物假体（ AlloDerm,AlloMax, FlexHD ）源自捐献者的尸体，通过在真皮、表皮和所有细胞成分之间分离来清除排异反应。它们属于非交联型。这些脱细胞基质也作为组织重新生长的支架，让受体血管、细胞（成纤维细胞）重新长入。在植入后 1~4 个月之间，在补片和受体组织之间会发生融合作用。生物材料完全降解并被新的胶原蛋白代替，平行排列并和新的血管纤维相互交错。

临床上可以通过放置生物补片来治疗肝肾移植术后切口疝。

根据临床应用可以得出结论，对于采用其他重建技术治疗后复发的、严重的腹壁缺损，应用生物补片重建是一项有效的技术。这种生物技术为此类修复提供结构性和机械性支持。可以促进软组织再生，增加强度，防止皮瓣变薄及肌肉萎缩。对于猪真皮补片安全性的证据越来越多，尤其是在受污染或感染部位。

非交联会有更多的组织再生，会更快地降解。可以使假体材料中产生有效的细胞增殖，如成纤维细胞、白细胞以及新生血管，在植入 2 周后，假体和新生成的组织发生整合，术后 6 个月形成较为成熟的血管结构。能够改善假体的生物相容性，保证修复的效果，为良好的生物力学提供支持。

25.9 临床病例

25.9.1 病例1（图25.9）

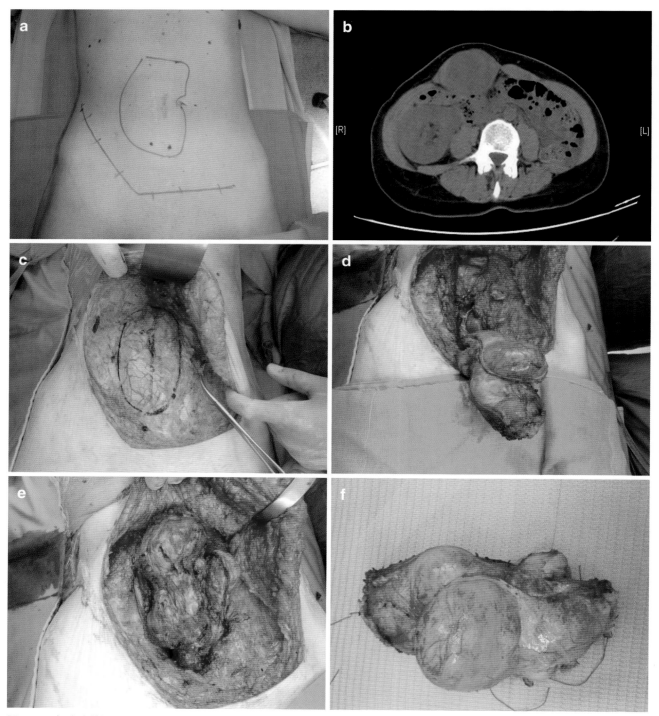

图25.9 （a）术前标记。（b）术前腹部断层摄影（增强）。近观腹壁疝——梭状多叶膨出（轴向直径8.5cm，头端至尾端长15cm），在右腹直肌旁边。不均匀增强。（c）术中标记的切口疝。（d）切除疝囊及良性肿物。（e）准备切除内脏。（f）切除整块肿瘤。（g）准备腹壁重建：确认深筋膜。（h）将疝闭合。（i）薄弱区域。（j）用层状（Strattice）补片加强薄弱区域。（k）将层状（Strattice）补片分为两层。（l）用层状（Strattice）补片缝合固定。（m）术后即刻。（n）术后腹腔断层摄影（增强）显示移植的肾脏位于右髂窝，右腹直肌看不到之前的病变。（o）(1~5)层状（Strattice）补片重建术后。（A~D）不同角度术后照片

女性，40 岁，曾行右肾移植，发生右腹壁疝。术前腹部增强断层摄影显示，腹直肌处有梭状多叶团块。手术采用右侧脐旁切口，切除整块腹膜肿块。右肾移植术后行腹壁重建、疝修补，应用层状（Strattice）补片并缝合加强局部。术后腹部增强断层摄影显示，移植肾位于右髂窝，右腹直肌处没有看到之前的病变。

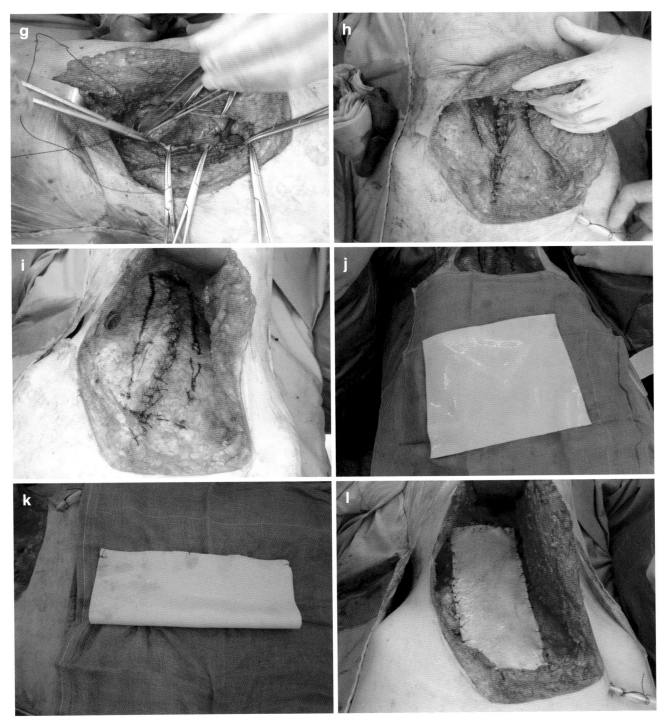

图 25.9（续图）

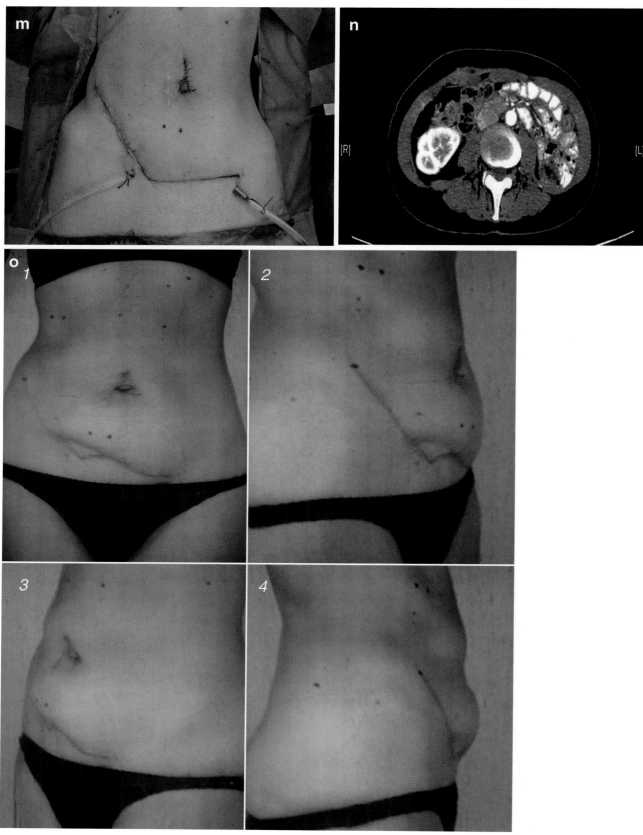

图 25.9（续图）

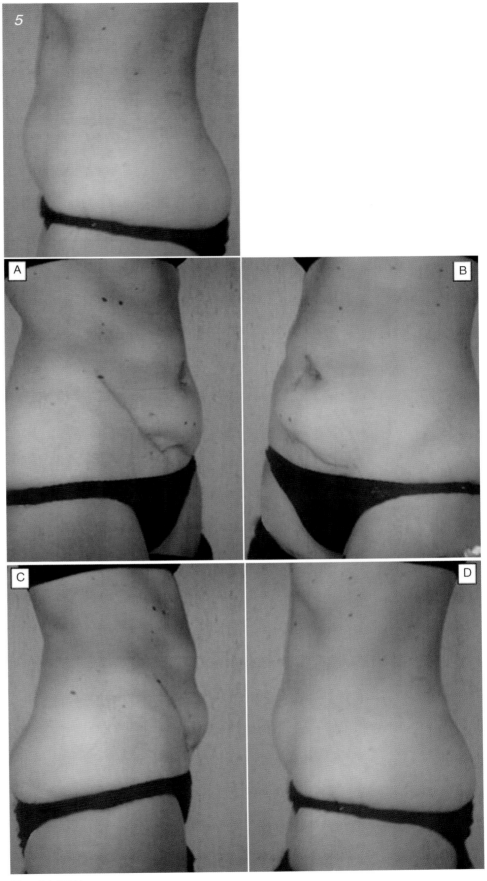

图 25.9（续图）

25.9.2 病例 2（图 25.10）

男性，50 岁，曾行肝移植手术。术前腹部断层（增强）摄影显示，左侧中线和旁正中区域腹直肌分离，有腹壁脂肪和肠管疝出。手术包括原位肝移植，剥离并松解皮下组织，切除膨出的疝囊。用聚丙烯线将层状（Strattice）"双重补片"固定在疝修复处。术后腹部增强断层摄影显示，结构已经修复好，腹壁协调性良好，中外侧腹壁左侧有一小疝，中间和旁正中左侧区域有积液。

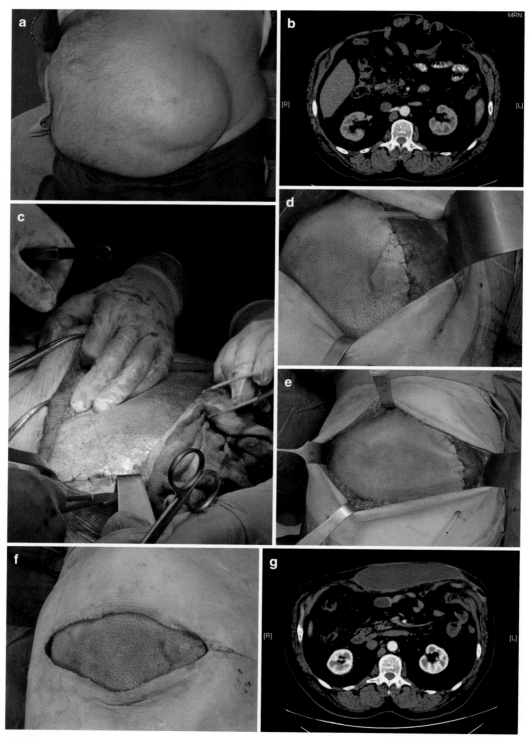

图 25.10 （a）术前。（b）术前腹部断层（增强）摄影显示，左侧中线和旁正中区域腹直肌分离，有腹壁脂肪和肠管疝出。（c）用大块层状（Strattice）补片加强疝修复。（d）固定细节。（e）最终的缝合。（f）修复完成。（g）术后通过腹壁增强断层摄影。可见疝已修复，腹壁协调性良好。中外侧腹壁左侧有一小疝。中间和旁正中左侧区域有积液。（h）层状（Strattice）补片重建术后。

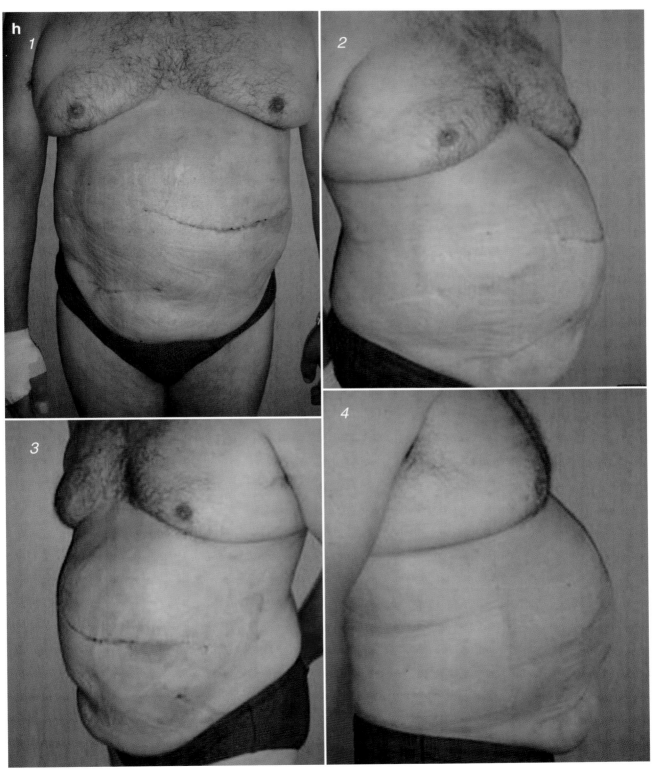

图 25.10（续图）

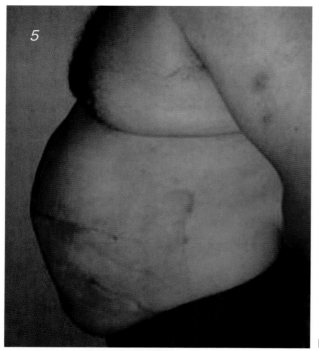

图 25.10（续图）

25.9.3　病例 3（图 25.11）

　　男性，60 岁，曾行肝移植手术。术前腹壁有一较大的切口疝。行疝修复并植入双重补片加强修复。

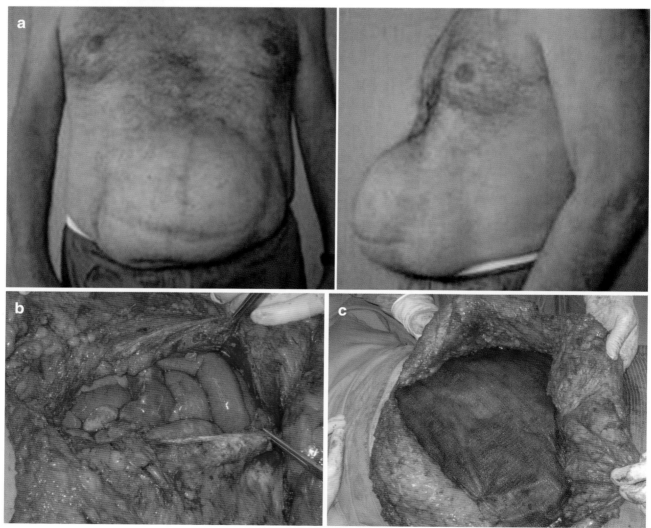

图 25.11　（a）术前切口疝。（b）腹直肌分离，腹腔内脏器疝出。（c）用双重补片重建腹壁

参考文献

[1] Ger R. The clinical anatomy of the anterolateral abdominal wall. Clin Anat. 2009;22(3):392–397.

[2] El-Mrakby MRH. The vascular anatomy of the lower anterior abdominal wall: a microdissection study on the deep inferior epigastric vessels and the perforator branches. Plast Reconstr Surg. 2002;109(2):539–543.

[3] Porret PM, Hsu J, Shaked A. Late surgical complications following liver transplantation. Liver Transpl. 2009;15 Suppl 2:S12–18.

[4] Blachar A, Federle MP. Bowel obstruction following liver transplantation: clinical and CT fi ndings in 48 cases with emphasis on internal hernia. Radiology.2001;218(2):384–388.

[5] Varga M, Matia I. Polypropylene mesh repair of incisional hernia after kidney transplantation: singlecenter experience and review of the literature. Ann Transpl. 2011;16(3):121–125.

[6] George CD, Ellis H. The results of incisional hernia repair: a twelve year review. Ann R Coll Surg Engl.1986;68(4):185–187.

[7] Langer S, Christiansen J. Long-term results after incisional hernia repair. Acta Chir Scand. 1985; 151(3):217–219.

[8] Mudge M, Hunges LE. Incisional hernia: a 10 year prospective study of incidence and attitudes. Br J Surg. 1985;72(1):70–71.

[9] Montalti R, Mimmo A, Rompianesi G. Early use of mammalian target of rapamycin inhibitors is an independent risk factor for incisional hernia development after liver transplantation. Liver Transpl.2012;18(2):188–194.

[10] Van der Linden FT, Van Vroonhoven TJ. Long-term results after surgical correction of incisional hernia. Neth J Surg. 1988;40(5):127–129.

[11] Langer S, Christiansen J. Long-term results after incisional hernia repair. Acta Chir Scand. 1985;151(3):217–219.

[12] Korenkov M, Paul A, Sauerland S, Neugebauer E,Arndt M, Chevrel JP. Classifi cation and surgical treatment of incisional hernia. Results of an experts's meeting Langenbecks. Arch Surg. 2001;386(1):65–73.

[13] Sitzmann JV, MCFadden DW. The internal retention repair of massive ventral hernia. Am Surg.1989;55(12):719–723.

[14] Pollak R, Nyhus LM. Incisional hernias. In:Schwartz SI, Ellis H, editors. Maingot's abdominal operations. 8th ed. Norwalk: Appleton- Century-Crofts; 1985. p. 335–350.

[15] Akman PC. A study of fi ve hundred incisional hernias. J Int Coll Surg. 1962;37:125–142.

[16] George CD, Hellis H. The results of incisional hernia repair: a twelve year review. Ann R Coll Surg Engl.1986;68(4):185–187.

[17] Usher FC. Hernia repair with knitted polypropylene mesh. Surg Gynecol Obstet. 1963;117:239–240.

[18] McCarthy JD, Twiest MW. Intraperitoneal polypropylene mesh support of incisional herniorraphy. Am J Surg. 1981;142(6):707–711.

[19] Temudom T, Siadati M, Sarr MG. Repair of complex giant or recurrent ventral hernias by using tension- free intraparietal prosthetic mesh: lessons learned from our initial experience. Surgery. 1996;120(4):738–743.

[20] Utrera Gonzalez A, de la Portilla de Juan F, Carranza Albarran G. Large incisional hernia repair using intraperitoneal placement of expanded polytetra fl uoroethylene.Am J Surg. 1999;177(4):291–293.

[21] Santangelo ML, Carlomagno N, Spiezia S, Danilo Palmieri D, Clemente M, Piantadosi MP, Palumbo F,Docimo G, Normanno N, Andrea Renda AX. Use of biological prostheses in transplant patients with incisional hernias. Preliminary experience Ann Ital Chir.2012;84(4):471–475.

[22] Kim Z, Kim YJ. Components separation technique for large abdominal wall defect. J Korean Surg Soc.2011;80(1):63–66.

[23] de Vries Reilingh TS, van Goor H, Rosman C,Bemelmans MH, de Jong D, van Nieuwenhoven EJ,van Engeland MI, Bleichrodt RP. "Components separation technique" for the repair of large abdominal

wall hernias. J Am Coll Surg. 2003;196(1):32–37.

[24] Klinge U, Conze J, Klosterhalfen B, Limberg W, Obolenski B, Ottinger AP, Schumpelick V. Changes in abdominal wall mechanics after mesh implantation. Experimental changes in mesh stability. Langenbecks Arch Chir. 1996;381(6):323–332.

[25] Junge K, Klinge U, Prescher A, Giboni P, Niewiera M, Schumpelick V. Elasticity of the anterior abdominal wall and impact for reparation of incisional hernias using mesh implants. Hernia. 2001;5(3):113–118.

[26] Cobb WS, Burns JM, Kercher KW, Matthews BD,James Norton H, Todd HB. Normal intraab-dominal pressure in healthy adults. J Surg Res. 2005;129(5):231–235.

[27] Fung CY. Quasi-linear viscoelasticity of soft tissues.In: Fung CY, editor. Biomechanics: mechanical properties of living tissues. New York: Springer; 1993.p. 277–292.

[28] Carbonell AM, Criss CN, Cobb WS, Novitsky YW,Rosen MJ. Outcomes of synthetic mesh in contaminated ventral hernia repairs. J Am Coll Surg. 2013;217(6):991–998.

[29] Janis JE, O'Neill AC, Ahmad J, Zhong T, Hofer SO.Acellular dermal matrices in abdominal wall reconstruction:a systematic review of the current evidence.Plast Reconstr Surg. 2012;130(2):183–193.

[30] Bellows CF, Albo D, Berger DH, Awad SS. Abdominal wall repair using human acellular dermis. Am J Surg.2007;194(2):192–8.

[31] Liang HC, Chang Y, Hsu CK, Lee MH, Sung HW. Effects of crosslinking degree of an acellular biological tissue on its tissue regeneration pattern.Biomaterials. 2004;25(17):3541–3552.

[32] Orenstein SB, Qiao Y, Kaur M, Klueh U, Kreutzer DL, Novitsky YW. Human monocyte activation by biologic and biodegradable meshes in vitro. Surg Endosc. 2010;24(4):805–811.

[33] Burns NK, Jaffari MV, Rios CN, Mathur AB, Butler CE. Non-cross linked porcine acellular dermal matrices for abdominal wall reconstruction. Plast Reconstr Surg. 2009;125(1):167–176.

[34] Itani KM. Prospective study of single-stage repair of contaminated hernias using a biologic porcine tissue matrix: the RICH Study. Surgery. 2012;152(3):498–505.

[35] Patel KM, Albino FP, Nahabedian MY, Bhanot P.C ritical analysis of strattice performance in complex abdominal wall reconstruction: intermediate-risk patients and early complications. Int Surg. 2013;98(4):379–384.

第 26 章　应用腹壁整形技术修复游离腹壁下动脉穿支皮瓣乳房再造时的供区

杰弗里・G. 哈洛克（Geoffrey G. Hallock）著

26.1　前言

腹壁下动脉（DIE）的供血区域常位于下半腹壁内侧部[1]。动脉穿支供应的皮肤和皮下组织可以形成皮瓣，通常称为腹壁下动脉穿支（DIEP）皮瓣。目前，下腹壁作为最常用的穿支皮瓣，主要用于自体组织乳房再造，下腹壁皮瓣是全球公认的最佳乳房再造供区[2]。DIEP 皮瓣的组织量用于乳房重建是其主要优势。尽管患者的主要目的是再造乳房，但是关闭供区的同时进行腹壁整形为患者带来了形体的改善。

穿支皮瓣已成为从头到脚任何软组织创面保留功能性修复的主要皮瓣[3]。但是，DIEP 皮瓣的组织量较大，并不利于某些肢体或头颈部缺损的修复，为此有可能需要首先考虑其他供区。但是，对于某些患者，DIEP 皮瓣可能是唯一可用的大面积供区。有时候，部分患者可能拒绝皮瓣治疗及其瘢痕造成的供区损伤，而 DIEP 皮瓣的应用可以通过常规腹壁整形关闭供区创面，并进行身体塑形，患者更易于接受[4]。

26.2　手术技巧

在很多医疗中心，CT 血管造影用于确认 DIEP 皮瓣的下腹壁穿支[5]，但是多普勒超声检查仍然被很多医生用于术前准备[6]。常规腹壁整形皮瓣所选用的穿支通常在脐的下外侧。

获取皮瓣的详细手术细节在其他文献中有更好的描述[7]，此处仅简述与供区关闭有关的内容。如果下腹壁浅层血管系统无法提供所需要的半侧腹壁的血供，切取皮瓣时从深筋膜浅层由外向内开始进行 DIEP 穿支的解剖，就像腹壁整形时要去除多余的组织那样。除非找到大的、主要的、通常在内侧的穿支，才可以切断其他穿支。当选定了穿支，从其上、下方打开腹直肌前鞘，确定穿支在筋膜下的走行。变异可能很多[8]，但通常需要劈开腹直肌，并进行肌内分离，还要仔细地进行分支结扎，直到得到足够长度的蒂部。之后按常规方法转移皮瓣[7]。

关闭下腹部创面时，首先进行腹直肌的闭合，然后封闭前鞘，采用术者熟悉的方法即可。供区剩下部分的关闭方法同其他腹壁整形术，也是根据术者的选择来确定。最后进行脐部的定位。

26.3　病例报道

该年轻女性在施工现场被卡车拖拽，致几乎整个右下肢环状脱套伤。通过多次植皮完成对创面的初步愈合，但最终因瘢痕挛缩导致大腿皮肤无弹性、膝部屈曲受限（图 26.1）。为了解决瘢痕松解后的大范围皮肤缺损，患者同意采用 DIEP 皮瓣修复（图 26.2），因为该供区组织量足够，可以通过内衣遮盖供区瘢痕。

为了保证双侧下腹部组织的血供充足以及覆盖尽可能多的右下肢缺损，选择双蒂 DIEP 皮瓣（图 26.3）。松解腘窝的挛缩瘢痕后，腘窝血管通过端

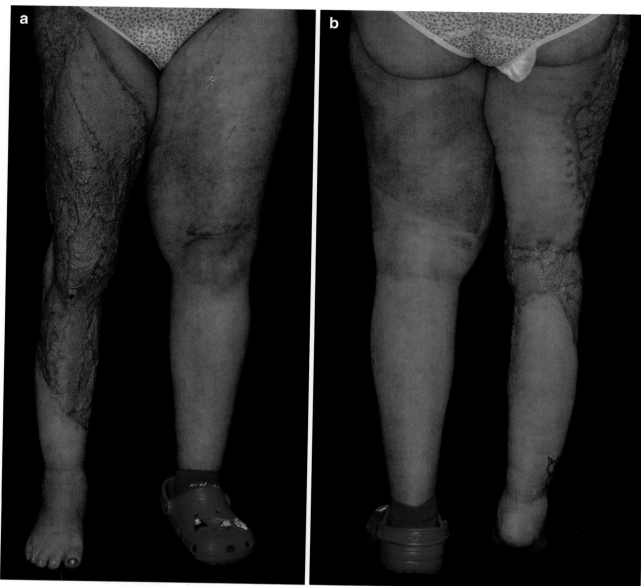

图 26.1 （a）该年轻女性患者的右下肢大部分植皮后，在膝部周围形成不稳定性瘢痕。（b）膝部植皮的挛缩限制了膝部的伸展，导致马蹄足畸形

侧吻合方式作为受区血管（图 26.4），显著改善了全膝的伸展功能以及右腿的外观。关闭下腹部供区，形成典型的腹壁整形后外观和改善效果（图 26.5）。

26.4 讨论

DIEP 游离皮瓣除了用于乳房重建，很少用于其他部位的重建。有少数文献报道，将 DIEP 皮瓣用于下肢缺损的修复[9,10] 以及作为局部旋转皮瓣来修复腹股沟区缺损[11]。有学者报道了一系列将

DIEP 游离皮瓣用于膝部创伤的修复，其中包括一部分女性患者的主要目的是腹壁整形，而不是保肢[4]。DIEP 皮瓣应用受限的原因是其组织量过大，根据不同的受区位置，可能影响关节活动或穿衣。范兰代特（Van Landuyt）等[9] 对 DIEP 皮瓣臃肿的所有女性患者进行二次"脂肪塑形"，这些患者都进行了非乳房部位的 DIEP 皮瓣修复，需要额外的费用。科西马（Koshima）等[12] 和其他学者[13]进行了该皮瓣的同期修薄处理以避免发生臃肿；但是罗森（Rozen）等[14] 通过 CT 动脉造影提示，这样做可能对皮下组织中走行高度变异的穿支造

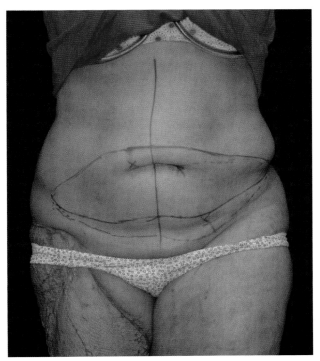

图 26.2　腹壁整形预设计，DIEP 穿支在脐周做了标记"x"，上界向脐上移动了几厘米用以包含穿支。最下方的标记线为了预备应用下腹壁浅血管系统，但该患者的条件不允许

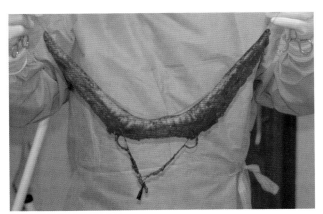

图 26.3　巨大的下腹壁裙样游离皮瓣，基于双侧 DIEP 血管，每个包含 2 个皮肤穿支。左侧 DIEP 与对侧吻合，后者与腘窝受区吻合

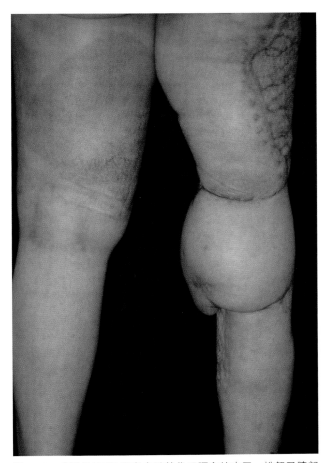

图 26.4　成活的 DIEP 游离皮瓣替代了腘窝植皮区，松解了膝部的挛缩

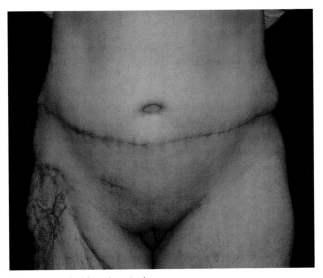

图 26.5　下腹壁供区切口闭合

成损伤。

结论

　　应用 DIEP 游离皮瓣来进行非乳房部位的修复是可行的，但很少作为首选，因其组织量大而超出受区的需要。但是，同时进行的腹壁整形可以关闭供区，对于有美容要求的患者有较大益处，这一点也可以作为选用该皮瓣的依据。同时需要

强调对受区畸形的修复才是手术的首要目的。

参考文献

[1] Boyd JB, Taylor GI, Corlett R. The vascular territories of the superior epigastric and the deep inferior epigastric systems. Plast Reconstr Surg. 1984;73(1):1–14.

[2] Granzow JW, Levine JL, Chiu ES, Allen RJ. Breast reconstruction with the deep inferior epigastric perforator fl ap: history and an update on current technique.J Plast Reconstr Aesthet Surg. 2006;59(6):571–579.

[3] Hallock GG. If based on citation volume, perforator fl aps have landed mainstream. Plast Reconstr Surg.2012;130(5):769e–771e.

[4] Hallock GG. Abdominoplasty as the patient impetus for selection of the deep inferior epigastric perforator free fl ap for knee coverage. Microsurgery. 2014;34(2):102–105.

[5] Masia J, Larrañaga J, Clavero JA, Vives L, Pons G,Pons JM. The value of the multidetector row computed tomography for the preoperative planning of deep inferior epigastric artery perforator fl ap: our experience in 162 cases. Ann Plast Surg. 2008;60(1):29–36.

[6] Hallock GG. Attributes and shortcomings of acoustic Doppler sonography in identifying perforators for fl aps from the lower extremity. J Reconstr Microsurg.2009;25(60):377–381.

[7] Blondeel PN, Sgarzani R, Morrison CM. Deep inferior epigastric artery perforator fl ap. In: Blondeel PN,Morris SF, Hallock GG, Neligan PC, editors. Perforator fl aps: anatomy, technique, & clinical applications.2nd ed. St. Louis: Quality Medical Publishing;2013. p. 499–525.

[8] Ireton JE, Lakhiani C, Saint-Cyr M. Vascular anatomy of the deep inferior e pigastric artery perforator fl ap: a systematic review. Plast Reconstr Surg.2014;134(5):810e–821e.

[9] van Landuyt K, Blondeel P, Hamdi M, Tonnard P,Verpaele A, Monstrey S. The versatile DIEP fl ap: its use in lower extremity reconstruction. Br J Plast Surg.2005;58(1):2–13.

[10] Zeltzer AA, van Landuyt K. Reconstruction of a massive lower limb soft-tissue defect by giant free DIEAP fl ap. J Plast Reconstr Aesthet Surg. 2012;65(2):e42–45.

[11] Hallock GG. Branch-based conjoined perforator fl aps. Plast Reconstr Surg. 2008;121(5):1642–1649.

[12] Koshima I, Moriguchi T, Soeda S, Tanaka H, Umeda N. Free thin paraumbilical perforator-based fl aps.Ann Plast Surg. 1992;29(1):12–17.

[13] Eo S, Kim D, Jones NF. Microdissection thinning of a pedicled deep inferior epigastric perforator fl ap for burn scar contracture of the groin: case report. J Reconstr Microsurg. 2005;21(7):447–450.

[14] Rozen WM, Murray ACA, Ashton MW, Bloom RJ,Stella DL, Phillips TJ, Taylor GI. The cutaneous course of deep inferior epigastric perforators: implications for fl ap thinning. J Plast Reconstr Aesthet Surg.2009;62(8):986–990.

第 27 章 　 无瘢痕脐成形术

希拉姆·奥西里斯·冈萨雷斯（Hiram Osiris González），埃米利亚诺·托雷斯（Emiliano Torres）著

27.1　前言

脐部是脐动静脉的残余部分，呈圆形凹陷，最靠上位置更加深陷。脐部的头部（最凹陷部）被叶轮状皮肤所分隔，正因为如此，脐头部的边缘被提起，形成更加平坦的瓶底样边缘，并在下腹形成平滑的皮肤过渡。脐部本身没有功能，但是却是腹部最明显的固定标志点。脐部也是一个漂亮的美学标志，失去后将同时失去美丽的腹部外形。在多种因素影响下，脐部的形状和位置表现出多样性，这些影响因素包括年龄、体形、肥胖程度、肌张力、腹直肌分离程度和产次等。脐部的位置、大小、深度和形状各有不同，通常认为一个小巧、垂直走向和没有外部瘢痕的肚脐，看上去更为漂亮、可爱。

接受腹壁整形及脐疝修补术的患者，在进行解剖和修补脐部的手术操作时，可能会出现脐部组织丧失血供的情况。有些情况意味着需要切除脐部组织以避免由此引起的脐部组织坏死。针对不同的病例，有不同的脐重建技术，其中大部分重建手术会留下一个可见的外部瘢痕。本章描述了一种新的技术，该技术可应用于全部脐重建术中，并可以避免形成外部可见的瘢痕。

27.2　手术方法

下面将系统地介绍该技术，只有严格执行正确的手术程序，才能获得良好的手术效果。

根据外科医生和患者的选择做标记，将皮瓣潜行剥离至脐周边，切断脐部组织后，用不可吸收缝线缝合或用聚丙烯网补片修补皮瓣侧留下的缺损。继续向上分离皮瓣，同时运用外科医生自己所熟悉的技术折叠腹直肌。严格止血并切除多余的皮瓣（以达到腹壁拉皮的效果）。临时固定腹部皮瓣，根据人体测量参数设置新脐部的位置。一旦位置确定，在皮瓣上部进一步使用缝合线固定减张，即在新脐位置上方约 5cm 处，用 2-0 可吸收缝合线将皮瓣缝合固定于深面相应的腹壁筋膜上，以防止脐部向上回缩及其导致的继发畸形。

新的脐成形术从垂直方向去除脂肪的手术开始，按照之前标记的 5cm×3cm 新脐区域去除皮瓣皮下脂肪组织，直到看到其真皮下的血管网。在椭圆形的去脂区域的顶部，用 2-0 不可吸收缝线行不完全的荷包缝合。这种不完全荷包缝合从椭圆形长度的一半开始，只进行真皮层的缝合，针距 3~4mm，在椭圆形的另一边结束，进针的高度与出针的高度应基本一致，逐渐收紧荷包缝线，至出现肚脐的皮肤卷时将荷包缝线的两端打结固定（图 27.1）。以 3-0 不可吸收缝合线于图 27.2 中的 4 点进行单独的缝合，将对应的皮瓣真皮组织缝合固定到肚脐深部的筋膜上，以得到一个倒置的十字架形状（即十字架纵轴的头侧长而尾侧短）。这 4 个缝位点的第一点是十字架上的极点，该点位于不完全荷包缝合上极点以下正好 2cm 处，肚脐侧的深层筋膜上，将对应位置浅面的腹壁皮瓣的真皮组织缝合固定于该点（当荷包缝合被拉紧

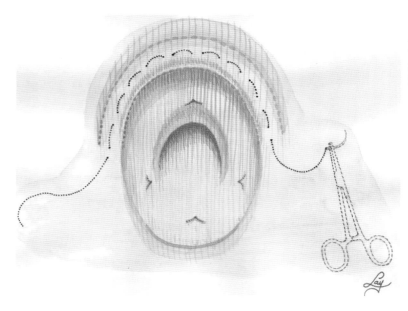

图 27.1 不完全荷包缝合从椭圆形长度的一半开始，只进行真皮层的缝合，针距 3~4mm，在椭圆形的另一边结束，使进针的高度与出针的高度基本一致，手术结束前收紧荷包缝线，出现脐部皮肤卷区时，才将不完全荷包缝线的两端缝合打结固定

时，这 2cm 处的缝合可以让肚脐拥有一个完整的、像天花板一样的顶部）。于该点将浅面的皮瓣向上约 3cm 缝合固定于深部筋膜上，以重建"倒置圆锥体"样的肚脐顶端。之后，按前述倒置十字架样设计继续缝合固定剩余的 3 点（图 27.2、图 27.3）。最后，下拉皮瓣，暂时缝合固定，然后拉动不完全荷包缝线的两端来检查皮肤卷曲的效果（图 27.4）。一旦确定了半荷包缝合线的张力，松开皮瓣，将半荷包缝合线两端收紧，并将其缝合固定于倒十字架缝合点下极点下方的筋膜组织上。腹部伤口以外科医生自己熟悉的方式关闭，新式的脐成形手术即完成（图 27.5）。术后结果展示见图 27.6~ 图 27.10。

结论

在腹壁整形术中有多种脐成形术，这些术式从根本上说可以分为两大类：一种是常规术式，一种是那些脐部被赋予良好外形的新式脐成形术。每个外科医生都有其所熟悉的手术方法，他们通常更愿意选择留有更少可见外在瘢痕的手术方法。对于有较宽大的腹直肌分离和严重脐疝的患者，可采用新式脐成形术，原脐部因血供不可靠需要将其切除[1]。

脐部的美学效果不佳是腹壁整形术后最大的

瑕疵之一。尽管对脐部的审美存在一定个体差异，但人们一致认为，一个突出的、水平的[2,3]、扭曲的脐部和超过其周长的瘢痕[4,5]对患者或外科医生来说都不是一个令人满意的结果，是不理想的脐部。

以往文献报道了多种新式脐成形术[6-13]，有些虽然采用了荷包缝合技术[14,15]，却因不同原因产生了可见的瘢痕。笔者提出的技术可以应用于脐部缺失的患者，但在实施这项技术过程中需多次提起腹部皮瓣，如需避免该操作，则仍推荐使用其他的手术技术。

新的脐部看起来应该是自然且永久存在的，在站立姿势时有足够的深度[16]，必须有一个非连续性的向下倾斜。在脐部的外观中重力起着重要的作用，但重力作用也迫使我们必须将腹部皮瓣固定于上部筋膜上，以避免对脐头部造成牵引。同时，通过施行上部的半荷包缝合和向上 2cm 固定皮瓣上极点，可以让患者得到屋顶状和倒锥状的脐结构。

帕鲁亚（Pallua）等[2]对美学上可接受的脐部形状和位置进行了详尽的临床分析。他们的结论是，男女两种性别的理想脐部形状是椭圆形的，位于剑突与耻骨之间距离的中下 1/3。有很多的报道分析脐部形状，一些报道认为美学上可接受的脐部形状应该是垂直的[17,18]，而克雷格（Craig）等[3]

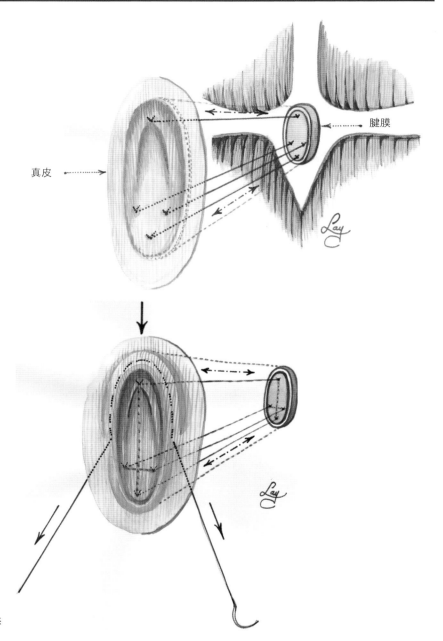

真皮

腱膜

图 27.2、图 27.3　缝合以获得倒十字架形态

证实，基于摄像的研究，最可接受的脐部都有一个小巧的、带 T 形的、垂直方向的和有上部皮肤皱褶的脐轮廓；他们发现不美观脐的特点是水平方向的、扭曲的和有多余皮肤凸出的脐部。

皮塔吉（Pitanguy）喜欢水平状的肚脐[19]，德莱姆（Delerm）[20] 和舍勒（Schoeller）等[21] 倾向于圆形或椭圆形肚脐，后者描述了一种荷包缝合技术，即去除皮下脂肪的脐周腹部皮瓣的面积应超过脐根部缝合固定的那部分皮瓣的面积，通过这样的手术方式可以获得一个新的、没有外在瘢痕的脐部。

在笔者的手术中，没有发生严重的并发症（皮肤坏死、瘢痕、切口裂开等），中长期观察有良好的效果，特别是对于脂肪组织较厚的患者。使用软性脐夹板 1 个月可以获得肚脐的必要深度。上部半荷包缝合可以让患者得到一个脐部穹顶和一个上部皮褶厚度，一方面，可以获得完全自然的脐部形态，另一方面，还可获得从脐部最深部皮肤到下腹部皮肤的过渡。

许多已使用的脐成形术的效果并不理想，尽

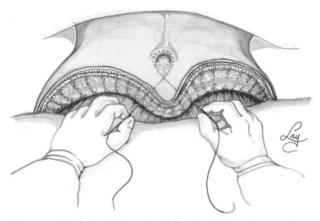

图 27.4　下拉皮瓣，暂时固定，拉动不完全荷包缝合的两端来检查脐部皮肤卷曲的效果

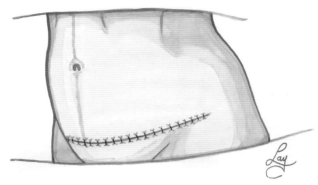

图 27.5　手术完成，关闭腹部切口

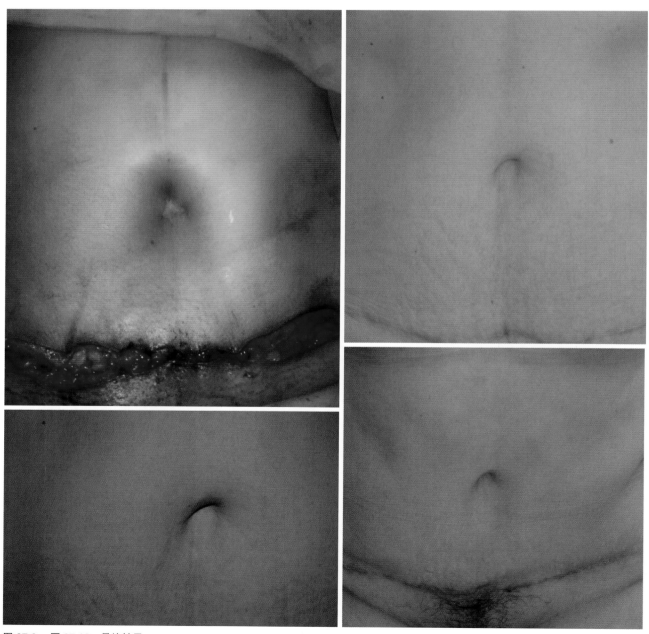

图 27.6 ～ 图 27.10　最终结果

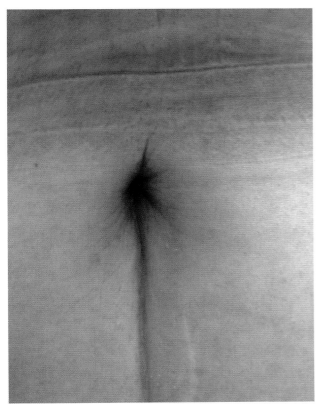

图 27.6 ~ 图 27.10（续图）

管他们都有相同的目标：想得到一个美观自然的脐部。本章介绍的这种手术方法，可获得倒锥状脐部的外观，重现了正常脐部的解剖学形态，即拥有足够的深度、没有外在的瘢痕和拥有上部皮肤皱褶。这一技术主要应用于试图做腹壁整形术、有脐疝并需要切除脐部以及腹部脂肪层较厚的患者。

　　总之，此术式可以作为脐重建或脐成形的方法，方法简单、安全，容易复制，在特定的患者中可以获得非常好的效果。

参考文献

[1] Al-Shaham AA. Neoumbilicoplasty is a useful adjuvant procedure in abdominoplasty. Can J Plast Surg.2009;17(4):e20–23.

[2] Pallua N, Markowicz M, Grosse F, Walter S. Aesthetically pleasant umbilicoplasty. Ann Plast Surg. 2010;64(6):722–725.

[3] Craig S, Faller M, Puckett C. In search of the ideal female umbilicus. Plast Reconstr Surg. 2000; 105(1):389–392.

[4] Choudhary S, Taams KO. Umbilicosculpture: a concept revisited. Br J Plast Surg. 1998;51(7):538–541.

[5] Santanelli F, Mazzocchi M, Renzi L, Cigna E. Reconstruction of a natural-looking umbilicus. Scand J Plast Reconstr Surg Hand Surg. 2002;36(3):183–185.

[6] Marconi F. Reconstruction of the umbilicus: a simple technique. Plast Reconstr Surg. 1995;95(6):1115–1117.

[7] Bartsich SA, Schwartz MH. Purse–string method for immediate umbilical reconstruction. Plast Reconstr Surg. 2003;112(6):1652–1655.

[8] Pardo Mateu LP, Chamorro Hernandez JJ. Neoumbilicoplasty through a purse – string suture of three defatted fl aps. Aesthetic Plast Surg. 1997;21(5):349–351.

[9] Kirianoff TG. Making a neoumbilicus when none exist. Plast Reconstr Surg. 1978;61(4):603–604.

[10] Sevin A, Sevin K, Senen D, Erdogan B. A new method for umbilicus reconstruction: preliminary report. Aesthetic Plast Surg. 2006;30(5):589–591.

[11] Yotsuyanagi T, Nihei Y, Sawada Y. A simple technique for reconstruction of the umbilicus, using two twisted fl aps. Plast Reconstr Surg J. 1998;102(7):2444–2446.

[12] Abenavoli FM, Cusano V, Cucchiara V, D'Amico C,Corvelli L. An idea for umbilicus reconstruction. Ann Plast Surg J. 2001;46(2):194.

[13] Matsuo K, Kondoh S, Hirose T. A simple technique for reconstruction of the umbilicus, using a conchal cartilage composite graft. Plast Reconstr Surg.1990;86(1):149–151.

[14] Schoeller T, Rainer C, Wechselberger G, Piza-Katzer H. Immediate navel reconstruction after total excision: a simple three-suture technique. Surgery.2002;131(1):105–107.

[15] Avelar J. M Abdominoplasty: technical refi nement and analysis of 130 cases in 8 years follow up.Aesthetic Plast Surg. 1983;7(4):205–212.

[16] Choudhary S, Taams KO. Umbilicosulpture: a concept revisited. Br J Plast Surg. 1988;51(7):538–541.

[17] Lee M, Mustoe T. Simpli ed technique for creating a

youthful umbilicus in abdominoplasty. Plast Reconstr Surg. 2002;109(6):2136–2140.

[18] Itoh J, Arai K. Umbilical reconstruction using a coneshaped fl ap. Ann Plast Surg. 1992;28(4):335–338.

[19] Pitanguy VO. Abdominal lipectomy: an approach to it through an analysis of 300 consecutive cases. Plast Reconstr Surg. 1967;40(4):384–391.

[20] Delerm A. Refi nements in abdominoplasty with emphasis on reimplantation of the umbilicus. Plast Reconstr Surg. 1982;70(5):632–637.

[21] Schoeller T, Wechselberger G, Otto A, Rainer C,Schwabegger A, Lille S, Ninković M. New technique for scarless umbilical reinsertion in abdominoplasty procedures. Plast Reconstr Surg. 1998;102(5):1720–1723.

第四部分

术　后

第28章　腹壁整形术对血脂异常患者血脂代谢的影响

吉尔勒莫·拉莫斯·盖拉多（Guillermo Ramos-Gallardo），莱昂内尔·加西亚·贝纳维德斯（Leonel García-Benavides），安娜·罗莎·安布里兹 - 普拉森西亚（Ana Rosa Ambriz-Plascencia），奥斯卡费尔南德斯 - 迪亚兹（Oscar F. Fernandez-Diaz）著

28.1　前言

血脂异常现在正悄悄影响着全世界数以百万计的人。有多种方式可以预防这个严重的问题，如节食、锻炼和药物治疗等[1]。现代人越来越超重和肥胖。作为代谢综合征的一部分，血脂异常与腹型肥胖有较强的相关性。低高密度脂蛋白（HDL）、高低密度脂蛋白（LDL）和高甘油三酯（TG）预示着动脉粥样硬化的发生率高。由于超重，体内葡萄糖会因胰岛素抵抗而难以被利用。人体只能通过释放游离脂肪酸来获取能量，这往往导致肝内 TG 产量增加，并形成大量导致动脉粥样硬化的极低密度脂蛋白（VLDL）。VLDL、LDL 和 HDL 参与 TG 和胆固醇的交换，TG 进入 LDL 和 HDL 并发生水解形成大量更小、更致密的颗粒。小而致密的 LDL 颗粒含有更少的胆固醇，更易穿透血管内皮，更易被氧化，更易导致动脉粥样硬化。关于脂肪抽吸或腹壁整形对于葡萄糖和胆固醇代谢是否有益仍存在争论，目前存在许多假说。笔者对存在血脂代谢异常并未经任何治疗的患者施行了腹壁整形术，将获得的经验和结果总结如下。

28.2　目的

观察血脂异常患者在接受腹壁整形术后以下指标的改变，包括血脂、体重、心血管风险标志物（HOMA）、血糖和胰岛素水平。

28.3　方法

笔者设计了一项观察性研究来随访接受过体形塑造手术（如腹壁整形术）的血脂异常患者的血脂值。这项研究计划由瓜达拉哈拉医院伦理与研究委员会评估并批准（档案号 112-11），并遵循墨西哥卫生规范和赫尔辛基伦理原则。

腹壁整形术或脂肪抽吸腹壁整形术可以为某些严重皮肤松弛、过度肥胖和腹肌无力患者改善体形[2,3]。对于病态性肥胖患者，建议行胃旁路或其他减肥手术。

选择患者时采用了以下招募标准。纳入标准是近期被诊断为血脂异常，且有严重的上下腹部皮肤、脂肪和肌筋膜系统松弛。排除标准包括腹壁有形态学改变（多发手术瘢痕、腹壁缺损），怀孕，患有威胁生命安全的系统性疾病（肝脏、肾脏或心脏疾病），凝血机制障碍，此外还包括原发性血脂异常，小于 20 岁或大于 60 岁，之前接受过体形塑造手术比如脂肪抽吸术、脂肪注射术或腹壁整形术。

本研究报告了人口统计学变量（如年龄、性别）和术中切除的脂肪组织重量。根据 1 年内接受腹壁整形术的患者数量，计算出样本量为 17 例，数据收集期为 2010 年 10 月至 2011 年 9 月的 1 年时间。

研究观察术前和术后 3 个月的体重，体重指数（BMI）及实验室检查结果（总胆固醇、HDL、LDL、VLDL、甘油三酯、血红蛋白、红细胞压积、白细胞、血小板、血糖、尿素氮、肌酐、胰岛素、

白蛋白、TGO、TGP 和 HOMA 指数）的变化。HOMA 指数（胰岛素 × 血糖 /22.5）是心血管风险标志物。统计学检验方法为 Student's-t 检验，$p \leqslant 0.05$ 为差异有统计学意义。

与内分泌科协作随访患者的术前和术后指标，建议不要改变饮食、锻炼习惯和服药来降低胆固醇或血脂中的任何一项指标。用问卷调查表来评估术前和术后第 3 个月的热量摄入。问卷中计算了最近 3 天的食物摄入量，通过询问患者的日常活动来鉴定有无增加热量消耗的活动量变化。3 个月后，患者会在内分泌科继续观察他们的血脂异常，并开始服药和改变生活方式（节食、锻炼等）。

28.4　结果

26 名女性患者接受腹壁整形术，患者年龄在 26~56 岁之间，平均年龄 39 岁。身高平均 1.6m（1.46~1.75m，SD 0.32），体重 69.1kg（54~83kg，SD 8.09），BMI 27.4（22~30.8，SD 1.1）。

术前，血糖平均值 91.45mg/dL（72~114mg/dL，SD 9.99），胰岛素 17.11UI/mL（2~96UI/mL，SD 23.38），HOMA 3.96（0.41~24.33，SD 5.43）。血红蛋白 13.99g/L（11.82~16.3g/L，SD 1.22），红细胞压积 42.13（37.2~47，SD 2.86），白细胞 7.33(4.33~10.7，SD 1.87)，血小板 316（220~440，SD 56.7）。肌酐 0.67mg/dL（0.3~0.94mg/dL，SD 0.54），尿素氮 20.34mg/dL(10.7~33.2mg/dL，SD 2.2)，白蛋白 4.11mg/dL(3.9~6.9mg/dL，SD 0.62)，DHL 175（109~283，SD 43.72），TGO 27mg/dL（16~45mg/dL，SD 6.6），TGP 28mg/dL（11~43mg/dL，SD 7.65）。

这 26 名患者中有 16 名的血脂检查异常超过 1 项，16 名患有高胆固醇血症，12 名患有高甘油三酯血症，9 名患有 α 低脂蛋白血症，4 名患有高前 β 脂蛋白血症。结果见图 28.1。

在内分泌科医生指导下于术后第 3 个月开始药物治疗、节食和运动。评价饮食的调查表结果显示，术后 3 个月期间饮食摄入量无明显变化。结果见表 28.1。

切除的脂肪组织量为 500~4000g（平均 1700g）。

术前和术后的体重、BMI、总胆固醇、HDL、LDL、VLDL、甘油三酯、血红蛋白、红细胞压积、白细胞、血小板、血糖、尿素氮、肌酐、胰岛素、白蛋白、TGO、TGP 和 HOMA 指数结果见表 28.2。

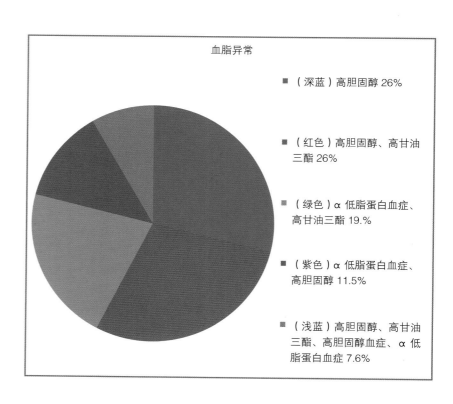

图 28.1　血脂异常（从上至下）

表 28.1　热量摄取评估

	术前热量 /cal（1cal=4.186J）	术后 3 个月热量 /cal	$p<0.05$
碳水化合物	893	921	0.67
脂肪	713	732	0.42
蛋白质	649	658	0.78
合计	2234	2311	0.85

28.5　讨论

切除脂肪组织有可能对患者的新陈代谢产生影响。人们已经证实，腹壁整形术改善了葡萄糖、血脂和脂肪酸的代谢。安德莉亚（Andrea）和他的同事们研究证实，腹壁整形术后，BMI、腰围 / 臀围比、脂肪量、体重、空腹血糖、餐后 2h 血糖、甘油三酯、总胆固醇、游离脂肪酸、收缩压和舒

表 28.2　术前和术后 3 个月媒质、范围、标准差值

变量	术前的平均值、范围和 SD	术后 3 个月的平均值、范围和 SD	p 和标准差
体重	69.1kg(54~83kg,8.09)	68.62kg(54~83kg,8.07)	0.79(8.01)
BMI	27.4(22~30.8,1.1)	27.1(24.4~28.7,1.32)	0.81(1.3)
血糖	91.45mg/dL(72~114mg/dL,9.99)	90.71mg/dL(76~106mg/dL,8.77)	0.27(9.32)
胰岛素	17.11UI/mL(2~96UI/mL,23.38)	11.79UI/mL(3~57.4UI/mL,11.15)	0.28(18.3)
HOMA	3.96(0.41~24.33,5.43)	2.58(0.7~10.67,2.3)	0.22(4.1)
血红蛋白	13.99mg/dL(11.82~16.3mg/dL,1.22)	12.79mg/dL(11~15.3mg/dL,1.06)	0.1(1.2)
红细胞压积	42.1(37.2~47,2.86)	42.13(37~43,2.8)	0.3(2.8)
DHL	175(109~283,43.72)	178(110~296,52.15)	0.83(47)
TGO	27mg/dL(16~45mg/dL,6.6)	28.32mg/dL(12~43mg/dL,8.05)	0.74(7.5)
TGP	28mg/dL(11~43mg/dL,7.65)	31.79mg/dL(14~49mg/dL,7.89)	0.33(8)
白蛋白	4.11mg/dL(3.9~6.9mg/dL,0.62)	3.8mg/dL(2.8~5.3mg/dL,0.64)	0.094(0.64)
胆固醇	224mg/dL(134~488mg/dL,69.55)	220mg/dL(128~446mg/dL,62.56)	0.84(65)
甘油三酯	193mg/dL(61~369mg/dL,51.2)	133mg/dL(26~286mg/dL,80.75)	0.03(73.2)
HDL	44mg/dL(6~69mg/dL,10.99)	49mg/dL(32~38.6mg/dL,29.6)	0.18(23.2)
VLDL	43mg/dL(12~133mg/dL,26.1)	39.1mg/dL(11.8~122mg/dL,22.04)	0.55(23.85)
LDL	137mg/dL(130~390mg/dL,68.43)	97.61mg/dL(26~295mg/dL,71.86)	0.04(72.33)

张压均有所降低[4]。并且很重要的一点是，这些值降低得非常明显，并且评估周期超过1个月（40天）。大部分患者是健康的，没有体重和血糖问题，也没有其他慢性退行性疾病。术前和术后的指标差异有统计学意义，并在正常范围内。同一个团队评估了脂肪抽吸术对患者新陈代谢的影响[5]，结果显示，BMI、腰围/臀围比、脂肪量、血糖、甘油三酯、总胆固醇、游离脂肪酸、收缩压和舒张压均有明显改变。不仅如此，血清中脂联素和炎症标志物的含量也升高了。脂肪抽吸术还提高了瘦素、TNF-α、脂联素、抵抗素、IL-6和IL-10的水平。有研究者的解释是，在脂肪量减少的同时，脂肪中脂联素受体数量也相应减少，从而改善了脂联素的代谢[5,6]。同一团队的一项随机性研究没有发现脂肪抽吸术对胰岛素抵抗和血管炎症有任何积极作用[6]。

本研究纳入了原有血脂异常的患者而排除了可能患有影响血糖、胰岛素或其他任何能影响结果疾病的患者。比如，用于控制血糖的二甲双胍会改善血脂从而影响结果。受其他研究者提示，本研究者提出假说：在血脂异常的患者中，腹壁整形术或脂肪抽吸术能减少胆固醇的代谢，原因可能是抵抗素的作用。抵抗素由脂肪组织分泌，能提高人体肝细胞中的LDL产量和减少人肝细胞中的LDL受体。因此，脂肪抽吸或腹壁整形术能通过影响抵抗素的分泌，减少肝脏产生LDL。

当今社会中胆固醇失调非常常见，且一般症状隐匿。动脉粥样硬化与此密切相关。据估计，在墨西哥的部分地区半数人口患有此类疾病且不知情[1]。

大部分患者会因接受这项整形手术而产生积极效果，无意识中会改变饮食、运动习惯和生活方式，这些都可能会有一些积极的影响。我们的研究发现，术前和术后饮食习惯的评估结果没有明显差异，体重的变化也没有统计学意义。这些事实证明，患者的生活习惯并没有改变。术后剩余的脂肪组织会增生，从而抵消部分早期的手术效果，手术改变了体形但同时发生更复杂的胆固醇代谢机制，手术效果最终得以展现。

术后有些非主要指标结果有所改善，但没有统计学意义，例如胰岛素和HOMA。增大样本量也许可以发现规律。有些报道认为，手术没有任何积极效果，但它们中有一些样本量太小，因此无法得出阳性结论[7,8]。

大部分最近的报道显示，这些指标有阳性改变[9-12]，但并不能认为单纯的腹壁整形术就能改善复杂的糖代谢机制，更多的影响因素需要进一步研究。慢性退行性疾病不仅由遗传基因决定，也与运动量少、饮食习惯不良等不健康因素有关。当和患者讨论除了改善体形外，腹壁整形术还有什么好处时，他们一定不会说是健康的生活方式和定期到医生那里接受随访，而是血糖和胆固醇代谢有所改善。

瓜达拉哈拉的其他研究人员报道了腹壁整形术、脂肪抽吸术或两者结合的方法改善代谢指标的有效性[13,14]，而且非常明显。胆固醇和甘油三酯与甾酮关系密切，外周脂肪减少也降低了瘦素水平，从而使血糖、胰岛素和胆固醇升高。这项研究独创性地评估了血脂异常的墨西哥人。随访时间长达90天，结果具有临床意义，但仅有LDL和甘油三酯两项指标差异有统计学意义。不是所有的研究报告都显示手术有益的结果。

很重要的一点需要强调，塑形手术对于腹腔内最有害的内脏脂肪毫无意义[8,15]。这项手术对病态性肥胖患者来说不是个好的选择。但经过减肥减掉大量体重时，切除冗余的组织不仅对机体功能有益，而且有利于减少炎性因子[16]。

斯旺森（Swanson）[17]研究发现，脂肪抽吸术和腹壁整形术对患者的血脂有改善效果。他纳入了322名患者，发现甘油三酯和白细胞数值差异有统计学意义，而胆固醇、VLDL、LDL和HDL未见差异。虽然样本不符合方差齐性，但却是样本量最大的报道之一。

有两个不同研究团队通过Meta分析得出了不同的结论。博里亚尼（Boriani）等[18]对腹壁整形术的效果持乐观态度，而丹尼拉（Danilla）等[19]则相反。大多数乐观的研究结果也并没有足够证据支持腹壁整形术可以治疗或治愈这些问题。代谢改变只是有益于疾病的某一方面，遗传、环境和久坐的生活方式同样参与其中。

结论

腹壁整形术后甘油三酯和 LDL 水平降低，而胆固醇、HDL、VLDL、血红蛋白、红细胞压积、白细胞、血糖、胰岛素、HOMA 指数、TGO、TGP、白蛋白、BMI 和体重则无明显变化。

本研究中的大部分患者血脂指标不止一项存在异常。高胆固醇血症、高甘油三酯血症和 α 低脂蛋白血症最常见，这与墨西哥人群中的结果不同。慢性退行性疾病也很普遍，且不仅与遗传有关。

除了常见的塑形效果之外，腹壁整形术还能改善胆固醇代谢（尤其是甘油三酯和 LDL）。但如果饮食、运动习惯和生活方式不改变，剩余的脂肪组织的体积仍会增大，任何术后的有益效果都会被部分抵消。

参考文献

[1] Aguilar A, Goméz-Pérez F, Lerman I, Vazquez C,Pérez O, Posadas C. Diagnóstico y tratamiento de las dislipidemias posición de la Sociedad Mexicana de Nutrición y Endocrinología. Rev Endocrinol Nutr.2004;12(1):7–41.

[2] Louarn C, Pascal F. The high superior tension technique:evolution of lipoabdominoplasty. Aesthetic Plast Surg. 2010;34(6):773–781.

[3] Perez-Avalos J, González G. Experiencia clínica en abdominoplastía. Cirug Plast. 1999;9(3):112–119.

[4] D'Andrea F, Grella R, Rizzo R, Grella E, Grella R, Nicoletti G, Barbieri M, Paolisso G. Changing the metabolic profi le by large-volume liposuction a clinical study conducted with 123 obese women. Aesthetic Plast Surg. 2005;29(6):472–478.

[5] Rizzo MR, Paolisso G, Grella R, Barbieri M, Grella E,Ragno E, Grella R, Nicoletti G, D'Andrea F. Is dermolipectomy effective in improving insulin action and lowering infl ammatory markers in obese women. Clin Endocrinol. 2005;63(3):253–258.

[6] Giugliano G, Nicoletti G, Grella E, Esposito K,Scuderi N, D'Andrea F. Effect of liposuction on insulin resistance and vascular infl ammatory markers in obese women. Br J Plast Surg. 2004;57(3):190–194.

[7] Klein S, Fontana L, Young V, Coggan AR, Kilo C,Patterson BW, Mohammed BS. Absence of an effect of liposuction on insulin action and risk factors for coronary heart disease. N Engl J Med. 2004;350(25):2549–2557.

[8] Esposito K, Giugliano G, Giugliano D, Arner P,Busetto L, Bassesto F, Klein S. Metabolic effects of liposuction–yes or no? N Engl J Med. 2004;351(13):1354–1357.

[9] Ybarra J, Blanco-Vaca F, Fernandez B, Castellví A,Bonet R, Palomer X, Ordóñez-Llanos J, Trius A,Vila-Rovira R, Pérez A. The effects of liposuction removal of subcutaneous abdominal fat on lipid metabolism are independent of insulin sensitivity in normal overweight individuals. Obes Surg.2008;18(4):408–414.

[10] Rinomhota A, Bulugahapitiva D, French J,Caddy CM, Griffi ths RW, Ross RJ. Women gain weight and fat mass despite lipectomy at abdominoplasty and breast reduction. Eur J Endocrinol.2008;158(3):349–352.

[11] Ziccardi P, Nappo F, Giugliano G, Esposito K,Marfella R, Cioffi M, D'Andrea F, Molinari AM,Giugliano D. Reduction of infl ammatory cytokine concentrations and improvement of endothelial functions in obese women after weight loss over one year.Circulation. 2002;105(7):804–809.

[12] Esposito K, Giugliano G, Scuderi N, Giugliano D.Role of adipokines in the obesity – infl ammation relationship: the effect of fat removal. Plast Reconstr Surg. 2006;118(4):1048–1057.

[13] Gonzalez Ortiz M, Yañez Diaz S, Cardenas CL.Modifi cation of insulin, glucose and cholesterol levels in nonobese women undergoing liposuction,is liposuction metabolically safe? Ann Plast Surg.2004;52(1):64–67.

[14] Robles-Cervantes JA, Espaillat-Pavonesa M, Cardenas-Camarena L, Martínez-Abundis E, González-Ortiz M. Dehydroepiandrosterone behavior and lipid profi le in non-obese women undergoing abdominoplasty.Obes Surg. 2007;17(3):316–364.

[15] Canoy D. Coronary heart disease and fat distribution. Curr Atheroscler Rep. 2010;12(2):125–133.

[16] Cintra W, Modolin M, Faintuch J, Gemperli R, Ferreira MC. C reactive protein decrease after postbariatric abdominoplasty. Infl ammation. 2012;35(1):316–320.

[17] Swanson E. Prospective clinical study reveals significant reduction in triglyceride level and white blood cell count after liposuction and abdominoplasty and no change in cholesterol levels. Plast Reconstr Surg.2011;128(3):182e–197e.

[18] Boriani F, Villani R, Morselli PM. Metabolic effects of large-volume liposuction for obese healthy women:a meta-analysis of fasting insulin levels. Aesthetic Plast Surg. 2014;38(5):1050–1056.

[19] Danilla S, Longton C, Valenzuela K, Cavada G,Norambuena H, Tabilo C, Erazo C, Benitez S,Sepulveda S, Schulz R, Andrades P. Suction-assisted lipectomy fails to improve cardiovascular metabolic markers of disease: a meta-analysis. J Plast Reconstr Aesthet Surg. 2013;66(11):1557–1563.

第 29 章　脂肪抽吸手术后的减重

康斯坦丁诺斯·塞雷蒂斯（Konstantinos Seretis）著

29.1　前言

　　肥胖症被世界卫生组织认定为一个重要的公共健康问题[1]，它影响了全球 17 亿肥胖的人[2]。在临床实践中，体重指数（BMI）通常被用来评估体重，小于 18.5kg/m² 的人为体重不足，18.5~25kg/m² 为正常体重，25~30kg/m² 为超重[3]。按照该标准，在过去 30 年中，美国肥胖症的患病率增长了 3 倍，超过了 30% 的成人人口，同时几乎 2/3 的人不是超重就是肥胖。多项研究已经表明，随着 BMI 的增长，相关疾病的风险也逐步增长，如高血压、血脂异常、2 型糖尿病、心血管疾病（CVD）、胆结石和癌症[4-6]。通过腰围定义的肥胖症，也称为向心性肥胖，也是一系列被称为代谢综合征的相关疾病的主要风险因素。过早死亡的风险也因此增加，美国大约 1 年有 30 万例死亡与肥胖症有关[7, 8]。

　　脂肪组织目前被认为是一种内分泌器官[9]。它在多个离散的地方生长，大规模地堆积在特定部位，具有与脂肪酸代谢有关的特质[10]。通常来说，脂肪有皮下脂肪和内脏脂肪的区别，两者均代谢活跃，分泌大量的蛋白质（脂肪因子）和生物活性因子。脂肪因子和促炎细胞因子（白细胞介素 –6、肿瘤坏死因子等）不仅影响体重的自身稳定，也影响胰岛素抵抗型 –2 型糖尿病，同时也会影响脂类、血压、凝血物、纤维蛋白溶解和炎症的改变，会引发血管内皮功能紊乱和动脉粥样硬化[11]。

　　脂肪组织由于在新陈代谢、健康和疾病中的重要作用，因此已经成为一个重要的治疗靶点。

　　许多治疗方案如生活方式的改变、饮食、药物治疗和减肥手术都能够改善体重，并因此减少与肥胖症相关的风险[12-16]。通过减肥手术看到的关于内脏脂肪的明显效果，以及对脂肪组织在能量平衡和新陈代谢中重要作用的认知，引发了移除多余皮下脂肪组织能够改善肥胖症危害的假说[16]。

　　脂肪抽吸手术是世界上最常见的美容手术之一。作为整形外科医生，能够安全可靠地移除几乎全身任何部位的多余皮下脂肪。虽然脂肪抽吸术并不是肥胖症管理的主要疗法，但更好地理解脂肪组织生理学以及它在肥胖症风险中的作用能够得到一些结论。例如，手术切除脂肪或在肥胖症中减重，其与代谢综合征和糖尿病的风险有潜在的正相关关系吗？特定部位的脂肪移除是永久性的还是与其他部位的脂肪蓄积有关？

　　本章回顾了关于通过脂肪抽吸手术移除皮下脂肪组织对体重影响的数据，简要介绍了理论背景以及在这一领域内的实验及临床研究结果。

29.2　脂肪抽吸手术和减重

29.2.1　脂肪组织和肥胖症的分子机制

　　脂肪组织在幼年和成年早期发育。其中脂肪细胞的数量随着肥胖达到更高水平而逐渐稳定[17]。一旦获得脂肪细胞，它们就很难失去，即使效果显著的减重也是与脂肪细胞的体积减少有关，而不是整体数量减少[18]。虽然每年人体 8% 的皮下

图 29.1 系统回顾流程图

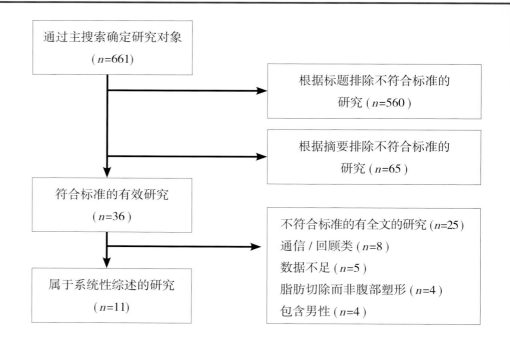

通过主搜索确定研究对象
（*n*=661）

根据标题排除不符合标准的
研究（*n*=560）

根据摘要排除不符合标准的
研究（*n*=65）

符合标准的有效研究
（*n*=36）

不符合标准的有全文的研究（*n*=25）
通信／回顾类（*n*=8）
数据不足（*n*=5）
脂肪切除而非腹部塑形（*n*=4）
包含男性（*n*=4）

属于系统性综述的研究
（*n*=11）

脂肪细胞都会被更新，但没有观察到整体细胞数量有改变[17]。在这一方面，通过脂肪抽吸手术永久性地移除脂肪细胞能够减少总体脂肪细胞数量，因此在一定程度上影响整体体重。

同时，脂肪组织是以独特的可塑性为特征的，除肿瘤外，没有其他组织能够如此明显地改变其体积。这可以通过增加单个细胞体积（肥大）或从大量祖细胞分化脂肪细胞（增生）而达到。实验数据表明，营养过剩促进了脂肪含量的增加，先通过肥大达到一个重要的临界值，接着释放引起增生的信号[19]。类似的，人体摄食过多会引起上半身皮下脂肪的肥大和腰围以下部位脂肪的增生[20]。

脂肪组织在维持能量平衡中有着重要作用。脂肪沉积（Adipostat）理论指出，能量储备整体数量的任何改变会引起新陈代谢或生热作用的补偿性改变，身体因此还原成理想的体重[21]。由脂肪抽吸手术引起的能量储存的突然缺失也许会触发身体的补偿机制，从而最终导致身体脂肪的重新分布。

29.2.2 脂肪切除手术的实验研究

一些动物模型被用来研究脂肪切除手术的影响。在一项叙利亚仓鼠的研究中，附睾的白色脂肪组织（WAT）和／或腹股沟的 WAT 被单独或同时移除，并且在 12 周后测量 WAT 质量的改变[22]。研究显示，WAT 质量的补偿性改变与由脂肪切除手术产生的脂类缺乏有关，并加强了特定脂肪垫的脂肪沉积。

朱克（Zucker）肥胖鼠由于遗传性肥胖症和高胰岛素血症被用来做 2 型糖尿病的模型。李兹卡（Liszka）等[23]从 18 只肥胖老鼠和 18 只消瘦老鼠的腹股沟和肩胛间的脂肪垫中切除了总体重的 10%，然后与非手术组结果做比较。虽然刚开始做过手术的肥胖老鼠组比没做过手术的肥胖老鼠组体重明显减轻，但它们在术后 9 周内恢复体重，并与未进行手术的肥胖组以一样的速度继续生长。

韦伯（Weber）等[24]研究了皮下脂肪组织（SAT）和饮食的相互作用。SAT 脂肪抽吸术被用于高脂食物（占摄入能量的 50%）喂养的成年雌性叙利亚仓鼠身上，其结果与用高脂或低脂（占摄入能量的 12.5%）喂养的非手术动物做比较。术后 3 个月内没有明显的 SAT 重新生长，但在进行了脂肪切除手术或非手术的动物身上高脂饮食引起了类似的体重和体脂水平变化。与用高脂或低脂饮食喂养的非手术动物相比，进行了脂肪切除手术的动物的体脂含量中有更多的腹内脂肪、更高的胰岛素指数、明显的肝脂含量增长趋势以及血清甘油三酯的显著提高。因此，脂肪切除手术引起了代偿性的脂肪堆积，暗示总体脂肪质量的调节。连同高脂饮食，这些进行了脂肪切除的仓鼠出现了代谢综合征、严重的高甘油三酯血症、腹内脂肪的相对增长和胰岛素抵抗特性。研究者的结论是，SAT 通过过多摄取能量的处理和储存，充当一个代谢库来防止发生代谢综合征。

研究人员将体重 / 脂肪调节机制和代偿性脂肪组织生长的研究应用于切除双侧附睾脂肪垫的威斯塔（Wistar）成年雄性鼠身上[25]。虽然切除脂肪组和非手术组在前 4 周摄取食物以及术后 8~10d 内能量消耗大致相同，但与术后 29~31d 的非手术组实验鼠相比，接受脂肪移除手术鼠身上检测的代谢性体重产热呈细微但显著增长。术后 4 周可见脂肪垫特有的代偿性生长。与非手术组实验鼠相比，接受脂肪移除手术鼠的代偿性脂肪垫中，分布在腹膜后的脂肪细胞体积有增大趋势，但腹股沟脂肪中却没有该变化。研究者的结论是，脂肪切除术后的代偿性生长可能在某种程度上通过体液传播因子被抑制。

研究人员在用高脂高胆固醇饮食喂养的肥胖雌性 Sprague-Dawley 大鼠身上研究了脂肪切除手术后影响脂类和碳水化合物代谢的基因表达谱的机制[26]。研究表明，与非手术鼠相比，进行了脂肪移除手术组的食物摄取没有显著不同，但增强了肝脏合成代谢途径。手术 8 周后与非手术组相比，被移除脂肪的动物显示出明显更高的身体和肝脏重量、肝脏与身体重量比、肝脏脂肪堆积和血清胰岛素水平。这些代谢变化归因于体液中的脂联素（一种来源于脂肪组织特有的脂肪因子）水平的降低。

29.3 脂肪切除手术的临床研究

以往观点认为，脂肪切除术后脂肪组织减少是持久的，但上述实验研究挑战了该观点[22-26]。术后脂肪组织的变化由复杂的反馈机制所调节，代偿性脂肪和体重的增长会在几周内出现，这种机制的分子基础还需要进行进一步的研究。减少

的脂肪通常是通过扩大剩余的脂肪库来代替的，而不是切除组织的重新生长。

在过去的 20 年里，一些前瞻性的临床研究已经验证了脂肪抽吸术在人体的作用，但结果是相互矛盾的[27]。最近，笔者进行了系统性回顾，目的是研究腹部脂肪切除术（脂肪抽吸术或腹壁整形术）对体重的影响[28]。纳入评价系统包括：具有前瞻性设计并只报告女性患者以及最少 3 个月的随访研究。那些在腹部以外进行脂肪抽吸手术，伴有并发症（糖尿病），配合体重管理策略（饮食、锻炼或药物治疗）或者数据重复的研究被排除在评价系统之外（图 29.1）。研究主要关注的结果是 BMI 的变化。

系统评价包括了 11 项研究，根据随访的时间被分成 3 组：短期(3~4 个月)、中期(6~11 个月)和长期 (≥ 12 个月) (表 29.1)。所有研究均为腹部脂肪抽吸，其中 9 项为大体积脂肪抽吸，3 项同时进行了腹壁整形术。短期随访组 3 项研究包含 145 名患者[29-31]。在每项研究中都报告了显著的 BMI 变化，与脂肪切除的重量相对应。中期随访组 242 例患者的结果与之相似，除了一项包括正常体重受试者的研究（此研究采用了小体积的脂肪抽吸手术）[32-36]。

但是，只包含 34 名患者的 3 项长期随访研究结果却是不确定的，其中 1 项研究报告中穆罕默德等[37-39]研究中的 7 名受试者，在脂肪抽吸后的 10 周和 21~48 个月中保持了一样的体重和脂肪分布。相反，里莫塔（Rinomohta）等研究的 7 名患者在接受腹壁整形术 18 个月后体重增加，同时在一个有 20 名患者的类似研究中，他们随访了接近 2 年，BMI 并没有显著变化[38, 39]。研究者的结论是，对于超重和肥胖的女性患者行腹部脂肪切除术后，脂肪切除量对体重和 BMI 的减少没有任何长期的益处。这种"脂肪切除术效应"似乎在 1 年后就会消退。

这些发现得到了埃尔南德斯（Hernandez）等[40]一项随机对照试验的支持。该研究包含 32 名健康的绝经前女性（18~50 岁），体重稳定至少 3~6 个月，BMI 为 22~27kg/m²，随机选择进行脂肪抽吸或不接受治疗。14 例患者在大腿和臀部进行脂肪抽吸术，其中 11 例患者同时在下腹部进行脂肪抽

表 29.1 系统综述结果

作者	年份	研究类型	N	年龄 / y	干预	切除重量 / g	随访 / 月	BMI 变化	减重 / kg	生活方式（饮食、运动）
Klein et al.	2004	PC	8	42.0 ± 3.0	LVL	$16{,}000 \pm 1000$	2.5~3	SI	6.3	没有变化
D' Andrea et al.	2005	PC	123	32~40[+]	LVL	4984 ± 821	3	SI	N/A	没有变化
Giese et al.	2001	PC	14	39.4 ± 6.8	LVL	6100 ± 1200	4	SI	6.4	没有变化
Giugliano et al.	2004	PC	30	37.0 ± 4.5	CL	3540 ± 890	6	SI	3	均衡饮食
Busseto et al.	2008	PC	15	39.1 ± 10.1	LVL	$16{,}300 \pm 4300$	6	SI	8.8	没有变化
Montoya et al	2009	RCT	19	35.8 ± 10.2	CL	2445 ± 1420	6	SI	4.6	没有变化
Benatti et al.	2012	RCT	18	20~35[+]	CL	1240 ± 364	6	NS	0.8	没有变化
Swanson	2012	PC	94	40.6 ± 11.1	CL	2920 ± 1075	6	SI	1	没有变化
			66	43.5 ± 10.1	Ab/plasty+CL	$1900 \pm 900/$ 2500 ± 900	9	SI	2	
Mohammed et al.	2008	PC	7[a]	N/A	LVL	9400 ± 1800	21~48	SI	N/A	没有变化
Rinomohta et al.	2008	PC	7	35.6 ± 6.2	Ab/plasty	1770 ± 1040	18	SW	-4.3	N/A
Cintra et al	2012	PC	20	40.1 ± 8.0[b]	Circ.Ab/plasty	N/A	20.3 ± 13.6	NS	N/A	N/A

PC 前瞻性队列研究，RCT 随机对照试验，LVL 大量吸脂，CL 传统吸脂术，Ab/plasty 腹壁整形术，Circ 环周式整形，BMI 体重指数，m 月份，N/A 无法获取数据，SI 明显改善，NOT 无明显改善，SW 明显恶化

a. 研究中有 3 名患者患有 2 型糖尿病
b. 随访年龄

吸术，18 例患者为对照组。两组基线特征相似，但对照组的体重略高（脂肪抽吸组 62.6kg，对照组 69.2kg；p=0.01）、脂联素水平较低、血清葡萄糖水平较高。尽管脂肪抽吸术 (2936 ± 272mL) 在 6 周内减少了体脂和总脂肪量，但这些差异在 6 个月后逐渐减少，1 年后不再显著。通过双能量 X 射线吸收测量和镁 – 核磁共振成像 (MRI) 的测量结果显示，在髋部和大腿上的脂肪抽吸区保持了 1 年的减脂，而腹部区域显示了优先的脂肪堆积，在其他上半身区域也有类似的趋势。有趣的是，内脏脂肪库的磁共振成像显示了与皮下脂肪库相似的体积变化，即脂肪切除术组的内脏脂肪比对照组增加更为明显 (13% 与 7.9%；p=0.62)。值得注意的是，脂肪抽吸患者的腹部内脏脂肪比对照组基线水平的脂肪堆积更多。

另一项临床试验显示，在腹部脂肪抽吸手术 6 个月后，内脏脂肪代偿性增加[35]。对 36 个健康的、正常体重的、不运动的女性 (20~35 岁，BMI = 23.1 ± 1.6kg/m²) 进行了小体积的腹部脂肪抽吸 (1240.3 ± 363.6mL)。手术后 2 个月，受试者被随机分配到训练（TR）组或非训练（NT）组。虽然两组脂肪抽吸手术后 6 个月都报告了皮下脂肪的持续减少，但 NT 组显示了内脏脂肪与基线相比明显增加了 10%，而 TR 组则保持不变。此外，与 TR 组相比，NT 组减少了能量消耗。因此，虽然这项研究没有发现任何证据表明脂肪抽吸部位的脂肪会重新生长，然而内脏脂肪会代偿性增长，这可能会被体力活动所抵消。

蒙托亚（Montoya）等[34]也报告了一组 31 名女性的内脏脂肪的研究，她们在接受脂肪抽吸术后被随机分配到奥利司他（Orlistat）组（n=12）或平衡饮食组（n=19）。虽然两组在手术后 6 个月的体重、BMI 和腰围都有显著的降低，但计算机断层扫描发现内脏脂肪区域与基线水平没有统计学差异。

斯旺森（Swanson）调查了一组非肥胖患者脂肪切除术（脂肪抽吸和 / 或腹壁整形术）的效果[36]。178 名女性接受了下半身脂肪抽吸手术（其中 67 名女性接受了下半身和上半身的手术），术后随访至少 3 个月，标准摄像的情况下观察发现，下半身手术区域表现出稳定而良好的效果。其中 46

名患者的长期随访（手术后 1 年或更长时间）也显示了类似的结果。虽然这项研究的目的并不是为了研究脂肪再分配的问题，但研究者比较了一组 67 名接受过脂肪抽吸手术和 / 或腹壁整形手术并同时做过乳房手术的女性患者，与 78 名单独进行了乳房手术的女性相比，结果没有显著性差异，因此，这些结论的有效性和可靠性值得怀疑[41]。

在一些回顾性研究中，大量的患者（近 40%）被报道，腹部、侧腰部或大腿 / 臀部脂肪抽吸术后的代偿性脂肪生长也出现在了上半身（如胸部）[42-44]。这一结果是在传统的和辅助脂肪抽吸手术之后发现的，其原因可能是脂肪抽吸术后雄激素和雌激素比例的改变[42, 43]，另一种可能的解释是脂肪抽吸术后的体重增加和未被脂肪抽吸区域的脂肪再分布。

总的来说，脂肪抽吸术似乎能在脂肪抽吸部位达到理想的长期审美效果，但同时也伴随着未被脂肪抽吸区域的皮下和内脏脂肪库的代偿性生长。从长期来看，脂肪抽吸并不能改善体重，也不是改善肥胖的一种完美选择。

29.4　讨论

脂肪抽吸术是世界上最常见的美容外科手术之一，但它的功能作用和对健康的长期影响仍不清楚。脂肪组织具有一种由能量平衡机制调节的独特的可塑性。脂肪细胞通过改变其大小来适应不同的营养和生理条件，而它们的总数量保持稳定（即使每年有 8% 的脂肪细胞被更新）[17]。为了应对营养过剩，脂肪组织最初会过度增长，直到达到临界阈值时才会释放出引发增生的信号[19]。因此，通过脂肪抽吸或脂肪切除术，物理移除是减少脂肪细胞绝对数量的唯一选择。

遗憾的是，脂肪组织的减少并不伴随着体重的长期减少。身体脂肪的立即减少会在短期内减轻体重，但似乎也会引发反馈机制，从而导致体内脂肪在长时间后恢复[45]。在动物研究中，脂肪质量的重新增长主要源于在原有脂肪库中的代偿性脂肪生长，其会在几周到几个月内发生[22-27, 40]。而在人类中，这个过程可以持续 1 年。然而，大多数接受脂肪抽吸手术的患者对手术及其结果都很满意。布劳顿（Broughton）等[46]的一项调查显示，脂肪抽吸手术后的满意率可达 80%，尽管 43% 的患者反映体重增加，其中 56% 的患者在手术后 6 个月体重增加了 2.27~4.54kg（5~10 磅）。

体重调控和脂肪调节的机制仍不明确。阿迪波斯塔特（Adipostat）理论认为，"理想的"体重是由多个补偿机制来调节的，这些机制是由总能量储备所触发的。阿迪波斯塔特（Adipostat）认为，可以由基因决定，由脂肪组织分泌的细胞因子调节，或由褐色脂肪组织的热生成机制调节[47]。

脂肪抽吸引起的能量储备突然下降可能会引发多重代偿机制，最终导致体内脂肪的再分布和体重重新增长。此外，能量不平衡是另一个重要原因。当然，在体重显著减轻之前，诱导负能量平衡可以改善代谢功能障碍[48]。贝纳蒂（Benatti）等[35]的临床试验结果支持了负能量平衡的重要性，通过定期锻炼来调节，以维持脂肪抽吸的积极效果。能量消耗的减少（而不是增加的能量摄入）可以解释在非训练组患者身上观察到的体脂恢复，与试验数据相类似[49]。由脂肪抽吸引起的脂肪直接减少对术后能量消耗的降低起到了一定的作用，因为没有观察到食物摄入、瘦体或瘦素水平发生变化。进一步的研究应全面探索脂肪抽吸引发能量消耗降低的潜在机制。

为了避免以往研究的缺陷，笔者提出了一些对未来研究的建议，以便更好地解决脂肪抽吸对体重、脂肪库和组分的影响问题。拥有足够数量的参与者和控制一系列混杂变量的前瞻性研究是最重要的。因此，建议进行临床试验或控制良好的对照研究。为了阐明手术引起脂肪缺失后的脂肪组织适应情况，还需要进行长期的随访。研究参与者基础体重的一致性将提高结果的有效性，并允许他们对相应的人群进行归纳。干预前后的营养和运动情况也是重要的混杂因素，这些因素可以直接影响脂肪组织的功能，从而影响脂肪抽吸手术的测量效果。因此，恰当的研究设计是必要的，通过增加身体活动和 / 或改变他们的饮食，把研究参数中，脂肪抽吸手术后影响患者自尊心的潜在混杂因素放在考虑范围之内。最后，在设计研究和参与者登记之前，应该清楚地提出关心的问题，之后重点评估参与者脂肪抽吸手术后的体重和脂肪再生长或脂肪代偿性生长情况。

结论

脂肪抽吸术是一种非常受欢迎的手术，可以去除大量的皮下脂肪。目前的数据不支持脂肪抽吸手术后长期的减肥效果。身体脂肪的移除能在短期内减轻体重，但似乎也会触发反馈机制，从而使身体脂肪和体重在长时间后重新恢复。这一过程会引起脂肪再分布，主要表现为在未行脂肪抽吸的部位发生脂肪蓄积。需要额外的临床研究和充足的随访期来确定脂肪抽吸术对体重和身体脂肪构成的长期影响。

参考文献

[1] Obesity: preventing and managing the global epidemic: report of a WHO consultation. WHO technical report series 894. Geneva: World Health Organization;2000.

[2] Haslam DW, James WP. Obesity. Lancet. 2005;366(9492):1197–1209.

[3] Keys A, Fidanza F, Karvonen MJ, Kimura N,Taylor HL. Indices of relative weight and obesity.J Chronic Dis. 1972;25(6):329–343.

[4] Van Gaal LF, Mertens IL, De Block CE. Mechanisms linking obesity with cardiovascular disease. Nature.2006;444(7121):875–880.

[5] Calle EE, Rodriguez C, Walker-Thurmond K,Thun MJ. Overweight, obesity, and mortality from cancer in a prospectively studied cohort of U.S.adults. N Engl J Med. 2003;348(17):1625–1638.

[6] Emerging Risk Factors Collaboration, Wormser D,Kaptoge S, Di Angelantonio E, Wood AM, Pennells L, Thompson A, Sarwar N, Kizer JR, Lawlor DA,Nordestgaard BG, Ridker P, Salomaa V, Stevens J,Woodward M, Sattar N, Collins R, Thompson SG,Whitlock G, Danesh J. Separate and combined associations of body-mass index and abdominal adiposity with cardiovascular disease: collaborative analysis of 58 prospective studies. Lancet. 2011;9771:1085–1095.

[7] Clinical guidelines on the identifi cation, evaluation,and treatment of overweight and obesity in adults–the evidence report. National Institutes of Health.Obes Res. 1998;6 (Suppl 2):51S–209S.

[8] Allison DB, Fontaine KR, Manson JE, Stevens J,VanItallie TB. Annual deaths attributable to obesity in the United States. JAMA. 1999;282(16):1530–1538.

[9] Kershaw EE, Flier JS. Adipose tissue as an endocrine organ. J Clin Endocrinol Metab. 2004;89(6):2548–2556.

[10] Jensen MD. Role of body fat distribution and the metabolic complications of obesity. J Clin Endocrinol Metab. 2008;93(11 Suppl 1):S57–63.

[11] Ahima RS. Adipose tissue as an endocrine organ. Obesity (Silver Spring). 2006;14 Suppl 5:242S–249.

[12] Salehi-Abargouei A, Maghsoudi Z, Shirani F,Azadbakht L. Effects of Dietary Approaches to Stop Hypertension (DASH)-style diet on fatal or nonfatal cardiovascular diseases–incidence: a systematic review and meta-analysis on observational prospective studies. Nutrition. 2013;29(4):611–618.

[13] Vissers D, Hens W, Taeymans J, Baeyens JP,Poortmans J, Van Gaal L. The effect of exercise on visceral adipose tissue in overweight adults: a systematic review and meta-analysis. PLoS One. 2013;8(2),e56415.

[14] Yamaoka K, Tango T. Effects of lifestyle modifi cation on metabolic syndrome: a systematic review and metaanalysis.BMC (BioMed Central) Med. 2012;10:138.http://biomedcentral.com/1741-7015/10/138 .Accessed 11 Apr 2015.

[15] Dunkley AJ, Charles K, Gray LJ, Camosso-Stefi novic J, Davies MJ, Khunti K. Effectiveness of interventions for reducing diabetes and cardiovascular disease risk in people with metabolic syndrome: systematic review and mixed treatment comparison metaanalysis. Diabetes Obes Metab. 2012;14(7):616–625.

[16] Gloy VL, Briel M, Bhatt DL, Kashyap SR, Schauer PR, Mingrone G, Bucher HC, Nordmann AJ. Bariatric surgery versus non-surgical treatment for obesity:a systematic review and meta-analysis of randomized controlled trials. Br Med J. 2013;347:f5934.

[17] Spalding KL, Arner E, Westermark PO, Bernard S,Buchholz BA, Bergmann O, Blomqvist L, Hoffstedt J, Naslund E, Britton T, Concha H, Hassan M, Rydén M, Frisén J, Arner P. Dynamics of fat cell turnover in humans. Nature. 2008;453(7196):783–787.

[18] Bjorntorp P, Carlgren G, Isaksson B, Krotkiewski M,Larsson B, Sjostrom L. Effect of an energy-reduced dietary regimen in relation to adipose tissue cellularity in obese women. Am J Clin Nutr. 1975;28(5):445–52.

[19] Krotkiewski M, Bjorntorp P, Sjostrom L, Smith U. Impact of obesity on metabolism in men and women. Importance of regional adipose tissue distribution.J Clin Invest. 1983;72(3):1150–1162.

[20] Tchoukalova YD, Votruba SB, Tchkonia T,Giorgadze N, Kirkland JL, Jensen MD. Regional differences in cellular mechanisms of adipose tissue gain with overfeeding. Proc Natl Acad Sci U S A.2010;107(42):18226–18231.

[21] Kennedy GC. The role of depot fat in the hypothalamic control of food intake in the rat. Proc R Soc Lond B Biol Sci. 1953;140(901):578–596.

[22] Mauer MM, Bartness TJ. Fat pad-specifi c compensatory mass increases after varying degrees of lipectomy in Siberian hamsters. Am J Physiol. 1997; 273(6Pt 2):R2117–2123.

[23] Liszka TG, Dellon AL, Im M, Angel MF, Plotnick L. Effect of lipectomy on growth and development of hyperinsulinemia and hyperlipidemia in the Zucker rat. Plast Reconstr Surg. 1998;102(4):1122–1127.

[24] Weber RV, Buckley MC, Fried SK, Kral JG.Subcutaneous lipectomy causes a metabolic syndrome in hamsters. Am J Physiol Regul Integr Comp Physiol. 2000;279(3):R936–943.

[25] Hausman DB, Lu J, Ryan DH, Flatt WP, Harris RB.Compensatory growth of adipose tissue after partial lipectomy: involvement of serum factors. Exp Biol Med (Maywood). 2004;229(6):512–520.

[26] Ling BL, Chiu CT, Lu HC, Lin JJ, Kuo CY, Chou FP.Short and long-term impact of lipectomy on expression profi le of hepatic anabolic genes in rats: a high fat and high cholesterol diet-induced obese

model.PLoS One. 2014;9(9), e108717.

[27] Seretis K, Goulis DG, Koliakos G, Demiri E. Weight reduction following abdominoplasty: a systematic review. Plast Reconstr Surg. 2013;132(2):314e–6.

[28] Shi H, Strader AD, Woods SC, Seeley RJ. Sexually dimorphic responses to fat loss after caloric restriction or surgical lipectomy. Am J Physiol Endocrinol Metab. 2007;293(1):e16–326.

[29] Giese SY, Bulan EJ, Commons GW, Spear SL, Yanovski JA. Improvements in cardiovascular risk profi le with large-volume liposuction: a pilot study. Plast Reconstr Surg. 2001;108(2):510–519.

[30] Klein S, Fontana L, Young VL, Coggan AR, Kilo C, Patterson BW, Mohammed BS. Absence of an effect of liposuction on insulin action and risk factors for coronary heart disease. N Engl J Med. 2004;350(25):2549–2557.

[31] D'Andrea F, Grella R, Rizzo MR, Grella E, Nicoletti G, Barbieri M, Paolisso G. Changing the metabolic profi le by large-volume liposuction: a clinical study conducted with 123 obese women. Aesthetic Plast Surg. 2005;29(6):472–478.

[32] Giugliano G, Nicoletti G, Grella E, Giugliano F, Esposito K, Scuderi N, D'Andrea F. Effect of liposuction on insulin resistance and vascular infl amatory markers in obese women. Br J Plast Surg. 2004;57(3):190–194.

[33] Busetto L, Bassetto F, Zocchi M, Zuliani F, Nolli ML, Pigozzo S, Coin A, Mazza M, Sergi G, Mazzoleni F, Enzi G. The effects of the surgical removal of subcutaneous adipose tissue on energy expenditure and adipocytokine concentrations in obese women. Nutr Metab Cardiovasc Dis. 2008;18(2):112–120.

[34] Montoya T, Monereo S, Olivar J, Iglesias P, Diaz P. Effects of orlistat on visceral fat after liposuction. Dermatol Surg. 2009;35(3):469–474.

[35] Benatti F, Solis M, Artioli G, Montag E, Painelli V, Saito F, Baptista L, Costa LA, Neves R, Seelaender M, Ferriolli E, Pfrimer K, Lima F, Roschel H, Gualano B, Lancha Jr A. Liposuction induces a compensatory increase of visceral fat which is effectively counteracted by physical activity: a randomized trial. J Clin Endocrinol Metab. 2012;97(7):2388–2395.

[36] Swanson E. Photographic measurements in 301 cases of liposuction and abdominoplasty reveal fat reduction without redistribution. Plast Reconstr Surg.2012;130(2):311e–322.

[37] Mohammed BS, Cohen S, Reeds D, Young VL, Klein S. Long-term effects of large-volume liposuction on metabolic risk factors for coronary heart disease. Obesity (Silver Spring). 2008;16(12):2648–2651.

[38] Rinomhota AS, Bulugahapitiya DU, French SJ, Caddy CM, Griffi ths RW, Ross RJ. Women gain weight and fat mass despite lipectomy at abdominoplasty and breast reduction. Eur J Endocrinol.2008;158(3):349–352.

[39] Cintra W, Modolin M, Faintuch J, Gemperli R, Ferreira MC. C-reactive protein decrease after postbariatric abdominoplasty. Infl ammation. 2012;35(1):316–320.

[40] Hernandez TL, Kittelson JM, Law CK, Ketch LL, Stob NR, Lindstrom RC, Scherzinger A, Stamm ER, Eckel RH. Fat redistribution following suction lipectomy:defense of body fat and patterns of restoration.Obesity (Silver Spring). 2011;19(7):1388–1395.

[41] Gurunluoglu R. Discussion: photographic measurements in 301 cases of liposuction and abdominoplasty reveal fat reduction without redistribution. Plast Reconstr Surg. 2012;130(2):323e–324.

[42] Frew KE, Rossi A, Bruck MC, Katz BE, Narins RS. Breast enlargement after liposuction: comparison of incidence between power liposuction versus traditional liposuction. Dermatol Surg. 2005;31(3):292–296.

[43] Yun PL, Bruck M, Felsenfeld L, Katz BE. Breast enlargement observed after power liposuction: a retrospective review. Dermatol Surg. 2003;29(2):165–167.

[44] van der Lei B, Halbesma GJ, van Nieuwenhoven CA, van Wingerden JJ. Spontaneous breast enlargement following liposuction of the abdominal wall:does a link exist? Plast Reconstr Surg. 2007;119(5):1584–1589.

[45] Mauer MM, Harris RB, Bartness TJ. The regulation of

total body fat: lessons learned from lipectomy studies. Neurosci Biobehav Rev. 2001;25(1):15–28.

[46] Broughton 2nd G, Horton B, Lipschitz A, Kenkel JM, Brown SA, Rohrich RJ. Lifestyle outcomes,satisfaction, and attitudes of patients after liposuction:a Dallas experience. Plast Reconstr Surg.2006;117(6):1738–1749.

[47] Gesta S, Bluher M, Yamamoto Y, Norris AW, Berndt J, Kralisch S, Boucher J, Lewis C, Kahn CR. Evidence for a role of developmental genes in the origin of obesity and body fat distribution. Proc Natl Acad Sci U S A. 2006;103(17):6676–6681.

[48] Henry RR, Scheaffer L, Olefsky JM. Glycemic effects of intensive caloric restriction and isocaloric refeeding in noninsulin-dependent diabetes mellitus. J Clin Endocrinol Metab. 1985;61(5):917–925.

[49] Harris RB, Hausman DB, Bartness TJ. Compensation for partial lipectomy in mice with genetic alterations of leptin and its receptor subtypes. Am J Physiol Regul Integr Comp Physiol. 2002;283(5):R1094–1103.

第 30 章　腹外斜肌腱膜折叠腹壁整形术后患者的肺通气功能

丹尼尔·M. 利比（Daniel M. Libby），劳拉·J. 利比（Laura J. Libby）著

30.1　肺的生理学

肺的呼吸功能是指从空气中吸入氧气并且呼出代谢产生的二氧化碳。通气血流比是指肺泡气体与肺泡毛细血管血流之间气体的有效交换。通气血流不匹配和通气不足的首要原因是缺氧或高碳酸血症。氧气与二氧化碳在肺泡毛细血管膜的扩散也是原因之一。氧气通过肺泡 I 型上皮细胞壁，到达由上皮细胞和内皮细胞形成的基底膜和毛细血管内皮细胞，再到达肺泡毛细血管内的血浆，最后进入红细胞胞质（图 30.1）[1]。

了解肺支气管树的结构及其气体交换单位，有助于清楚了解肺通气、血流和气体交换方面的决定因素，并进行科学的评估。

30.1.1　肺量测定、肺容量和肺弥散功能

肺总量（TLC）代表肺最大吸气后肺内的最大容积（图 30.2）。肺活量（VC）是指人体可以从肺总量里用力呼出的气体的容积。在肺活量以后残存于肺内的容积，称为残气量（RV）。平静呼吸时肺呼出的气体容积，称为潮气量（VT）。功能残气量（FRC）代表平静呼吸时残留肺内的气体容积，不同于代表最大呼气后残留于肺内气体容积的残气量。图 30.2 同样说明了补吸气量（IRV）和补呼气量（ERV）。补吸气量是在潮气量后肺能最大吸入的气体容积。补呼气量是在潮气量后肺能最大呼出的气体容积。

肺量测定可以简单、安全地评估肺功能。但在某些不能遵照技师要求完成测量的情况下，如精神状态改变、不配合、体力受限、张口过小或者肌肉营养不良、活动疼痛和恶心等情况，都可能影响测量结果的准确性和可重复性。

肺量测定可以通过测量用力肺活量（FVC）即最大吸气后用力呼出的气体体积，和 1s 用力呼气量（FEV$_1$）即在用力肺活量的第 1 秒呼出的气体体积来确定。用力肺活量还可以测定其他两个数值，即用力肺活量在 25%~75% 之间时用力呼气流量的平均流速（FEF25%~75%），以及测定用力肺活量时呼气流量最快时的瞬间流速，即呼气流量峰值（PEF）。FEF25%~75% 减少表明小气道功能障碍，但是这一数值容易变化，并且依赖呼气时间，并不仅仅反映小气道情况，不能单独评价。对于哮喘的患者，还可以通过手持式峰值流量检测器进行 PEF 的床旁或者在家检测，反映大气道直径的变化。PEF 相比 FEV$_1$ 更加依赖力量和技术，可靠性差。

肺量测定用来判断 FVC、FEV$_1$ 和 FEV$_1$/FVC 比值的减少。在评价肺通气功能时通常首先检测 FEV$_1$/FVC 比值，如果比值低于正常，可以诊断为气道阻塞。阻塞的严重程度可以通过进一步测定 FEV$_1$% 来评价。需要注意的是，FEV$_1$/FVC 比值随年龄的增长而下降，20 岁左右的正常值是 85%，而 80 岁的平均值仅为 73%。随着年龄增长而发生的气流量的变化，与肺容量的减少有关，FEV$_1$/FVC 比值减少与肺组织弹性回缩下降有关。

肺泡壁横截面

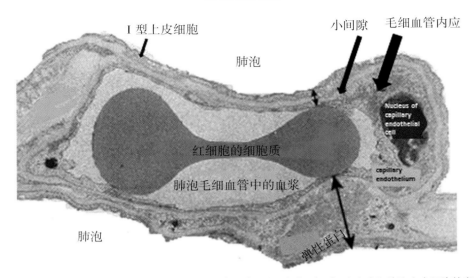

图 30.1　肺泡壁横截面。小的双箭头是肺泡壁的薄边。氧在肺泡腔通过 I 型上皮壁→间质（由上皮细胞和内皮细胞基底层堆积而形成）→毛细血管内皮→肺泡毛细血管中的血浆→红细胞的细胞质。长双箭头表示气体交换较厚的一侧，其中肺泡上皮与肺泡毛细血管内皮之间的间隙因弹性蛋白、胶原蛋白和基质的堆积而增厚

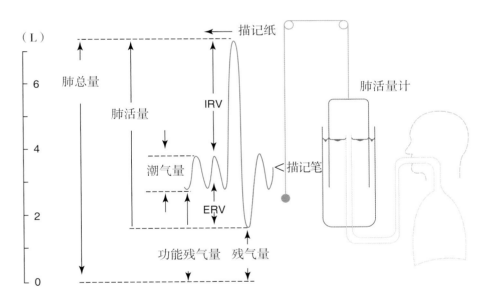

图 30.2　肺总量（TLC）代表深吸气后肺内最大容量。IRV 补吸气量，ERV 补呼气量

在限制性肺疾病中，FEV_1/FVC 比值无明显变化。通过肺总量（TLC）低于预测值的第 5 百分位数来诊断。肺活量测定无法测定 TLC，所以经常用 FVC 来检测，正常的 FVC 可以消除限制性通气障碍，诊断准确率在 95%，FVC 减少不能诊断受限。这是因为尽管 TLC 正常，在小气道关闭或者肺实质非交通性大疱等情况下，未进行用力吸气和呼气时，肺活量减少，残气量增加。

支气管扩张剂试验可以用来检测有无气道梗阻，当应用支气管扩张剂后通气改善。使用沙丁胺醇喷雾，2 泵剂量。FEV_1 增加 12% 以上或 FVC 超过绝对值 200mL，则为试验阳性。

肺量测定可以测量最大通气量（MVV），即 1min 内最大吸入或者呼出的气体总量。MVV 用来

表示呼吸肌的力量、肺和胸廓顺应性、气道阻力和神经调控机制。健康年轻男性和成人女性，平均 MVV 是 170L/min 和 110L/min。慢性阻塞性肺疾病、年龄增加和神经肌肉无力的情况下，MVV会降低。

肺量测定还可以用来评价胸外上气道梗阻，比如气管软化，声带异常（麻痹、水肿、肿瘤和声带功能障碍），甲状腺肿瘤，喉水肿（血管性水肿、拔管后、烧伤），会厌炎，扁桃体炎，咽后脓肿和异物。流速容量环，从属于肺量测定，在诊断上呼吸道梗阻方面比其他检测更有价值，比如 FEV_1 和 FVC 在气道直径指数窄时仍旧可能无变化。胸外上呼吸道梗阻中吸气回路变平，在胸内上呼吸道梗阻中呼气回路变平（图 30.3）。

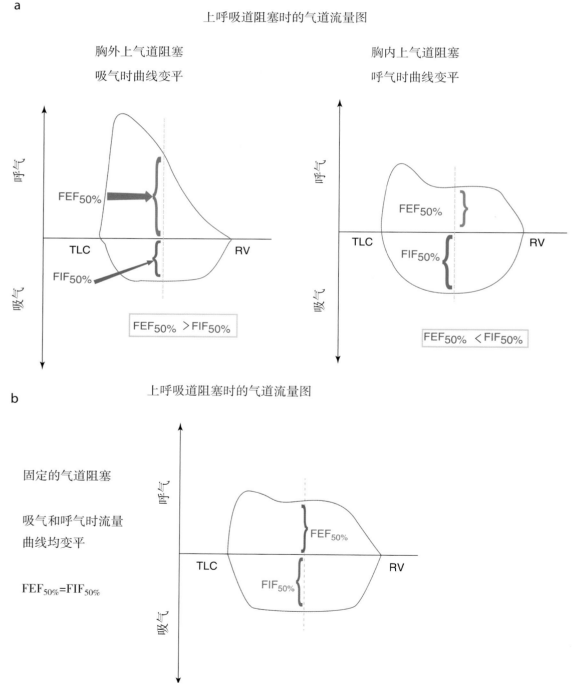

图 30.3　（a）胸外和胸内上呼吸道阻塞的流速容量环。（b）顽固的上呼吸道阻塞的流速容量环

肺量测定虽然有价值，在诊断上呼吸道梗阻时还是需要验证性检查，如胸颈部 CT、喉镜或支气管镜检查等更直接可视化的证据。

肺量测定不能检测 FRC、RV 和 TLC，因为无法测量用力呼气后肺内的残气量（RV）。FRC 可以通过两个基于波耳定律的公式进行计算：

$$PV=k$$

（P= 压力；V= 体积；k=a，代表系统的压力和体积的恒定值，只要温度不变，系统的能量和 k 值就是恒定的）

对于固定量的理想气体，在一定的温度下，压力和体积成反比。因此，一个充满气体的容器，如果体积缩小，压力也会相应增加，反之亦然。

FRC 可以用氦稀释法或用体描仪来测定。氦稀释法是检测者连接一个已知体积和氦气浓度的肺活量计，然后开始呼吸，直到肺活量计和肺内的氦气浓度相同。过程中通过收集呼出的二氧化碳（通过碱石灰吸收）和加入氧气来保持体积恒定。测量氦气起始浓度（C_1）和最终浓度（C_2）。一旦达到平衡，由于氦气很难被吸收，所以氦气总量是恒定的。

患者正常呼气时被连接至该装置，此时肺内气体量为 FRC（功能残气量）。FRC 可以通过公式计算：$C_1 \times V_1=C_2 \times (V_1+V_2)$。$V_1$ 代表肺活量计的气体体积，V_2 代表气体总量（FRC+V_1）。氦稀释法在阻塞性肺疾病患者中不适用，因为氦气不能完全分布于肺内的各个部位，此时，体描仪测量会更为准确。

使用体描仪时，请测试者在正常呼气末，坐在一个密闭的箱子内，用活塞关闭通气口，再让测试者深吸气。由于测试者用力吸气，肺扩张，气体进入肺部，肺容量稍有增大，密闭箱子内的气压会略微增加。波耳定律（恒温状态下压力乘以体积恒定）可以用来计算体描仪的体积变化。方程式是 $P_1V_1=(V_1-\Delta V)$。

P_1 和 P_2 分别代表密闭箱子内的前后压力，V_1 代表吸气前的气体体积，ΔV 代表密闭箱子内体积的变化（或者肺）。如果吸气时口腔压力的前后变化分别为 P_3 和 P_4，波耳定律可以用于对 FRC 的计算：$P_3V_2=P_4(V_2+\Delta V)$。

V_2 代表功能余气量。其他量之前已经计算得出，V_2 是唯一未知量。

因此，FRC 可以代表肺充满和排空后的变化，体描仪可以用来间接地计算气道阻力。在阻塞性

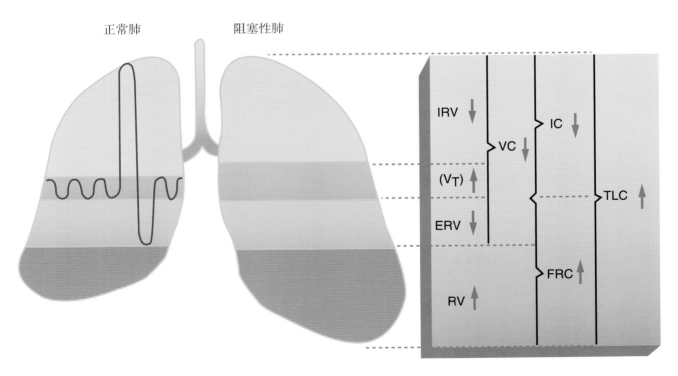

图 30.4　阻塞性肺

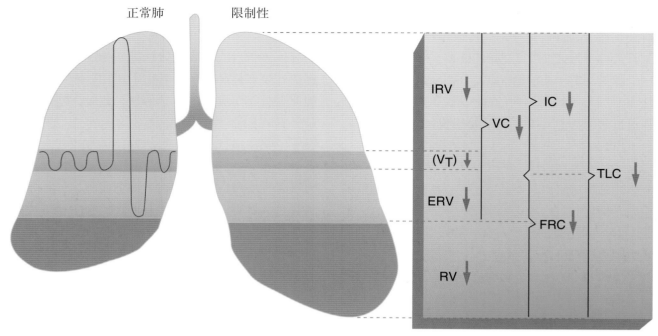

图 30.5 限制性肺

肺疾病中，如哮喘、COPD、肺气肿和支气管炎，FRC 会因呼气后气道不能排空，致气体仍有滞留而增加。

在阻塞性肺疾病中，残气量（RV）增加，功能残气量（FRC）增加，残气量 / 肺总量（RV/TLC）比值增加（图 30.4），肺活量（VC）、吸气量（IC）、补吸气量（IRV）和补呼气量（ERV）减少。

在限制性肺疾病中，肺活量（VC）、吸气量（IC）、残气量（RV）、功能残气量（FRC）、潮气量（VT）和肺总量（TLC）减少（图 30.5）。

限制性肺疾病包括肺纤维化、成人呼吸窘迫综合征和肺水肿。

30.1.2 弥散功能

氧气和二氧化碳通过简单的被动扩散穿过血气屏障。菲克扩散定律指出，气体转移入组织的速度与组织的面积和两侧的压力差成正比，与厚度成反比。

当测量弥散功能时，一氧化碳是一个很好的选择，因为它几乎完全转移但扩散受限。一氧化碳扩散能力（DL）等于每毫升每分钟的一氧化碳转移量除以一氧化碳分压差（肺泡气体压力 P_1 和毛细血管血液气体压力 P_2）。因为毛细血管血液中一氧化碳含量极低，其压力可以被忽略，方程式为 $DL=V_{CO}/Pa_{CO}$，Pa_{CO} 为肺泡一氧化碳分压。

通常毛细血管血液里的一氧化碳分压极低，可以被忽略。但在吸烟者中，碳氧血红蛋白水平可以增加，毛细血管血液中的一氧化碳分压就不能被忽略。弥散功能可以通过单次呼吸法或者稳态法测得。单次呼吸法中，检测者吸入稀释混合物（含有 0.3% 左右 CO），屏气 10s 后呼出，计算 CO 从肺泡气体中消失的速度。CO 浓度的计算可以通过红外线分析仪来完成。呼吸质谱仪也可以用来测量 CO。氦气也添加在混合气体中，通过氦稀释法来计算肺容量。

在稳态法中，测试者呼吸低浓度的 CO（0.1%）30s。此时气体达到稳态，通过肺泡气体收集，可以计算 CO 从肺泡气体中消失的速度。这个方法能更好地测定弥散功能，但是在测试过程中出现屏气动作，将会影响准确性。

30.2　胸腹部手术后肺部并发症

手术的类型、位置和麻醉方法决定了肺的风险。肺组织的切除是最大的风险，但是其他胸腹的手术也可能带来极大的肺部并发症风险。

COPD 和其他肺疾病的患者在术后发生肺功能损害的风险增加。胸部 X 线片异常改变、术前应用支气管扩张剂都会增加肺部并发症的风险，但是肺量测定不会增加该风险。

仅在麻醉方面，即使没有肌肉麻痹，也会造成功能残气量（FRC）明显下降。威斯布鲁克（Westbrook）等[2]发现，在麻醉后肺的收缩力增加、顺应性下降，这可能与胸壁的变化和低容量通气有关。

30.3　肺手术前的肺功能检测

肺量测定具有经济和简单的优点，测定可以确定患者是否可以耐受肺通气和/或切除。之前阐述的肺量测定指数可以用来进行这些预测。FEV_1 和 FEF25%~75% 可以反映气流，FVC 反映肺减少超过比例。FEV_1 减少评估可以有效预测肺切除术后并发症的发生。一氧化碳弥散量（DLCO）是测量肺泡膜 CO 的弥散能力，反映膜的完整性和肺毛细血管内的血流。如果预测值 FEV_1>21% 或 >60%、DLCO>60%、MVV>55%，术前不需要进一步做肺的检测，患者肺切除术后并发症的发生率较低。如果预测值 FEV_1 和 DLCO 均 <60%，则需要在肺切除术前做定性肺扫描来评估风险。

定量通气血流扫描使用标记吸入和注入的放射性元素，测量放射性元素在每个肺的分布，评价其占肺功能的比例。通常情况下，右肺占肺功能总量的 55%，左肺占 45%。

多种研究表明，预测术后 FEV_1<11 不宜手术。运动测试反映心肺储备，测试中被测试者在自行车或者跑步机上锻炼，监测其心率、血压、心电图、血氧饱和度。测量呼出气体、摄氧量（V_{O_2}）、最大摄氧量（V_{O_2max}）、二氧化碳排放量和每分通气量都可以被记录下来。

运动中摄氧量（V_{O_2}）增加到顶点后转入平台期，再增加运动量也不会提高摄氧量，这个点即最大

摄氧量。患有呼吸困难、COPD 或者疲劳可导致在达到最大摄氧量前即停止运动，此时的摄氧量称为峰值摄氧量。

两个值都与患者术后耐受程度有关。通常，最大摄氧量或者峰值摄氧量 <20mL/（kg·min），患者术后并发症的发生率和死亡率相对较低；但若最大摄氧量或峰值摄氧量 <10~15mL/（kg·min），并发症和死亡率都会增加。

在正规的肺量测定和运动试验之前，外科医生会用爬楼梯的方法来判断患者对手术的耐受情况。1968 年，范诺斯特兰（Van Nostrand）等[3]首次报道了爬楼梯方法，在 119 例接受肺切除的患者中术前不能爬 1 层楼者，有 50% 的死亡率。

标志呼吸肌力量的 MVV 减少也会增加术后并发症的发生率。但是，MVV 因为在很大程度上依靠患者的努力程度，并不是十分准确。DLCO 不是很明确，但是研究发现，DLCO 减少将导致肺部并发症发生率增加。

30.4　腹部手术对通气模式的影响

人们普遍认为，腹部手术后肺部并发症最常见的是与体温升高、肺炎和呼吸机使用时间延长相关的少量或大量的肺不张。术后 VT、TLC、FRC 和 VC 会减少，尤其是上腹部手术更为明显。膈肌运动减弱也会造成通气减少和依赖肺区扩张减弱。这部分膈肌功能的损失，可能与术后镇痛导致膈神经抑制和肠系膜神经丛受刺激有关。

具体地说，当手术部位在胸部，横膈膜和肋间肌反射性抑制，导致膈肌功能明显减弱。此外，疼痛、腹胀导致腹腔压力增加都会造成吸气减少，麻醉药和气腹影响肠道排空也会进一步限制膈肌功能。肺表面活性物质功能在术后也会改变引起肺不张。重要的是，咳嗽程度受损、呼吸道黏液和气道上皮的改变进一步导致肺部并发症的发生。气道上皮的纤毛、黏膜纤毛清除黏液和细菌的能力下降、气道里的其他碎片都可能导致肺黏液堵塞、肺不张、肺炎。

术中麻醉时间直接影响肺部并发症的发生率。许多研究表明，3h 是并发症发生的重要时间点，这是否与长时间手术后内在的复杂性和流体的变

化有关，或是与麻醉时间延长后的直接影响有关，仍是未知。

腹部手术后，腹式呼吸减弱，胸式呼吸增强，这种呼吸模式的变化持续到术后第 5 天。可以引起呼吸速率下降、潮气量减少，导致肺扩张不足。此外，多项研究表明[4]，上腹部手术后 FVC 和 FEV₁ 可以下降到术前的 60%，若切口更加靠近横膈膜，则可能进一步减少[5]。

多个研究显示，术后肺功能显示的肺总量减少与肺活量、功能残气量、吸气量、补呼气量减少有关[6]。检查时的体位也会对结果有影响，一项研究证明，20° 仰卧位与坐位相比影响更大。肺活量、功能残气量和补呼气量可以因为仰卧位而减少。减少量为 8% ~ 10%，可能与肺内血液的再分配有关。

几乎所有接受上腹部手术的患者，术后至少 7d 存在低氧血症，不能完全用通气不足解释，因为还存在低碳酸血症。缺氧可能与通气 – 弥散功能不匹配引起的反应性肺不张有关[7]。

几乎所有的术后患者，FVC 和 FEV₁ 显著减少到基准值的 60%~80%，并且可以诊断为低氧血症。在那些发展为术后肺不张的患者中，FVC 和 FEV₁ 会进一步减少。术前存在肺功能检查异常、COPD、肥胖、吸烟、延长麻醉时间等情况的患者术后易发生肺部并发症。

30.5 腹壁整形术后肺功能下降的生理机制

多个研究表明，在腹壁整形术后出现通气功能障碍，可以用肺量测定来明确测量。腹壁整形术后肺量减少是限制性损害引起的，用力肺活量（FVC）、肺活量、1s 用力呼气量（FEV₁）、吸气量、最大通气量、最大呼吸中段流量（FEF25~75mL/min）减少，FEV₁/FVC 比值相对正常。由于切口和肌肉腱膜收紧造成的力学改变，肿胀造成腹内压增加，手术后血流的改变，术后腹带压迫等，会继发腹壁整形术后肺功能受限。所有这些因素将减少腹壁的顺应性，影响通气。此外，术后的疼痛和麻醉药的使用也会增加对肺功能损害的影响。

腹壁整形术要收紧腹直肌前鞘，这个过程

中会造成横膈膜和肋间肌的收缩。罗德里格斯（Rodrigues）等[8]发现，腹外斜肌收紧并不会限制横膈膜的运动和进一步减少通气功能。他们的患者没有表现出术后腹内压增高，可能与腹外斜肌和腹内斜肌之间存在疏松结缔组织有关。即使术后出现炎症反应和血流改变，这层疏松结缔组织也可以使两层肌肉的滑动不受限。

FEV₁/FVC 比值减少反映了肺阻塞。限制性肺损伤时，两个数值同时减少，比值可能仍旧正常。患者过度换气、不能配合指令、神经肌肉无力、气道阻塞等可以造成 MVV 减少。肺量测定法可以反映腹内压增加、疼痛、体位等，对用力呼气、内在肌力、肺呼吸等的不良影响。由于疼痛、卧床、腹内压增高会在术后 1~2d 达到高峰，肺通气功能降低，术后 15d 逐渐恢复正常。

尽管对于相对健康的非肥胖症患者来说，肺通气功能减弱的情况会在术后 15d 逐渐恢复正常，但是仍然需要了解术后早期这些变化的生理机制。因为有时手术的患者可能会存在诸如慢阻肺、哮喘、心功能不全、病态肥胖症和其他疾病等情况，增加术后肺部并发症的风险。清楚地了解这些术后肺功能变化的生理机制，可以清楚地理解为什么慢性肺部疾病、并发症、手术时间长于 3h 这 3 个因素会大大增加术后发生肺部并发症的风险[9]。

特尔坎（Tercan）等[4]进行的前瞻性研究表明，尽管腹壁整形术中肌肉筋膜收紧影响横膈膜运动会造成一定程度的呼吸失代偿，但是术后 30d 的用力肺活量实际上是明显增加的。FRC 增加可能与肺功能改善有关。特尔坎（Tercan）等[4]推论，由于腹部脂肪组织增加造成腹直肌分离，当腹直肌腱鞘被收紧后，腹直肌的功能恢复，有效地收缩减少了呼吸肌的负担，增加了 FRC[2,4,10]。这可能是未来研究如何治疗肥胖症患者肺换气不足或通气障碍引起 ERV 减少的一个方向。

结论

腹壁整形术后早期肺量测定会有下降，并在健康非肥胖患者中逐渐恢复正常。年龄增加、原有肺疾病、手术时长超过 3h 等都可能增加术后发生肺部并发症的风险。

参考文献

[1]　Mason RJ, Broaddus VC, Martin T, King Jr TE, Schraufnagel D, Murray JF, Nadel JA, editors. Murray and Nadel's textbook of respiratory medicine. 5th ed.Philadelphia: Saunder; 2010.

[2]　Westbrook PR, Stubbs SE, Sessler AD, Rehder K,Hyatt RE. Effects of anesthesia and muscle paralysis on respiratory mechanics in normal man. J Appl Physiol. 1973;34(1):81–86.

[3]　Van Nostrand D, Kjelsberg MO, Humphrey EW. Preresectional evaluation of risk from pneumonectomy. Surg Gynecol Obstet. 1968;127(2):306–312.

[4]　Tercan M, Bekerecioglu M, Dikensoy O, Kocoglu H,Atik B, Isik D, Tercan A. Effects of abdominoplasty on respiratory functions: a prospective study. Ann Plast Surg. 2002;49(6):617–620.

[5]　Powers JH. Vital capacity. Arch Surg. 1928;17(2):304–323.

[6]　Head JR. The effect of operation upon the vital capacity.Boston Med Surg J. 1927;197:83–87.

[7]　Anscombe AR. Pulmonary complications of abdominal surgery. Chicago: Year Book Medical Publishers;1957.

[8]　Rodrigues MA, Nahas FX, Gomes HC, Ferreira LM.Ventilatory function and intra-abdominal pressure in patients who underwent abdominoplasty with plication of the external oblique aponeurosis. Aesthetic Plast Surg. 2013;37(5):993–999.

[9]　Pereira ED, Fernandes AL, da Silva Anqáo M, de Araúja Pereres C, Atallah AN, Faresin SM.Prospective assessment of the risk of postoperative pulmonary complications in patients submitted to upper abdominal surgery. Sao Paulo Med J. 1999;117(4):151–160.

[10]　Obeid F, Saba A, Fath J, Guslits B, Chung R, Sorensen V, Buck J, Horst M. Increases in intra-abdominal pressure affect pulmonary compliance. Arch Surg.1995;130:544–548.

第 31 章　减肥术后腹壁整形手术 C 反应蛋白减少

小威尔逊·辛特拉（Wilson Cintra Jr），罗德里戈·伊托卡佐·罗查（Rodrigo Itocazo Rocha），米格尔·莫德林（Miguel Modolin），罗尔夫格·雷维里（Rolf Gemperli）著

31.1　前言

炎症反应是机体对侵入性刺激发生的反应，它与血管扩张有关，伴有血管的通透性增加、炎性细胞聚集以及包括细胞因子在内的炎性介质释放[1]。这些细胞因子介导急性期炎症反应，干扰肝细胞产生包括 C 反应蛋白（CRP）在内的几种血浆蛋白[2]。

由于炎症状态与心血管事件等病理状态的发展有关，因此，监测血浆炎症标志物已成为评估此类事件预后的辅助方法[1]。CRP 是存在于炎症急性期的蛋白质，并且是炎症和感染的早期标志物[3]。其合成主要发生在肝脏，在感染或炎症状态下迅速增加[4]。CRP 因其对肺炎链球菌表面 C- 多糖的反应而得名。在钙存在的条件下，CRP 结合病原体表面的多糖。这种结合激活经典的补体链，引导吞噬作用达到高峰[1]。在急性炎症刺激后 6h 内 CRP 水平增加，在随后的 8h 期间血浆水平可能持续升高，并在大约 50h 内达到峰值[5]。尽管血浆 CRP 水平的升高并不特定发生于任何疾病，但是它是炎症信号的高度敏感指标（>90%），在炎症反应的临床演变中有诊断价值，因此，可以将 CRP 水平与疾病活动、治疗效果相关联[1]。血浆 CRP 水平除了作为炎症标记外，还可作为冠状动脉疾病的预测指标[6-8]，作为其改善心血管疾病风险评估的量化指标。一些研究推测，CRP 也是心血管疾病的直接致病因素[9]。慢性肾衰竭和肥胖症中 CRP 水平升高也与慢性炎症状态相关[10]。

肥胖与许多代谢和激素功能障碍相关，这些功能障碍通过增加 2 型糖尿病和心血管疾病的风险而增加患者的发病率和死亡率，这主要是由于出现了胰岛素抵抗[11-13]。当观察肥胖的男性和女性 CRP 水平时，其与亚临床全身炎症状态之间也存在相关性[14]。这种情况的发生与腹部肥胖（腰臀比高）的相关性更高[15-16]。

通过饮食调整和锻炼，CRP 的降低与体重减轻成正比，并且在减重手术引起的体重大幅度减轻之后，可以减少这些患者的发病率和死亡率。在这种情况下，通过减肥手术可以使病态肥胖患者的体重大幅度减轻，并由此导致身体畸形[17]，而需要进行身体轮廓重建的整形手术。由于这些患者在低热量和营养缺乏的状态下经历了体重下降期，因此治疗时需要强调多学科协作治疗[18-21]。

一般来说，受大量减肥后皮肤和脂肪褶皱影响最大的区域是腹部、肩部、胸部、手臂和大腿。在这些区域中，腹壁整形术是这类患者最常见的手术方式，其次是乳房手术[22-24]。虽然该手术仅处理了皮下脂肪组织，而不是内脏脂肪，但这些整形手术仍会对全身炎症和代谢产生影响。有证据表明，长期随访研究发现，术后行腹腔镜手术观察到了腹膜增生和高炎症表现[25]。同时，在另一项研究中也观察到了相反的结果[26]。

在脂肪抽吸手术过程中存在着类似的矛盾，一些研究显示，全身炎症和胰岛素抵抗减少，而

在其他研究中却发现了脂质代谢的异常[27-31]。没有证据表明胰岛素活性或心血管危险因素有改变[32,33]。此外，在一项由 7 名肥胖女性进行的队列研究中没有显示出任何显著的区别[34]。考虑到全球范围内行减肥手术的人数呈指数增长，且人群跨度较大[35-37]，因此需要长期随访研究以确定身体轮廓重建术对炎症和代谢指标的影响。

31.2 方法

在一项包括回顾性资料在内的前瞻性对照研究中，研究者考虑了 3 个不同的数据采集期：肥胖前、腹壁整形术前和腹壁整形术后[38]。将大量减肥后患者分为两组：20 例患者接受了环形腹壁整形术[22]，另外 20 例接受乳房假体植入隆乳术的患者作为对照组[39]。患者肥胖前的临床信息和实验室检查均来自患者的病史资料，其余数据是在整形手术前后获得的。检测指标包括：白细胞计数、

CRP、血红蛋白、胆固醇水平及其分数、甘油三酯、血糖和 HbA1c[22]。

31.3 结果

两组之间年龄（$p=0.703$）、减肥和整形手术之间的时间间隔（$p=0.360$）以及整形手术后的随访时间（$p=0.135$）没有差异。在对照组中，体重指数（BMI）没有任何显著的改变，几乎所有分析的代谢指标都保持稳定。但表 31.1 的结果显示，CRP 降低水平和高密度胆固醇水平的增加具有统计学意义。

乳房植入术后患者有一些特殊的改变，这些患者除了在乳房重建之后的几年中持续性贫血之外，在肥胖和整形外科手术之前呈现较低的BMI。另一方面，观察期间其营养状态基本稳定（表 31.2）。

表 31.3 提供了关于脂肪抽吸术和腹壁整形术

表 31.1 减肥后行腹壁整形术，之后的 CRP 水平下降

指标名称	肥胖时	腹壁整形术前	腹壁整形术后	p^a	p
BMI /（kg/m²）	55.7 ± 13.0	31.9 ± 4.6	30.2 ± 3.7	<0.001	=0.424
血红蛋白 /（g/dL）	12.5 ± 2.2	11.7 ± 1.7	11.8 ± 2.4	=0.161	=0.662
白细胞个数 /（×10³/mm³）	6.6 ± 1.6	5.0 ± 1.1	5.2 ± 1.4	=0.006	=0.277
总胆固醇 /（mg/dL）	176 ± 41	183 ± 12	187 ± 35	=0.227	=0.246
高密度脂蛋白胆固醇 /（mg/dL）	51.4 ± 8.4	61.8 ± 6.7	72.6 ± 13.2	=0.041	=0.049
低密度脂蛋白胆固醇 /（mg/dL）	110 ± 38	107 ± 14	96.3 ± 14.8	=0.817	=0.256
极低密度脂蛋白 /（mg/dL）	16.3 ± 3.5	12.3 ± 1.5	13.6 ± 3.7	=0.144	=0.257
甘油三酯 /(mg/dL）	80.8 ± 13.0	60.8 ± 6.7	73.8 ± 17.2	=0.041	=0.095
血糖 /（mg/dL）	99.6 ± 26.6	83.5 ± 5.8	86.4 ± 6.5	=0.133	=0.555
HbA1c /（%）	8.5 ± 2.8	5.7 ± 1.6	5.4 ± 1.1	=0.038	=0.223
CRP /（mg/dL）	6.6 ± 3.3	3.9 ± 2.3	2.2 ± 1.6	=0.024	=0.008

p^a：肥胖时及腹壁整形术前；p：腹壁整形术前及腹壁整形术后

对几个代谢变量影响的数据。

31.4 讨论

在这项调查中，除了高密度脂蛋白得到改善之外，研究者未观察到去除外周脂肪组织对血脂和葡萄糖的稳定有影响。同时研究者观察到，在腹壁整形术后 CRP 明显减少，这其中许多机制可能与文献中的矛盾结果有关。与腹壁整形术相比，脂肪抽吸术中去除的脂肪量通常较高。其中可能存在一些因素阻止脂肪抽吸去脂对系统性指标产生影响。表 31.3 表明，5 个大样本脂肪抽吸研究中只有 1 个代谢向坏的方向发展，2 个传统操作（保守的操作）的研究结果存在疑问。与之相类似，去除了 800g 内脏网膜组织后同样得出了令人失望的结果[40]。

另一个操作是可以同时切除患者的侧腹部和背部的脂肪。手术操作的增加在腹壁整形术或脂肪抽吸术中并不是强制性的，但可以获得更美观的轮廓和更好的美观效果，并且因此在保护性和有害性脂肪细胞之间建立更好的联系。没有任何解剖学文献可以指导确定脂肪去除区域与另一区域之间的区别或者区域间的准确界限。基因表达、免疫分析和其他细胞标志物有助于做到这点，但它们在手术中很难应用[41]。第 3 个变量是整形手术后的体重变化。在这些研究中，否定了关于体重的错误观点，并且在观察期间两个小组都保持了稳定的 BMI。

在一项有长期随访期的研究中，研究者证实，减重术后腹腔镜成形术能降低 CRP 水平，有助于减重手术后的炎症标志物的降低。进一步的研究必须设计涉及细胞因子和其他炎症标志物的方案，特别是与去除脂肪组织后的炎症行为相关联。此外，可能需要进行前瞻性研究以比较不同的腹壁整形技术（经典、锚形切口、环形）对 CRP 的影响。

表 31.2　对照组患者的指标变化（假体隆乳术患者）

指标名称	肥胖前	假体置入术前	假体置入术后	p^a	p
BMI / (kg/m^2)	43.7 ± 3.6	25.5 ± 2.2	24.6 ± 2.6	<0.001	=0.233
血红蛋白 / (g/dL)	13.2 ± 0.9	12.1 ± 1.0	11.0 ± 1.8	=0.017	=0.039
白细胞个数 / $(\times 10^3/mm^3)$	7.3 ± 2.2	5.5 ± 1.3	5.5 ± 1.5	=0.015	=0.558
总胆固醇 / (mg/dL)	187 ± 31	151 ± 31	168 ± 35	=0.004	=0.167
高密度脂蛋白胆固醇 / (mg/dL)	47.0 ± 9.9	69.4 ± 19.5	66.0 ± 4.1	=0.040	=0.869
低密度脂蛋白胆固醇 / (mg/dL)	113 ± 23	70.8 ± 20.8	79.5 ± 25.9	=0.006	=0.161
极低密度脂蛋白胆固醇 / (mg/dL)	21.1 ± 14.1	13.6 ± 6.1	15.0 ± 8.4	<0.001	=0.073
甘油三酯 / (mg/dL)	159 ± 62	66.7 ± 21.3	75.3 ± 33.1	=0.027	=0.088
血糖 / (mg/dL)	90.4 ± 9.7	83.9 ± 9.4	88.3 ± 3.4	=0.027	=0.937
HbA1c / (%)	5.9 ± 0.3	5.9 ± 0.5	6.0 ± 0.6	=0.874	=0.667
CRP / (mg/dL)	6.8 ± 2.1	4.6 ± 5.7	3.2 ± 1.0	=0.143	=0.301

p^a：肥胖时及腹壁整形术前；p：腹壁整形术前及腹壁整形术后

表 31.3　脂肪抽吸术和腹壁整形术后的数据分析结果

脂肪抽吸术	类型	随访时间	反应结果
14 位超重肥胖者[27]	Large	4 个月	改善胰岛素抵抗，血脂不变
45 位肥胖者[28]	Large	6 个月	改善血脂和炎症
123 位肥胖者[29]	Large	3 个月	改善胰岛素和炎症
15 位肥胖者[30]	Large	6 个月	改善胰岛素抵抗
19 位普通＋肥胖者[31]	Conv.	6 个月	总胆固醇降低，低密度脂蛋白升高
15 位超重＋肥胖者[33]	Conv.	1 个月	炎症不变，胰岛素抵抗不明确
7 位肥胖者[34]	Large	4 年	无改变
腹壁整形术			
20 位肥胖者[25]	Conv.	40 d	胰岛素抵抗和炎症减轻
9 位普通者[26]	Conv.	1 个月	低密度脂蛋白和总胆固醇增加
20 位肥胖者[40]	Conv.	2 个月	炎症减轻
当前的研究[38]	Circ.	2 年	CRP 降低

作者的参考文献显示在第一列。

Large：大型 Conv.：传统方法；Circ.：环形腹壁整形术

参考文献

[1] Reeves G. C-reactive protein. Aust Prescr. 2007; 30(3):75–76.

[2] Gabay C, Kushner I. Acute-phase proteins and other systemic responses to infl ammation. N Engl J Med. 1999;340(6):448–454.

[3] Black S, Kushner I, Samols D. C-reactive protein. J Biol Chem. 2004;279(47):48487–48490.

[4] C-reactive protein concentrations as a marker of infl ammation or infection for interpreting biomarkers of micronutrient status. Vitamin and mineral nutrition information system. WHO. Available at: http://apps. who.int/iris/handle/10665/133708 . Accessed Jan 2015.

[5] Marnell L, Mold C, Du Clos TW. C-reactive protein: ligands, receptors and role in infl ammation. Clin Immunol. 2005;117(2):104–111.

[6] Braunwald E. Shattuck Lecture - Cardiovascular medicine at the turn of the millennium: triumphs, concerns,and opportunities. N Engl J Med. 1997; 337(19):1360–1369.

[7] Danesh J, Wheeler JG, Hirschfi eld GM, Eda S,Eiriksdottir G, Rumley A, Lowe GD, Pepys MB,Gudnason V. C-reactive protein and the other circulating markers of infl ammation in the prediction of coronary heart disease. N Engl J Med. 2004; 350(14):1387–1397.

[8] Ridker PM, Hennekens CH, Buring JE, Rifai N. C-reactive protein and the other markers of infl ammation in the prediction of cardiovascular disease in women. N Engl J Med. 2000;342(12):836–843.

[9] Li JJ, Fang CH. C-reactive protein is not only

an infl ammatory marker but also a direct cause of cardiovascular diseases. Med Hypotheses. 2004;62(4):499–506.

[10] Das UN. Is obesity an infl ammatory condition?Nutrition. 2001;17(11–12):953–966.

[11] Heilbronn LK, Clifton PM. C-reactive protein and coronary artery disease: infl uence of obesity, caloric restriction and weight loss. J Nutr Biochem.2002;13(6):316–321.

[12] Esposito K, Pontillo A, Di Palo C, Giugliano G,Marsella M, Marfella R, Giuliano D. Effect of weight loss and lifestyle changes on vascular infl amatory markers in obese women: a randomized trial. JAMA.2003;289(14):1799–1804.

[13] Laimer M, Ebenbichler CF, Kaser S, Sandhofer A,Weiss H, Nehoda H, Aigner F, Patsch JR. Markers of chronic infl ammation and obesity: a prospective study on the reversibility of this association in middle-aged women undergoing weight loss by surgical intervention.Int J Obes Relat Metab Disord. 2002;26(5):659–662.

[14] Visser M, Bouter LM, McQuillan GM, Wener MH,Harris TB. Elevated C-reactive protein levels in overweight and obese adults. JAMA. 1999;282(22):2131–2135.

[15] Yudkin JS, Stehouwer CD, Emeis JJ, Coppack SW. C-reactive protein in healthy subjects: associations with obesity, insulin resistance, and endothelial dysfunction: a potential role for cytokines originating from adipose tissue? Arterioscler Thromb Vasc Biol.1999;19(4):972–978.

[16] Lemieux I, Pascot A, Prud'homme D, Alméras N,Bogaty P, Nadeau A, Bergeron J, Després JP. Elevated C-reactive protein: another component of the atherothrombotic profi le of abdominal obesity. Arterioscler Thromb Vasc Biol. 2001;21(6):961–967.

[17] Song AY, Jean RD, Hurwitz DJ, Fernstrom MH, Scott JA, Rubin JP. A classifi cation of contour deformities after bariatric weight loss: the Pittsburgh rating scale. Plast Reconstr Surg. 2005;116(5):1535–1544.

[18] Gurunluoglu R. Panniculectomy and redundant skin surgery in massive weight loss patients: current guidelines and recommendations for medical necessity determination. Ann Plast Surg. 2008;61(6):654–657.

[19] Agha-Mohammadi S, Hurwitz DJ. Nutritional defi ciency of post-bariatric body contouring patients:what every plastic surgeon should know. Plast Reconstr Surg. 2008;122(2):604–613.

[20] Agha-Mohammadi S, Hurwitz DJ. Potential impacts of nutritional defi ciency of postbariatric patients on body contouring surgery. Plast Reconstr Surg. 2008;122(6):1901–1914.

[21] Sacks BC, Mattar SG. What plastic surgeons should know about bariatric surgery? Semin Plast Surg.2006;20(1):9–14.

[22] Cintra W, Modolin ML, Gemperli R, Gobbi CIC,Faintuch J, Ferreira MC. Quality of life after abdominoplasty in women after bariatric surgery. Obes Surg.2008;18(6):728–732.

[23] Body contouring after massive weight loss. American Society of Plastic Surgeons. 2012 Available at: http://www.plasticsurgery.org/Documents/news-resources/statistics/2012-Plastic-Surgery-Statistics/bodycontouring-after-massive-weight-loss.pdf . Accessed Jan 2015.

[24] Reiffel AJ, Jimenez N, Burrell WA, Millet YH, Dent BL, Pomp A, Dakin GF, Spector JA. Body contouring after bariatric surgery: how much is really being done? Ann Plast Surg. 2013;70(3):350–353.

[25] Rizzo MR, Paolisso G, Grella R, Barbieri M, Grella E, Ragno E, Grella R, Nicoletti G, D'Andrea F. Is dermolipectomy effective in improving insulin action and lowering infl ammatory markers in obese women?Clin Endocrinol (Oxf). 2005;63(3):253–258.

[26] Robles-Cervantes JA, Espaillat-Pavonessa M,Cárdenas-Camarena L, Martínez-Abundis E,González-Ortiz M. Dehydroepiandrosterone behavior and lipid profi le in non-obese women undergoing abdominoplasty. Obes Surg. 2007;17(3):361–364.

[27] Giese SY, Bulan EJ, Commons GW, Spear SL,Yanovski JA. Improvements in cardiovascular risk profi le with large-volume liposuction: a pilot study.

Plast Reconstr Surg. 2001;108(2):510–519.

[28] Esposito K, Giugliano G, Giugliano D. Metabolic effects of liposuction - yes or no? N Engl J Med.2004;351(13):1354–1357.

[29] D'Andrea F, Grella R, Rizzo MR, Grella E, Grella R,Nicoletti G, Barbieri M, Paolisso G. Changing the metabolic profi le by large-volume liposuction: a clinical study conducted with 123 obese women. Aesthetic Plast Surg. 2005;29(6):472–478.

[30] Busetto L, Bassetto F, Zocchi M, Zuliani F, Nolli ML, Pigozzo S, Coin A, Mazza M, Sergi G, Mazzoleni F,Enzi G. The effects of the surgical removal of subcutaneous adipose tissue on energy expenditure and adipocytokine concentrations in obese women.Nutr Metab Cardiovasc Dis. 2008;18(2):112–120.

[31] Montoya T, Monereo S, Olivar J, Iglesias P, Díaz P. Effects of orlistat on visceral fat after liposuction. Dermatol Surg. 2009;35(3):469–474.

[32] Klein S, Fontana L, Young VL, Coggan AR, Kilo C,Patterson BW, Mohammed BS. Absence of an effect of liposuction on insulin action and risk factors for coronary heart disease. N Engl J Med. 2004;350(25):2549–2557.

[33] Davis DA, Pellowski DM, Davis DA, Donahoo WT. Acute and 1-month effect of small-volume suction lipectomy on insulin sensitivity and cardiovascular risk. Int J Obes (Lond). 2006;30(8):1217–1222.

[34] Mohammed BS, Cohen S, Reeds D, Young VL, Klein S. Long-term effects of large-volume liposuction on metabolic risk factors for coronary heart disease. Obesity. 2008;16(12):2648–2651.

[35] Rocha RI, Gemperli R, Modolin MLA, Cintra W, Velhote MCP, Ferreira MC. Plastic surgery for readjustment of body contours of patients who underwent bariatric surgery during adolescence. Rev Bras Cir Plást. 2012;27(4):588–593.

[36] Chang SH, Stoll CR, Song J, Varela JE, Eagon CJ,Colditz GA. The effectiveness and risks of bariatric surgery: an updated systematic review and metaanalysis,2003–2012. JAMA Surg. 2014; 149(3):275–287.

[37] Coughlin K, Bell RM, Bivins BA, Wrobel S, Griffen WO. Preoperative and postoperative assessment of nutrient intakes in patients who have undergone gastric bypass surgery. Arch Surg. 1983;118(7):813–816.

[38] Cintra W, Modolin M, Faintuch J, Gemperli J, Ferreira MC. C-reactive protein decrease after postbariatric abdominoplasty. Infl ammation. 2012;35(1):316–320.

[39] Cintra Jr W. Mastopexia com inclusão de implantes mamários após tratamento cirúrgico da obesidade mórbida: avaliação da satisfação das pacientes e resultados cirúrgicos [tesis]. São Paulo: Faculty of Medicine, University of São Paulo; 2009. Available at: http://www.teses.usp.br/teses/disponiveis/5/5158/ tde-06042010-153226 Accessed 9 Mar 2015.

[40] Fabbrini E, Tamboli RA, Magkos F, Marks-Shulman PA, Eckhauser AW, Richards WO, Klein S, Abumrad NN. Surgical removal of omental fat does not improve insulin sensitivity and cardiovascular risk factors in obese adults. Gastroenterology. 2010;139(2):448–455.

[41] Marfella R, Grella R, Rizzo MR, Barbieri M, Grella R, Ferraraccio F, Cacciapuoti F, Mazzarella G, Ferraro N, D'Andrea F, Paolisso G, Nicoletti G. Role of subcutaneous abdominal fat on cardiac function and proinfl ammatory cytokines in premenopausal obese women. Ann Plast Surg. 2009;63(5):490–495.

第五部分

并发症

第32章 腹壁整形的并发症

梅尔文·A.希夫曼（Melvin A. Shiffman）著

32.1 前言

尽管有良好的手术技巧和术后护理，但是任何患者都有可能在术后发生与腹壁整形相关的并发症。这些并发症可能会导致患者不适、恢复延迟、需要进一步手术，甚至会威胁患者的生命安全。外科医生应及时了解、预防、诊断和治疗可能发生的并发症。手术前必须与患者讨论可能的风险和并发症。

32.2 并发症

32.2.1 不对称

不对称的原因可能是手术前腹壁标记不当，切除腹壁下部时上方一侧张力过大，术后感染或坏死、血清肿、血肿，未注意术前脐部不对称，术前脂肪抽吸时一侧有多余的残余脂肪，未能切除标记的切口线，或者切除下面的皮瓣时切除了更多的皮肤等。

术前标记应该在患者站立位时进行。如果患者倾斜，则腹部组织会从一侧向另一侧移动，从而影响标记对称。中线应标在脐部以上和耻骨部位。如果腹壁非常肥胖，则可以通过观察外阴的前交界处来找到位于耻骨水平线上的中线，或者小心地散开阴毛，确定毛发的中间位置为中线。应该标记下腹横向切口线，使距离中线的位置相等。侧向延伸部分的高度应与某些可测量的点（如

髂前上棘或髂嵴的水平面）等距离。标记完成后，重新检查对称性。这样做有助于在此时拍照并将照片带到手术室，因为躺在手术台上时患者的腹部形态将会发生改变。除了在一定张力下关闭腹壁而避免留下松弛的皮肤之外，不要试图通过额外的组织来改变标记。使用张力缝合线闭合皮肤至筋膜的空间或收紧腹壁侧肌是必要的。

切除的皮肤量取决于皮肤在距离中线两侧等距离处的张力。这样可以防止皮瓣一侧的张力明显大于另一侧。必须注意将脐居中，以防止发生脐部的不对称。

可以在手术时切除多余的脂肪或皮肤以纠正不对称。也可以在脂肪过量的区域进行脂肪抽吸。血肿或血清肿可导致不对称或肿胀的外观。通常吸取积液将有助于纠正不对称。在伤口愈合和瘢痕收缩之后，坏死可能导致腹壁的永久性变形。

32.2.2 出血（瘀血、血肿[1-3]）

任何外科手术后瘀血是手术的必然结果。当手术后不久即出现充满血液的肿胀表现时，外科医生必须做出决定，或慎重观察，或采取某种形式的引流。当血肿刚出现时，可能很难吸出凝块。随着时间的推移（几天后），纤维素沉淀，可以很容易地用针抽吸出剩余的液体。如果凝块未被吸出，囊袋中的血液凝固，不凝血将缓慢地变成典型的浆液，从而形成假性囊肿。

切口的出血比隐蔽的出血容易监测。加压包

扎、卧床休息和冰袋有时会控制出血。当血肿增大时，应考虑手术探查伤口、排空凝块、手术结扎出血。穆罕默德（Mohammad）[3]曾报道，血肿的发生率为9%。打开切口，清理血肿，结扎或电凝出血点。闭合切口，放置吸引管或负压引流管。

直立性低血压的出现应该是一个警告，说明血液回流不充分或失血过多。可以通过静脉输液补充丢失的血容量。如果补液效果无法维持，即使没有明显的伤口出血或血肿扩大，也可能存在过多的失血。应该掌握即刻的血红蛋白（Hgb）和红细胞压积（Hct）数值。如果与术前数据相比显著下降，那么应该用羟乙基淀粉或白蛋白等扩容剂来扩容。Hgb或Hct下降20%是考虑血液替代治疗的充分条件，因为这些检测结果不正常可能已达24~48h。此时探查切口是必要的。如果手术是在门诊进行的，则可能需要进入医院急诊室监测患者一段时间，以确定是否需要进行血液替代治疗。

32.2.3 切口裂开 [1, 4]

腹壁整形术后的切口裂开通常发生在腹部闭合时最紧的部位（图32.1）。这一点通常是在耻骨附着区的中心。该区域皮肤变暗和坏死，随后切口裂开，有时切口是被拉开的。关闭切口时张力过大会拉长血管，引发血管痉挛和凝血，继而导致切口坏死和裂开。通常切口不会裂开得太大，因为裂开区域外侧缝合线可以将切口拉在一起。

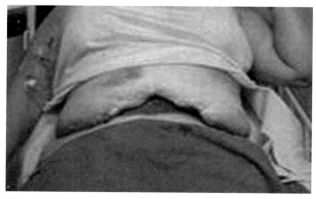

图32.1　缝合过紧导致切口裂开

其他导致切口裂开的因素包括吸烟、控制不佳的糖尿病、潜在的血肿/血清肿以及患者的过度活动。许多外科医生在很大张力下关闭了切口，同时嘱患者屈胸和抬腿以减轻腹部张力。外科医生希望患者即使在四处走动的时候也能保持这样的姿势，并保持几周。这些医嘱的依从性通常是很差的，因为实际上不可能长时间保持这个姿势，特别是如果患者有背部疾病病史的情况下。

对于切口裂开的治疗应该是相对保守的。在极少数情况下，可以将切口清创并进行再次封闭，但是更多的情况下这是不可能的，因为最初的过大张力是坏死和裂开的常见原因。随着切口内所有的坏死组织慢慢脱落，二期愈合可能是最佳的选择。可以在适当的时间后清除坏死组织。通常情况下，瘢痕会充分收缩，最终形成一个稍宽的瘢痕，必要时可以再次行手术矫正（如果患者对外观不满意）。

32.2.4 "猫耳"畸形

下腹部横向切口的闭合应首先行腹中线的定位缝合以正确定位新脐部。然后应该从侧面开始关闭切口，使切口的最外侧区域具有平坦的外观。如果在容易形成"猫耳"的区域存在过多的脂肪组织，则应该在闭合之前适当切除。在最后闭合时，可以通过脂肪抽吸的方法去除多余脂肪来修复"猫耳"，然后切除松弛的皮肤。

通常情况下，较小的"猫耳"畸形会在3个月内自然消失。当3个月后"猫耳"畸形持续存在时，可在局部麻醉下将其切除，通常是以梭形切除的方式切除。较大的"猫耳"畸形和肥厚的区域可以通过脂肪抽吸和皮肤切除来处理。

32.2.5 顽固性水肿

当水肿持续3个月以上，并且对保守措施如加压治疗没有反应时，应考虑用肿胀脂肪抽吸法进行处理。脂肪抽吸过多可能会导致皮肤损伤并最终形成凹陷性畸形。所以脂肪抽吸应该是保守的。同时，应该确定是否有顽固性水肿或残留脂肪太多。

32.2.6 压痕畸形

在抬起腹壁时，可能出现不规则横切脂肪的情况，使得在一些部位留下较少的脂肪，从而导致压痕样畸形。在某些改良的腹壁整形术中，避免在皮瓣与剩余腹壁之间的分界线处去除脂肪，以便平滑过渡（图 32.2）。

32.2.7 感染、败血症

伤口感染（图 32.3）是任何清洁手术的一个可能结果，在门诊的患者中发生率为 1%，在病房中的发生率为 3%。在缝合线周围出现轻微的红斑而没有实际重大感染的情况非常多见。如果患者在使用抗生素药物的情况下出现明显的伤口红斑，则可能需要增加抗生素药物的剂量或调整抗生素药物。伤口应该在 48h 内以红斑消退的形式做出反应。如果红斑持续或进展，可能需要静脉注射抗生素药物。这可以通过住院或门诊来执行。对抗生素药物无反应的感染可能需要咨询传染病专家，表明可能发生早期坏死性筋膜炎或可能演变得更为严重。应尽可能获得全血细胞计数（CBC）结果以及可能的伤口血培养。停用所有抗生素药物后 48h 内应进行组织细菌培养。

如果发生脓毒血症，不受控制的感染可能会危及生命。其表现为发热、白细胞升高、嗜睡。及时适当地静脉注射抗生素药物是必不可少的。

32.2.8 坏死

如果患者是吸烟者，或者既往曾行广泛的腹部脂肪抽吸术，进行腹部脂肪抽吸术则更可能发生坏死（图 32.4）。吸烟者可能会说他们会戒烟，但是其中一些人会继续吸烟。如果患者没有完全停止吸烟，那么坏死的风险将增大。坏死将进展到最大程度，不仅发生于小腹，而且有时发生于脐周和上腹部。

控制不佳的糖尿病、关闭过紧的切口、血肿、血清肿以及感染都可能是导致坏死的原因。如果患者先前有横向上腹部瘢痕（如曾行胆囊切除、胃切除、脾切除等），由瘢痕、中线和被拉紧的腹部皮肤形成的三角形很容易坏死，除非陈旧性瘢痕与横向切口线之间有足够的空间使血管进入三角区。减少切口关闭的张力是有益的，因其不会增加血管拉长和血栓形成的风险。在某些情况下，使用不同类型的切口以防止坏死可能是必要的。这通常意味着需要增加一个垂直的中线瘢痕[5]。

最好的治疗方法是进行观察并根据需要行清创术，允许伤口以二期愈合的方式恢复。将皮肤移植物置于肉芽形成的腹部伤口中可以缩短愈合时间，但不会使伤口充分收缩以减轻瘢痕的程度。即使整个下腹壁已经发生坏死，也可能完全愈合，收缩后瘢痕也可能会很小。对于广泛或不规则的瘢痕通常需要进行瘢痕修复术来处理。

32.2.9 坏死性筋膜炎

早期症状是痛感增加、发红、发热以及全身不适。此后会发生肿胀，可能伴随着紫红色的皮疹，进而出现大的紫色斑点，这些斑点逐渐发展成充满黑色液体的水疱。可能伴有低血压和意识丧失。中毒性休克综合征也可能与坏死性筋膜炎有关。

坏死性筋膜炎是 A 型链球菌感染或混合感染的结果，常常合并厌氧菌感染。感染导致皮下血管血栓形成，包括进入筋膜和深层肌肉的血管。组织逐渐坏死，需要行清创术以及使用适当的抗生素药物。组织的培养物可以显示有害细菌的种类。

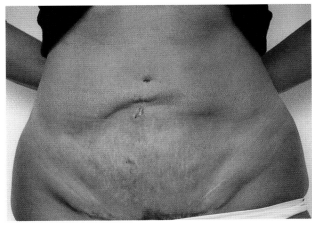

图 32.2 在皮瓣和剩余腹壁之间的分界线区域不去除脂肪，目的是保证腹壁整形术后的平滑过渡

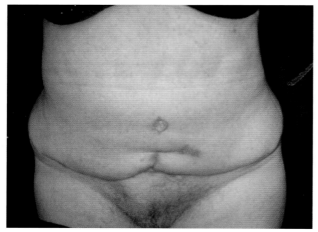

图 32.3 感染导致瘢痕增生

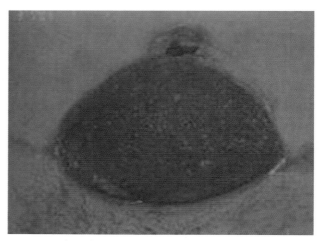

图 32.4 吸烟导致下切口和脐周感染

必须进行抗生素药物治疗，同时进行心脏监测。应及时进行手术治疗，以清除坏死组织，阻止感染的蔓延。伤口肉芽组织健康生长后可以行皮肤移植。高压氧可能有助于保持组织的健康。

32.2.10 需要远期手术修复

腹壁整形术后有必要进行进一步手术的原因有很多。这些原因包括不对称、不规则、猫耳畸形、坏死、皮肤切除不足、明显的瘢痕增生（肥厚性瘢痕或瘢痕疙瘩）、脐部狭窄或残留过多脂肪等。如果患者在进行腹壁整形术之前有过多的脂肪，并且同一手术中没有进行脂肪抽吸，应该在手术前告知患者将来可能需要进行脂肪抽吸。

32.2.11 腹内器官穿孔

在修复脐疝或腹疝的同时进行腹壁整形术时可能出现肠管穿孔。通过打开疝囊观察附着的肠管，或者只在暴露良好的筋膜处进行缝合可以避免此类并发症的发生。关闭腹壁非常松弛的患者的中线筋膜时可能需要缝合腹直肌的内侧缘。这是一个仅由筋膜和腹膜组成的数毫米厚的区域，缝合时很容易穿入腹腔造成腹内器官穿孔。在中央修复之前首先考虑外斜腱膜的横向缝线可能更为合适，如果这样做，中央缝线可能不需要向外延伸缝合太多。

腹壁整形术前或术后的脂肪抽吸可能导致脂

肪抽吸套管穿孔进入腹腔，这可能会伤害腹内血管、肠道或膀胱。直到肠管功能恢复之前，肠穿孔通常不会出现症状。然后，由于流体从肠道漏到腹膜间而发生疼痛。腹膜炎可通过压痛、反跳痛等触诊检测判断。腹部 X 线片可以在腹膜内显示腹腔内空气和 / 或液体。

如果穿孔诊断明确，则须立刻行外科手术治疗。术前需应用抗生素药物。应仔细探查腹部是否有多个穿孔，并在腹腔彻底冲洗后关闭任何观察到的肠穿孔。早期干预可以防止严重感染的发生。

32.2.12 腹壁脂肪再次增多

应该预先告知患者，腹壁整形术后的体重增加可能会导致腹壁脂肪再次增多，可能需要再次进行手术。腹壁整形术后的妊娠增加了皮肤松弛、中线肌肉松弛和发生皮纹的风险，有可能需要再次进行腹壁整形术来矫正。

32.2.13 再次腹壁突出

有些患者的腹壁肌肉非常松弛，并且在筋膜修复之后仍存在松弛复发的倾向。这可以通过重复缝合中线腹壁筋膜和收紧侧壁（腹外斜肌腱膜）这一组合操作来改善。这种修复也适用于那些因缝线松动或断裂而导致腹壁再次突出的患者。

32.2.14　瘢痕（变宽、增生、增生性瘢痕、瘢痕疙瘩）

由于需要紧密缝合以获得扁平的腹部外观，所以在腹壁整形术后出现较大面积的瘢痕是较为常见的。当瘢痕在 6 个月后成熟和松弛时，可以通过切除使瘢痕减轻。

某些个体易发生增生性瘢痕（图 32.5），这一点常常是不可预测的。增生性瘢痕可能会在没有治疗的情况下自行缓解。15% 的黑人、亚洲人和西班牙人可能出现瘢痕疙瘩。瘢痕疙瘩有多种治疗方法，如采用 5- 氟尿嘧啶或博来霉素联合类固醇进行注射治疗。硅胶垫可以降低瘢痕的高度，但需要几个月的时间。瘢痕疙瘩复发非常常见。

有时最终的腹部横向瘢痕是由于张力过大引起皮肤伸展且增高而形成的。另一个原因是外科医生设计耻骨上方的下切口时定位过高，导致出现突出的横向瘢痕（图 32.6）。

32.2.15　感觉丧失

脂肪抽吸术与腹壁整形术同时进行时，腹壁感觉丧失更为常见。这种感觉变化通常是暂时性的，无须治疗就可以自愈。

有研究报道，股外侧皮神经损伤[1,6]会导致沿着大腿前部、外侧和后部的感觉永久性丧失。如果能找到神经末梢并且在大部分神经未被切除的情况下，可以探索并重新吻合离断的神经。这种手术必须及时进行才能取得成功。通常情况下，如果感觉丧失不在那些干扰正常活动的区域，患者可能会逐渐习惯长时间的感觉丧失。

32.2.16　血清肿[1-3,7,8]

腹壁整形术后进行引流通常可以防止血液的积聚，但不能阻止血清肿的形成。腹壁皮瓣下从剑突到耻骨的空间很大，容易潴留液体。随着患者的运动和损伤区域的摩擦，血清组织积聚在一起（图 32.7）。如果有可触摸到的液体积聚，可以将其吸出并加压以使组织间腔隙闭合。如果抽吸不能解决问题，则可能需要插入引流管并使用

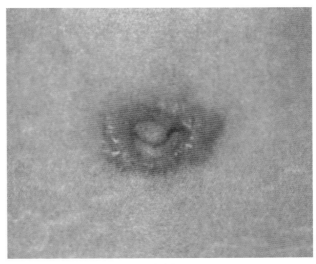

图 32.5　脐周增生性瘢痕导致脐狭窄

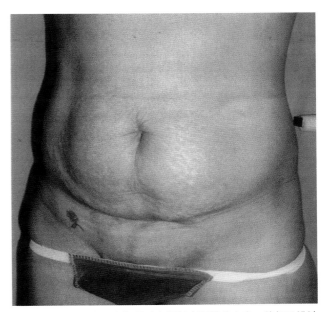

图 32.6　因为手术医生想要避免损坏右下腹的文身，使切口设计太高，导致出现高位横向的瘢痕

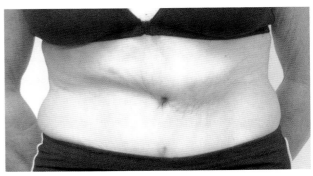

图 32.7　上腹部的血清肿

加压包扎敷料。当血清肿转为慢性（4周以上）时，使用硬化剂的方法可能会有帮助。注入空气以填满血清抽吸后产生腔隙。如果腔隙较大，则可能必须重复注入空气。这种方法的创伤小于切除假性囊肿的方法。

32.2.17　多于皮肤松垂

如果在腹壁整形术中没有切除足够的皮肤，或者下腹部的横向瘢痕黏附到深层的筋膜上，那么瘢痕上方的皮肤可能会有明显的重叠。对此需要通过切除多余的皮肤和／或释放附着于较深组织上的皮肤瘢痕来修整。

32.2.18　血栓栓塞

32.2.18.1　血栓栓塞的临床表现

表浅血栓性静脉炎（静脉血栓）的表现为红色柔软的条索样外观。深静脉血栓形成可能表现为休息时的疼痛或在阻塞静脉远端运动时出现水肿。最严重的表现形式为肺栓塞。四肢可有压痛，皮肤温度可升高。脚部抵抗、背屈（霍曼氏征）、疼痛的增加和／或小腿触痛增加是有用的诊断体征。

肺栓塞通常表现为3个临床表现之一：①伴有呼吸急促的突发性呼吸困难发作，无其他症状；②突发胸膜炎性胸痛和呼吸困难，伴有胸腔积液或肺实变；③突然恐惧，胸部不适和呼吸困难，肺心病和全身性低血压。症状偶尔包括发热、心律失常或难治性充血性心力衰竭。笔者曾有一名诊断出肺栓塞的乳房悬吊术后患者，在夜间有约5min的呼吸困难。

32.2.18.2　预防

预防血栓栓塞的最好方法是术前进行风险分析（表32.1）。然后根据风险的大小，采取适当的预防方法（表32.2）。

雌激素是一个重要的危险因素，手术前4周到术后2周应停止使用。雌激素增加凝血因子，

表 32.1　危险因素及其等级

等级	危险因素
1	小手术（少于45min）
1	年龄41~60岁
1	既往有大手术史（1个月内）
1	静脉曲张
1	感染性肠道疾病
1	下肢肿胀
1	肥胖
1	口服避孕药或者激素替代疗法
1	妊娠期或产后（1月内）
2	年龄61~74岁
2	现在或既往6个月内有恶性肿瘤病史
2	大手术（长于45min）
2	腔镜手术（长于45min）
2	绝对卧床（术前和术后72h后）
2	制动（少于1个月）
2	中心静脉置管（少于1个月）
3	有深静脉血栓病史或者肺栓塞病史
3	有家族血栓病史
3	年龄大于75岁
3	有全身疾病史（心肌梗死、充血性心力衰竭、败血症、慢性阻塞性肺病）
3	有凝血时间延长病史
3	有休克病史（1个月内）
3	多重创伤（1个月内）

如因子Ⅶ、因子Ⅷl、因子Ⅹ、纤维蛋白原、凝血酶原，同时减少体内阻止凝血的因子，如蛋白S和抗凝血酶Ⅲ[9,10]。

32.2.19　中毒性休克综合征

中毒性休克综合征是A型链球菌或金黄色葡萄球菌感染后，由外毒素引起的发热、血压下降、头痛、肌肉酸痛、恶心、呕吐和皮疹以及影响多

表 32.2　危险因子分数和预防方法

总分	危险等级	预防方法
0~2	低	早期下床活动 穿防栓塞弹力袜
		使用连续加压设备
3~4	中	早期下床活动 穿防栓塞弹力袜
		使用连续加压设备
		从手术前 1 天开始，每天使用 Lovenox 肝素 1.5 mg / kg，皮下注射，手术后持续 5d
>4	高	穿防栓塞弹力袜
		使用连续加压设备 从手术前 1 天开始，每天使用 Lovenox 肝素 1.5 mg / kg，皮下注射，手术后持续 5d

器官系统的病症。该病症可以是致命的。手术医生应该意识到及时诊断和治疗的必要性。

治疗包括静脉注射抗生素药物，及时引流脓液，静脉补液和注射丙种球蛋白以抑制炎症。

32.2.20　脐部狭窄

腹壁整形术后脐周挛缩性瘢痕的出现并不罕见。为防止脐部狭窄，临床上应用了多种不同的脐部重建方法。常见的原因之一是从腹壁分离时，脐带蒂部周围的皮肤量不足，这使得脐部受到向内的拉力，导致开口缩小。另一个原因可能是脐

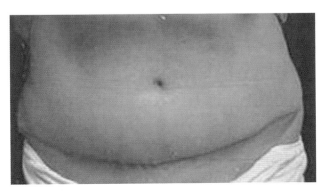

图 32.8　脐狭窄

孔周围存在增生性瘢痕，使开口变窄（图 32.5、图 32.8）。

脐部狭窄可能导致慢性炎症和渗液，患者需要解决这些问题。同时，狭窄的脐部不具备正常的外观。狭窄脐部的重建可以通过手术来进行。

32.2.21　脐部偏斜或者缺失

术前应评估脐部偏离中线的情况。如果存在偏差，则应该向患者指出这一点，与患者讨论并将这一点记录在病历中。手术时可能需要调整偏差。将偏离相反侧的脐部周围的筋膜进行缝合处理将有助于使脐部居中。

必须在手术前标记腹部的中心线。脐部应位于适当高度，并经过标记的中线位置。脐部偏离中线可能导致患者痛苦，并会引起纠纷和诉讼。

在不分离脐部的情况下进行腹壁整形术修整时，通常会由于去除多余的皮肤而导致脐向下偏离。术前必须告知患者这个问题，因为降低的脐部可能看起来不正常，尤其是穿着泳衣时。正常的脐部位于髂嵴水平。

在腹壁整形术中分离脐部组织时，血液供应通常不受影响，因为其来自深层的筋膜。但是，

如果在改良的腹壁整形术时进行全腹壁整形术，那么脐的基部被切断并且脐孔被降低，之后血液供应可能不够，并且可能发生脐部的坏死。应该事先了解患者腹壁整形术或者腹部手术的病史。对于曾经行腹壁整形手术或腹部手术的患者，可以通过以前手术的记录了解相关问题。

吸烟是腹壁整形术后坏死的主要原因，可能影响脐部或脐周部位。患者必须在手术前至少2周和手术后2周内停止吸烟。有些患者会承诺停止吸烟，但实际上，仍在继续吸烟。通常在手术后才向外科医生或医务人员告知这一信息。而且即使在坏死严重的情况下也很难阻止患者继续吸烟。在这种情况下，关于每次对话、打电话沟通和建议都应完整记录在病历中。

32.3 讨论

脂肪抽吸与腹壁整形术联合进行时并发症的风险会增加。据报道，术后脂肪栓塞综合征[11]以及血栓栓塞的发生率增加，坏死也更为常见，可能与皮肤血管系统受损有关。马塔拉索（Matarasso）[12,13]在进行腹壁整形术的同时，对上腹中部脂肪抽吸的问题曾提出警告。

本韦努蒂（Benvenuti）[14]报道，腹壁整形术后腹股沟疝的发病率增加。肥胖与腹壁整形术后并发症的增加有关，肥胖者为80%，非肥胖者为33%[15]。

手术后，外科医生应根据手术范围和患者年龄，在适当的时间检查患者。为了及时诊断，了解并发症的早期症状或查体结果是至关重要的。应该尽快获得正确的检查，尽快开始治疗，以避免危险或危及生命的问题。如果主治医生难以确诊并发症，应及早向上级医生咨询。如果外科医生准备离开医院，应该告知患者并且提供足够的医疗保障。所有患者相关的关键性问题都必须交接给有相同手术经验的外科医生，并在必要时记录在案。

Lovenox（依诺肝素）是低分子量肝素。应停止使用阿司匹林（水杨酸盐）、双嘧达莫、非甾体抗炎药（NSAIDS）或磺吡酮，使用后可以明显降低出血风险（围术期1%~2%）。如果患者对肝素或猪肉产品过敏，或血小板计数低或有出血倾向，则不要使用。

参考文献

[1] Van Uchelen JH, Werker PM, Kon M. Complications in abdominoplasty in 86 patients. Plast Reconstr Surg.2001;107(7):1869–1873.

[2] Pollock H, Pollock T. Progressive tension sutures: a technique to reduce local complications in abdominoplasty.Plast Reconstr Surg.2000; 105(7): 2583–2586.

[3] Mohammad JA, Warnke PH, Stavraky W. Ultrasound in the diagnosis and management of fl uid collection complications following abdominoplasty. Ann Plast Surg. 1998;41(5):498–502.

[4] Fenn CH, Butler PE. Abdominoplasty wound-healing complications: assisted closure using foam suction dressing. Br J Plast Surg. 2001;54(4):348–351.

[5] Shiftman MA. The complicated abdominoplasty:upper abdominal scars. Am J Cosmet Surg. 1994;11(1):43–46.

[6] Floros C, Davis PK. Complications and long-term results following abdominoplasty: a retrospective study. Br j Plast Surg. 1991;44(3):190–194.

[7] Hafezi F, Nouhi AH. Abdominoplasty and seroma.Ann Plast Surg. 2002;48(1):109–110.

[8] Zecha PJ, Missotten FE. Pseudocyst formation after abdominoplasty – extravasation of Morel-Lavallée.Br J Plast Surg. 1999;52(6):500–502.

[9] http://www.pharmacolgyweekly.com/custom/archived-comtent/pharmacotherapy/51 . Accessed 9/1/14.

[10] http://www.clevelandclinicmeded.com/medicalpubs/diseasemanagement/womens-health/risk-of-venousthromboembolism. Accessed 9/1/14.

[11] Scroggins C, Barson PK. Fat embolism syndrome in a case of abdominal lipectomy with liposuction. Md Med J. 1999;48(3):116–118.

[12] Matarasso A. Abdominolipoplasty: a system of classifi cation and treatment for combined abdominoplasty and suction-assisted lipectomy. Aesthetic Plast Surg.

1991;15(2):111–121.

[13] Matarasso A. Liposuction as an adjunct to a full abdominoplasty. Plast Reconstr Surg. 1995;95(5):829–836.

[14] Benvenuti D. Increased incidence of inguinal hernias following abdominoplasty. Plast Reconstr Surg.1999;103(6):1798.

[15] Vastine VL, Morgan RF, Williams GS, Gampper TJ,Drake DB, Knox LK, Lin KY. Wound complications of abdominoplasty in obese patients. Ann Plast Surg.1999;42(1):34–39.

第33章 脂肪切除术和腹部去脂术患者不良事件的回顾性分析及其对医疗费用的影响

曼尼什·C.香蒲（Manish C.Champaneria），艾伦·加布里埃尔（Allen Gabriel）著

33.1 背景

1999年，美国医学研究中心发表了一份具有影响力的关于医疗安全的报告，称美国因医疗失误导致的死亡人数达44 000~98 000[1]。这份报告引发了人们对为患者提供更安全医疗服务的关注，并使人们意识到患者安全状况的改善对治疗结果的改进至关重要。2000年，美国卫生保健研究和质量局（AHRQ）进一步调查了28个州的994家急诊医院的患者安全问题[2]。他们的调查结果引起了公众强烈的抗议，并促成了政府部门采用更严格的医疗指南的标准。面对公众意识的提高，美国国家质量论坛（NQF）在2001年提出了"不良事件"这一概念，在2002年认证为严重事件（SRE）的28件事件中，包括医护人员在内的工作人员应当采取措施避免其发生，例如婴儿错抱和错误部位的手术[3]。到2008年，医疗保险和医疗补助服务中心（CMS）针对2005年提出的"赤字削减法案"，将原来的国家质量论坛的严重报告事件调整为一份包括10项"医院自行解决事件"（HAC）或"不良事件"的清单，清单中的医疗事件不予报销[3, 4]。CMS把"医疗不良事件"定义为"严重的、可预防且代价昂贵的医疗失误"[3]。CMS提交了关于医疗事件的报告和拒绝支付的措施，以确保医院在减少这些医疗失误方面发挥积极作用。

CMS的报销方案有两方面的变化。第一，在住院期间的医疗事件或者所提供的关键文件无效时，均不得报销。而对于那些在入院时即存在的并发症，或是申请人无法提供并发症的证明但能给出有效信息和临床判断的情况下，CMS将进行偿付。第二，如果医院没有公布这些情况，医院得到的报酬将减少。

CMS提出的将无不良事件作为医疗报销的基本条件的主张在医学界各领域产生巨大影响。最初仅谨慎出现在医疗卫生领域，随后CMS政策的影响蔓延到临床治疗结果、医院财务状况以及应用行政数据库的相关研究。政府采取的惩罚措施激发了在通常并不常见的手术领域的系统性研究。因为政府的决策和面对目前社会经济的不稳定，针对医疗事件的功效和危险因素的研究已经产生了一轮系统性影响[5-7]。但是目前，大多数已发布的信息仅限于主观分析，缺乏能够准确描述医疗事件影响的客观信息和分析。整形手术带来的影响在很大程度上仍是未知的。

本研究旨在对2008年1月至2010年8月期间的单中心多个外科医生完成的脂肪切除术和腹壁整形术中的医疗事件进行评估。进行脂肪切除术和腹壁整形术的患者人数已经能够满足对危险因素进行分析的需要。研究的目的是为了确定相关的独立危险因素。

33.2 方法

选取一份统计单中心多个外科医生手术情况的回顾性图表，包含2008年1月至2010年8月期间的脂肪切除术和腹壁整形术患者的病史、体

检情况、手术和麻醉记录，这些记录是从 HAC（医院必备条件）清单中筛选出来的。研究鉴定组由在单中心进行脂肪切除术和腹壁整形术的患者组成。一共有 90 名患者参与。所有被认为有必要进行腹壁组织切除术的 90 名患者都获得了保险；在这个研究中，那些患有腹壁皱纹的患者被划分为腹壁整形术患者。按"国际疾病分类'9 号'代码（ICD-9）"，需急诊住院预期支付的情况也纳入本研究中。该研究由机构审查委员会批准。

研究中针对以下情况进行了分析：术区感染（SSI）、血管导管相关性感染（VCAI）、深静脉血栓形成（DVT）/肺栓塞（PE）、异物残留（RFB）、导管相关性尿路感染（CR-UTI）、血糖控制不佳（PGC）、坠床跌倒损伤、空气栓塞、压疮（III 期和 IV 期）和输血引起的溶血反应。疾病控制和预防中心（CDC）定义术区感染为在术后 30 天内切口区皮肤和皮下组织发生的感染，至少具有以下特征之一：①切口表面有脓性分泌物；②切口分泌物培养出细菌；③蜂窝织炎。收集的数据涉及年龄、美国麻醉师协会（ASA）的分类、BMI、吸烟、化疗和糖尿病（DM）。患者被分为 2 组来进行数据分析：发生医疗不良事件的患者和未发生医疗不良事件的患者。其他研究结果包括切口裂开、低血压、尿潴留、血清肿、血肿、皮瓣坏死和皮瓣受损的发生率。根据研究目的，这些结果被标记为"相关的非 HAC 事件"。创伤裂开被认为不是 SSI，因为 CDC 认为创伤裂开与肌肉深层筋膜或深筋膜相关，与脂肪切除术和腹部去脂术过程无关。

同时测试医疗不良事件对医院系统经济负担的影响，具体数据来自部门财务记录。将脂肪切除术和腹部去脂术产生的平均医疗费用与同一手术的平均医疗费用加上部门内部医疗不良事件的费用相比较。分析中涉及的费用包括平均专业费用、设施费用、规范流程或诊断费用。然后计算医院系统收入总损失的费用总和。

33.3 统计

所有的统计分析使用微软 EXCEL MAC 2004版。通过 t 检验对医疗不良事件组和非医疗不良事件组的危险因素和统计变量进行比较分析。随后进行了配对 t 检验，以获得统计学意义。为了了解统计学意义，进行充分的统计学功效分析。

33.4 结果

通过 ICD-9 代码的部门数据库搜索确定了脂肪切除术和腹部去脂术的患者。筛选出 90 名符合要求的患者。在接受脂肪切除术和腹部去脂术中任何一种手术的 90 例患者中，有 14 例（15.5%）发生一类 SSI 医疗不良事件（表 33.1）。其余 8 个类别的医疗事件没有发生。

研究者进一步分析了一些特殊的危险因素，如年龄、ASA 类、BMI、吸烟、糖尿病（DM）和化疗，以确定其是否与医疗不良事件相关。风险因素的选择依据是他们普遍存在于受术群体。年龄本身是老年人的一个风险因素，他们在受到外科手术压力时免疫反应减弱，并且整体呼吸反应也更弱[8-10]。ASA 类也被确定为术后结果的预测因素[11]。DM、吸烟和化疗对术区愈合有负面影响[12]。在年龄、ASA 类、BMI 和吸烟中，具有统计学意义的是年龄和 ASA 分类（表 33.2）。与非医疗不良事件的 DM 相比，发生医疗不良事件的 DM 患者具有显著差异[13]。在 BMI、吸烟史或化疗史方面并无统计学的显著性差异（表 33.3）。

将不符合 HAC 事件标准的并发症患者编辑到

表 33.1 CMS 定义的不良事件

不良事件	患者数量及所占百分比
术区感染	14（15.5%）
异物残留	0（0%）
导管相关性尿路感染	0（0%）
血管导管相关性感染	0（0%）
静脉血栓形成 / 肺栓塞	0（0%）
坠床跌倒	0（0%）
血糖控制不佳	0（0%）
空气栓塞	0（0%）
输血引起的溶血反应	0（0%）

表 33.2　根据人口统计学信息对研究对象进行比较

项目	不良事件	无事件	p
数量	n=14	n=76	
年龄	62.1 ± 9.79	47.95 ± 15.09	0.000113
ASA	3.29 ± 0.61	2.36 ± 0.746	<0.001
BMI	33.85 ± 7.30	31.11 ± 8.41	0.258
年平均值	13.5（3~55）	15（1~54）	0.734

另外一张表中。有 9 名患者符合这些标准，而且相关性非 HAC 事件和医疗不良事件患者之间没有重叠（表 33.4）。相关性非 HAC 事件包括切口裂开、切口放置引流装置、气管插管和进 ICU、低血压、尿量减少、继发术后血容量不足和血清肿。

33.5　讨论

　　CMS 定义的不良事件包括术区感染，这是最常见的不良事件。随着不良事件的不断增加，规避这些错误的能力也随之增长。SSI 具有简单的可预防性的特征。有证据表明，大多数需要报销费用的医院感染和 SSI 不良事件都可以预防。据估计，高达 60% 的 SSI 已得到控制，而由于患者自身的情况（如年龄、性别、慢性病）和手术本身引起的不可避免的情况不作为不良事件[5,11]。因此，CMS 提出的这种报销方案是不符合实际情况的，并且很可能对治疗产生负面影响。尽管医院尽量降低了院内感染的发生率，但这些感染常不能避免，这进一步强调了一个事实：在制定不良事件的具体内容时忽略了临床实际情况。预防 SSI 可能比治疗 SSI 更有利，因为至少有 20% 的院内感染是可能避免的[14]。有通过洗手、预防性使用抗生素和采取严格的感染控制来预防感染的措施。并不是所有的感染都可以预防，因为预防措施侧重于外源性或感染源性；其他重要因素、宿主反应和病原体毒力等都是不能改变的[15]。

　　现已证明，肥胖会增加医院感染和术后 SSI 的风险[16]。与正常体重的个体相比，卫生差、免疫力降低会增加肥胖人群的感染率[16-18]。在本研究中人们发现，BMI 并不是具有统计学意义的危险

表 33.3　不良事件组与无事件组人员分布情况

风险因素	不良事件	无事件	p
BMI			
18.5~24.9	1（7.14 %）	17（22.36 %）	0.313
25~29.9	4（28.57 %）	22（28.94 %）	0.498
>30	9（64.28 %）	37（48.68 %）	0.458
糖尿病			
有病史	11（78.57 %）	10（13.15 %）	<0.001
无病史	3（21.42 %）	66（86.84 %）	
化疗			
有化疗史	1（7.14 %）	3（3.94 %）	0.651
无化疗史	13（92.85 %）	73（96.05 %）	
吸烟史	4（28.57 %）	12（15.78 %）	0.734

表 33.4　相关的非 HAC 事件

相关事件	患者数量及所占百分比
切口不愈合	4（4.4 %）
血清肿	1（1.1 %）
化疗	1（1.1 %）
低血压	1（1.1 %）
尿潴留	1（1.1 %）
尿量减少	1（1.1 %）
皮瓣坏死	0
皮瓣损失	0
血糖控制不良	0
营养不良	0
血肿	0
疝气	0

因素。值得注意的是，BMI 是一个指数，因此也适用于一个群体，而不仅是确定个体肥胖问题。一个人的体重和 BMI 可能根据肌肉密度的相对变化而变化。因此用体重和身高数据计算 BMI 来衡量个体的肥胖情况并不完全科学[19]。一个人可以通过运动和饮食来减肥和获得相等的肌肉量，且具有相同的体重指数。因此，体重指数作为衡量健康风险和肥胖程度的因素，特别是对个体而言是有限的。但在测量人口趋势时，研究人员获得的身高和体重数据是有价值的[20]。

DM 病史是不良事件的独立风险因素。较高的 BMI 与 DM 的患病率增加相关，但只有 DM 具有统计学意义[21]。在一项包括各类手术的 23 649 例外科手术切口的研究中，不清洁的切口感染率为 10.7%，总体为 1.8%[22]。虽然血糖控制良好的糖尿病患者的皮肤感染发生率与普通人群相近，但 20%~50% 的 2 型糖尿病患者会感染某种更严重、更难以治疗的皮肤疾病[23]。此外，局部和全身免疫缺陷可能是糖尿病患者感染率较高的原因。该研究证实了 DM 对手术结果的不利影响，并强调在术前需严格控制血糖，以防止发生不良事件。

除 DM 外，年龄和 ASA 分类也是本研究发现的独立危险因素。在一般人群中 SSI 中的风险因素已经进行了很好的研究，年龄本身有时也被认定为 SSI 的危险因素[24-26]。此外，最近的一项涉及 11 家医院和 144 000 个独立外科手术的研究发现，SSI 风险与年龄增长之间存在复杂的关系，65 岁以上患者的风险增加[27]。老年 SSI 患者的死亡率、住院时间和医院护理费用均高于年龄较小的 SSI 患者[28]。虽然年龄不能改变，但老年患者普遍存在的其他危险因素可以改变。这些风险因素将成为临床医生的关注点，尽管医生们遵循了最好的医疗实践指南，但是仍然在努力减少医院并发症的发生。

与 DM 不同，ASA 分类和年龄都是患者无法改变的特征。因此人们提出了一个问题，即鉴于目前的报销制度和发生不良事件的风险，老年人、高级 ASA 类患者的手术是否应该减少。在 CMS 协议框架内，不鼓励机构照顾高风险患者，这可能会导致削减照顾大量高风险患者的财务支出。如何应对这种不可避免的且不可修改的风险因素？

必须进行关于并发症预防的进一步讨论，甚至在有基本证据的前提下修改部分治疗指南。

上述 14 件不良事件的发生，显示了一些相关的风险因素和带来的财务后果，也将对医院的财务系统产生一定的影响。可以将脂肪切除术和腹部去脂术手术产生的平均财务费用和相同手术的 SSI 额外费用进行比较。每个病例花费大约为 25.5 万元人民币（38 000 美元），如果有 14 起无报销费用的不良事件，医院损失将达 357.1 万人民币（532 000 美元）。虽然不支付不良事件产生的费用可能会在短期内减少赤字（偿还变更的主要目标），但长期而言，可能无法促进最有效的医疗服务。如果医院的目标是为了避免发生不良事件，那么医院的成本肯定会增加，因为医院必须执行各种措施来治疗各种感染问题。基于对医院财务的影响，应该请每个外科医生针对特有的患者群体进行仔细的检查。人口统计学资料对于计算潜在的经济损失很有帮助。最后，报销上的变化营造了一种负面激励（不提供劣质护理）而不是积极激励（提供高质量的护理）的环境[29]。

另一个容易忽视的因素是腹部去脂术保险的严格标准和缺少支付报销的第三方机构。在临床研究中，所有患者根据其医学特征都具备脂肪切除术的适应证。条件通常包括：①年龄大于 18 岁；②腹部皮肤下垂在耻骨联合下；③ 6 个月内体重稳定；④慢性和持续性皮肤问题；⑤干扰日常活动或经常性疝气[30]。尽管已满足上述严格的筛选标准，但是保险公司有时仍不愿支付费用。保险公司的平均报销额为 4129 元人民币（615 美元），而脂肪切除术的标准费用为 2.1 万人民币（3086 美元）[31]。随着规定和限制越来越严格以及报销越来越少，处理这些患者的责任就落到了整形外科医生和医院上。CMS 关于腹部去脂术不良事件的报销政策更为严格，而这些限制肯定会对这些患者的护理产生不利的影响。

关于 CMS 的新的报销政策的有效性的争论仍在继续。许多决策制定者缺乏支持 CMS 的立场，或者基于激励性报销功效的证据，部分 CMS 缺乏为患者提供护理的内在复杂性的认知。一个看似快速的解决方案已经产生了影响，医疗界正在开始明白这一事实。虽然这种报销变化是降低医疗不良事件发生率的一种方法，但目前的形式并没有为医院降低这些并发症的发生率提供指导，特别是当一些并发症不可避免时。基于个人的方法，而不是基于流程或基于人群的结果测量，使得基准和目标的设定变得困难。意识到医疗不良事件对患者护理和医院报销的影响对了解CMS的"一刀切"模式至关重要。形势也许正在好转，采用基于医学证据的评价方法来获得一个重要的平衡是非常重要的。呼吁循证医学的学者正不断增加[32-34]。

参考文献

[1] Kohn LT, Corrigan J, Donaldson MS. To err is human:building a safer health system. Washington, D.C.:National Academy Press; 2000.

[2] Zhan C, Miller MR. Excess length of stay, charges,and mortality attributable to medical injuries during hospitalization. JAMA. 2003;290(14):1868–1874.

[3] National Quality Forum. Serious reportable events in healthcare: a consensus report. National Quality Forum; Washington, DC:2002.

[4] National Quality Forum. Safe practices for better healthcare : a consensus report. National Quality Forum; Washington, DC: 2003.

[5] Fry DE, Pine M, Jones BL, Meimban RJ. Patient characteristics and the occurrence of never events.Arch Surg. 2010;145(2):148–151.

[6] Hoff TJ, Soerensen C. No payment for preventable complications: reviewing the early literature for content, guidance, and impressions. Qual Manag Health Care. 2011;20(1):62–75.

[7] Wachter RM. Patient safety at ten: unmistakable progress, troubling gaps. Health Aff (Millwood). 2011;29(1):165–173.

[8] Brunicardi FC, Schwartz SI. Schwartz's principles of surgery. New York: McGraw-Hill; 2005.

[9] Linn BS, Jensen J. Age and immune response to a surgical stress. Arch Surg. 1983;118(4):405–409.

[10] Turrentine FE, Wang H, Simpson VB, Jones RS.Surgical risk factors, morbidity, and mortality in elderly patients. J Am Coll Surg. 2006;203(6):865–877.

[11] Wolters U, Wolf T, Stutzer H, Schröder T. ASA classification and perioperative variables as predictors of postoperative outcome. Br J Anaesth. 1996;77(2):217–222.

[12] Sabiston DC, Townsend CM. Sabiston textbook of surgery. The biological basis of modern surgical practice. Philadelphia: Saunders/Elsevier; 2008.

[13] Crist J. Never say never: "never events" in medicare. Health Matrix Clevel. 2010;20(2):437–465.

[14] Harbarth S, Sax H, Gastmeier P. The preventable proportion of nosocomial infections: an overview of published reports. J Hosp Infect. 2003;54(4):258–266.

[15] Laupland KB, Lee H, Gregson DB, Manns BJ. Cost of intensive care unit-acquired bloodstream infections.J Hosp Infect. 2006;63(2):124–132.

[16] Falagas ME, Kompoti M. Obesity and infection.Lancet Infect Dis. 2006;6(7):438–446.

[17] Janniger CK, Schwartz RA, Szepietowski JC,Reich A. Intertrigo and common secondary skin infections. Am Fam Physician. 2005;72(5):833–838.

[18] Dossett LA, Dageforde LA, Swenson BR, Metzger R,Bonatti H, Sawyer RG, May AK. Obesity and sitespecifi c nosocomial infection risk in the intensive care unit. Surg Infect (Larchmt). 2009;10(2):137–142.

[19] Ferrera LA. Body mass index: new research.New York: Nova Biomedical Books; 2005.

[20] Keys A, Fidanza F, Karvonen MJ, Kimura N, Taylor HL. Indices of relative weight and obesity. J Chronic Dis. 1972;25(6):329–343.

[21] Bays HE, Chapman RH, Grandy S. SHIELD Investigators' Group. The relationship of body mass index to diabetes mellitus, hypertension and dyslipidaemia: comparison of data from two national surveys. Int J Clin Pract. 2007;61(5):737–747.

[22] Cruse PJ, Foord R. A fi ve-year prospective study of 23,649 surgical wounds. Arch Surg. 1973;107(2):206–210.

[23] Childs B, Cypress M, Spollett G. Complete nurse's guide to diabetes care. Alexandria: American Diabetes

Association; 2005.

[24] de Boer AS, Mintjes-de Groot AJ, Severijnen AJ,van den Berg JM, van Pelt W. Risk assessment for surgical-site infections in orthopedic patients. Infect Control Hosp Epidemiol. 1999;20(6):402–407.

[25] Olsen MA, Lock-Buckley P, Hopkins D, Polish LB,Sundt TM, Fraser VJ. The risk factors for deep and superfi cial chest surgical-site infections after coronary artery bypass graft surgery are different. J Thorac Cardiovasc Surg. 2002;124(1):136–145.

[26] Hussey LC, Hynan L, Leeper B. Risk factors for sternal wound infection in men versus women. Am J Crit Care. 2001;10(2):112–116.

[27] Kaye KS, Schmit K, Pieper C, Sloane R, Caughlan KF, Sexton DJ, Schmader KE. The effect of increasing age on the risk of surgical site infection. J Infect Dis.2005;191(7):1056–1062.

[28] Kaye KS, Schmader KE, Sawyer R. Surgical site infection in the elderly population. Clin Infect Dis.2004;39(12):1835–1841.

[29] Brown J, Doloresco F, Mylotte JM. "Never events":not every hospital-acquired infection is preventable.Clin Infect Dis. 2009;49(5):743–746.

[30] Gurunluoglu R. Panniculectomy and redundant skin surgery in massive weight loss patients: current guidelines and recommendations for medical necessity determination. Ann Plast Surg. 2008;61(6):654–657.

[31] Sati S, Pandya S. Should a panniculectomy/abdomin-oplasty after massive weight loss be covered by insurance? Ann Plast Surg. 2008;60(5):502–504.

[32] Murphy Jr RX, Peterson EA, Adkinson JM, Reed 3rd JF. Plastic surgeon compliance with national safety initiatives: clinical outcomes and "never events". Plast Reconstr Surg. 2010;126(2):653–656.

[33] Stone PW. Changes in Medicare reimbursement for hospital-acquired conditions including infections. Am J Infect Control. 2009;37(9):A17–18.

[34] Graves N, McGowan Jr JE. Nosocomial infection, the Defi cit Reduction Act, and incentives for hospitals. JAMA. 2008;300(13):1577–1579.

第 34 章　利多卡因—肾上腺素—生理盐水浸润联合减张缝合技术

阿斯科·萨尔米（Asko Salmi）著

34.1　前言

腹壁整形术是最常见的整形手术之一，它不仅能改善身体轮廓，还能提高生活质量、增强自信心、减少焦虑和改善饮食失调[1-4]。

肥胖引起的腹部脂肪堆积和生产后引起的腹部皮肤松弛是腹壁整形术最常见的适应证[5,6]，其次为伴有或不伴有下腹部组织下垂的腹直肌分离。怀孕导致的正常体重女性的腹部皮肤过度拉伸并留下褶皱，腹直肌因扩张发生分离也是适应证之一。

腹壁整形术可与腹部吸脂术联合应用来改善腹部形态。吸脂手术通常只能改善腹部两侧的轮廓。如果想改善上腹部的轮廓，可以在腹壁整形术后数月，在局部麻醉下应用水动力吸脂来完成。腹壁整形术后上腹部皮瓣变薄后的并发症很少，但一旦发生，预后较差。二次脂肪抽吸可以在第一次手术几个月后在局部麻醉下完成。

腹壁整形术最常见的并发症是皮下积液(5%~17.4%)，其次是血肿(3%~5.8%)、手术切口愈合不佳和皮肤坏死(1.5%~6.7%)[7-10]。深静脉血栓和肺栓塞等[11,12]是少见的并发症，但后果严重。

临床上需要不断探索新的技术来减少并发症的发生。在腹部脂肪深层和腹部肌肉筋膜之间采用减张缝合或连续褥式缝合可以降低腹壁整形术后皮下积液的发生[6,13-17]。减张缝合技术不仅能有效地关闭组织间的"无效腔"[18,19]，还能减少切口边缘的张力，降低切口裂开的风险[20]。

利多卡因联合肾上腺素能减少围术期出血，避免输血，缩短手术时间[21-24]，该方法已经在乳房缩小术和显微外科手术中得到了应用。笔者采用这项技术在切口线下方的组织内进行局部浸润麻醉，使血管收缩，减少术中出血，术中视野更加清晰，便于进行术中操作。

本章基于笔者的研究[25]和经验，讨论了应用减张缝合联合利多卡因—肾上腺素浸润麻醉技术，目的是减少腹壁整形术后并发症的发生，促进术后恢复。

34.2　技术

患者取站立位时进行术前设计。下切口位于耻骨联合上方近阴毛处，上切口近脐水平。侧腹部吸脂手术通常采用地形图进行术前标记。当开始减张缝合时，给予患者 1.5g 头孢呋辛静脉滴注、20~40mg Klexane[R] 皮下注射。

手术在全身麻醉下或硬膜外麻醉下进行，后者可促进患者术后早期恢复活动，缩短住院时间。

使用 1000mL 生理盐水和 50mL 0.5% 的利多卡因—肾上腺素[R]（或 250mg 利多卡因和 1mg 肾上腺素）混合液局部浸润手术区域。若需侧腹部吸脂，则从侧腹部开始浸润，再浸润皮肤切口下组织，最后浸润整个手术区域（图 34.1）。可以用一根长 250~300mm、直径 3~4mm、尾端有多个侧孔的金属针管进行局部浸润。将针管与生理盐水袋的输液管相连，这样可以挤压水袋增加压力以促进浸润（图 34.2）。

更方便、更有效和更快捷的方法是使用 Body-Jet^R 进行浸润麻醉。Body-Jet 系统可以增加肿胀液的浸润压力（压力高达 1.10×10^3 kPa），使血管收缩更加直接有效（图 34.3）。

切开皮肤后采用电凝仔细凝结可见的血管，由于血管收缩，很容易识别并进行电凝（图 34.4）。分离并切除腹壁下部皮瓣后，游离脐部至剑突水平的皮肤组织形成上部皮瓣，暴露腹直肌和肌层。用电凝沿着斯卡帕（Scarpa）筋膜使上部皮瓣远端边缘的深层脂肪层变薄。

几乎所有怀过孕的女性都存在两侧腹直肌分离的情况，从几厘米至 6~7cm 不等。笔者应用不可吸收的多股倒刺 0 号线（Surgilene^R 或 Mersilene^R），

从耻骨至剑突将肌肉的边缘缝合起来。第二层用可吸收的单股 0 号线（PDS^R）从剑突至耻骨进行连续性缝合。第二层缝合能够覆盖和隐藏前次缝合的线结，进一步减少腹部的水平宽度，同时缩短腹直肌的垂直长度。

用可吸收多股线（2-0 Vicryl^R）减张缝合腹部脂肪筋膜与肌筋膜之间的间隙（图 34.5）。先由剑突下向脐部缝合，将侧面（侧腹部）的组织拉向中线以避免侧腹部出现"猫耳"。在腹部上半部缝合至脐部后，用手术刀在腹中线做一个大小为 1cm × 1cm 的切口，切口的尾部呈倒 V 形皮瓣以匹配脐孔切口（图 34.6），用血管钳通过穿孔切口固定脐部以使脐部始终保持在中线位置。之后在腹壁的下半部分保持 2~3cm 间隔进行减张缝

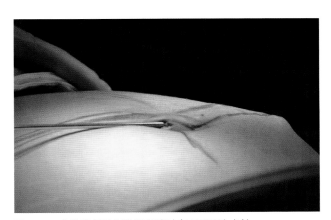

图 34.1 术前进行局部浸润麻醉时皮下可见注水针

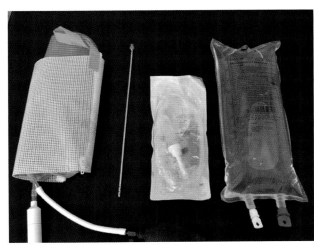

图 34.2 简单的利多卡因—肾上腺素浸润系统：压力袋、3.5mm 套管、输液管和 1000mL 生理盐水

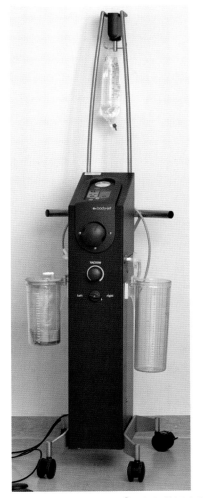

图 34.3 水动力系统和 Body-Jet^R 能够加快浸润渗透和促进血管收缩。使用浸润压力高达 1.10×10^3 kPa 的脉冲式水压力来促进血管收缩。水管不能消毒，仅供一次性使用

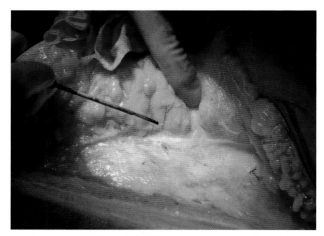

图 34.4　血管收缩后，术中容易识别和进行电凝止血。注意减少术区出血和保持术区清洁

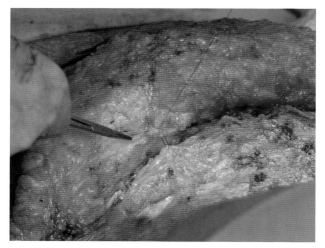

图 34.5　在深层脂肪和肌肉筋膜间每隔 2~3cm 进行间断减张缝合

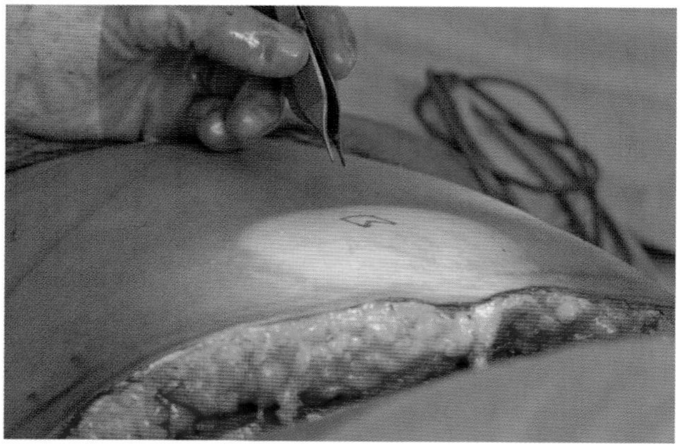

合；用 2-0 可吸收缝线缝合皮下切口，并用 3-0 可吸收单股线 (Monocryl[R]) 进行皮内连续缝合。术区不需要放置负压引流管。

用纱布（Micropore[R]）覆盖手术切口，并让患者在手术台上穿上术前定制的塑身衣。建议患者至少穿 3~4 周塑身衣，大多数患者在术后 2~3 个月依然愿意穿着塑身衣（炎热气候时会不方便）。

患者麻醉苏醒后便可下床活动，无须留置导尿管或使用便盆。所有患者均可在术后当天晚上或第 2 天早上出院，并于术后 1 个月和 6 个月时复诊。术后 4 周内不宜搬运重物（>10kg）。

腹壁整形术后可能会出现疼痛不适，但笔者尽量避免让患者服用阿片类药物，并嘱其尽快下床活动。建议患者出院后口服药物（500mg 对乙酰氨基酚和 30mg 可待因片联合使用，每次 1~2 片，每日 3~4 次；布洛芬每日 4 次，每次 600mg）。

超过 350 名患者接受了这一手术方式，笔者对 95 例患者进行了分析，并发表了分析结果[25]。在这项研究中，60 例患者接受过其他类型的腹壁整形术，其中 49 例进行过双侧腹部吸脂（100~350mL 脂肪/侧）。前 12 名患者进行了术区引流，但由于引流效果较差，所以对后续患者未再进行引流。研究对象的平均年龄为 43 岁，BMI 平均值为 27.1（范围 19–39）。手术数据见表 34.1。腹壁整形术结果如图 34.7 和图 34.8 所示。该技术也适用于肥胖患者，笔者成功地使体重超过 140kg 的患者减掉了 9kg 以上的脂肪。

图 34.6　脐部的皮肤标记

表 34.1　手术数据

	患者数量	平均数	最小数	最大数	标准差
手术时间 / min	93	82	45	173	28
术中出血量 / mL	95	233	20	1100	204
组织去除量 / g	94	1422	135	6824	1009
脂肪去除量 / mL	49	576	200	1400	245

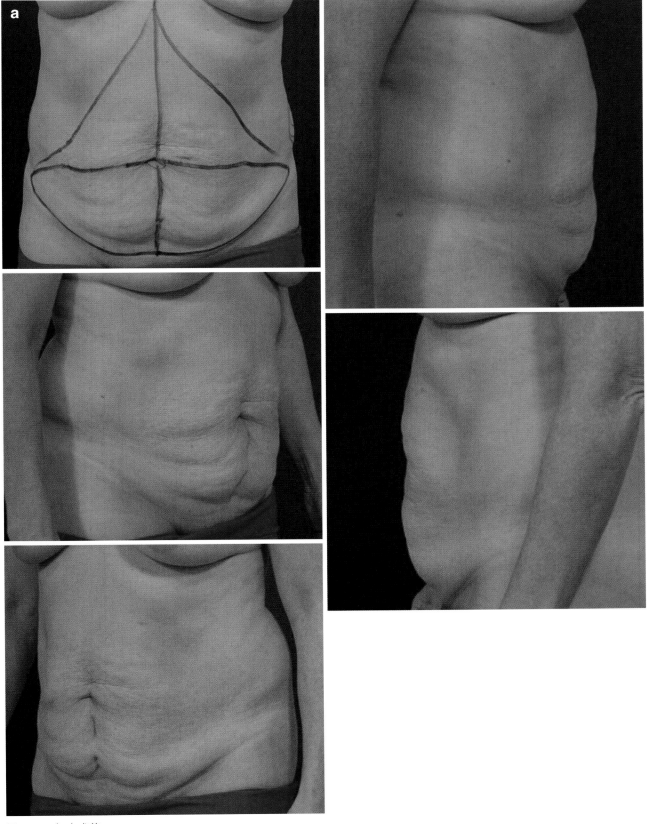

图 34.7　（a）术前

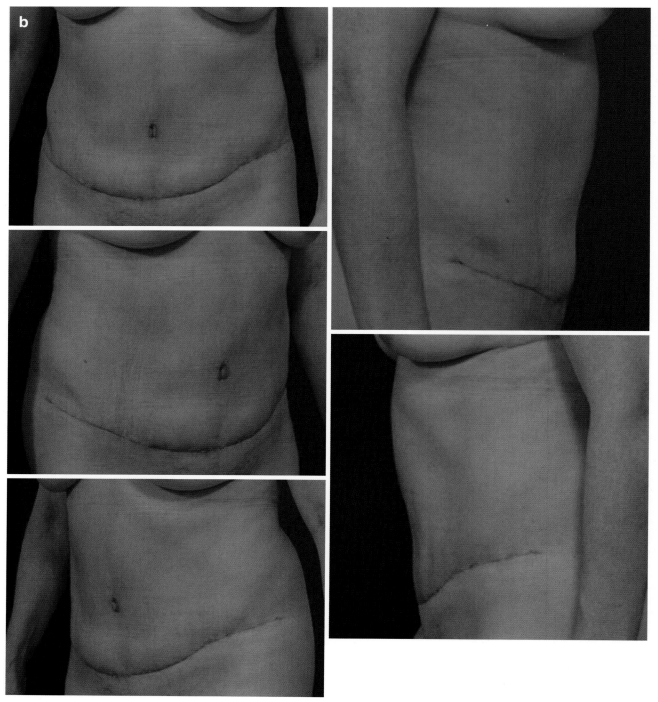

图 34.7 （b）腹壁整形术后 4 周

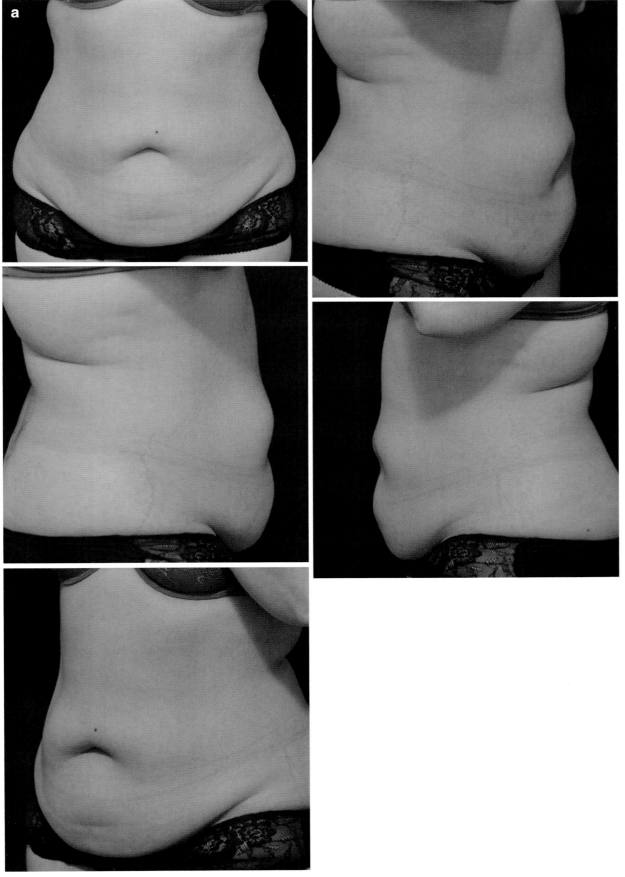

图 34.8　（a）术前

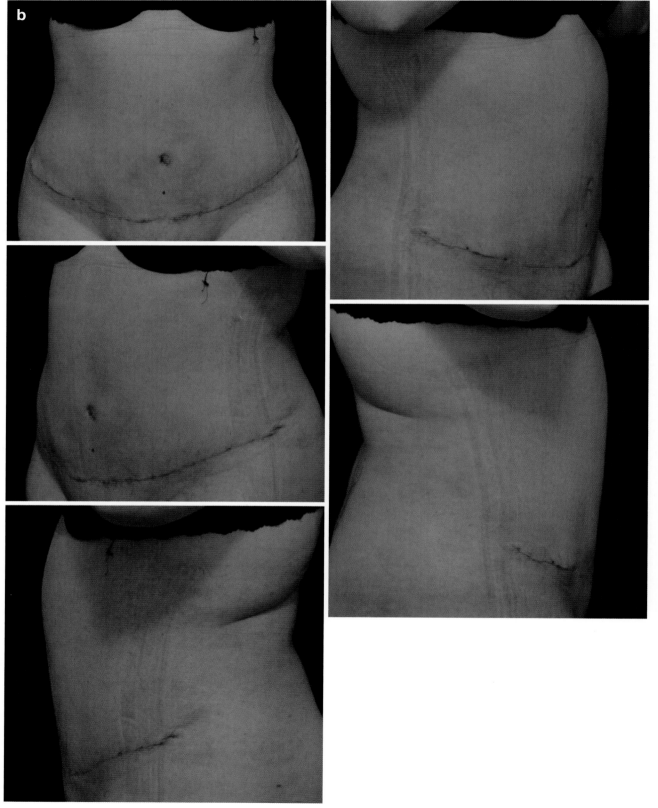

图 34.8 （b）腹壁整形术后 4 周

在前期行手术的 95 例患者中，腹壁整形术的平均耗时只有 65min。与联合其他手术的腹壁整形术相比，单独进行腹壁整形术的术中平均出血量明显减少。手术未出现如肺栓塞、深静脉血栓、皮瓣坏死或切口裂开等严重并发症。其他无临床意义的并发症的发生率为 12.6%，包括 2 例皮下积液和 3 例无须穿刺治疗的血肿，1 例局部切口感染，1 例切口边缘坏死，3 例由皮下线结造成的小瘘管。所有患者均通过保守治疗治愈。

34.3　讨论

腹壁整形术是整形外科最常见的手术之一，它是一种安全、快速、可靠的手术，手术并发症少、患者恢复快且预后良好。本章中采用的技术要点是术前肾上腺素和利多卡因浸润以收缩血管，联合减张缝合技术，缝合深层脂肪和肌筋膜之间的潜在腔隙。血管收缩后，术中出血减少，能够避免输血，并加快手术进程[21-24]，减张缝合技术可有效避免皮下积液的形成[19,20,26]。

上述两种技术联合使用，可有效避免腹壁整形术的主要并发症的发生。其他无临床意义的并发症的发生率为 12.6%，低于其他研究报道的18%~35%[9,27]。值得注意的是，这种技术能够在术后不使用负压引流或延长引流时间的情况下不引起术后皮下积液。

关于其他手术方式的早期研究表明，切开皮肤前使用利多卡因—肾上腺素可减少伤口的出血和渗血[24]。在本研究中，不仅浸润了手术切口区域，还应用 1000mL 的生理盐水和利多卡因—肾上腺素对整个手术区域进行了浸润，使整个手术区域的所有血管收缩，可进一步减少出血的情况，同时手术操作时血管容易识别并进行电凝烧灼。即使是收缩的大静脉也可以安全有效地进行烧灼。

笔者术中应用了一个非常简单的装置进行浸润，即将长 3~4mm 的套管与静脉注射的输液管连接。这种技术价格低廉，易于推广。使用水动力系统进行高压浸润的方法更先进，但是价格昂贵，操作较为复杂，这一技术可以应用于表浅的浸润，不会产生创伤或其他并发症。水动力系统的操作比单纯"手动"套管的操作更快速。笔者对这两种方法的确切差异并没有进行过比较，但水动力系统能够明显减少术区出血。虽然浸润麻醉需要花费一些时间，但可以确切减少术区出血，并保持术区清洁。

与利多卡因—肾上腺素浸润相关的可能风险是手术结束的数小时后术区血肿的形成。但到目前为止，无论是浅表层切口还是整个手术区域浸润后，均未发现此类并发症。平时应将利多卡因—肾上腺素溶液置于小瓶中，以供医生方便、快速、安全地使用。

这种操作技术的平均耗时略大于 1h，比其他操作技术耗时更短。平均出血量小于 200mL，术中出血少，能够为手术医生提供更好的手术视野，使术者更易操作并缩短手术时间。手术时间越短，切口感染的可能性越小。

减张缝合需要耗费更多的操作时间。一项研究显示，在没有预防术后皮下积液的情况下，减张缝合需要 50min[17]。术区每隔 2~3cm 间断缝合 1次，每位患者需要缝合 20~40 次，具体取决于患者的术区面积，这样可能会多花 10min 为患者进行减张缝合，但可以缩短患者术后的恢复时间。因无须穿刺抽取皮下积液，患者可以减少术后复诊的次数。另外，减张缝合后无须负压引流和延长引流时间，因此可以减少术后引流引起的不便和拔引流管时带来的疼痛。

笔者未发现临床上出现明显的切口并发症和晚期瘢痕，这可能与减张缝合后降低了切口两侧的张力有关，这使得切口更好、更正常地愈合。另外，减张缝合引起的切口两侧皮肤凹凸不平会在缝合张力消失的 2~3 周内改善。

大部分腹壁手术后的患者会感到疼痛不适。有文献报道术前应用利多卡因—肾上腺素浸润可以减少乳房缩小整形术后的疼痛，但对利多卡因与腹壁整形术后疼痛强度之间的关系目前尚没有定论。使用肾上腺素浸润不仅可以减轻术后疼痛，还可以减轻全身麻醉的深度，但其具体机制还需进行进一步研究。同时，长效局部麻醉药的作用机制也需要进行进一步研究。腹壁整形术后，恢复较快的患者在术后几周便能回到工作岗位。

克来康（Klexane）[R] 通常用于手术结束时（对于瘦弱的、年轻的以及无栓塞危险因素的患者可以不予使用），如果患者回家路程较远或术后早期行动困难，则需要在术后第 2 天早上再给予额外剂量的克来康 Klexane[R]（20~40mg 皮下注射）。

本研究中并发症较低可能是因为未纳入病态肥胖患者，同时，早期的研究已经表明，肥胖并不会增加并发症的发生率[20,24,28]。吸烟能够影响手术切口的愈合，有可能增加并发症的发生。马纳萨（Manassa）等[29]的研究发现，近一半的吸烟者都有切口愈合的问题。在笔者的研究中，有 1/4 以上的吸烟者有轻微的并发症，但无须进行临床干预。

一些早期的研究显示，减张缝合会增加并发症的发生率[11,16,17]，但与利多卡因—肾上腺素浸润联合使用时，并不会增加并发症的发生率。术后皮下积液是腹壁整形术最常见的并发症，笔者发现应用上述技术后可以明显减少术后皮下积液的发生。

结论

应用利多卡因—肾上腺素—生理盐水浸润术区和减张缝合技术缝合手术切口，可以有效保证联合或不联合侧腹部吸脂的腹壁整形术的安全进行，避免出现严重的并发症，减少围手术期出血，缩短手术时间，避免术后使用负压引流。笔者推荐使用水动力系统进行浸润麻醉和抽吸脂肪。今后还需要进行进一步的研究来评估利多卡因浸润对术前和术后疼痛的影响。

参考文献

[1] Saariniemi K, Salmi A, Peltoniemi H, Helle M, Charpentier P, Kuokkanen H. Abdominoplasty improves quality of life, psychological distress and eating disorder symptoms a prospective study. Plast Surg Int. 2014;2014:197232.

[2] Papadopoulos NA, Staffl er V, Mirceva V, Henrich G, Papadopoulos ON, Kovacs L, Herschbach P, Machens HG, Biemer E. Does abdominoplasty have a positive infl uence on quality of life, self-esteem, and emotional stability? Plast Reconstr Surg. 2012;129(6):957e–962.

[3] Semer NB, Ho WC, Mills S, Rajashekara B, Taylos JR, Trung NB, Young H, Kivuls J. Abdominal lipectomy: a prospective outcomes study. Perm J. 2008;12(2):23–27.

[4] Song AY, Rubin JP, Thomas V, Dudas JR, Marra KG,Fernstrom MH. Body image and quality of life in post massive weight loss body countering patients. Obesity (Silver Spring). 2006;14(9):1626–1636.

[5] Matarasso A, Swift RW, Rankin M. Abdominoplasty and abdominal contour surgery: a national plastic surgery survey. Plast Reconstr Surg.2006;117(6):1797–1808.

[6] Pollock T, Pollock H. Progressive tension sutures in abdominoplasty. Clin Plast Surg. 2004;31(4):583–589.

[7] Momeni A, Heier M, Bannasch H, Stark GB. Complications in abdominoplasty: a risk factor analysis. J Plast Reconst Aesthet Surg. 2009;62(1): 1250–1254.

[8] Neaman KC, Hansen JE. Analysis of complications from abdominoplasty: a review of 206 cases at a university hospital. Ann Plast Surg.2007;58(3):292–298.

[9] Stewart KJ, Steward DA, Coghlan B, Harrison DH,Jones BM, Waterhouse N. Complications of 278 consecutive abdominoplasties. J Plast Reconstr Aesthet Surg. 2006;59(11):1152–1155.

[10] van Uchelen JH, Werker PM, Kon M. Complications of abdominoplasty in 86 patients. Plast Recontr Surg.2001;107(7):1869–1873.

[11] Gravante G, Araco A, Sorge R, Overton J, Araco F,Gravante G. Pulmonary embolism after bariatric surgery.Ann Plast Surg. 2008;60:604–608.

[12] Sarkar S, Smith D, Scott MH. A rare complication of abdominoplasty after bariatric surgery. Ann Plast Surg. 2010;64(1):7–8.

[13] Graf R, de Araujo LR, Rippel R, Neto LG, Pace DT,Cruz GA. Lipoabdominoplasty: liposuction with reduced undermining and traditional abdominal skin fl ap resection. Aesthetic Plast Surg. 2006;30(1):1–8.

[14] Khan S, Teotis SS, Mullis WFJacobs WE, Beasley ME, Smith KL, Eaves FF Finical SJ, Watterson

PA. Do progressive tension sutures really decrease complications in abdominoplasty? Ann Plast Surg.2006;56((1):14–20.

[15] Khan UD. Risk of seroma with simultaneous liposuction and abdominoplasty and the role of progressive tension sutures. Aesthet Plast Surg. 2008;32(1):92–99.

[16] Pollock H, Pollock T. Progressive tension sutures: a technique to reduce local complications in abdominoplasty.Plast Reconstr Surg. 2000;105(7): 2583–2586.

[17] Mladick RA. Progressive tension sutures to reduce complications in abdominoplasty. Plast Reconstr Surg. 2001;107(2):619.

[18] Pollock H, Pollock T. Reducing abdominoplasty complications.Aesthet Surg J. 2002;22(5):475–476.

[19] Shestak KC. Progressive tension sutures: a technique to reduce local complications in abdominoplasty.Plast Reconstr Surg. 2000;105(7):2587–2588.

[20] Andrades P, Prado A, Danilla S, Guerra C, Benitez S,Sepulveda S, Sciarraffi a C, De Carolis V. Progressive tension sutures in the prevention of postabdominoplasty seroma: a prospective, randomized, double- blind clinical trial. Plast Reconstr Surg. 2007;120(4):935–46.

[21] Hellevuo C, Salmi A, Muuronen E. The use of Lidocain-Epinephrine reduces blood loss and operating time with free TRAM breast reconstruction.Eur J Plast Surg. 2002;25(5):243–246.

[22] Salmi A. Breast reconstruction with free transverse rectus abdominis myocutaneous fl aps in hospitals unaccustomed to microsurgery: original retrospective study. Scand J Plast Reconstr Surg Hand Surg.2005;39(3):153–157.

[23] Habbema L. Breast reduction using liposuction with tumescent local anesthesia and powered cannulas. Dermatol Surg. 2009;35(1):41–50.

[24] Hardwicke JT, Jordan RW, Skillman JM. Infi ltration of epinephrine in reduction mammaplasty: a systematic review of the literature. Plast Reconstr Surg. 2012;130(4):773–778.

[25] Helle M, Salmi A, Saariniemi K, Kuokkanen H. Tension suture technique combined with lidocainadrenalin-saline-infi ltration decreases complications in abdominoplasty. Scand J Surg. 2012;101(4):297–300.

[26] Rogliani M, Silvi E, Labardi L, Cervelli V. Obese and nonobese patients: complications of abdominoplasty. Ann Plast Surg. 2006;57(3):336–338.

[27] Arantes HL, Rosique RG, Rosique MJ, MELAGA JM. The use of quilting suture in abdominoplasty does not need aspiration drainage for prevention of seroma. Aesthetic Plast Surg. 2010;34(1):102–104.

[28] Sanger C, David LR. Impact of signifi cant weight loss on outcome of body-contouring surgery. Ann Plast Surg. 2006;56(1):9–13.

[29] Manassa EH, Hertl CH, Olbrisch LL. Wound healing problems in smokers and nonsmokers after 132 abdominoplasties. Plast Reconstr Surg.2003; 111(6):2082–2087.

第 35 章　腹壁整形术后急腹症的鉴别诊断

雷纳托·达席尔瓦·弗雷塔斯（Renato DaSilva Freitas），阿德里亚娜·萨乌里·库罗吉·阿森科（Adriana Sayuri Kurogi Ascenco），小伊凡·马鲁夫（Ivan Maluf Jr）著

35.1　前言

产后腹部皮肤过于松弛、脂肪堆积和体重迅速减轻后的脂肪分布不均，会导致运动和性生活不便、衣着不美观和卫生保健困难等问题，对此，患者通常会选择进行腹壁整形术[1]。腹壁整形术是一种非常普遍的择期整形手术，是美国排名第 5 位的常见美容整形手术。虽然腹壁整形术很受欢迎，但还是可能发生各种术后并发症。此类手术存在潜在的手术风险和并发症，需要引起患者和整形外科医生的共同关注[2]。无论是单独手术还是联合其他手术，腹壁整形术都是身体各部位整形手术中风险最高的。

腹壁整形术后并发症的发生率较高，可达到 34%~37.4%[2-4]。其他较少发生的并发症有胸部并发症、脐坏死、神经症状、广泛皮肤损失、坏死性筋膜炎、腹腔间室综合征、反流性食管炎、腹膜穿孔、心肌梗死和死亡[2]。

格瑞则（Grazer）和戈尔德温（Goldwyn）对 10 490 例患者的临床资料进行了整理分析，得出以下结论：术后腹壁感染率为 7.3%、切口裂开率为 5.4%、深静脉血栓形成率为 1.1%、肺栓塞率为 0.8%、死亡率为 0.02%[5]。皮瓣细菌性坏疽等严重的并发症多发生于联合手术后，如联合子宫切除术[4,6]。到目前为止，流行病学并没有任何关于腹壁整形术后急腹症的研究数据。

根据美国整形外科学会发布的信息，尽管整形医生在术后尽可能为患者提供完备的诊断和治疗，但在该类手术中，血清肿、血肿、皮肤感染和腹部皮瓣坏死还是时有发生[6]。

关于腹壁整形术后急腹症的文献资料很少[7-9]。腹壁整形术是一项美容手术，患者希望可以迅速康复，重新回归工作岗位，外科医生的认识会影响对此类罕见并发症的诊断。因此，本章节讨论患者在腹壁整形术后突发急腹症的诊断方法。

35.2　临床病例

一名 34 岁的高加索人种女性患者，此前曾口服药物控制高血压，1 年前接受过腹腔镜胆囊切除术和胃底折叠术。由于腹部脂肪堆积、皮肤松弛而准备进行腹壁吸脂整形术。在体检过程中，脐上区的一个切口疝引起了医生的注意。修复切口疝后，该患者进行了腹壁吸脂整形术，从上腹部和侧腹部共抽取脂肪组织 1000mL。

手术过程顺利，约持续 150min，术后第 1 天患者带着引流管出院。患者 24h 内引流量少于 50mL，于术后第 3 天撤掉了引流管。术后第 7 天回院复查，患者恢复状况良好。但术后第 8 天突发上腹部疼痛，急诊入院，诊断为"药物性胃炎"，经质子泵抑制剂和止痛剂治愈后出院。但是，在接下来的 2 天时间里，患者疼痛加剧，随即转移到急诊室观察治疗。问题是，这个病例的最佳诊断和治疗方案是什么？

35.3　术后并发症潜在患者

在腹壁整形术中，某些手术步骤存在潜在的风险，因此所有进行手术的医生都要加强关注。

吸脂是腹壁整形术中的一个普通步骤。然而，这项操作会引起如肠壁穿孔等致命的术后并发症。吸脂套管可能会穿透腹膜，造成其内部的脏器穿孔。疝、曾经的手术切口和肥胖都会使腹膜变得脆弱而容易引起腹壁穿孔。

肥胖患者术后并发症的风险急剧增加，与糖尿病患者和吸烟者相似[1]。通常情况下，并发症在高体重指数患者中更常见。很多想要接受腹壁吸脂术的患者其体重介于超重和肥胖之间，他们需要了解手术的注意事项和整个过程。

所有患者的腹壁褶皱最终都要得到改善。此外，腹壁褶皱可能会增加腹腔内压力，造成间室综合征，主要表现为腹部凸出。同时，有一部分腹壁褶皱会使肠移位，尤其是当腹直肌非常薄弱的时候。

最后，使用非甾体类抗炎药止痛会促进胃溃疡和穿孔的形成，导致急腹症[3,4]。

35.4　临床评估

体检是正确评估急腹症的关键。但是，腹壁整形术有可能妨碍医生进行详细的查体。听诊是很有效的检查方法，在腹膜炎或是肠炎时肠鸣音增强，可以发现肠梗阻。触诊具有非特异性，因为腹直肌肌肉折叠造成肌紧张，使临床诊断腹膜炎的难度增大。

肠道穿孔虽然很少见，但有必要进行鉴别诊断。如果没有考虑到这点，患者会因为腹痛而辗转于不同的医疗机构或医生之间，在其诊断肠道穿孔之前要浪费很多时间。合并已确诊或未确诊的腹疝、既往的腹壁手术史和内脏肥胖伴肌肉牵拉会增加这种风险。最后，这一类型的患者并不适合进行腹壁整形术。

预防肠穿孔的发生要选择适宜手术的患者，吸脂时保持腹部处于伸直位，在腹中线折叠处要特别注意，避免刺穿肠道。对于严重的疼痛或腹胀，必须进行适当的检查以排除肠道穿孔。尤其

重要的是，患者必须能够联系到他们的整形医生，以便对术后腹部疼痛进行早期评估。如果普通的止痛药不能缓解疼痛或者疼痛加剧，就需要进行影像学检查（首选计算机断层扫描），建议同时邀请普外科医生进行会诊和评估。

35.5　鉴别诊断

急腹症的鉴别诊断包括多种诊断方法，因患者的年龄和性别不同而有所差异。阑尾炎是引发年轻人急腹症的最常见原因，而胆道疾病、肠梗阻、憩室炎和缺血则好发于年长人群。致病原因包括药物、内分泌疾病、代谢性疾病和血液性疾病[3,6,10-13]。

评估应该包括疼痛持续的时间、是否突然发作、是否极度痛苦，如果有上述表现，则表明发生了穿孔。给予处方药物是十分重要的，因为麻醉药品用于控制术后疼痛会引起奥迪氏（Oddi）括约肌痉挛，从而加剧胆道或胰腺疼痛[14,15]。

辅助检查非常重要。实验室检查缺乏特异性，例如术后白细胞异常，这可能是创伤后身体正常的生理反应。腹部计算机断层扫描配合腹部超声检查越来越多地应用于急腹症的诊断[11]。CT 扫描能够提供更直观的内脏影像，便于更好地区分不同的致病原因[13]。使用的非甾体抗炎药是引起消化器官溃疡的第二大元凶，急性期损伤通常出现在用药的 2 周内。这类疼痛可出现在胃网膜（中腹部），进食后会有所缓解（十二指肠溃疡），按压会使疼痛加剧。弥漫性腹膜刺激征通常是穿孔的征象。常规应用非甾体抗炎药物镇痛不应超过 1 周，因为患者在 1 周之后应该能够很好地控制疼痛。

造成术后腹痛的原因有很多。大肠的任何部分都可能发生肠系膜扭转。最常见的乙状结肠扭转，通常会影响接受精神药物治疗的住院患者，因为这些药物会损害肠道动力。因此，防止便秘和术后早期下床活动是十分重要的。乙状结肠扭转表现为疼痛急性发作、严重呕吐和便秘。

胃扭转发生时主要表现为膈疝。德斯特罗（Destro）等[7]介绍了一例接受尼森（Nissen）胃底折叠术后发生胃扭转的患者。腹压增加会促使

胃移入胸腔，诱发胃扭转。腹壁整形术后腹腔内压可能上升到 1.6kPa（12mmHg）[正常 1.33kPa（10mmHg）][16]，术中需要去除多余的皮肤和皮下组织，并进行腹直肌折叠，这些操作均可能导致腹内高压和腹部间隔室综合征。一旦腹腔内压超过 2.66kPa（20mmHg），肾脏和呼吸功能受损的风险将会增加。对于接受整形外科手术患者的进一步研究，特别是在教学医院，需要丰富有关预防和治疗腹腔间室综合征的知识[17]。可以通过导尿管插入膀胱的压力监测器进行腹内压力的诊断。膀胱高压是发生腹腔间室综合征的征象，在这种情况下强烈建议进行进一步检查以明确诊断。延迟诊断和治疗会增加肾脏损伤、肠缺血、呼吸衰竭和死亡的风险[3]。此外，只有少数报告显示出现腹内压力增加是由于患者近期接受过腹壁整形术。虽然发病率很小，但曾接受过腹腔内手术的患者仍有潜在的肠道缺血的风险。伊扎德帕纳（Izadpanah）等[17]报道了一例病例，该患者曾接受过腹腔镜下吻合（Roux-en-Y）胃旁路术，随后在接受了腹壁整形术后发展成急性肠缺血，并引发了腹腔间室综合征。萨卡尔（Sarkar）等[18]也介绍了一位接受过吻合（Roux-en-Y）胃旁路术的患者，该患者通过腹壁整形术减少了大量的脂肪，术后 2 年出现迟发性小肠梗阻。因此，外科医生应该意识到，行腹壁整形术的减肥患者有患肠缺血的风险。

接受过腹腔镜下吻合（Roux-en-Y）胃旁路术的患者，其小肠内疝的发生率在 1.8%~4.5% 之间。此外，怀孕会增加接受过吻合（Roux-en-Y）胃旁路术患者形成内疝的可能性。在笔者随访的患者中，可见疝穿过横结肠系膜或通过彼得森缺陷，发生在空肠造瘘的部位。该类患者最初的症状和体征是非特异性的，表现为上腹部或脐周疼痛、食欲下降和恶心，与此前的报告相一致[12,17]。

影像学研究并不总是具有诊断效力的。王（Wang）等[19]的结论是，如患者有顽固性上腹部疼痛，或是曾经接受过腹腔镜下吻合（Roux-en-Y）胃旁路术，则应更加注意要避免发生小肠梗阻。需考虑进行开腹探查术和诊断性腹腔镜检查。如果没有考虑该类患者可能会发生内部疝的情况，那么会增加他们患其他严重并发症的风险，如腹腔内压增大时会引起肠缺血。

由于劳累或外伤造成的腹壁肌损伤或腹壁下血管破裂可能会引起腹直肌鞘血肿。对腹直肌实施吸脂术和折叠术也会引起血肿。临床表现包括急性疼痛、迅速发作和腹膜刺激征。应通过影像学检查进行诊断，如超声或 CT。治疗效果是可以预见的。诊断的重点是要排除炎症性的妇科疾病、泌尿系统疾病、肠道疾病、肠易激综合征甚至结肠癌[15]。

排泄物、肿瘤和淋巴样增生造成的阑尾阻塞是急性阑尾炎的主要病因。阑尾里包含大约 200 个淋巴结，当淋巴样增生阻塞阑尾时，随着腔内压力的增加，分泌的黏液逐渐积聚，造成淋巴和静脉阻塞、细菌增殖[15]。

手术创伤是人体术后免疫功能降低的重要因素。免疫系统功能低下会增加术后感染的可能性，成为某些疾病的病因。常规的诊断方法有可能会漏诊，腹直肌肌肉折叠引起的腹部张力增加会使腹膜炎的诊断更加困难[14]。

35.6　手术方法

另一个非常重要的方面就是手术入路的选择。当患者被诊断为急腹症时，处理方法是因人而异的，每个病例都不尽相同。在一些急腹症病例中，由于手术存在潜在的污染风险，所以选择腹壁整形术切口作为手术入路可能并不是最佳的选择，因为这样有可能增加腹部皮瓣感染的风险[8]。在这种情况下，腹腔镜下入路是一种较好的选择。内窥镜手术治疗有很多优势，尤其是对于女性患者，该方法可以明确诊断，如妇科疾病和复杂性阑尾炎等。腹腔镜手术可使患者住院观察期短、术后疼痛轻，并且住院费用低。在某些病例中，可以将腹壁整形术的大切口作为腹腔镜手术的入口，其优势在于能够接近整个腹腔，但是也同样存在弊端，例如阑尾切除后切口感染可能会污染腹部皮瓣。此外，该手术常见的术后并发症如小的血清肿和大面积分离后粘连都会造成术后感染[4]。

腹腔镜手术入路可以避免这些弊端，但是会增加新的切口。脐整形术会妨碍通过脐部放置套管，影响最后的美容效果。可以采用腹部切口来放置套管，但不是最佳的选择。

需要补充的是，如果使用其他局部小切口在皮下实施吸脂术，术后感染将会扩大至整个腹壁，后果非常严重[7]。

35.7　临床治疗实例分析

一名 34 岁的高加索人种女性患者，腹部皮肤松弛，脂肪过剩，既往病史为高血压、腹腔镜胆囊切除术和胃底折叠术，准备接受腹壁吸脂整形术（图 35.1）。在体检过程中，脐上部位的一个切口疝引起了医生的注意。该患者随即接受了腹壁吸脂整形术，手术过程非常顺利。但是在术后第 8 天患者突发上腹部疼痛。之后 2 天腹痛加剧，患者遂回到了急诊室。实验室检查和 CT 扫描后发现，阑尾壁增厚，在右侧髂窝处有一直径为 1cm 的游离液态影像，患者白细胞增多至 21 350/cm³，中性粒细胞占 88%。

最后该患者因化脓性阑尾炎而接受了腹腔镜阑尾切除术。3 个切口分别位于脐部上方、左侧髂窝和左侧腹壁整形术切口边缘。通过腹部左侧切口从腹腔中切除病态的阑尾。

患者术后恢复良好，阑尾切除术后第 1 天就出院了。3 天后接受了整形手术的效果评估，医生注意到阑尾切除后脐部出现了炎症。因此，医生给予了 7 天的抗生素治疗。术后 22 天对她进行了重新评估，脐部较浅，可能是脐缝合线脱落所致，

其次可能是因为插入脐部套管而发生气腹。术后对脐部进行局部创面护理治疗并进行临床观察（图 35.2~ 图 35.4）。

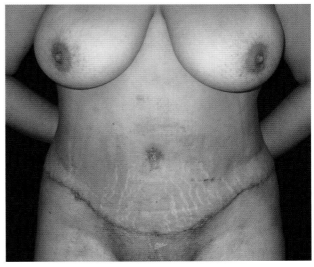

图 35.2　腹壁整形术与腹腔镜阑尾切除术后

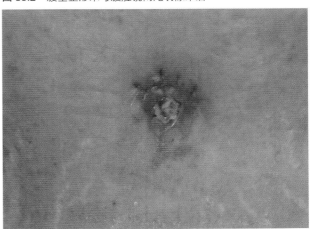

图 35.3　阑尾切除术后脐部的炎症进程

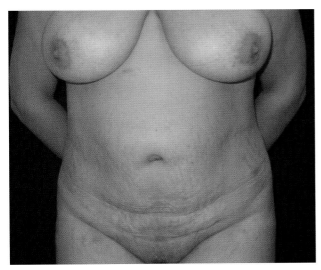

图 35.1　腹壁吸脂整形术前

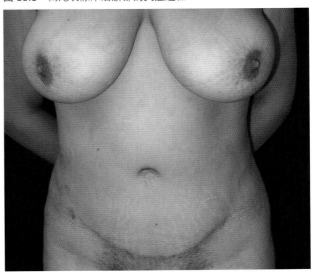

图 35.4　术后 1 年

结论

本章证明了同一位手术医生进行术后随访的重要性，并且需要进行足够的普通外科训练。腹壁整形术是整形外科手术中非常常见的择期手术，手术不当可能引发致命的术后并发症，急腹症即其中之一，只有在极少数的情况下，急腹症的发生与腹壁整形术无关。此外，诊断延迟也有可能引发脓毒血症并产生致命的后果。早期诊断和早期处理是避免潜在严重后果的关键。外科医生从此章节中可以了解到的信息是：应该通过患者的叙述，了解患者所有的疾病史和潜在的诱发术后并发症的原因，并进行彻底地检查分析，以免因为诊断上的偏差而增加患者术后突发并发症的概率。

参考文献

[1] Neaman KC, Hansen JE. Analysis of complications from abdominoplasty: a review of 206 cases at a university hospital. Ann Plast Surg. 2007;58(3):292–298.

[2] Rangaswamy M. Minimising complications in abdominoplasty: an approach based on the root cause analysis and focused preventive steps. Indian J Plast Surg. 2013;46(2):365–376.

[3] Fischer CA, Pinho MSL, Ferreira S, Milani CAC, Van Santen CR, Marquardt RA. Apendicite aguda: existe relação entre o grau evolutivo, idade eo tempo de internação? Rev Col Bras Cir. 2005;32(3):136–138.

[4] Brenner AS, Santin J, Virmond Neto F, Boursheid T, Valarini R, Rydygier R. Apendicectomia em pacientes com idade superior a 40 anos: análise dos resultados de 217 casos. Rev Bras Coloproctol. 2006;26(2):128–132.

[5] Grazer FM, Goldwyn RM. Abdominoplasty assessed by survey, with emphasis on complications. Plast Reconstr Surg. 1977;59(4):513–517.

[6] Aly AS. Discussion: prospective outcome study of 360 patients treated with liposuction, lipoabdomi-noplasty, and abdominoplasty. Plast Reconstr Surg. 2012;129(4):979–980.

[7] Destro MWB, Destro C, Salles VJA, Cauduro AB, Kalume RS. Volvo de ceco no pós-operatório recente de abdominoplastia. Rev Soc Bras Cir Plást. 2007;22(3):176–179.

[8] da Freitas RS, Ascenço AS, Maluf Junior I, Nasser I, Balbinot P, Lopes MA, et al. Acute abdomen after abdominoplasty: differential diagnosis. Aesthetic Plast Surg. 2013;37(6):1182–1185.

[9] Nowak EJ. Commentary on "acute abdomen after abdominoplasty: differential diagnosis". Aesthetic Plast Surg. 2013;37(6):1186.

[10] Saldanha OR, Azevedo DMD, Azevedo SFDD, Ribeiro DV, Nagassaki E, Gonçalves Junior P, et al. Lipoabdominoplasty: reduction of complications in abdominal surgery. Rev Bras Cirurg Plást (Impresso). 2011;26(2):275–279.

[11] Porchat CA, Santos EG, Bravo Neto GP. Complicações pós-operatórias em pacientes submetidos à abdominoplastia isolada e combinada à outras cirurgias do abdome;Postoperative complications in patients submitted to isolated abdominoplasty alone or associated to other abdominal surgeries. Rev Col Bras Cir. 2004;31(6):368–372.

[12] Hensley BJ, Stassen NA. Ruptured appendicitis within a left sided spigelian hernia in a patient status post previous transverse rectus abdominis myocutaneous fl ap resulting in necrotizing fasciitis. Am Surg.2011;77(12):294.

[13] Nascimento AP, Naim AA. A post-abdominoplasty complication case. Acta Medica Misericordiæ. 1998;1(1):33–35.

[14] Townsend CM, editor. Sabiston: Tratado de Cirurgia:a base Biologica da Prática Cirúrgica Moderna. Rio de Janeiro: Elsevier; 2010. p.45–49.

[15] Coelho JCU. Manual de Clínica Cirúrgica: Cirurgia Geral e Especialidades. Sao Paulo: Editora Atheneu;2009. p. 76, 91–107.

[16] Graça Neto L, Araújo LR, Rudy MR, Auersvald LA, Graf R. Intraabdominal pressure in abdominoplasty

patients. Aesthetic Plast Surg. 2006;30(6):655–658.

[17] Izadpanah A, Izadpanah A, Karunanayake M, Petropolis C, Deckelbaum DL, Luc M. Abdominal compartment syndrome following abdominoplasty: a case report and review. Indian J Plast Surg. 2014;47(2): 263–266.

[18] Sarkar S, Smith D, Scott MH. A rare complication of abdominoplasty after bariatric surgery. Ann Plast Surg. 2010;64(1):7–8.

[19] Wang CB, Hsieh CC, Chen CH, Lin YH, Lee CY, Tseng CJ. Strangulation of upper jejunum in subsequent pregnancy following gastric bypass surgery. Taiwan J Obstet Gynecol. 2007;46(3):267–271.

第36章 月经周期对腹壁整形术患者术中和术后出血的影响

凯马尔·芬迪基奥卢（Kemal Findikcioglu），萨法克·维吾尔（Safak Uygur）著

36.1 前言

术中出血是外科医生在手术中面临的主要挑战之一。某些手术操作伴随着大量的术中出血，术中出血直接决定了外科医生的术中感受和患者手术并发症以及死亡率。严格控制术中和术后出血量可以明显减少并发症的发生率和住院时间。激素变化也会引起围术期出血，尤其是对于女性患者。女性月经期对巨乳缩小术和鼻整形术的出血影响已有相关文献报道[1,2]。但是，芬迪基奥格鲁（Findikcioglu）等[3]认为，某些受身体激素水平影响较小的手术区域，比如腹壁的手术，月经期对术中出血并没有影响。

36.2 研究对象和研究手法

芬迪基奥格鲁（Findikcioglu）等[3]报道了41例行腹壁整形术患者的月经周期对术中和术后出血量的影响。有腹部手术史或创伤史、出血性疾病以及近期服药史的患者都包含在内。所有手术均按照标准和严格的全静脉麻醉（TIVA）方案在全麻下进行。异丙酚（2mg/kg）与罗库溴铵（0.6mg/kg）联合应用于麻醉的诱导，异丙酚[4~6mg/（kg·h）]联合雷米芬太尼[0.1~0.2mg/（kg·h）]用于麻醉的维持。在麻醉诱导后，将2%利多卡因14mL和1/80 000肾上腺素稀释于28mL生理盐水中，手术区域浸润注射。当利多卡因作用4~10min时，由肾上腺素引起的心动过速和血压升高会在5~10min内恢复正常，在浸润注射完成后7min即可开始手术。接下来按照标准的手术步骤进行腹壁整形术。切开皮肤后，用电刀切取整个皮瓣。手术剥离的范围上至剑突下水平和肋弓上缘，直至腹直肌鞘旁。腹直肌垂直中线折叠术适用于每位患者。除此之外，无腹壁吸脂等其他手术操作。根据所有浸血的纱布来分析红细胞压积的水平，从而评估术中失血量[4~6]。手术区域使用过的纱布应立即放入盛有2000mL生理盐水的塑料袋中，以防止其干燥。手术结束后，由巡回护士将其拧干，采用红细胞压积计数器分析塑料袋内的液体。根据以下公式计算术中失血量：术中出血量（mL）=（2000×液体红细胞压积）/全血红细胞压积。根据这个公式将患者分为3组：A组为围月经期（0~7d,21~28d）；B组为排卵期（8~20d）；C组为绝经后。研究的主要目的是评价绝经前的女性术中出血量与月经周期的关系。绝经后的患者作为对照组也被纳入。患者的年龄、体重指数和术中切除的腹壁组织量也被考虑为术中出血量的影响因素，研究者搜集相关数据并进行统计学分析。

36.3 结果

A组和B组均由15名患者组成，C组有11名患者。平均年龄为(44±7)岁（年龄范围32~61岁）。平均体重指数是(28±4)kg/m²(22~35kg/m²)，术中切除的腹壁组织平均重量是（2009±798）g(880~3950g)。就体重指数与切除的腹部组织的重

量而言，各组之间无显著的统计学差异($p>0.05$)。术中平均出血量和术后48h的平均引流血量分别是(196.2±61.0)mL、(94~352)mL和(154.4±36.2)mL(85~250)mL。通过公式计算得出A组、B组和C组患者术中平均出血量分别是(177±50）mL、(206±66)mL和(210±66）mL。各组术后引流血量分别是(144±36)mL、(159±36)mL和(163±40)mL。各组间的术中和术后出血量无显著差异（$p>0.05$）。年龄对术中或术后出血量以及引流管拔除时间并没有显著的影响。BMI和切除的腹壁组织量对术中和术后出血量以及引流管拔除时间有明显的影响，具有显著的统计学差异($p<0.05$)。

36.4 讨论

文献中已进行了许多的研究来确定术中和术后出血量的影响因素，并介绍了一些减少外科手术失血的技术，例如改良的手术缝合技术[7]、局部血管收缩剂[8-14]以及被很多学者报道的用于减少手术失血的低血压麻醉方式[15,16]。性激素的差异也可能影响成熟女性的凝血功能[17-19]。一些研究表明，避孕药可能会影响女性的凝血功能[20-22]。性激素水平的差异同样与妊娠期的高凝状态有关[23,24]。关于月经周期不同阶段凝血状态的研究仍然存在争议[18]。一些学者发现血管甲型血友病因子（VWF）和凝血因子VIII在月经期处于最低水平[25-28]。也有研究报道，VWF、凝血因子VIII和凝血因子XI在月经周期里并没有周期性的变化[26,29-32]。有些研究报道了纤维蛋白原水平在月经周期中的变化。其中一些研究认为，纤维蛋白原的最低水平通常出现在卵泡期或黄体期，而另一些学者却否认了这种周期性变化[26,29-31,33-39]。

如果体内雌激素水平过高，会引起腹部皮肤和腹壁肌肉中的血管增生和充血[40]。因此月经周期中雌激素水平的变化可能会影响手术出血情况。研究显示，月经周期会导致女性的某些身体组织发生周期性变化，如阴道、乳房、鼻咽腔、结膜和咽鼓管等，这些组织对于激素水平的变化比较敏感[41-50]。

阿里（Ali）和埃萨姆（Essam）[51]在一项研究中观察了50名同时接受腹壁整形术和剖宫产术

的妊娠女性，发现她们术后并发症的发生率更高。他们的研究中没有任何关于术后出血并发症的报道，但是他们排除了2名研究对象，这2例患者由于分娩时子宫收缩乏力性出血而停止了进行腹壁整形术。

萨里格尼（Sariguney）等[1]认为，在进行乳房缩小术的患者中，围月经期女性的出血量更大。芬迪基奥格鲁（Findikcioglu）等[2]发现，大部分接受鼻整形术的患者的排卵期是容易发生出血的阶段。但是，芬迪基奥格鲁（Findikcioglu）等也提到了月经期（甚至绝经期）对术中和术后出血的影响与手术部位有关，对性激素水平较不敏感的部位，例如腹壁，不会受到月经期的影响，这是目前为止，唯一关于月经周期对腹壁整形术患者术中和术后出血影响的研究报道。该研究结果显示，对于那些受月经周期性激素变化影响不大的手术部位，在进行术前评估的时候，患者所处的月经周期并不是评估围术期出血量最为重要的因素。换言之，正处在月经期的患者如果要接受此类手术，并不需要推迟手术时间。

参考文献

[1] Sariguney Y, Demirtas Y, Findikcioglu F, Ayhan S, Latifoglu O, Cenetoglu S, Celebi C. Proper timing of breast reduction during the menstrual cycle. Ann Plast Surg. 2004;53(6):528–531.

[2] Findikcioglu K, Findikcioglu F, Demirtas Y, Yavuzer R, Ayhan S, Atabay K. Effect of the menstrual cycle on intraoperative bleeding in rhinoplasty patients. Eur J Plast Surg. 2009;32(2):77–81.

[3] Findikcioglu K, Findikcioglu F, Sezgin B, Demirtas Y, Yavuzer R. The impact of the menstrual cycle on intra-operative and postoperative bleeding in abdominoplasty patients. J Plast Reconstr Aesthet Surg.2012;65(12):e338–343.

[4] Keith I. Anaesthesia and blood loss in total hip replacement. Anaesthesia. 1977;32(5):444–450.

[5] Keith I. Ethamsylate and blood loss in total hip replacement. Anaesthesia. 1979;34(7):666–670.

[6] Abrams PH, Shah PJ, Bryning K, Gaches CG, Ashken

MH, Green NA. Blood loss during transurethral resection of the prostate. Anaesthesia. 1982;37(1):71–73.

[7] Helle M, Salmi A, Saariniemi K, Kuokkanen H. Tension suture technique combined with lidocainadrenalin-saline-infi ltration decreases complications in abdominoplasty. Scand J Surg. 2012; 101(4):297–300.

[8] Wilmink H, Spauwen PH, Hartman EH, Hendriks JC,Koeijers VF. Preoperative injection using a diluted anesthetic/adrenaline solution signifi cantly reduces blood loss in reduction mammaplasty. Plast Reconstr Surg. 1998;102(2):373–376.

[9] Metaxotos NG, Asplund O, Hayes M. The effi cacy of bupivacaine with adrenaline in reducing pain and bleeding associated with breast reduction: a prospective trial. Br J Plast Surg. 1999;52(4):290–293.

[10] Villafane O, O'Sullivan ST, Venkataramakrishnan V. Minimising blood loss in reduction mammoplasty by local infi ltration of vasoconstrictor agents. Br J Plast Surg. 1999;52(5):421–422.

[11] Liddle AM, Hall AP, Arrowsmith J, Smith G. Effect of infi ltration with ropivacaine on blood loss during reduction mammoplasty. Br J Anaesth. 1998;81(6):974–977.

[12] Thomas SS, Srivastava S, Nancarrow JD, Mohmand MH. Dilute adrenaline infi ltration and reduced blood loss in reduction mammaplasty. Ann Plast Surg.1999;43(2):127–131.

[13] Bretteville-Jensen G. Mammaplasty with reduced blood loss: effect of noradrenalin. Br J Plast Surg. 1974;27(1):31–34.

[14] Swanson E. Prospective study of lidocaine, bupivacaine,and epinephrine levels and blood loss in patients undergoing liposuction and abdominoplasty. Plast Reconstr Surg. 2012;130(3):702–722.

[15] Kop EC, Spauwen PH, Kouwenberg PP, Heymans FJ,van Beem HB. Infl uence of controlled hypotension versus normotension on amount of blood loss during breast reduction. J Plast Reconstr Aesthet Surg.2009; 62(2):200–205.

[16] Ervens J, Marks C, Hechler M, Plath T, Hansen

D,Hoffmeister B. Effect of induced hypotensive anaesthesia vs isovolaemic haemodilution on blood loss and transfusion requirements in orthognathic surgery:a prospective, single-blinded, randomized, controlled clinical study. Int J Oral Maxillofac Surg. 2010;39(12):1168–1174.

[17] Li C, Xie Y, Li Z, Yang M, Sun X, Fan J, Zhu HY,Wang C, Li M. Intraoperative blood loss in female patients with adolescent idiopathic scoliosis during different phases of the menstrual cycle. PLoS One.2014;9(11), e112499.

[18] Knol HM, Kemperman RF, Kluin-Nelemans HC,Mulder AB, Meijer K. Haemostatic variables during normal menstrual cycle. A systematic review. Thromb Haemost. 2012;107(1):22–29.

[19] Ibrahimi E, Koni M. Effects of estrogens and progestogens on the primary variables of haemostasis. Int J Reprod Contracept Obstet Gynecol. 2014;3(1):31–33.

[20] Daly L, Bonnar J. Comparative studies of 30 mg ethinyl estradiol combined with gestodene and desogestrel on blood coagulation, fi brinolysis, and platelets.Am J Obstet Gynecol. 1990;163(1 Pt 2):430–437.

[21] Luyer M, Khosla S, Owen W, Miller V. Prospective randomized study of effects of unopposed estrogen replacement therapy on markers of coagulation and infl ammation in postmenopausal women. J Clin Endocrinol Metab. 2001;86(8):3629–3634.

[22] Fruzzetti F, Bitzer J. Review of clinical experience with estradiol in combined oral contraceptives. Contraception. 2010;81(1):8–15.

[23] Prisco D, Ciuti G, Falciani M. Hemostatic changes in normal pregnancy. Haematologica Reports.2005;1(10):1–5.

[24] Kujovich JL. Hormones and pregnancy: thromboembolic risks for women. Br J Haematol. 2004;126(4): 443–454.

[25] Miller CH, Dilley AB, Drews C, Richardson L, Evatt B. Changes in von Willebrand factor and factor VIII levels during the menstrual cycle. Thromb

Haemost.2002;87(6):1082–1083.

[26] Kadir RA, Economides DL, Sabin CA, Owens D, Lee CA. Variations in coagulation factors in women:effects of age, ethnicity, menstrual cycle and combined oral contraceptive. Thromb Haemost. 1999;82(5):1456–1461.

[27] Blomback M, Landgren B, Stiernholm Y, Andersson O. The effect of progesterone on the haemostatic mechanism. Thromb Haemost. 1997;77(1):105–108.

[28] Mandalaki T, Louizou C, Dimitriadou C, Symeonidis P. Variations in factor VIII during the menstrual cycle in normal women. N Engl J Med. 1980;302(19):1093–1094.

[29] Feuring M, Christ M, Roell A, Schueller P, Losel R,Dempfl e CE, Schultz A, Wehling M. Alterations in platelet function during the ovarian cycle. Blood Coagul Fibrinolysis. 2002;13(5):443–447.

[30] Giardina E-GV, Chen HJ, Sciacca RR, Rabbani LE. Dynamic variability of hemostatic and fi brinolytic factors in young women. J Clin Endocrinol Metab. 2004;89(12):6179–6184.

[31] Koh SC, Prasad R, Fong Y. Hemostatic status and fi brinolytic response potential at different phases of the menstrual cycle. Clin Appl Thromb Hemost.2005;11(3):295–301.

[32] Larsen L, Andersen H, Hansen A, Andersen O.Variation in risk indicators of cardiovascular disease during the menstrual cycle: an investigation of withinsubject variations in glutathione peroxidase, haemostatic variables, lipids and lipoproteins in healthy young women. Scand J Clin Lab Invest.1996;56(3):241–249.

[33] Dapper D, Didia B. Haemorheological changes during the menstrual cycle. East Afr Med J. 2002;79(4):181–183.

[34] Lebech AM, Kjaer A. Lipid metabolism and coagulation during the normal menstrual cycle. Horm Metab Res. 1989;21(8):445–448.

[35] Ricci G, Cerneca F, Simeone R, Pozzobon C,Guarnieri S, Sartore A, Pregazzi R, Guaschino S. Impact of highly purifi ed urinary FSH and recombinant FSH on haemostasis: an open-label, randomized,controlled trial. Hum Reprod.2004;19(4):838–848.

[36] Solerte SB, Fioravanti M, Spinillo A, Ferrari E,Guaschino S. Association between hormonal and haemorheological changes during the menstrual cycle in healthy women. Br J Obstet Gynaecol. 1988;95(12):1305–1308.

[37] Repina MA, Korzo M, Zinina TA. Effect of hormone replacement therapy with femoston on hemostasis in peri-and postmenopausal women. Med Sci Monit.2002;8(9):I78–84.

[38] Roell A, Schueller P, Schultz A, Losel R, Wehling M,Christ M, Feuring M. Effect of oral contraceptives and ovarian cycle on platelet function. Platelets. 2007;18(2):165–170.

[39] Blomback M, Eneroth P, Landgren B, Lagerstrom M,Anderson O. On the intraindividual and gender variability of haemostatic components. Thromb Haemost.1992;67(1):70–75.

[40] Muallem MM, Rubeiz NG. Physiological and biological skin changes in pregnancy. Clin Dermatol.2006;24(2):80–88.

[41] Ramakrishnan R, Khan S, Badve S. Morphological changes in breast tissue with menstrual cycle. Mod Pathol. 2002;15(12):1348–1356.

[42] Olsson H, Jernström H, Alm P, Kreipe H, Ingvar C,Jönsson PE, Rydén S. Proliferation of the breast epithelium in relation to menstrual cycle phase, hormonal use, and reproductive factors. Breast Cancer Res Treat. 1996;40(2):187–196.

[43] Fowler PA, Casey CE, Cameron GG, Foster MA, Knight CH. Cyclic changes in composition and volume of the breast during the menstrual cycle, measured by magnetic resonance imaging. Br J Obstet Gynaecol. 1990;97(7):595–602.

[44] Leimola-Virtanen R, Pennanen R, Syrja¨nen K,Syrjanen S. Estrogen response in buccal mucosa– a cytological and immunohistological assay. Maturitas.1997;27(1):41–45.

[45] Kramer P, Lubkin V, Potter W, Jacobs M, Labay G,Silverman P. Cyclic changes in conjunctival smears from menstruating females. Ophthalmology.

1990;97(3):303–307.

[46] Nir D, Weissman A, Drugan A, Zimmer EZ, Danino J, Shenhav R, Joachims ZH. Effect of estrogen on eustachian tube performance. Am J Otol. 1991; 12(2):119–121.

[47] Paulsson B, Gredmark T, Burian P, Bende M. Nasal mucosal congestion during the menstrual cycle. J Laryngol Otol. 1997;111(4):337–339.

[48] Ellegard E, Karlsson G. Nasal congestion during the menstrual cycle. Clin Otolaryngol. 1994;19(5):400–3.

[49] Navarrete-Palacios E, Hudson R, Reyes-Guerrero G,Guevara-Guzmán R. Correlation between cytological characteristics of the nasal epithelium and the menstrual cycle. Arch Otolaryngol Head Neck Surg.2003;129(4):460–463.

[50] Armengot M, Basterra J, Marco J. Nasal mucociliary function during the menstrual cycle in healthy women. Rev Laryngol Otol Rhinol (Bord). 1990;111(2):107–109.

[51] Ali A, Essam A. Abdominoplasty combined with cesarean delivery: evaluation of the practice. Aesthetic Plast Surg. 2011;35(1):80–86.

第 37 章　腹壁整形术中应用药物预防静脉血栓的形成

W. 约瑟夫・坎贝尔（W. Joseph Campbell），布鲁斯・A. 马斯特（Bruce A. Mast）著

37.1　前言

　　静脉血栓（Venous Thrombo Embolism, VTE）是患者腹壁整形术后的严重并发症，包括深静脉血栓和肺栓塞，可影响预后甚至危及生命。相关并发症大大增加了术后患者的发病率和死亡率，60%的深静脉血栓（Deep Venous Thrombosis, DVT）患者可发展为"血栓后综合征"，症状包括急性和慢性疼痛、下肢水肿、皮肤色素沉着、静脉曲张、静脉功能不全、溃疡以及血栓复发。如果合并肺栓塞可引起更严重的并发症，25% 有症状的肺栓塞患者会在症状发作 1h 内死亡。幸存者也会伴有长期并发症，包括右心衰竭、心律失常甚至心源性休克[1]。在美国，VTE 的发病率尚无精确数字，但每年有 300 000~600 000 人罹患此病。最近，疾病防控中心发布的数据显示，每年超过 547 000 人直接因为 DVT/PE 或 DVT/PE 并发症而住院治疗[2]。

　　DVT 在病理生理学上表现为静脉瘀血、高凝状态和内皮损伤三联征。任何原因导致的血流减缓或阻塞均可导致瘀血。血管内损伤或外力间接损伤可能引起内皮损伤。任何机制引发的循环中凝血因子失衡均可能导致高凝状态。在大多数情况下，静脉血栓的形成是多因素造成的。对于术后患者，三重因素均存在，同样也存在于腹壁整形手术患者[3]。化学预防药物通过抗凝作用调节血栓形成。药物所发挥的作用依种类不同而异。普通肝素（Unfractionated,UH）和低分子量肝素（Low–Molecular–Weight Heparin,LMWH）通过抗凝血酶间接作用于 Xa 因子和凝血酶。而维生素 K 拮抗剂（如华法林）通过抑制凝血因子 II、凝血因子 VII、凝血因子 IX 和凝血因子 X 复合物发挥作用。磺达肝素也通过抗凝血酶间接作用于 Xa 因子。新型的直接拮抗剂包括利伐沙班、阿哌沙班和达比加群。这些药物均已被广泛研究，并列为整形外科手术的预防血栓用药[4]。但在腹壁整形术中，只有关于普通肝素、低分子量肝素和利伐沙班的相关研究。目前，UH 和 LMWH 均被认为是腹壁整形术中预防血栓形成的安全用药，而一项研究结果提示，应用利伐沙班存在严重的出血风险[5]。

　　整形外科文献中报道的 VTE 总发生率为 0.5%~2%[6-8]。这一数字显然仅代表了有症状的患者，而低估了真实的发病情况。普通外科学文献中，临床和亚临床的 VTE 总体发病率为 15%~30%，这似乎与真实的总体发病率更接近[4]。腹壁整形术是公认的发生 VTE 的高风险整形外科手术之一，预计 DVT 或 PE 的发病率高达 2%~9%[9,10]。传统上认为腹壁整形术涉及较大创面和解剖平面，因此用化学药物预防血栓形成被列为禁忌，以往的药物预防未在此类操作中使用的原因正在于此。近期的研究显示，建议外科塑形患者使用药物预防血栓的整形科医生数量不足 60%[10-12]。其他外科专业的大量文献证实，术前使用 UH 和 LMWH 预防 VTE 不会增加严重出血的发病率。一些文献发现，术前使用 UH 和 LMWH 仅有较小的增加出血并发症的趋势[4,13-15]。这些文献增加了对整形外科，尤其是塑形手术和乳房再造术的关注度[16-18]。但对于

ASPS VTE 专业小组的评估与预防建议	
第一步：风险分级	
患者人群	**推荐标准**
住院患者：全身麻醉下进行的成人美容与整形修复重建手术	应该完成 2006 Caprini RAM 风险因素评估，以便根据个人风险因素对患者进行 VTC 风险分类 B 级 或 应该完成与 2005 Caprini RAM 相似的 VTC 风险评估，以便根据个人风险因素对患者进行 VTC 风险分类 D 级
门诊患者：全身麻醉下进行的成人美容与整形修复重建手术	应该考虑完成 2006 Caprini RAM 风险因素评估，以便根据个人风险因素对患者进行 VTC 风险分类 B 级 或 应该考虑完成与 2005 Caprini RAM 相似的 VIL 风险评估，以便根据个人风险因素对患者进行 VTE 风险分类 D 级

第二步：预防		
患者人群	**2006 Caprini RAM 评分**	**推荐标准**
择期手术患者（预先安排手术，非紧急情况的治疗）	7 分或以上	应考虑使用降低风险的策略如限制或减轻体重、停止激素替代疗法 G 级
患者在全麻下进行下列手术之一，持续时间超过 60min ·身体塑形 ·腹壁整形术 ·乳房再造术 ·下肢手术 ·头/颈癌症手术	3~6 分	应考虑术后使用低分子量肝素 B 级
	3 分或以上	选择性应用化学药物预防 D 级
	7 分或以上	应考虑使用低分子量肝素术后预防方案 B 级

图 37.1　ASPS VTE 专业小组的评估与预防建议

塑形手术中使用药物预防血栓的接受度普遍较低。

DVT/PE 的预防受到了越来越多的国家质量机构和政府机构的监督，以及诸如医疗机构鉴定委员会这样的独立机构的监察。监督机制促进了全国性数据的上报，在质控效果方面也加入了回顾近年 VTE 预防的主题讨论。美国医疗保险与补助服务中心（Center for Medicare and Medicaid Services,CMS）出台了相关"不良事件"政策，某

些整形手术相关的 DVT 和 PE 的治疗将不再列入报销范围。这一趋势将可能扩大至其他类型的手术 [19,20]。

37.2　方法

最新的美国整形外科协会（American Society of Plastic Surgeons, ASPS）VTE 预防指南（图 37.1）

推荐了基于患者风险因素的分级，使用卡普里尼（Caprini）评分将患者划分为低危组、中危组和高危组（图 37.2）。ASPS 的 VTE 小组根据指南发布了现行的推荐标准[21]。

现行的推荐标准如下：建议低危组患者接受"在化学药物预防期间全程使用器械预防"。但

是，标准中并未推荐相应的化学药物预防方式，故将其解释为只能使用器械预防，并且如果外科医生选择药物干预，器械预防将被用于药物预防的全部过程。对于中危组患者，目前建议将普通肝素或 LMWH 用于药物预防。对于高危组患者，强烈建议延长使用 LMWH 进行术后预防。上述建

静脉血栓栓塞风险因素评估

患者姓名：　　　　年龄：　　　　性别：　　　　体重：　　bs　　身高：　　　cm

适用于全部人群的风险因素

（每项风险因素 1 分）
☐　年龄 41~59 岁
☐　小手术计划
☐　既往大手术史
☐　静脉曲张
☐　炎症性肠病史
☐　下肢肿胀
☐　肥胖（BMI>30）
☐　急性心肌梗死（<1 个月）
☐　充血性心力衰竭（<1 个月）
☐　脓毒血症（<1 个月）
☐　严重的肺炎和肺疾病（<1 个月）
☐　肺功能异常（COPD）
☐　目前卧床休息的患者
☐　腿部石膏或夹板
☐　中央静脉通路
☐　其他风险因素_____

每项风险因素 2 分
☐　年龄 60~74 岁
☐　大外科手术（>60min）
☐　关节内窥镜（>60min）
☐　腹腔镜手术（>60min）
☐　以往恶性肿瘤史
☐　病态肥胖症（BMI>40）

每项风险因素 3 分
☐　年龄 75 岁或以上
☐　持续 2~3h 的大手术
☐　BMI>50（静脉瘀滞综合征）
☐　SVT、DVT/PE 史
☐　DVT/PE 家族史
☐　当前癌症或化疗
☐　因子 V 治疗
☐　凝血酶原 202 10A
☐　血浆同型半胱氨酸升高
☐　阳性狼疮抗凝剂
☐　抗心磷脂抗体升高
☐　肝素诱导血栓细胞学（HIT）
☐　其他血栓性疾病 　　类型_____

仅用于女性的风险因素（每项风险因素 1 分）
☐　口服安慰剂或激素替代疗法
☐　妊娠或产后
☐　不明原因死胎史、反复自然流产（≥ 3 次）、感染或生长受限导致早产

总风险评分　□

＊从外科类别中仅选择 1 项

有关预防及安全建议请参阅相关网页。

每项风险因素 5 分
☐　选择性下肢大关节置换术
☐　臀部、髋部或下肢骨折
☐　卒中（<1 个月）
☐　多发性创伤（<1 个月）
☐　急性脊髓损伤（瘫痪）（<1 个月）
☐　持续 3h 以上的大手术

图 37.2　静脉血栓栓塞风险因素评估[21]（*Bahl et al.[25]）

议均由目前最可靠的证据得出[21]，主要来源于 4 项整形外科研究。研究中 2 项是关于身体塑形，仅有 1 项属于前瞻性研究。这些研究均强调了使用 LMWH 降低 VTE 发生率的方法，其中 1 项研究发现，血肿的发生率较高。

已有大量其他外科专业文献研究了化学药物预防的时限。在 VTE 中危组至高危组的操作中，使用 LMWH 进行术前化学药物干预，能够显著降低 DVT/PE 的发生，且不会增加骨科和肿瘤外科患者大出血的风险[4,13,14]。虽然在整形外科文献中还没有进行充分研究，但笔者的观点与现有外科文献中采取的术前化学药物预防方法相一致。术前麻醉诱导后的 60min 内给予 5000U 的普通肝素进行皮下注射。越来越多的证据表明，LMWH 延长抗栓方案有效，笔者也据此优化了抗栓方案，即手术结束后给予依诺肝素 40mg 皮下注射，之后每天 1 次，持续 2 天。笔者发表的论文中对 151 名患者采用了这一方案，并未发现出血并发症增加，也未见 VTE。其中 60% 的患者同时接受了塑形手术之外的其他手术操作（如下半身上提术、乳房缩小术等）（表 37.1 和表 37.2）[22]。

37.3 讨论

在整形手术以及塑形手术中使用化学药物预防血栓已经有 10 多年的历程，在整形界引起了越来越多的关注。虽然人们对这一领域的兴趣越来越浓厚，但整形外科的相关文献仍然较少。其他外科专业有相当数量的文献均支持术前使用化学药物预防和围术期应用依诺肝素[4,13,14]。至今尚无关于整形修复外科患者的随机对照研究，原因在于大多数已发表的文献建议从其他外科患者（普通外科和综合外科患者）中获取间接证据。有几项关于围术期化学药物预防的回顾性研究，特别是在塑形与腹壁整形术中[5,7,9,11,12,16-18,22]，研究重点集中于术后的化学药物预防上。卡普里尼（Caprini）风险评估模式已在整形外科和肥胖塑形手术患者中得到验证，成了现行推荐标准的核心内容。尽管有越来越多的证据表明化学药物预防 VTE 的重要性，但整形外科界并未完全接受这一理念。几项全国调查提示，血栓的化学药物预防率即使在高危组患者中也处于极低的水平[10-12]，其主要原因是担心发生出血这一较严重的并发症。

表 37.1 并发症汇总

	n	总体并发症	蜂窝织炎	血清肿	血肿	轻微切口裂开	再次手术[a]	VTE	输血
肝素 /SCD	101	19（19%）	5（10%）	4（8%）	1（1%）	2（2%）	2（2%）	0（0%）	0（0%）
依诺肝素	50	7（14%）	3（6%）	1（2%）	0	3（6%）	1（2%）	0（0%）	0（0%）

a：3 例再次手术均为切口裂开而返回手术室进行缝合。无因出血返回手术间或因出血而输血的病例

表 37.2 手术特征

分类	肝素组	依诺肝素组	p
	n=101	n=50	
单纯腹壁整形术	23	12	1.0
腹壁整形术合并侧腹 / 腹部吸脂术	18	8	1.0
腹壁整形术合并其他非腹部手术	60	30	1.0

根据笔者的经验和其他外科专业循证医学的体会，患者全麻持续的阶段和术后短时间内非常重要。此期间是外科高凝状态和内皮损伤的高发时段，也是最高风险期[3,14]。笔者团队发表了关于腹壁整形术前使用化学药物保证手术安全的文章。现行方案在手术结束后使用依诺肝素，并在术后2 天内每天使用 1 次。笔者选择这项方案的原因有很多。在大多数患者抗 VTE 方面，依诺肝素比普通肝素表现出更好的效果。通过危险分级，简化使用方法，为患者提供了最大化的保护。此外，家庭用依诺肝素套装使门诊患者的管理更加容易。操作的简易性很重要，因为现行的大多数操作是在门诊进行的，患者的依从性十分重要。人们已经证实，推广药物预防对其他高危人群也是大有裨益的[15,23]。相比其他文献报道发现，增加预防干预并未增加出血并发症及总体不良反应[22,24]。

结论

腹壁整形术是并发静脉血栓的高风险术式。化学药物预防适用于所有接受腹壁整形术的中危组到高危组患者。笔者主张对所有接受腹壁整形术的患者实施药物干预。基于整形外科的循证医学依据和其他外科专业文献的间接证据，术前干预发挥了最大的预防作用，且无围术期出血并发症。相比普通肝素，依诺肝素表现出更好的保护效应，门诊使用更加方便。新药物的使用并未在整形外科患者中进行广泛研究，对于指导实践还需要进行进一步的相关研究。在此领域需要更多的研究和随机对照数据以确定预防 VTE 的最佳方案。一旦获得这些数据，就可以基于 1 类证据制定出真正的 A 类推荐标准。但根据现有的数据，建议除采用物理预防以外，对所有接受腹壁整形术的住院患者和门诊患者术前应用依诺肝素，至少持续应用至术后 2 天。

参考文献

[1] Deep Vein Thrombosis and Pulmonary embolism. CDC Factsheet. 2014. www.cdc.gov/blooddisorders. Accessed 14 Jan 2015.

[2] Centers for Disease Control and Prevention (CDC). Venous thromboembolism in adult hospitalizations– United States, 2007–2009. MMWR Morb Mortal Wkly Rep. 2012;61(22):401–404.

[3] Colwell AS, Reis RG, Kuter DJ, Damjanovic B,Austen WG, Fogerty AE. Abdominal contouring procedures increase activity of the coagulation cascade.Ann Plast Surg. 2012;69(2):129–133.

[4] Douketis JD, Spyropoulos AC, Spencer FA, Mayr M,Jaffer AK, Eckman MH, Dunn AS, Kunz R. Perioperative management of antithrombotic therapy:antithrombotic therapy and prevention of thrombosis,9th ed: American College of Chest Physicians Evidence-Based Clinical Practice Guidelines. Chest.2012;141(2 Suppl):e326S–350.

[5] Dini GM, Ferreira MC, Albuquerque LG, Ferreira LM. How safe is thromboprophylaxis in abdominoplasty?Plast Reconstr Surg. 2012;130(6): 851e–857.

[6] Neaman KC, Hansen JE. Analysis of complications from abdominoplasty: a review of 206 cases at a university hospital. Ann Plast Surg. 2007;58(3):292– 298.

[7] Somogyi RB, Ahmad J, Shih JG, Lista F. Venous thromboembolism in abdominoplasty:a comprehensive approach to lower procedural risk. Aesthet Surg J. 2012;32(3):322–329.

[8] Most D, Kozlow J, Heller J, Shermak MA. Thromboembolism in plastic surgery. Plast Reconstr Surg. 2005;115(2):20e–30.

[9] Hatef DA, Trussler AP, Kenkel JM. Procedural risk for venous thromboembolism in abdominal contouring surgery: a systematic review of the literature. Plast Reconstr Surg. 2010;125(1):352–362.

[10] Spring MA, Gutowski KA. Venous thromboembolism in plastic surgery patients: survey results of plastic surgeons. Aesthet Surg J. 2006;26(5):522–529.

[11] Clavijo-Alvarez JA, Pannucci CJ, Oppenheimer AJ,Wilkins EG, Rubin JP. Prevention of venous thromboembolism in body contouring surgery: a national survey of 596 ASPS surgeons. Ann Plast

Surg.2011;66(3):228–232.

[12] Broughton 2nd G, Rios JL, Rohrich RJ, Brown SA. Deep venous thrombosis prophylaxis practice and treatment strategies among plastic surgeons: survey results. Plast Reconstr Surg. 2007;119(1):157–174.

[13] Akl EA, Kahale L, Sperati F, Neumann I, Labedi N,Terrenato I, Barba M, Sempos EV, Muti P,Schünemann H. Low molecular weight heparin versus unfractionated heparin for perioperative thromboprophylaxis in patients with cancer. Cochrane Database Syst Rev. 2014;(6):CD009447.

[14] Warwick D, Rosencher N. The "critical thrombosis period" in major orthopedic surgery: when to start and when to stop prophylaxis. Clin Appl Thromb Hemost.2010;16(4):394–405.

[15] Bottaro FJ, Elizondo MC, Doti C, Bruetman JE, Perez Moreno PD, Bullorsky EO, Ceresetto JM. Effi cacy of extended thrombo-prophylaxis in major abdominal surgery: what does the evidence show? A metaanalysis. Thromb Haemost. 2008;99(6):1104–1111.

[16] Hatef DA, Kenkel JM, Nguyen MQ, Farkas JP, Abtahi F, Rohrich RJ, Brown SA. Thromboembolic risk assessment and the effi cacy of enoxaparin prophylaxis in excisional body contouring surgery. Plast Reconstr Surg. 2008;122(1):269–279.

[17] Young VL, Watson ME. The need for venous thromboembolism(VTE) prophylaxis in plastic surgery. Aesthet Surg J. 2006;26(2):157–175.

[18] Pannucci CJ, Dreszer G, Wachtman CF, Bailey SH,Portschy PR, Hamill JB, Hume KM, Hoxworth RE,Rubin JP, Kalliainen LK, Pusic AL, Wilkins EG. Postoperative enoxaparin prevents symptomatic venous thromboembolism in high-risk plastic surgery patients.

Plast Reconstr Surg. 2011;128(5):1093–1103.

[19] Specifi cations manual for national hospital inpatient quality Measures V. S. O. www.jointcommission.com .

[20] Evidence based guidelines for selected, candidate,and previously considered hospital-acquired conditions. Centers for Medicare and Medicaid Services.2014. www.CMS.gov .

[21] Murphy Jr RX, Alderman A, Gutowski K, Kerrigan C, Rosolowski K, Schechter L, Schmitz D, Wilkins E. Evidence-based practices for thromboembolism prevention: summary of the ASPS Venous Thromboembolism Task Force Report. Plast Reconstr Surg. 2012;130(1):168e–175.

[22] Campbell WJ, Pierson J, Cohen-Shohet R, Mast BA. Maximizing chemoprophylaxis against venous thromboembolism in abdominoplasty patients with the use of preoperative heparin administration. Ann Plast Surg. 2014;72(6):S94–96.

[23] Huo MH, Muntz J. Extended thromboprophylaxis with low-molecular-weight heparins after hospital discharge in high-risk surgical and medical patients: a review. Clin Ther. 2009;31(6):1129–1141.

[24] Fischer JP, Wes AM, Serletti JM, Kovach SJ. Complications in body contouring procedures: an analysis of 1,797 patients from the 2006–2010 American College of Surgeons National Surgical Quality Improvement Program databases. Plast Reconstr Surg. 2013;132(6):1411–1420.

[25] Bahl V, Hu HM, Henke PK, Wakefi eld TW, Campbell Jr DA, Caprini JA. A validation study of a retrospective venous thromboembolism risk scoring method.Ann Surg. 2010;251(2):344–345.

第 38 章　腹直肌折叠腹壁整形术后对患者姿态改变的研究

茨德拉夫科·罗杰（Zdravko Roje），埃尔卡·罗杰（Zelijka Roje）著

38.1　前言

平衡的肌肉—骨骼系统组成了人体正确的姿态，以保护身体结构免受伤害或发生进行性畸形，身体各部分以最小的负重与最大的支撑来维持人体平衡。没有一个最佳姿态是可以适用于所有人的，所谓的"好姿态"是指适合自身情况和环境条件的姿态。

姿态平衡是一种体重呈现理想分布的姿态[1]。无论是在静止还是在运动中，这种平衡给予人体稳定的体态，为机体的正常生活提供条件。姿态的控制指身体作为整体保持稳定性及抵抗地心引力的能力。这取决于神经系统、肌肉骨骼系统和特殊感官的完整性[2]。

在过去的 30 年时间里，人们对于人体美的看法发生了巨大的变化。现在人们主要关注的问题不仅仅是适宜的体重，还有优美的线条。无论进行何种腹壁整形术，主要目标都是为了改变腹部的轮廓和外观，并且留下隐蔽的疤痕和自然美观的脐部。

腹壁整形术能够显著改善人体的姿态，腹直肌折叠腹壁整形术对患者姿态改变的研究表明，这项手术在掌控姿态的同时，还起到稳定情绪和心理的作用，患者在术后将达到一种平衡的状态（表 38.1）[3]。

38.2　姿态平衡的解剖学思考

腹壁整形术是一种去除多余的腹部皮肤、脂肪并收紧松弛的前腹壁肌肉的外科手术。肌筋膜折叠术是针对腹直肌分离患者所施行的腹壁整形术的主要术式之一。术中沿着侧腹肌筋膜复合体与两侧的侧腹直肌鞘交界处进行中线区缝合[4]，收紧侧腹肌筋膜复合体的肌肉，增加腹内压，使得肌肉能够更有效地发力。同时，腹内压为脊柱提供了更高的稳定度和强度，避免引起腹部或背部伸肌的并发症[5]。

进行腹直肌折叠腹壁整形术的患者在体重明显减轻、脊柱稳定性改善的同时，也实现了身形挺拔、自信心增强。患者腹部累赘的皮肤和薄弱的前腹壁通常与驼背有关，患者通常用驼背来隐藏他们的体态缺陷。术后身体前倾减轻，身体前部的重心降低，身体姿态发生变化，盆骨复位的

表 38.1　影响姿态和运动能力的因素

| 1. 生理因素 |
| 解剖因素（完整的肌肉骨骼系统）；神经控制；视觉和运动觉意识；疲劳程度；年龄 |

| 2. 心理因素 |
| 情绪或精神状态可能会影响肌肉系统的行为、采取的姿势或动作；工作场所的需求 |

| 3. 体格因素 |
| 体质；灵活性；力量 |

同时也改善了头部和肩部的错位（表38.2）。

只有少量的医学数据表明，腹直肌折叠腹壁整形术会对人体的姿态产生影响。马佐奇（Mazzocchi）等[3]的一项研究认为，腹直肌折叠腹壁整形术改变了体重及质量分布，显著改善了身体姿态和脊柱的稳定性。心理因素在首次术后表现明显，在后期随访中，患者对于自主控制姿态获得了心理和情感上的平衡。

38.3　体象、自信心与生活质量的关系

体象，准确地说对体象不满意是激发一些改善外观行为的重要因素，包括减肥，购买化妆品、时装和进行美容整形手术等[6]。一般来说，体象的需求是个人经历的体现，尤其体现在对外表的自我认知和自我态度。体象通常是由感性认知、个人态度和行为表现组成的多维结构。体象评价（满意度或不满意度）和体象权重（人的外表对自身或自我价值感的心理重要性）是体象最重要的两个方面。患者对于自身体象的不满会引起焦虑、自尊心降低和人际关系恶化等不良反应。例如，人们认为与体重不成比例的腹部赘肉会导致人体功能障碍，降低生活质量。而新的体象提高了自我满意度，减轻了焦虑，增强了自尊心，提高了生活质量，对患者心理和生理均有益处[6]。

表 38.2　关键点

腹壁整形术后姿态变化的评估包括以下关键要素

● 术后计算 BMI 并评估体重的稳定性

● 分析病史，特别是与肥胖和减肥手术相关的病史

● 分析实际身体姿态和影响姿态的因素。诊断身体轮廓是否存在畸形

● 评估社会心理因素和患者动机，分析患者的自我理想形象

● 了解患者的目标和期望值

● 制订完整的治疗方案，预防可能发生的手术并发症

研究表明，人们对自身体象的不满意度与对整形手术的可接受程度成正相关[5]。与对整形美容手术不感兴趣的人相比，接受过整形美容手术的患者术前对自身形象更加不满意，对其体象的投资更多[6]。对整形手术与体象相关性的讨论由来已久，最早出现在 20 世纪 50 年代和 60 年代埃杰顿（Edgerton）等的研究中[7]。

患有某些精神障碍的人群也可能对自身形象感到不满意，如患有进食障碍、抑郁症、性别认同障碍和精神分裂症等。体象障碍症（Body Dysmorphic Disorder,BDD）是与整形手术相关性最大的一种精神障碍。BDD 会专注于外表上轻微的或想象的缺陷，严重干扰了自身的日常生活，也会降低整形美容手术的满意度[8]。

正如多年来众多整形外科医生所提出的那样，施行整形手术后对人体的最大益处是在心理方面。腹壁整形术通过减少对自身体象的关注度和不满意度，使患者对自身产生积极的影响。患者认为新的体象可以减轻焦虑、提高满意度、增加自信心，既对患者的心理和身体有益，又提高了生活质量。在某些情况下，即使最终的美学效果尚未显现，也可以观察到患者的自尊心和心理健康状况得到了明显的改善，整形美容手术对心理的影响力不容小觑[9]。

38.4　腹壁整形术中的解剖思考

腹壁解剖学知识是腹壁整形术成功的关键。外科医生必须了解腹壁皮肤、肌肉和筋膜的解剖结构、粘连区，神经支配和神经区域，皮瓣、脂肪组织和脐部的血液供应以及淋巴循环的解剖标志。

从肋下缘到耻骨联合的前腹壁上，腹直肌周围的腹直肌鞘形成附着于侧腹肌复合体（外斜肌、内斜肌、腹横肌、腹侧肌）。腰椎部位是胸腰椎筋膜中层和后层腹外侧肌复合体的起始肌腱。胸腰筋膜的中层和后层之后附着到腰椎的横突和棘突。腹直肌及其腱鞘所形成的结构在生物力学上影响了腰椎的结构和稳定性，尤其影响了腰椎生理性的前凸角度和骨盆倾斜角度[2,10]。

人体脂肪分布的模式因性别、种族、遗传和

年龄而异。根据组织学特征，皮下组织由浅层和深层组成。皮下浅脂肪层由内含有序纤维间隔的紧凑而致密的颗粒脂肪组成，而深脂肪层由更松散的、更细小的脂肪组成，这些脂肪呈网格状被随机分开[11]。但是这种分类的临床意义较小。"外科脂肪层"的概念是根据深度将皮下脂肪分为 3 层。每层代表了脂肪抽吸术中相对安全或需要谨慎对待的区域。在深层和中层脂肪进行手术比较安全，而在致密的浅层脂肪进行手术时应谨慎对待，因为术后皮下缺损和表皮不规则的风险较大（图 38.1、图 38.2）。

脂肪细胞总数是每个个体所特有的，由遗传因素决定。年少时受环境因素和营养程度的轻度影响，成年后维持稳定。每个人的身体情况都取决于性别和不断复制的脂肪细胞数量的增加。肥胖患者比非肥胖患者的脂肪细胞更大。细胞大小随身体的位置（皮下或深层）和性别的不同而有所差异。根据身体各部位的分布，脂肪堆积畸形主要集中在脐上、脐下和腰部等部位。老年妇女通常表现为下腹部皮肤、脂肪的围裙状松垂，而男性肥胖普遍与腹内脂肪的增加有关[12]。

脂肪团不属于病理状态，是皮下组织中表层脂肪细胞肥大和水肿（液体潴留）的结果。洛克伍德（Lockwood）[13]介绍了 2 种类型脂肪团形成的原因：浅层脂肪细胞的原发性肥大和与皮肤松弛相关的继发性脂肪团。虽然男性和女性都会受到脂肪团的影响，但男性较为少见。引起脂肪团形成的因素很多，最重要的因素是能够刺激脂肪生成和抑制脂肪分解的雌激素和黄体酮激素。结缔组织将脂肪细胞扩展到靠近表皮的真皮下层的方式，男性和女性之间也存在差异。液体潴留和循环不畅也会形成脂肪团。目前，脂肪团的保守治疗包括促进淋巴回流、改善微循环、减少脂肪细胞的大小和体积（通过降低周围结缔组织的张力）以及促进脂肪分解（图 38.3）。

38.5　腹壁畸形分类

腹壁形态受妊娠、体重变化及手术瘢痕的影响。由于年龄和先天因素的影响，部分患者的肌腱膜较薄弱。这些因素影响了腹壁的形态及功能。通过手术矫正可以重建腹壁功能及身体姿态，同时要重建腹壁前后肌群的平衡，并改善美容效果。

在后天性腹壁畸形的情况下，外科医生必须首先修复畸形，可以包括或不包括腹壁的美容矫正。腹壁肌腱膜畸形可以是先天性的、遗传性的或后天获得的。腹壁肌腱膜由 I 型胶原和 III 型胶原组成，其中一个遗传因素是腱膜中 III 型胶原含量高者的腹壁强度要低于 I 型胶原含量高者。另一个影响因素是腹壁肌肉中 I、III、IV 和 V 型胶原的含量[15]。随着年龄的增长，纤维增加，肌肉弹性及柔韧性下降[16]。必须强调的是，肌腱膜畸形与腹部皮肤过多有着密切联系。皮肤、腱膜和肌肉的细胞外基质的质量在同一个体中有相似之处。

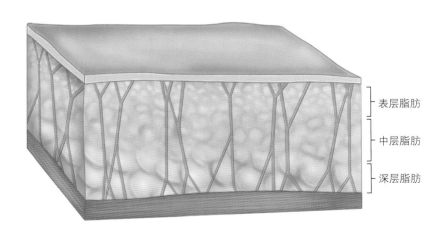

图 38.1　外科脂肪层（Reprinted with Permission from Rohrich et al.[42]）

表层脂肪
中层脂肪
深层脂肪

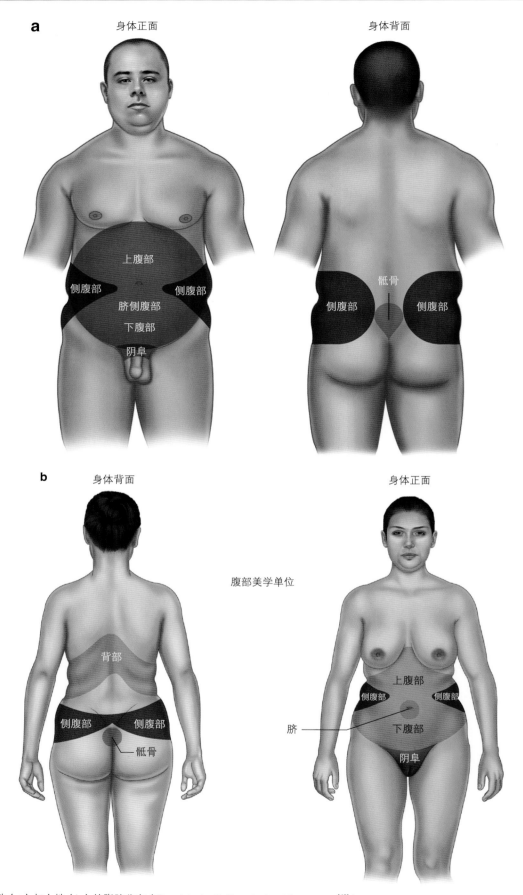

图 38.2　男性（a）与女性（b）的脂肪分布（Reprinted with Permission Matasrasso[43]）

图 38.3 脂 肪 团 现 象（Reprinted with Permission Illouz[12]）

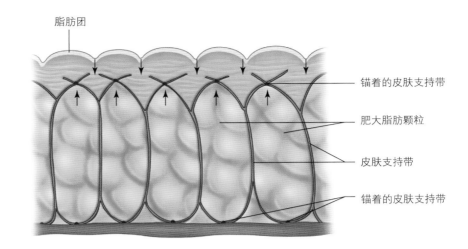

脂肪团

锚着的皮肤支持带

肥大脂肪颗粒

皮肤支持带

锚着的皮肤支持带

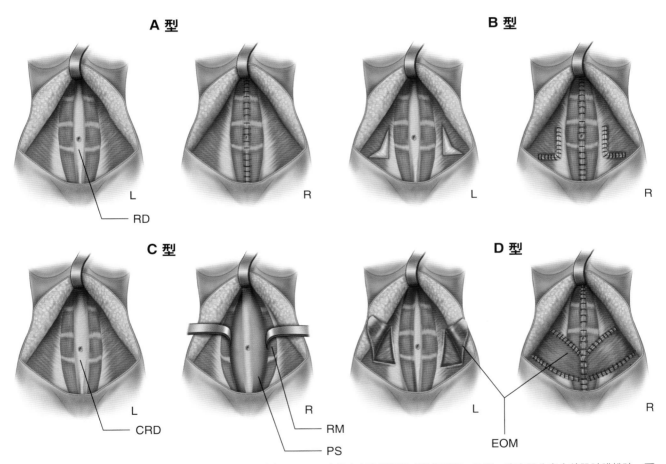

A 型

L

R

RD

B 型

L

R

C 型

L

R

CRD

RM

PS

D 型

L

R

EOM

图 38.4 腹壁畸形的分类与矫正。A 型：产后腹直肌分离，可以通过前腹直肌鞘折叠术进行矫正。B 型：腹直肌分离合并肌腱膜松弛，可以通过腹直肌前鞘和腹外斜肌腱膜折叠术进行矫正。C 型：先天性腹直肌外侧插入肋缘并可能合并腹壁疝，可以通过分离腹直肌后鞘，合并白线，锚固腹直肌前鞘进行矫正。D 型：腹直肌分离且界线不清晰，可以通过腹直肌前鞘折叠术与腹外斜肌内侧推进进行矫正[22]

皮肤的畸形程度越复杂，预示着肌腱膜畸形的程度越复杂（图 38.4）。

常见的肌腱膜层畸形是由腹直肌分离引起的。腹白线在妊娠时受腹腔增大的影响特别明显。腹

白线宽度即为腹直肌间距，从剑突到耻骨联合的宽度不尽相同。比尔（Beer）等[17]利用超声对20~46 岁未生育女性的腹白线宽度进行测量，发现白线宽度差异较大，剑突处为（7±5）mm，脐部

为（13±7.3）mm，脐部以下为（8±6.2）mm。

肥胖是世界性的健康难题，对健康的影响主要表现为糖尿病、高血压、骨关节炎、睡眠呼吸暂停综合征、深静脉血栓及术后并发症的发生率增高等。腹直肌折叠腹壁整形术作为减肥塑形手术的一部分对改变体形、改善容貌和增加自信有着非常重要的作用。虽然该术式存在着这样或那样的问题，但其对增加患者满意度有着至关重要的作用。这些改变能够增强脊柱的稳定性、改善姿态，从而使患者的身心受益。患者在术前常通过弯腰来掩饰多余的腹部皮肤和松弛的前腹壁，从而形成了驼背。当控制姿势的情绪和心理因素稳定后，姿态将达到平衡状态[18, 19]。

另一种常见的获得性腹壁畸形是由术后切口疝造成的。随着时间的延长，疝逐渐增大，从而减弱腹壁强度，影响姿态、呼吸、排尿、排便等生理功能和生活质量。近年来，利用自体组织或假体材料来修复腹壁疝成了主流趋势（图38.5）[20]。

38.5.1 基于皮肤过多诊断类型的腹壁畸形分类（表38.3）[21]

（1）I 型：轻度皮肤过多伴高位脐。
（2）II 型：轻度皮肤过多伴正位脐。
（3）III 型：重度皮肤过多。

38.5.2 基于肌腱膜畸形的腹壁畸形分类

将患者分为4种类型（表38.3）[22]：
（1）A 型：产后梭形腹直肌分离的患者。双侧腹直肌均附着于肋缘。修复方法是折叠腹直肌前鞘。

（2）B 型：腹直肌分离后肌腱膜层凸起，腹壁垂直方向延长。修复方法是L形折叠腹外斜肌腱膜联合腹直肌前鞘折叠。

（3）C 型：先天性腹直肌分离患者伴腹直肌外侧附着于肋缘。修复方法是腹直肌延长术。

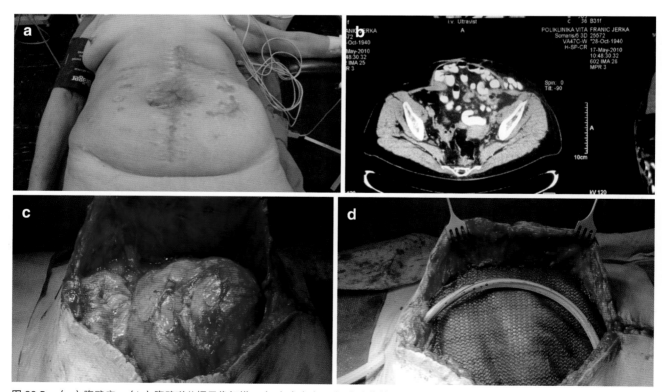

图38.5 （a）腹壁疝。（b）腹壁磁共振显像扫描。（c）术中疝。（d）疝修补

表 38.3　腹部有多余皮肤的患者可能存在腹壁膨隆（Reprinted with Permission from Nahas and Ferreira[14]）

皮肤畸形	n 百分比 /（%）	肌腱膜畸形	n 百分比 /（%）
I 型	3（3.6）	A 型	3（3.6）
II 型	24（28.9）	A 型	15（18.1）
		B 型	6（7.2）
		C 型	3（3.6）
III 型	56（67.5）	A 型	46（55.5）
		B 型	4（4.8）
		C 型	4（4.8）
		D 型	2（2.4）
合计	83（100）		83（100）

（4）D 型：无明显腰线的患者伴有发达的腹外斜肌腱膜，在腹直肌前鞘折叠后，向前推进内侧斜肌。

38.6　塑形手术

塑形手术分为两类：①美体塑形；②大量减重后身体塑形。

术前需要进行解剖学特点的评估及分类，之后选择适宜的手术方法。评估内容包括多余的皮肤、条纹、脂肪、肌筋膜松弛与腹直肌分离的程度等，部位还包括两侧腰部、大腿、后背等主要相邻区域，均需要在术前（腹壁整形术和其他塑形手术）进行评估。

马塔拉索（Matarasso）[23] 通过对皮肤、脂肪、肌肉强度的评估对腹壁畸形进行分类，并提出了相应的修复方式（表 38.4）。罗里奇（Rohrich）等 [24] 在马塔拉索（Matarasso）分类的基础上，根据皮肤多余的程度、皮肤厚度及质地、腹部肌肉状态等提出了新的分类方法（表 38.5）。

博佐拉（Bozola）和普斯拉基斯（Psillakis）[25] 对行腹壁整形术的患者进行了形态学分类描述。

手术过程由腹壁的结构所决定，同时常受皮肤和脂肪的多余程度、肌腱膜松弛与分离情况、瘢痕组织、畸形等影响。布佐拉（Buzola）将行腹壁整形术的患者分为 5 种类型：

（1）I 型：脂肪积聚，肌腱膜层正常，无冗余皮肤。

（2）II 型：轻度皮肤多余，正常肌腱膜层，伴或不伴有脂肪过多。

（3）III 型：轻度皮肤多余，脐部肌腱膜层松弛，伴或不伴有脂肪过多。

（4）IV 型：轻度皮肤多余，肌腱膜层松弛，伴或不伴有脂肪过多。

（5）V 型：大量皮肤多余，肌腱膜全层松弛，伴或不伴有疝和脂肪过剩。

根据布佐拉（Buzola）的分类，腹壁吸脂整形术联合标准的腹部皮瓣切除术适用于 III~V 型患者。

38.7　腹壁整形术与脂肪抽吸术

现代腹部轮廓塑形始于 1899 年，当时凯利（Kelly）[26] 应用皮肤脂肪切除术去除下腹部的松垂皮肤。目前，根据患者的解剖结构和期望值，

表 38.4　腹壁畸形与矫正术的建议方案

分类	皮肤	脂肪	肌肉筋膜层	治疗
I 型	轻微松弛	可变	轻微腹壁松弛	吸脂辅助的脂肪切除术
II 型	轻度松弛	可变	轻度腹壁松弛	轻度腹壁整形术
III 型	中度松弛	可变	上、下腹部中度松弛	中度腹壁整形术
IV 型	重度松弛	可变	上、下腹壁明显松弛	标准腹壁整形术联合脂肪抽吸术

（Reprinted with Permission from Matarasso[23]）

可以采用多种手术技术进行腹壁轮廓的塑形。

传统的腹壁整形术包括以下手术步骤：

（1）应用皮肤和脂肪切除术去除多余的脂肪和皮肤。

（2）应用腹直肌前鞘折叠术修复腹直肌分离。

（3）重建脐的位置。

为了取得更好的美容效果，还可以进行如下手术步骤：

（1）辅助吸脂术（Suction-Assisted lipectomy，SAL）。

（2）带筋膜悬吊的高位张力缝合。

（3）腹外斜肌筋膜推进，使腰围变小。

整形外科医生在腹壁整形术的过程中需要考虑以下要点：

（1）将切口隐藏在比基尼线内。

（2）尽量减少或消除膨胀纹。

（3）使腹部变平并收紧。

（4）缩小腰围。

（5）减少腹部、侧腹部和髂腰部皮下脂肪的厚度。

（6）使耻骨从衰老的三角形态变为年轻的卵圆形态。

（7）提升松弛的股前外侧皮肤，但不收紧腹股沟褶皱和髂腰区。

（8）建立界线清晰的剑突—脐部凹陷。

（9）建立类似运动员的腹部形态。

（10）改变身体姿态。

（11）纠正疝气。

（12）缓解腹壁松弛引起的背部疼痛。

直至 20 世纪 50 年代末，腹壁整形术一直采用纵向切口。从 20 世纪 60 年代初期至 20 世纪 70 年代末期，腹壁整形术发展成为标准的程序，从垂直和水平切口转变为低位横向切口来隐藏瘢痕。传统的腹壁整形术包括下腹部横向切口、将皮肤及皮下组织广泛分离至肋缘、矫正腹直肌分离以缩紧腹部肌肉、切除多余的皮肤及皮下脂肪、重建脐部位置、缝合皮肤。

在腹直肌前鞘折叠术进行肌肉松解后，采用不可吸收缝合线（2-0 尼龙线或普利灵线）缝合，以矫正肌腱膜层畸形。范·乌切伦（Van Uchelen）等[27]评估了腹壁整形术后腹直肌前鞘垂直折叠的持久性。术后平均 64 个月，40% 的患者有残留或复发的腹直肌分离。布劳曼（Brauman）[28]的研究表明，腹直肌分离的矫正并不能在所有患者身上表现出良好的美学效果，其中许多患者随着时间的推移而复发。可能的原因是胶原成分的质量存在差异。作为腹壁整形术的一部分，皮塔吉（Pitanguy）[29]于术中常规加强肌腱膜层，连续随访 539 例腹壁整形患者，仅 3% 存在腹直肌分离。

对较宽的腹直肌分离进行矫正有可能导致脐部张力过大。在这种情况下，需要保留更多的脐周皮肤。腹直肌鞘折叠后，脐部被牵拉至腱膜上。减张缝合能够降低脐部狭窄、瘢痕增生及皮肤裂开的风险[30]。腹直肌分离经处理后，患者如果仍存在肌腱膜松弛，需要扩大折叠区域，最终可能导致腹壁形态不自然，失去自然轮廓。在这种情况下，最恰当的方式是附加 L 形或倒 L 形腹外斜肌腱膜折叠术。一方面增强了腹外斜肌的功能，另一方面缩短了腹外斜肌的起始位置与附着位置的距离。最终目的是使腹壁形态更自然，特别是对较瘦的患者（图 38.5）[14]。

腹外斜肌腱膜折叠可以凸显腹壁轮廓及腰线。沿半月线切开并向外侧分离至腋前线，即神经血管蒂穿入肌肉点的位置。旋转肌肉并向前推进至中线区，与对侧肌肉缝合（图 38.5）[14]。

腹直肌分离的复发表现为上腹部膨隆，因为脐下肌肉折叠引起腹内压力增加，腹内器官必然会占据这个间隙。这种情况可以通过其他手术进行改善[30]。

腹壁缺损通常表现为进行减肥手术或其他腹部手术患者的中线切口区出现腹壁疝。这种腹壁疝可以使用拉米雷斯（Ramirez）等[31]提出的"结构分离手术法"进行无张力修复。这项手术从后鞘上分离腹直肌，同时切开腹外斜肌，使之与腹内斜肌分离。这项技术非常有效，大多数情况下无须补片。当必须使用补片时，将补片放置在肌腱膜层上方或下方，可以在补片与腹内器官之间重建肌腱膜组织层（图 38.6、图 38.7）[20]。

手术医生必须掌握脐部整形手术的原则。一个美观的脐部形态应该呈明显的窝状，上缘呈轻度的内凹。研究发现，正常体重患者脐部的正常位置在髂前上棘连线与剑突耻骨联合连线的交叉

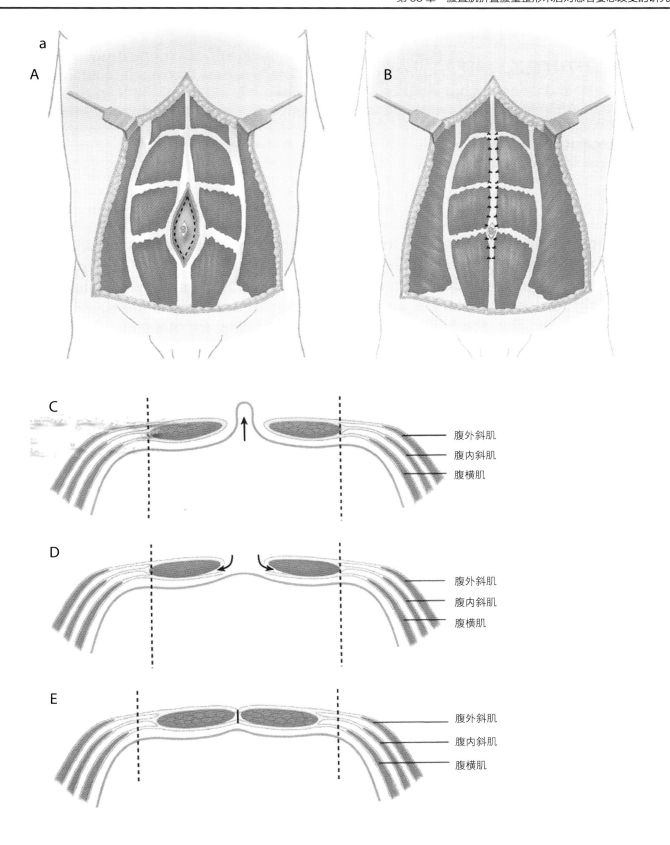

图 38.6　将"结构分离手术法"用于腹壁缺损的修复。（a）无补片。（b）有补片（Reprinted with Permission [32]）

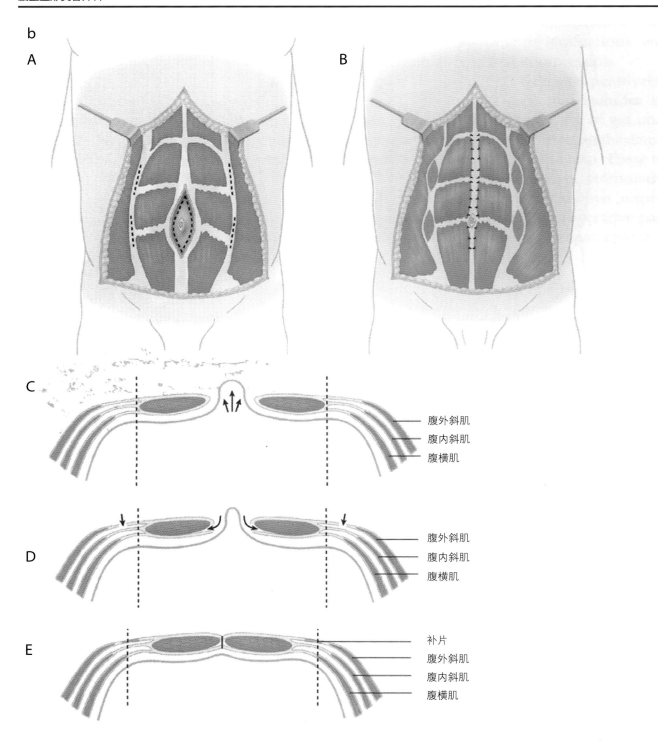

图 38.6（续图）

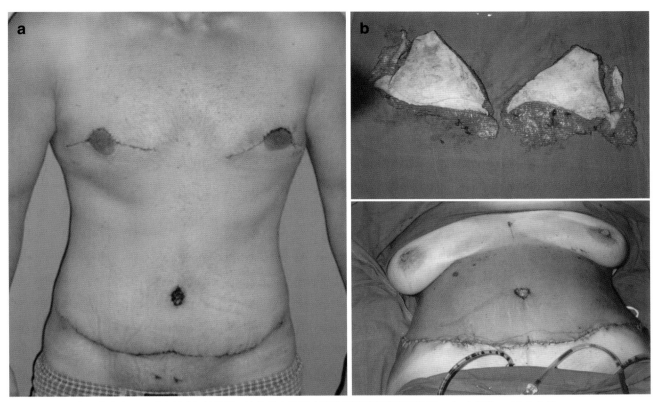

图 38.7　将三点固定缝合用于重建新脐部的位置，这些缝合无须去除脐周脂肪组织即可进行。（a）男性。（b）女性

点上。脐周去脂和腹直肌折叠后，需要缩短脐蒂部并将其重新固定在正中筋膜上[29]。采用纵向梭形切除或 V 形切除皮肤，贯穿 2~4 针缝合皮瓣、腹直肌筋膜和脐部。

　　腹部的脂肪畸形主要在集中在脐上、脐下或腰部。20 世纪 80 年代引入的负压辅助吸脂（SAL）术为腹部轮廓塑形拓宽了新的方法。这项技术虽然革新了皮下脂肪的处理方式，但并未改善皮肤松弛和其他的轮廓不规则。自 1980 年伊鲁兹（Illouz）[12] 提出脂肪整形术以来，考虑到血运供应及血肿，吸脂术通常不与标准的腹壁整形术联合应用。一次性腹壁脂肪整形术与腹壁整形术后进行单独吸脂术的随访和最终结果相似，不仅获得了良好的身体轮廓外形，还减少了手术次数。减少手术并发症的关键在于腹壁皮瓣分离时保证穿支的血运。

　　1985 年，阿弗拉（Avelar）[32] 介绍了对腹部、脐上、脐下脂肪堆积引起的腹部突出和肌肉松弛

的患者进行吸脂联合腹壁整形术。在 2000 年，他又提出了利用手术切口在真皮层吸脂，而不进行皮下潜行分离的腹壁整形术。1987 年，于贝尔（Uebel）[33] 描述了一种微创腹壁整形术联合全腹部吸脂技术，即去除耻骨上方椭圆形的脂肪堆积区，分离皮下隧道至剑突，完全切除脐周堆积的脂肪。在 2009 年，他将吸脂美容术与传统的腹壁整形术结合起来。马塔拉索（Matarasso）在 2000 年[23] 描述了如何保存腹壁皮瓣的血供，阐述了安全的吸脂区域。保护皮瓣来自肋间动脉、肋下动脉和腰动脉的侧方血供，就能保证分离后腹壁皮瓣成活。任何瘢痕或者粗暴的吸脂操作都有可能破坏腹壁中央区的血液供应，导致该区域坏死（图 38.8）。萨尔丹哈（Saldanha）于 2001 年[34] 介绍了一种有趣的腹壁整形方法，包括腹壁完整的外科解剖。该术式的主要特点是上腹部吸脂联合有限的上腹部分离和标准的脐下皮肤切除，同时保留斯卡帕（Scarpa）筋膜下的薄层组织。通过缩窄

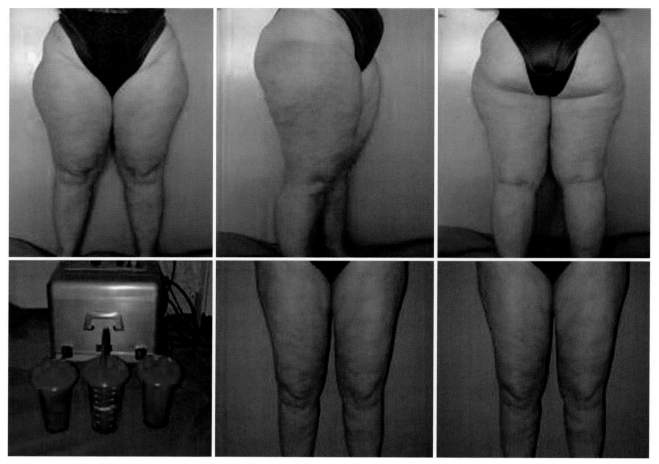

图 38.8　浅层辅助吸脂整形术（SAL）。上图：术前评估。下图左：吸脂术吸出物；下图中和右：术后

的腹直肌分离进行中线筋膜折叠术。该术式的优点是保留了穿支血管、神经和淋巴回流，同时减少了血清肿的发生概率。2006 年，格拉夫（Graf）等[35]介绍了一种脐上和侧腹吸脂的吸脂腹壁整形术和传统的腹部皮瓣切除术，在中线处分离至腹直肌内侧缘外 1.5cm。术中强调了腹部穿支血管的保留，主要是脐周穿支，为皮瓣及整个腹壁提供了更好的血供。

传统吸脂术一般是预先在术区注射混有 0.1% 或 0.05% 利多卡因的 1∶1 000 000 肾上腺素生理盐水以减少出血，起效后在深部脂肪层进行抽吸[36]。液体会浸润目标脂肪区，使抽吸变得更简单。肿胀麻醉的出血量约为吸出物的 1%。在最小张力线上做小切口，插入吸脂管直达深筋膜脂肪层。开启负压后，皮下隧道以切口为圆心呈扇形放射排列。这个过程在其他切口上重复进行，直至除去预期的脂肪量。相邻切口的皮下隧道相互交错，

所有切口均采用不可吸收线缝合（图 38.9）。

加斯帕罗蒂（Gasparoti）[37]建议进行浅层脂肪抽吸以改善皮肤松弛的状态，以免深层抽吸不均匀造成橘皮样畸形。当然，浅层抽吸是否有助于皮肤回缩还取决于治疗区域、患者年龄和脂肪去除量。

最新的脂肪抽吸整形技术包括注射器吸脂塑形、浅层脂肪抽吸、环形吸脂术、浅筋膜悬吊减张、超声辅助吸脂、激光溶脂和水动力辅助吸脂。最近几十年来，吸脂管逐渐改进成细管钝头、多侧孔，目的是减少对组织的损伤。

罗里奇（Rohrich）等[24]描述了在浅筋膜致密层吸脂时要注意避免造成畸形，这些区域包括：①下外侧髂胫筋膜；②臀线；③臀外侧凹陷区；④大腿内侧中部；⑤大腿后侧远端（图 38.10）。

单纯吸脂或联合腹壁整形术可以使更多的腹部畸形患者受益。腹壁吸脂整形术的系统分类既

表 38.5　腹壁畸形与矫正术的建议方案

分级	皮肤 / 脂肪过度	腹直肌分离	治疗
Ia	无	无	UAL 或 SAL
Ib	无	有	UAL 或 SAL ± 内镜辅助
IIa	轻度	无	分离修复
IIb	轻度	有	UAL 或 SAL
IIIa	中度	无	UAL 或 SAL ± 内镜辅助
IIIb	中度	有	分离修复 UAL
IVa	明显	无	经脐部腹壁整形 + 分离修复 + 上腹部 UAL
IVb	明显	有	传统腹壁整形术 + 侧腹部 UAL
			传统腹壁整形术 + 分离修复 + 侧腹部 UAL

（Reprinted with Permission from Rohrich et al.[24]）
SAL：辅助吸脂整形术；UAL：超声辅助吸脂整形术

利于描述，又便于制订治疗方案（表 38.5）。

38.8　患者的诊断与选择

腹壁整形术的积极作用在于纠正了患者对身体外观和健康状态的不满意，提高了生活质量，有利于身心健康。同时，对于一个合格的整形医生而言，了解患者的手术动机是最基本的要求（图 38.11~ 图 38.15）。

另外，腹壁整形术的改进和变化让适应证的选择和手术流程变得复杂。因此，根据手术部位、皮肤和皮下组织的松弛程度、是否合并脂肪代谢障碍、腹壁松弛程度、腹直肌分离程度、肥胖外科治疗后是否遗留等高线样畸形和患者的偏好等，对患者进行相应的分类是非常有意义的[38]。

腹壁整形术的术前评估包括完整的病史和查体，确定患者主要关注的重点和期望。

外科医生应该全面收集患者的病史，以确定最佳的治疗方案。多数要求进行形体雕塑的患者有过多次生育史。生育次数和剖宫产切口的位置是应该关注的问题。患者在术前和术后应该戒烟一段时间，必须详细向患者交代吸烟对切口愈合的影响。其他的健康问题也是很重要的，包括动脉压、深静脉血栓史以及其他的凝血障碍性疾病、冠心病、慢性阻塞性肺疾病、糖尿病、丙型肝炎、艾滋病、腹疝、肠易激综合征、克罗恩病和腹直肌分离症等。手术医生还应该考虑关于未来妊娠、腹壁瘢痕的范围和位置、减肥外科手术治疗前的处理、脊柱的状况和腰痛史、有无滥用药物等问题。患者的体重至少在 3 个月内应该是稳定的。体重在手术前应该控制到预期值，还要注意锻炼和活动。

最后还要考虑患者的姿态和伴发腰痛的问题、颈肩综合征、患者对形体的自我感觉以及患者的生活质量[14]。

腹壁整形术的最佳手术对象是健康的年轻女性，不吸烟，体重在正常范围内或略高于正常范围的上限。通常这些患者为中年女性，伴随脂肪代谢障碍，需要实施额外的脂肪抽吸术。制订详细的术前计划以防止出现术中及术后的并发症。对患者进行治疗流程的培训并告知术中及术后可能出现的风险。对于如何预防深静脉血栓和肺栓塞要有详细的措施。术前麻醉医生需要对患者进行风险评估，并对患者进行分类。对于每组患者的术前、术中及术后的身体状况、危险因素、危及生命的高危因素要有详细描述[16]。

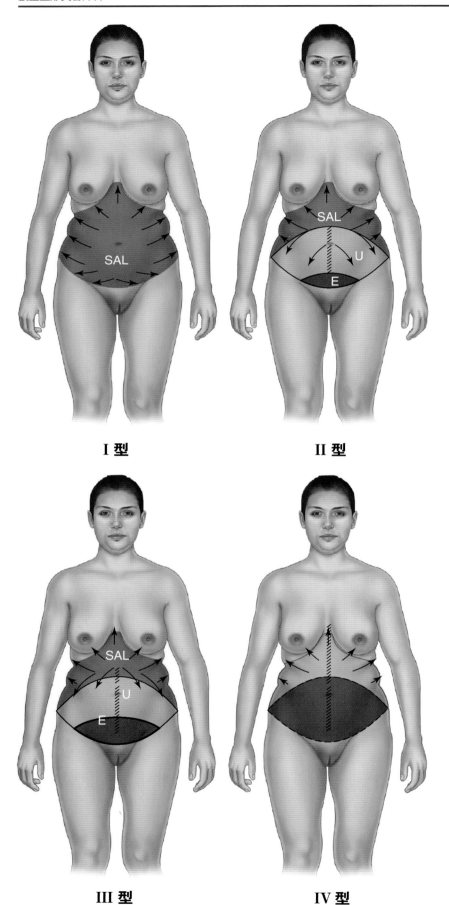

Ⅰ 型

Ⅱ 型

Ⅲ 型

Ⅳ 型

图 38.9　腹壁吸脂整形术的分型和治疗分区。分为单纯吸脂型（Ⅰ型）、迷你腹壁整形术型（Ⅱ型）、改良腹壁整形术型（Ⅲ型）（Ⅱ型和Ⅲ型是腹壁整形术的局限型）和标准的联合或不联合吸脂的全腹壁整形术型（Ⅳ型）（Reprinted with Permission from Matarasso[43]）。SAL 是 Suction-Assisted Lipectomy 的缩写，意为联合脂肪抽吸的脂肪切除术。箭头所示为吸脂的方向。粉红区为脂肪抽吸区。黄色区为潜行分离区。绿色区为切除区。斜行阴影区为筋膜折叠区

图 38.10　应该避免进行脂肪抽吸的区域：①臀外侧低洼区；②臀部褶皱区；③大腿后侧远端；④大腿中部内侧；⑤髂胫束远端（Reprinted with Permission from Rohrich [44]）

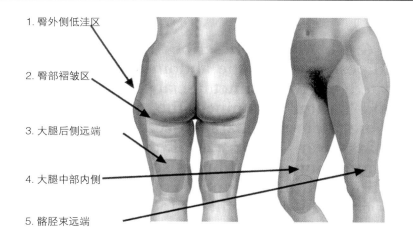

1. 臀外侧低洼区

2. 臀部褶皱区

3. 大腿后侧远端

4. 大腿中部内侧

5. 髂胫束远端

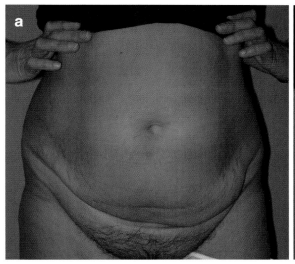
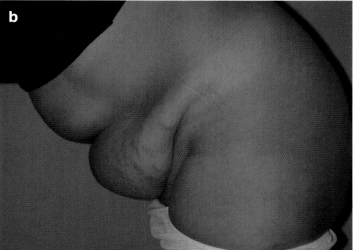

图 38.11　（a，b）腹壁脂肪代谢障碍的术前评估

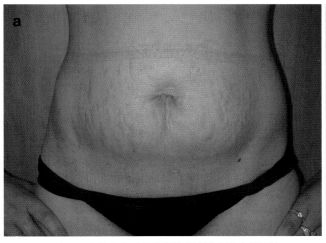
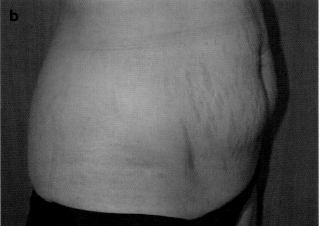

图 38.12　（a，b）伴有腹壁纹的脂肪代谢障碍的术前评估

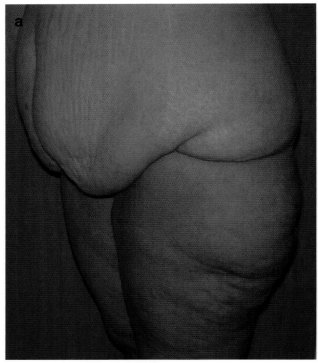
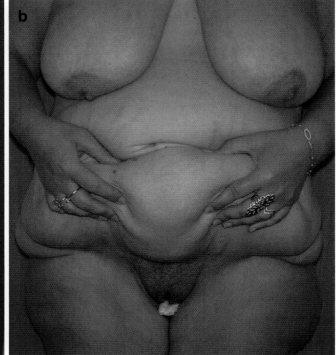

图 38.13 （a，b）身体严重超重的术前评估案例

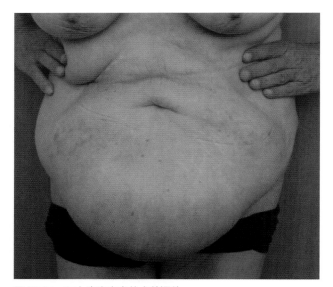

图 38.14 巨大腹疝患者的术前评估

38.9 体格检查

体格检查的评估主要分为 3 个方面：
（1）皮肤。
（2）皮下组织。
（3）腹壁。

38.9.1 皮肤

对于皮肤，主要关注它的质地，包括瘢痕和妊娠纹。特别需要关注的是垂直方向上的皮肤过多和腹部不同区域皮肤的松弛程度。患者需要知道的是脐下的皮肤在术中会被去除，但是脐下区域的妊娠纹则不会。

38.9.2 皮下组织

需要测定前腹部、两侧及背部区域的皮下脂肪厚度。向前隆起膨大的腹部可能是单一因素引起的，也可能是多种因素引起的。其中最重要的因素是肥胖和厚重的脂肪层。

38.9.3 腹壁松弛

导致腹部隆起的第 3 个原因是腹壁松弛。腹疝、皮下脂肪和内脏脂肪的堆积均会导致腹壁松弛。检查腹壁较薄患者的松弛度相对容易，而超重或肥胖的患者则相对困难。有许多方法可以检查松弛度，如戴沃（Diver）法，该法要求患者仰卧位，抬头，上背部抬离床面，检查者用手触诊腹壁感知松弛度。还有更简单的方法，患者取仰卧位，

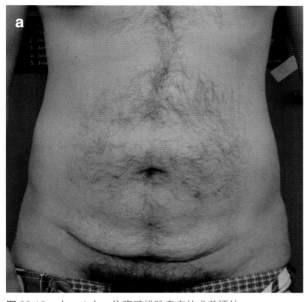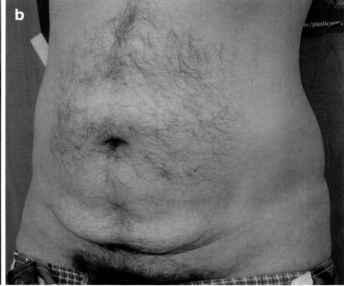

图 38.15　（a，b）一位腹壁松弛患者的术前评估

检查者直接观察腹部轮廓有助于区别皮下脂肪和内脏脂肪沉积的差异。

此外，阴阜的显露程度也可以帮助判断松弛度，特别是肥胖患者。检查背部的时候，需要重点注意腰部和臀部。辅助判断松弛度的还有大腿内外侧区局部堆积的脂肪、脊柱区脂肪分布的差异、腰椎前凸程度和臀部后翘程度等。

患者的一般情况，特别是腹部的外观，如瘢痕的位置、范围等应该详细记录、测量和拍照。虽然脐下区的瘢痕通过腹壁整形术可以去除，但是脐上区的瘢痕因为某些问题如皮瓣血供受损、瘢痕区解剖困难或患者对术后可见瘢痕不满意等仍然给予保留。最常见的并发症是瘢痕下脂肪坏死和皮肤坏死、切口裂开或感染。病历资料中要保留 PDF 格式的照片和手术设计方案。

腰部皮肤的粘连并不少见，以腰水平为界可以分为脐上区和脐下区两个区域。最好的解决方法是间断剥离，因为过度剥离可能会增加腹部皮瓣坏死的风险。如果患者有腹疝，在腹壁整形术的同时可进行修复，从而改善功能和美观。腹部两侧、脐部或切口处的腹疝，需要专科医生进行完整的修复。无论是轻度、中度或重度的腹直肌分离，通常在腹壁整形术中予以共同修复。一次或多次怀孕后产生的妊娠纹常位于下腹部，向两旁延伸到腹部两侧。许多妊娠纹可以通过皮肤和

皮下组织瓣手术或者激光治疗去除。脐上区松弛的皮肤可以通过分离形成腹部皮瓣或逆向腹壁整形术进行治疗。在脐下区，可以沿着腹壁整形术的切口线切除多余的皮肤和皮下组织后重新定位进行治疗。靠近腹部两侧和大腿的松弛区域可以通过延长两侧切口线、辅助吸脂或侧向高张力腹壁整形术进行处理。

任何伴随的腰痛和颈肩痛都必须在术前进行检查。身体姿态的改变和实际体态的检查是另外 2 个重要的影响因素，需要多加注意并向患者解释。

进行手术患者的心理状态是非常重要的。患者不切实际的心理预期会降低手术效果的满意度，需要及时纠正。

以适当的方式向患者解释术后怀孕的问题，特别是肌筋膜折叠术或去皮术后。一般而言，吸烟会增加外科手术的风险，应该在术前、术后及恢复期戒烟很长一段时间。术前至少 1 个月内禁烟。

38.10　手术部位及时间

腹壁整形术可以是住院手术或在门诊手术，具体要由卫生行政部门认定。在克罗地亚，这种类型的手术归为住院手术。

手术时间取决于手术的大小，包括术中同时进行的负压辅助吸脂术和躯干之外其他区域的手

术。没有任何证据表明外科手术必须限定时间。但是对任何一项手术而言，6~7h 的时间可以作为一个基本的长度标准。手术时间越长，并发症将越多。许多外科医生在术中放置引流管以防止皮下积液的形成。其中许多医生习惯放置 2 条引流管，24h 内每条引流管中引流液少于 30mL 时予以拔除。切口敷料不是单纯使用纱布和胶带，而是联合应用包括下肢的弹性腹带压迫术区及周围。止痛泵有助于减少术后止痛药物的使用，有利于减少此类药物的副作用。

38.11 并发症管理

手术后短期内发生的许多并发症是非常危险

的，包括深静脉血栓形成、肺栓塞、脂肪栓塞和巨大血肿。脂肪栓塞综合征是一类以呼吸困难、肺功能障碍和皮肤瘀血点为主要表现的罕见临床综合征。格拉则（Grazer）和戈尔德温（Goldwyn）[39] 报道的腹壁整形术患者的深静脉血栓发生率为 1.1%，肺栓塞的发生率为 0.8%。海丝特（Hester）等[40] 发现，在腹壁整形术中如果同时施行其他外科手术，发生并发症的概率更高，特别是体重严重超标的患者和合并有其他疾病的患者[14]。

早期并发症包括切口感染、皮肤坏死、脐部坏死、切口裂开、血清肿（部分伴有假性囊肿形成）、腹壁感觉异常和长期水肿等[41]。吸烟、糖尿病、高血压或过度肥胖的患者上述并发症的发生率更高。有许多措施可以防止发生这些并发症，

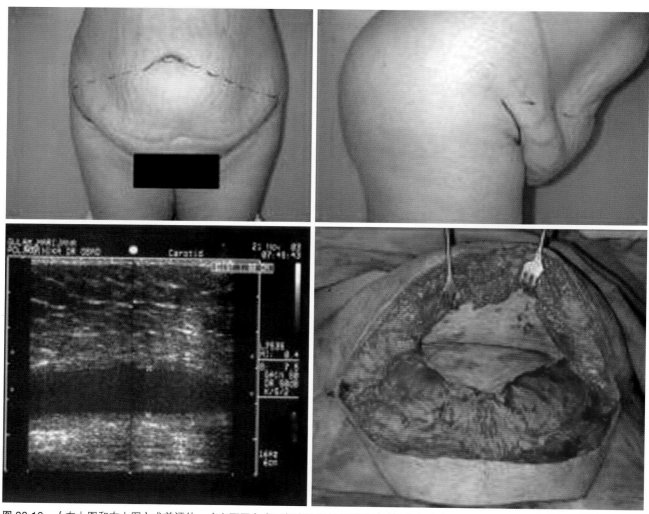

图 38.16　（左上图和右上图）术前评估。（左下图）术后超声结果显示腹壁长时间的血清肿。（右下图）长时间的血清肿致假性囊肿形成

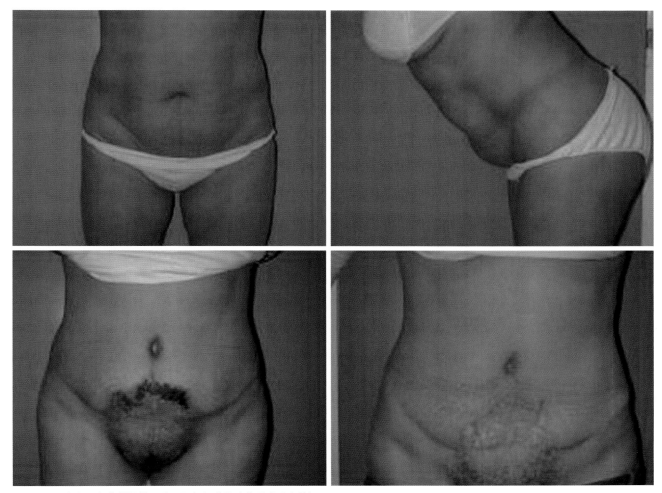

图 38.17　（上图）术前评估。（下图）标准腹壁整形术后皮肤坏死

如术前和术中预防性使用抗生素，术后口服抗生素，术前使用低分子量肝素，术中细致切开分离腹部皮瓣，术后放置引流管，减张缝合腹部皮下和肌肉筋膜组织、保留肌肉筋膜上的薄层脂肪组织以利于淋巴回流更好等（图 38.16、图 38.17）[14]。

　　晚期并发症包括腹部轮廓不对称、腹直肌分离复发、增生性瘢痕和瘢痕疙瘩、耻骨弓上区缺损畸形、脐畸形、腹部皮肤松弛等。术前应该与患者进行讨论，分析影响手术的因素。确定术后恢复期和运动的日期，理想的做法是在术前就达成共识。只要患者对最终的手术结果满意，大多数的医生就会很满意。同时，在对形体的改善及缺陷进行评估以后，医生还可以考虑是否需要进行二次手术以进一步改善患者残留的畸形（图 38.18）[14]。

　　并发症的多少与外科医生的经验成反比，患者需要了解与手术并发症相关的风险和可能延长的恢复时间。患者对术后效果的主观认知主要集中于手术对形体的塑造。为了获得最完美的手术效果，需要围术期的综合规划，包括最开始时对患者的选择、家族史的分析、手术中细致的操作。对并发症最好的治疗方法之一就是预防并发症。

　　不要低估与患者及其家属沟通的作用。清楚患者及其家属的需求和期望，有助于提供更好的手术和更周全的考虑[14]。

结论

　　腹壁整形术最理想的条件是下半身过多的脂肪局限于前腹。BMI ≥ 30 的患者，有更高的并发症。应该根据患者的个体差异和要求选择个性化的手术方案，争取最小限度地切取皮瓣以减少血管损

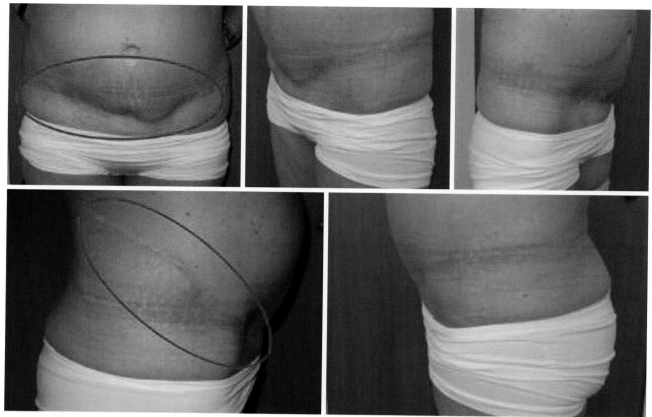

图 38.18 （上图）腹部外形的不对称。（下图）腰部切开术后瘢痕

伤。通过连续压力装置或塑身衣、早期下床活动、合理补液、术前预防性使用抗生素、使用低分子量肝素、禁烟、避免服用避孕药和激素替代疗法、避免手术时间过长等措施，均能最大限度地减少并发症。

腹壁整形术极大地改善了体重迅速减轻患者的功能状态，尤其适用于 BMI 偏高的患者。腹直肌折叠和去除松垂的脂肪筋膜组织都能使手术效果得到明显改善。这些改善提高了患者日常活动的积极性，使患者的健康和身体姿态受益，提高了患者生活质量，使患者拥有良好的心情和形体满意度。任何术后并发症和对手术效果的不满意都会进一步恶化患者的身心健康和身体姿态的稳定性。

参考文献

[1] Winter DA. Human balance and posture control during standing and walking. Gait Posture.1995;3(4):193–213.

[2] Vera-Garcia FJ, Brown SHM, McGill SM. Effects of abdominal stabilization maneuvers on the control of spine motion and stability against sudden trunk perturbations.J Electromyogr Kinesiol. 2007;17(5):556–567.

[3] Mazzocchi M, Dessy LA, Di Ronza S, Iodice P,Saggini R, Scuderi N. A study of posture changes after abdominal rectus plication abdominoplasty.Hernia. 2014;18(4):473–480.

[4] Gracovetsky S, Farfan H, Helleuer C. The abdominal mechanism. Spine. 1985;10(4):317–324.

[5] Oneal RM, Mulka JP, Shapiro P, Hing D, Cavaliere C.

Wide abdominal rectus plication abdominoplasty for the treatment of chronic intractable low back pain.Plast Reconstr Surg. 2011;127(1):225–231.

[6] Sarwer DB, Crerand CE. Body dysmorphic disorder and appearance enhancing medical treatment. Body Image. 2008;5(1):50–58.

[7] Sarwer DB, Pruzinsky T, Cash TF, Persinger JA, Whitaker LA, editors. Physiological aspects of reconstructive and cosmetic plastic surgery: clinical, empirical,and ethical perspectives. Philadelphia: Lippincott,Williams and Wilkins; 2006.

[8] Sarwer DB, Cash TF, Magee L, Williams EF,Thompson JK, Roehrig M, Tantleff-Dunn S, Agliata AK, Wilfl ey DE, Amidon AD, Anderson DA,Romanofski M. Female college students and cosmetic surgery: an investigation of experience, attitudes, and body image. Plast Reconstr Surg. 2005;115(3):931–938.

[9] Bolton MA, Prazinsky T, Cash TF, Persing JA. Measuring outcome in plastic surgery body image and quality of life in abdominoplasty patients. Plast Reconstr Surg. 2003;112(2):619–625.

[10] Nahai FR. Anatomic consideration in abdominoplasty. Clin Plast Surg. 2010;37(3):407–414.

[11] Goss CM, editor. Gray's anatomy of the human body.29th ed. Philadelphia: Lea & Febiger; 1973.

[12] Illouz YC. Study of subcutaneous fat. Aesthetic Plast Surg. 1990;14(1):165–176.

[13] Lockwood TE. Superfi cial fascial system (SFS) of the trunk and extremities: a new concept. Plast Reconstr Surg. 1991;87(6):1009–1018.

[14] Nahas FX, Ferreira LM. Concepts on correction of the musculoaponeurotic layer in abdominoplasty. Clin Plast Surg. 2010;37(3):527–538.

[15] Biondo-Simoes Mde L, Whestphal VL, Paula JB,Borsato KS, Noronha LD. Collagen synthesis after the implantation of polypropylene mesh in the abdominal wall of young and old rats. Acta Cir Bras.2005;20(4):300–304.

[16] Friedland JA, Maffi TR. MOC-PS(SM) CME article:abdominoplasty. Plast Reconstr Surg. 2008;121(4Suppl):1–11.

[17] Beer GM, Schuster A, Seifert B. The normal width of the linea alba in nulliparous women. Clin Anat.2009;22(6):706–711.

[18] Shestak KC. Abdominoplasty. Clin Plast Surg. 2004;31(4):523–624.

[19] Shermak M. Body contouring. Plast Reconstr Surg.2012;129(6):936e–978.

[20] Shell 4th DH, Andrades P, de Torre J, Vasconez LO. Open repair of ventral hernias. Surg Clin North Am. 2008;88(1):61–83.

[21] Nahas FX. A pragmatic way to treat abdominal deformities based on skin and subcutis excess. Aesthetic Plast Surg. 2001;25(5):365–371.

[22] Nahas FX. An aesthetic classifi cation of the abdomen based on the myoaponeurotic layer. Plast Reconstr Surg. 2001;108(6):1787–1795.

[23] Matarasso A. Liposuction as an adjunct to full abdominoplasty.Plast Reconstr Surg. 1995;95(5):829–836.

[24] Rohrich RJ, Beran SK, Kenkel JM, editors.Ultrasound-assisted liposuction. St Louis: Quality Med Pub; 1998.

[25] Bozola AR, Psilakis JN. Abdominoplasty: new concept and classifi cation for treatment. Plast Reconstr Surg. 1988;82(6):983–993.

[26] Kelly HA. Report of gynecological cases. Johns Hopkins Med J. 1899;10:197.

[27] Van Uchelen JH, Kon M, Werker PM. The long-term durability of plication of the anterior rectus sheath assessed by ultrasonography. Plast Reconstr Surg.2001;107(6):1578–1582.

[28] Brauman D. Diastasis recti: clinical anatomy. Plast Reconstr Surg. 2008;122(5):1564–1569.

[29] Pitanguy I. Abdominal lipectomy: an approach to it through an analysis of 300 consecutive cases. Plast Reconstr Surg. 1967;40(4):384–391.

[30] Nahas FX, Ferreira LM, Mendes Jde A. An effi cient way to correct recurrent rectus diastasis. Aesthetic Plast Surg. 2004;28(4):189–196.

[31] Ramirez OM, Ruas E, Dellon AL. Component separation method for closure of the abdominal wall defects.Plast Reconstr Surg. 1990;86(3):519–526.

[32] Avelar JM. Abdominoplasty: a new technique without undermining and fat layer removal. Arq Catarin Med.2000;29:147–149.

[33] Uebel CO. Mini-abdominoplasty- a new approach for the body contouring. Ann IX Congress International Society of Aesthetic Surgery, New York, 11–14 Oct 1987.

[34] Saldanha OR, Souza Pinto EB, Matos WN, Lucon RL,Magalhaes F, Bello EML. Lipoabdominoplasty without undermining. Aesthet Surg J. 2001;21(6):518–526.

[35] Graf R, Araujo LRR, Rippel R, Neto LG, Pace DT,Cruz GA. Lipoabdominoplasty: liposuction with reduced undermining and traditional abdominal skin fl ap resection. Aesthetic Plast Surg. 2006;30(1):1–8.

[36] Klein JA. The tumescent technique. Anesthesia and modifi ed liposuction technique. Dermatol Clin.1990;8(3):425–434.

[37] Gasparotti M. Superfi cial liposuction: a new application of the technique for aged and fl accid skin. Aesthetic Plast Surg. 1992;16(2):141–147.

[38] Sozer SO, Agullo FJ, Santillan AA, et al. Decision making in abdominoplasty. Aesthetic Plast Surg.2007;31(2):117–127.

[39] Grazer FM, Goldwyn RM. Abdominoplasty assessed by survey with emphasis on complications. Plast Reconstr Surg. 1977;59(4):315–328.

[40] Hester Jr TR, Baird W, BostwickJ III, Nahaj F, Cukic J.Abdominoplasty combined with other major surgical procedures: safe or sorry. Plast Reconstr Surg.1989;83(6):97–109.

[41] Roje Z, Roje Ž, Karanovic N, Utrobicic I. Abdominoplasty complications: a comprehensive approach for the treatment of chronic seroma with pseudobursa. Aesthetic Plast Surg. 2006;30(5):611–5.

[42] Rohrich RJ, Raniere Jr J, Kinkel JM, Beran SJ. Operative principles for optimizing results in circumferential body contouring with ultrasound-assisted lipoplasty. Clin Plast Surg. 1999;26(2):305–316.

[43] Matarasso A. Traditional abdominoplasty. Clin Plast Surg. 2010;37(3):415–437.

[44] Rohrich RJ, Smith PD, Marcantomia DR, Kenkel JM. The zones of adherence: role in minimizing and preventing contour deformities in liposuction. Plast Reconstr Surg. 2001;107(6):1562–1569.

第 39 章　腹壁整形术的并发症与血清肿：从预防到有效的治疗

皮特罗·乔瓦尼·迪苏玛（Pietro Giovanni di Summa），丹尼尔·费利克斯·卡伯马特（Paniel Felix Kalbermatten）著

39.1　一般概念

多年来，腹壁整形术的一般概念以及改善腹部轮廓的最终目的一直没有发生改变。可以通过去除多余的腹部皮肤和脂肪来改善腹部轮廓，并通过腹直肌筋膜折叠术来恢复筋膜的完整性[1]。由于这个手术的美学效果，腹壁整形术目前是一个在美国和欧洲最流行的整形手术，在过去的 10 年中，手术量不断增加[2]。同时，最近几年学者们不断地提出了改进方法，例如在吸脂的同时形成腹部皮瓣隧道，在斯卡帕（Scarpa）筋膜水平掀起皮瓣，改进缝合方法，整个过程中与其他美容技术相结合等。本章旨在根据患者的特点、文献证据以及笔者的经验推荐理想的手术方案，以避免发生血清肿等并发症。

39.2　并发症

尽管这种手术很流行，但患者术后仍有发生并发症的风险（表 39.1）。由于定义早期和晚期、主要和次要并发症的标准不同，进行文献对比较为困难[3]。早期并发症常出现在术后 1 周。术后最常见的、令人担心的并发症，除了一般的切口裂开（由于切口愈合延迟、脂肪或皮肤坏死所致），还有血清肿、血肿、感染和继发感染，有可能需要再次进行手术并因此延长住院时间[2]。晚期并发症主要包括猫耳畸形和一些常见的令人不满意的外观，如增生性瘢痕、局部脂肪过量或平衡失调。

通常情况下，主要并发症是需要进行外科手术干预或侵袭性治疗的并发症，如静脉内抗生素治疗、超声引导下引流和/或住院。次要并发症（包括血肿、血清肿、局限性切口裂开或表皮松解）通常可以在门诊进行局部治疗[2,4]。在之前发表的综述中，次要和主要并发症的病例合计占 40%[2,3]，其中 25% 的病例需要再次进行手术以满足患者的最终要求[3]。

血清肿

血清肿是腹壁整形术后最常见的并发症，发

表 39.1　腹壁整形术后早期和晚期并发症（按发生率降低的顺序）[2,3,8]

早期并发症	晚期并发症
血清肿	"猫耳"畸形
蜂窝织炎	外侧脂肪过多
切口裂开和坏死	瘢痕和外形不对称
囊肿和术区感染	血清肿
血肿	脐部硬化或外形不佳
肺栓塞	神经痛

生率为 5%~30%[5]。与血肿不同，术后第 1 周出现的血清肿发生得更为突然，并且有 50% 的病例需要进行更积极的外科干预治疗[2]。同时，也是躯干以下区域手术后最常见的感染原因[6]。即使血清肿能自行吸收，通常也需要进行多种治疗措施干预，随着随访次数的增加和感染发展的可能，会因恢复时间的延迟和妨碍正常切口愈合而导致较严重的不良后果[7]。在 200 例腹壁整形手术并发症的回顾性分析中[2]，40% 的病例必须抽吸血清肿，平均次数为 2.5 次，与其他已发表的文献结合分析[8]，最后的 OR 值约为 5%。血清肿已经成为整形外科手术后较为多发的并发症。

39.2.1.1　血清肿的病理生理学

血清肿是一种富含中性粒细胞和蛋白质的液态囊腔，特征是有渗出液[6,9]。其病因尚不完全清楚，可能是多因素作用的结果。在血清肿形成的机制中，筋膜皮瓣的剪切[6,10] 以及随之而来的淋巴结构的损伤可能是较为关键的致病因素[4]。腹部皮瓣和腹直肌鞘的缺失会造成无效腔，液体可以在其中分泌和聚集。少量积液可自行吸收，大量积液可能会使压力增加，引起切口裂开、坏死和感染，导致康复延迟[4,11]。

39.2.1.2　患者特征及危险因素

与患者血清肿的发生发展相关的诱发因素是肥胖（BMI>30kg/m^2）和体重迅速减轻[5,6]。库恩（Coon）等[12] 报道，进行减重手术人群的并发症显著增多，尼曼（Neaman）[2] 在一个有关腹壁整形术并发症的回顾性分析中也有类似的结论。这些患者血清肿的发生率显著增加，几乎达到 40%[13]。糖尿病、吸烟和高血压通过对微脉管的损伤增加腹壁整形术后并发症的发生率[2,14]。虽然这些因素可能引起血清肿形成，但并没有直接影响血清肿形成的循证医学证据。在目前的临床实际中，肥胖和减重手术后的患者在手术前要了解相关的并发症风险。要求吸烟者提前 1 个月停止或减少吸烟。

39.2.1.3　预防血清肿的手术方法

目前已经有多种方法用于预防术后血清肿，其中一些方法是基于一定的科学证据。腹部皮瓣的解剖水平影响血清肿的形成和术后引流状况[1]。传统上，在前肌筋膜进行腹壁皮瓣的提升。第一种技术趋势是有限剥离至剑突来限制脐上皮瓣的解剖以减少无效腔[6]。第二种方法关键的改良之处是在脐下区域保留斯卡帕（Scarpa）筋膜和深部脂肪组织。这些改进使浅表和深部的淋巴系统 [分别位于真皮和深部脂肪组织，与斯卡帕（Scarpa）筋膜毗邻] 得以保留[6,15]。有证据表明，保留斯卡帕（Scarpa）筋膜能将血清肿的发生和液体渗出的概率显著降低至 0~2.5%[16,17]。

另一项防止血清肿发生的改良技术是以推进性减张缝合法将腹部皮瓣固定于腹直肌筋膜上[18,19]。这项技术的要点是尽量减少腹部皮瓣相对运动，增加对深筋膜的黏附。同时，张力可以分散于整个皮瓣而不是单条缝合线[1]。沼泽（Marsh）等[5]认为，腰部吸脂手术能明显增加血清肿的发生概率（36% 及 8%，对照组未行脂肪抽吸术），其原因可能是由于应用吸脂管形成隧道时产生了额外的无效腔，这也与其他报道中所发现的结果一致[8,20]。但是，文献中关于吸脂手术效果的结论并不一致，许多研究并没有发现吸脂对血清肿的形成有影响[6,13]。侧腹部的脂肪抽吸术通常是避免侧腰脂肪过量堆积的必要步骤，患者往往能从这些联合手术中得到满意的效果[21]。理论上，如果很好地控制了腹部中央区的破坏和保留腹部脂肪深层，都可以降低血清肿发生的风险[1]。虽然有人认为缝合后没有必要放置引流管[22]，但本章作者在腹壁整形手术中应用了 2 根引流管，在引流量 <40mL/24h 时予以拔除。术后第 1 天开始积极地进行淋巴引流，特别是对于有血清肿高发风险的患者（肥胖和体重迅速减轻的患者）。对于这些患者，纤维蛋白胶可能是一个有用的辅助工具。纤维蛋白能封闭伤口表面微血管和结缔组织的损伤，减少容易形成血清肿的无效腔，显著减少引流量，缩短住院时间[7,10]。对于接受小型腹壁整形手术、低 BMI 或使用过纤维蛋白胶的患者，可不必放置引流管。同时，放置引流管由外科医生个人决定，

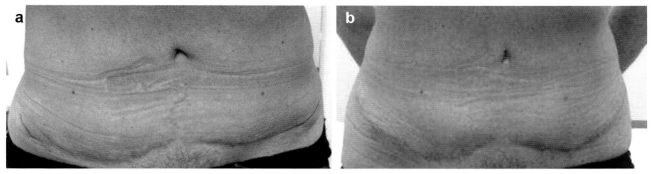

图 39.1 （a）术前有不对称瘢痕的患者行纤维包膜切除。（b）瘢痕修复术后

39.2.1.4　影响美容效果的早期和晚期并发症的治疗

血清肿一旦形成，就会增加腹部皮瓣的张力，导致切口裂开、破溃和感染。血清肿的腔隙感染后常表现为蜂窝织炎、发热和炎症指标上升。积聚的液体也可能会自行排出。可以直接穿刺或在超声引导下抽取液体，送细菌培养，并在适当位置放置引流管。可以首先经验性地应用阿莫西林—克拉维酸进行静脉抗生素治疗，之后再根据药敏结果进行调整。如果有脓毒血症的迹象或者积液量太大通过经皮引流不能完全排出，那么就需要积极行切开引流，之后进行上述的静脉抗生素治疗。对未感染的复发性血清肿，常见的早期治疗是反复地抽吸。这需要多次复诊，会造成术后费用的增加和患者不适[6]。此外，抽吸可能并没有效果，有时还需要在超声引导下重新放入闭式引流装置。主要问题是长期慢性形成的血清肿囊腔[23]可能会对身体轮廓造成负面影响，从而对腹壁整形术最终的美学效果产生负面影响。慢性血清肿的晚期并发症对最终美学效果的影响并未受到重视，在文献中很少涉及。这可能是由于迟发型不对称经常出现在手术的 3 个月后，很可能是由不完善的术前计划、组织切除与设计的差异、软组织的移位等造成的，而这些都可能导致术后腹部瘢痕和外形的不对称[24]。鉴别无症状的血清肿有一定困难。在许多研究中，血清肿的临床迹象与

超声诊断（可以提高 2~3 倍的检出率）之间存在明显的不匹配[6,19]。在通常情况下，亚临床血清肿的积液量相对较少（通常认为 20mL 时需要抽吸），为非扩张性，并可自行吸收。

血清肿会成为令整形外科医生困扰的问题，尤其是患者可能低估了血清肿的危害而无法完全理解其对美学效果的破坏作用（图 39.1）。硬结可采用局部热敷、按摩来促进其消散。在形成纤维包膜的病例中需要手术切除包膜[18]。在笔者所在医院的实践经验中笔者发现[4]，无症状的血清肿是可以通过腹部瘢痕向下偏斜而影响美学效果。笔者回顾性分析了 121 例接受经典腹壁整形手术的患者资料，其中有 6 位患者出现此种并发症。这些患者没有在深筋膜平面进行皮瓣剥离。在术后 3 个月随访时，患者们抱怨出现了不对称的腹部瘢痕。腹部超声诊断技术使临床检查更加完善。手术切除血清肿囊腔，可以恢复对称性并使患者满意（图 39.1）。术中证实，血清肿最终由结缔组织包裹，形成纤维包囊[25]，引起了腹壁畸形[4]。对此应手术切除纤维包裹形成的囊腔，随后缝合关闭无效腔，术后要穿 6 周的塑身衣。

对患者进行躯干部位美容术后潜在并发症的教育是知情同意程序的一个关键组成部分[2]。真实记录可能出现的并发症及其治疗方法将有助于提升患者对外科医生的满意度和信任感。

参考文献

[1]　Hurvitz KA, Olaya WA, Nguyen A, Wells JH.

Evidence-based medicine: abdominoplasty. Plast Reconstr Surg. 2014;133(5):1214–1221.

[2] Neaman KC, Hansen JE. Analysis of complications from abdominoplasty: a review of 206 cases at a university hospital. Ann Plast Surg. 2007;58(3):292–298.

[3] Stewart KJ, Stewart DA, Coghlan B, Harrison DH,Jones BM, Waterhouse N. Complications of 278 consecutive abdominoplasties. J Plast Reconstr Aesthet Surg. 2006;59(11):1152–1155.

[4] di Summa PG, Wettstein R, Erba P, Raffoul W,Kalbermatten DF. Scar asymmetry after abdominoplasty:the unexpected role of seroma. Ann Plast Surg.2013;71(5):461–463.

[5] Marsh DJ, Fox A, Grobbelaar AO, Chana JS. Abdominoplasty and seroma: a prospective randomized study comparing scalpel and handheld electrocautery dissection. J Plast Reconstr Aesthet Surg.2015;68(2):19219–6.

[6] Di Martino M, Nahas FX, Barbosa MV, Montecinos Ayaviri NA, Kimura AK, Barella SM, Novo NF,Ferreira LM. Seroma in lipoabdominoplasty and abdominoplasty: a comparative study using ultrasound. Plast Reconstr Surg. 2010;126(5):1742–1751.

[7] Lee JC, Teitelbaum J, Shajan JK, Naram A, Chao J. The effect of fi brin sealant on the prevention of seroma formation after postbariatric abdominoplasty. Can J Plast Surg. 2012;20(3):178–180.

[8] Najera RM, Asheld W, Sayeed SM, Glickman LT. Comparison of seroma formation following abdominoplasty with or without liposuction. Plast Reconstr Surg. 2011;127(1):417–422.

[9] Andrades P, Prado A. Composition of postabdominoplasty seroma. Aesthetic Plast Surg. 2007;31(5):514–518.

[10] Pilone V, Vitiello A, Borriello C, Gargiulo S, Forestieri P. The use of a fi brin glue with a low concentration of thrombin decreases seroma formation in postbariatric patients undergoing circular abdominoplasty. Obes Surg. 2015;25(2):354–359.

[11] Erba P, Ogawa R, Ackermann M, Adini A, Miele LF, Dastouri P, Helm D, Mentzer SJ, D'Amato RJ,Murphy GF, Konerding MA, Orgill DP. Angiogenesis in wounds treated by microdeformational wound therapy. Ann Surg. 2011;253(2):402–409.

[12] Coon D, Gusenoff JA, Kannan N, El Khoudary SR, Naghshineh N, Rubin JP. Body mass and surgical complications in the postbariatric reconstructive patient:analysis of 511 cases. Ann Surg. 2009;249(3):397–401.

[13] Kim J, Stevenson TR. Abdominoplasty, liposuction of the fl anks, and obesity: analyzing risk factors for seroma formation. Plast Reconstr Surg. 2006;117(3):773–779.

[14] Hensel JM, Lehman Jr JA, Tantri MP, Parker MG,Wagner DS, Topham NS. An outcomes analysis and satisfaction survey of 199 consecutive abdominoplasties.Ann Plast Surg. 2001;46(4):357–363.

[15] Felmerer G, Muehlberger T, Berens von Rautenfeld D, Vogt PM. The lymphatic system of the deep inferior epigastric artery perforator fl ap: an anatomical study. Br J Plast Surg. 2002;55(4):335–339.

[16] Costa-Ferreira A, Rebelo M, Silva A, Vasconez LO,Amarante J. Scarpa fascia preservation during abdominoplasty:randomized clinical study of effi cacy and safety. Plast Reconstr Surg. 2013;131(3):644–651.

[17] Koller M, Hintringer T. Scarpa fascia or rectus fascia in abdominoplasty fl ap elevation: a prospective clinical trial. Aesthetic Plast Surg. 2012;36(2):241–243.

[18] Baroudi R, Ferreira CA. Seroma: how to avoid it and how to treat it. Aesthet Surg J. 1998;18(6):439–441.

[19] Pollock H, Pollock T. Progressive tension sutures: a technique to reduce local complications in abdominoplasty.Plast Reconstr Surg. 2000;105(7):2583–2586.

[20] Matarasso A. Liposuction as an adjunct to a full abdominoplasty. Plast Reconstr Surg. 1995;95(5):829–836.

[21] Trussler AP, Kurkjian TJ, Hatef DA, Farkas JP,Rohrich RJ. Refi nements in abdominoplasty: a critical outcomes analysis over a 20-year period. Plast Reconstr Surg. 2010;126(3):1063–1074.

[22] Arantes HL, Rosique RG, Rosique MJ, Melega JM. The use of quilting suture in abdominoplasty does not require aspiratory drainage for prevention of seroma. Aesthetic Plast Surg. 2010;34(1):102–104.

[23] Ersek RA, Schade K. Subcutaneous pseudobursa secondary to suction and surgery. Plast Reconstr Surg.1990;85(3):442–445.

[24] Thirumalai A, Varma SK. Geometric incision designing for abdominoplasty. Plast Reconstr Surg.2002;109(7):2534–2536.

[25] Zecha PJ, Missotten FE. Pseudocyst formation after abdominoplasty–extravasations of Morel-Lavallee. Br J Plast Surg. 1999;52(6):500–502.

第40章 腹壁整形术后迟发性并发症：一个10年后的腹壁脓肿病例分析

柴瓜拉伯斯·A. 乔戈罗（Charalambos A.Georglou），蒲勒尔·S. 戈卫恩（Plerre S.Nguyen），道米尼科·凯杉诺瓦（Dominiqve Casanova）著

40.1 前言

在行腹壁整形术时，并发症可能会在术后即刻或稍迟些时间出现。当这些并发症得到有效的治疗后，患者可以达到痊愈。但是在一些罕见的病例中，尤其是在感染之后，最初的并发症可能会持续处于休眠状态直到多年后才会显示出来。脐周感染即表现为此类的情况，因为细菌会在此区域内繁殖。

在感染暴发前，疾病通常处于一种无症状的休眠状态。一些人类疾病，如癌症，可能会长期处于休止状态，但软组织感染通常发展迅速，在临床治疗中通常能够很容易发现感染，并且通过恰当的治疗能够很好地解决感染问题。但是在一些罕见的案例中，感染可能会存在潜伏期，最终在许多年后再次出现。笔者展示了一例非常罕见的腹壁整形术后10年出现皮下脓肿的病例。

40.2 迟发感染的表现

一名61岁的女性5天前因腹部钝挫伤致脐下压痛来就诊。体检显示，脐周形态正常，腹部存在2个瘢痕（腹壁整形后遗症），2个瘢痕之间的皮肤非常紧实，并且固定在有局部炎症的皮下组织上。局部除了皮肤脱屑外，没有发现穿刺点或其他类型的伤口。患者本人身体健康，并没有其他免疫相关性疾病。

患者在10年前曾行腹壁整形手术，并且术后

手术部位感染了金黄色葡萄球菌。因此在脐下形成脓肿，在无切口裂开的情况下进行了2次局部引流。局部没有发现异物并且患者在抗生素治疗下获得痊愈。之后脐周皮肤变硬并且黏附状态良好。按照外科医生的建议进行了几次按摩，但皮肤改变没有得到缓解。来诊前她几乎没有任何不适症状，只是偶有瘙痒和局部酸痛。在这次就诊前2年，患者进行了腹腔镜胆囊切除手术，但是这个手术并没有累及脐下的区域，B超也没有检查这个位置。就诊前5天她在护理工作中由于意外被踢到此处，在此之前一直有瘙痒和局部酸痛的症状。在这一事件发生后不久，患者的下腹部区域开始有剧烈疼痛，因此来院就诊（图40.1）。

血液检查结果正常，CT结果显示皮下积液（图40.2）。考虑患者可能是感染性血肿或脓肿，即对患者进行了手术。引流液提示为脓肿而非血肿，邻近组织和筋膜都未坏死，也未发现异物。每天冲洗伤口，细菌培养确定了感染菌为对甲氧西林敏感的金黄色葡萄球菌，给予适当的抗生素进行治疗。组织学结果并没有发现任何感染性或肉芽肿性疾病。患者5天后痊愈出院，并无其他不良反应发生。

这个病例报告中让人感兴趣的是症状、病史和细菌学结果都提示这一事件与最初的腹壁整形术有关。腹壁整形术后手术部位感染是继血清肿之后第2个最常见的并发症，发病率为3%~5%[1,2]，但没有其他文献描述在腹壁整形术后会发生潜伏性脓肿。唯一的慢性脓肿病例也与肉芽肿性疾病

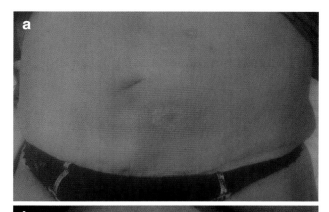

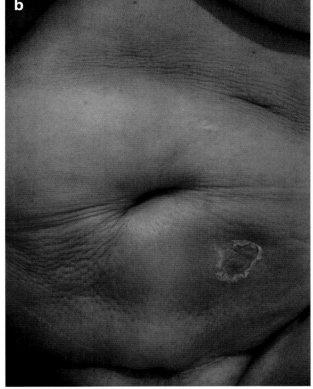

图 40.1　（a，b）临床表现提示，脐周皮肤炎症

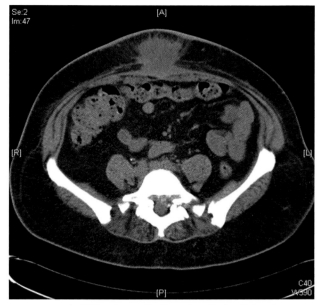

图 40.2　CT 扫描结果提示，筋膜上液体聚集并向软组织浸润

或骨感染相关 [3,4]。另一方面，无植入物的外科手术部位感染的定义是指在手术后 30 天内发生的感染 [5]。这就引出了 2 个假设：

（1）细菌可以通过菌血症种植在瘢痕组织内。

很多患者在皮瓣牵拉后会在皮肤下产生腔隙，就像在腹壁整形术中一样。这些腔隙可能是空的，也可能含有一些液体。由于某些原因，这些组织可能在没有临床表现的情况下持续存在，有时可能在菌血症后被感染。但是在本病例中，患者从最初的手术开始就有持续的皮肤变形，这表明创伤后是一个不断"释放"的过程。但是在此病例中是一种简单而有力的钝力创伤，没有皮肤撕裂，因此没有细菌侵入，使得这个假设变得不太可能。

（2）休眠期的金黄色葡萄球菌在手术部位停留 10 年，感染是由于简单的创伤而引起的。

通常情况下，像不可吸收的缝线之类的异物可能会导致炎症、细菌定植甚至感染。这些异物被瘢痕组织或包膜隔离，打破这个屏障后会引发症状。当患者手术时，需要充分地考虑到这一点，但是无法确定这种缝线在 10 年后的状态，这一点容易被忽略。这只是一种假说，无法得到证实，但是所有的临床数据都倾向于它可能导致这种疾病的发生。

为了彻底分析这一现象，医院的传染病专家对患者和整个病程进行了分析。他们认为，患者很可能有潜在的异物感染，需要最初的细菌学报告来支持慢性感染的假说。遗憾的是，最初的金黄色葡萄球菌感染的细菌学报告并未找到，因此不可能确认分离的细菌与 10 年前的是否相同。

最后，患者是一名医疗工作者，这一事实是否会导致这种类型的感染？她作为护工经常会帮助患者翻身，而且曾经被一个患者不小心撞过。

这些患者没有急性疾病或感染，而且被感染的细菌并没有抗生素抗性，这些原因使得这个假设的可能性较低。自残或者自我伤害也被认为是一种可能性，但是没有发现有证据支持这点。患者的心理状况分析也没有证实这一点。因此，这种感染的职业起源假设不成立。

总之，即使这种病例极为罕见，但是皮下感染可能是在皮瓣分离后就存在并一直保持在静止状态。因此，这个病例提示，在腹壁整形术后如果在较长时间之后出现皮肤异常，需要在诊断和治疗时考虑到腹壁整形术的影响。

参考文献

[1] Stewart KJ, Stewart DA, Coghlan B, Harrison DH,Jones BM, Waterhouse N. Complications of 278 consecutive abdominoplasties. J Plast Reconstr Aesthet Surg. 2006;59(11):1152–1155.

[2] Chaouat M, Levan P, Lalanne B, Buisson T, Nicolau P,Mimoun M. Abdominal dermolipectomies: early postoperative complications and long-term unfavorable results. Plast Reconstr Surg.2000;106(7):1614–1618.

[3] Winkelstein JA, Marino MC, Johnston Jr RB, Boyle J,Curnutte J, Gallin JI, Malech HL, Holland SM, Ochs H, Quie P, Buckley RH, Foster CB, Chanock SJ,Dickler H. Chronic granulomatous disease. Report on a national registry of 368 patients. Medicine.2000;79(3):155–169.

[4] Courvoisier A, Grimaldi M, Rubens-Duval B,Chaussard C, Saragaglia D. Flare-up of previously quiescent chronic osteomyelitis 20 years after childhood skeletal traction: a report of two cases. Orthop Traumatol Surg Res. 2011;97(8):886–889.

[5] Wilson J, Ramboer I, Suetens C. Hospitals in Europe Link for Infection Control through Surveillance(HELICS). Inter-country comparison of rates of surgical site infection – opportunities and limitations. J Hosp Infect. 2007;65 Suppl 2:165–170.

第 41 章　肥胖患者腹腔镜手术后急性食管扩张

亚历克斯·博格达诺夫 - 贝列佐夫斯基（Alex Bogdanov-Berezovsky），

埃尔达·西尔伯斯坦（Eldad Silberstein）著

41.1　前言

　　肥胖已经成为大多数西方国家的重大公共卫生问题，它影响了 9000 万美国人[1]。之前仅限于专业机构开展的减肥手术已经成为全世界普通外科医生普遍进行的常规手术。在各类外科减肥手术中，由于腹腔镜辅助下可控性胃束带减容术（LAGB）的微创性、相对较高的成功率以及很短的恢复期，使其最受医生和患者的欢迎[2]。随着减肥手术比例的不断提高，体重大幅度下降后出现多余皮肤松弛的患者数量大幅增加。高达 96% 的患者会形成多个多余的皮瓣组织，肥胖时过度伸展的皮肤失去了回缩能力，调整自身以适应新的身体尺寸的能力明显降低[3]。这些患者需要进行多次体形矫正手术，其中最常见的就是腹壁整形术。

41.2　腹壁整形术

　　标准的腹壁整形术是一种常见的手术，通过修复分离的腹直肌和去除下腹部多余的皮肤达到加强腹壁的目的。但是，大量减重后的腹壁整形术是具有一定难度的，同时也有较大的风险[4]。在这些患者中，需要考虑腹壁疝的可能性[5]，需要综合考虑 LAGB 手术切口的存在[6]以及患者的并发症状况[7]。

　　通过腹直肌折叠加强腹壁会导致腹内压升高。大多数患者可以成功耐受较高的腹内压。但是，一些患有亚临床食管功能障碍的患者在 LABG 术后，升高的压力可能导致食管胃连接处（EGJ）的阻塞[8]，表现为吞咽困难、反酸、胃灼热等症状，这些患者可能有贲门弛缓症样的紊乱，将引起食管动力紊乱[9]。最后可能会演化成慢性食管扩张，是 LAGB 术后并发症之一[10-12]。腹腔内压力的升高可能会促使一些患者超出生理承受能力，表现为手术后立即出现严重的不良反应。

　　这些不良反应包括呼吸困难或胸痛，提示可能存在严重的并发症，如肺栓塞或急性心肌梗死。在这种情况下，通过计算机断层扫描可以清楚地看到扩张的食管（图 41.1）。通过立即对可调式胃带（GB）放气，可以快速缓解症状。因此整形

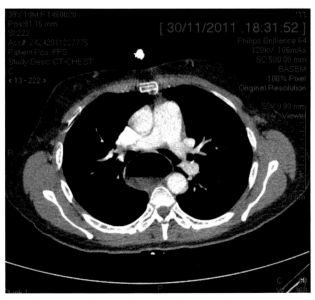

图 41.1　腹壁整形术后急性食管扩张（白色箭头）

外科医生在进行腹直肌折叠手术时，应该意识到LAGB 后食道运动功能障碍具有导致 EGJ 阻塞的可能性。笔者建议，将在术前几天排空胃束带中的盐溶液，完全将胃束带放开，作为患者常规的术前准备。有呼吸困难症状的患者，在进行腹壁整形术前，应排除肺栓塞或 MI（心肌梗死）。同时，医生应该牢记，通过胃束带放气可以迅速解决急性食管扩张。这个措施有助于减轻患者和外科医生的压力。

参考文献

[1] Rippe J. The obesity epidemic: challenges and opportunities.J Am Diet Assoc. 1998;98(10 Suppl 2):S5.

[2] Buchwald H, Avidor Y, Braunwald E, Jensen MD,Pories W, Fahrbach K, Schoelles K. Bariatric surgery:a systemic review and meta-analysis. JAMA.2004;292(14):1724–1737.

[3] Kitzinger H, Abayev S, Pitterman A, Karle B,Kubiena H, Bohdjalian A, Langer F, Ptager G, Frey M. The prevalence of body contouring surgery after gastric bypass surgery. Obes Surg. 2012;22(1):8–12.

[4] Jacobs J, Schlechner S, Jacobs JS. Abdominoplasty following massive weight loss. Semin Plast Surg.2006;20(1):15–23.

[5] Poyatos J, del Castillo JM, Sales B, Vidal A. Postbariatric surgery body contouring treatment in the public health system: cost study and perception by patients. Plast Reconstr Surg. 2014;22(4):544–548.

[6] Griffi n D, Al-Mufarrej F, Chang Y-J, Schaffner A,Edelman D, Gursel E. Laparoscopic gastric banding can interfere with adequate placation during postbariatric abdominoplasty. Plast Reconstr Surg.2014;134(4 Suppl 1):131–132.

[7] Shrivastava P, Aggarwal A, Khazanchi RK. Body contouring surgery in a massive weight loss patient:an overview. Indian J Plast Surg. 2008;41(Suppl):S114–129.

[8] Bogdanov-Berezovsky A, Silberstein E, Arnon O,Sverdlov M, Krieger Y. Acute esophageal dilation mimicking serious pulmonary complication after post-bariatric abdominoplasty. Aesthetic Plast Surg.2013;37(1):171–172.

[9] Robert M, Espalieu P, Poncet G, Mion F, Roman S,Boulez J, Gouillat C. Achalasia-like disorder after laparoscopic adjustable gastric banding: a reversible side effect? Obes Surg. 2012;22(5):704–711.

[10] Eid I, Birch D, Sharma A, Sherman V, Karmali S. Complications associated with adjustable gastric banding for morbid obesity: a surgeon's guide. Can J Surg. 2011;54(1):61–66.

[11] Milone L, Daud A, Duirak E, Olivero-Rivera L,Schrope B, Inabnet WB, Davis D, Bessler M. Esophageal dilation after laparoscopic adjustable gastric banding. Surg Endosc. 2008;22(6):1482–1486.

[12] Mion F, Poman S, Lindecker V. Esophageal dilation after gastric banding: to test or not to test before surgery? Surg Endosc. 2010;24(4):972–973.

第42章 减肥手术后腹壁整形术患者的血液学变化和铁储备

胡安·C. 蒙塔诺·佩德罗索（Juan C. Montano-Pedroso），埃尔维奥·布诺·加西亚（Elvio Bueno Garcia），迈亚拉·米兹·戴·阿奎诺·席尔瓦（Mayara Mytzi De Aquino Silva），莉迪亚·马萨科·费雷拉（Lydia Masako Ferreira）著

42.1 前言

当前，肥胖在全世界流行。据世界卫生组织统计，在世界上有 4 亿肥胖的成人[1]。在美国，有 67.3% 的人口超重或肥胖[2]。众所周知，肥胖会从许多方面影响健康，是死亡率增加的一个独立的危险因素[3,4]。

目前，肥胖症的临床治疗取得了新进展，特别是对于那些引起严重症状的病理性肥胖患者，外科手术是其中最有效的治疗方法[5]。手术不仅可以减轻体重，还能治疗诸如高血压、糖尿病和膝关节炎等并发症[5]。在美国和大多数国家使用的标准术式是 Roux-en-Y 胃绕道术，它包括从胃的近端分割出来一个憩室，用 Roux-en-Y 胃空肠造口的方法，将在此摄取的营养转移到空肠[6]。由于肥胖症的发病率及减肥手术的成功率以同样的速度上升，通过手术的方法治疗肥胖症越来越普遍[7,8]。

患者随着减肥手术后体重的减轻，会出现多种身体外形的改变。之后患者会寻求整形手术作为辅助治疗。但是，肥胖症患者不仅仅是体重迅速减轻的患者，他们的营养状况较为特殊，通常同时有贫血和缺铁现象[9]。20%~49% 的接受减肥手术的患者在他们一生中的某一时段会出现缺铁[10]。造成缺铁的原因有以下几种：铁摄入减少，胃酸分泌减少，食物与能够吸收铁的十二指肠和空肠黏膜接触减少[11]。大多数肥胖的患者是育龄期妇女，接受治疗后，由于月经出血导致贫血和缺铁的比例较高[9,12]。经常口服摄入铁剂和复合维

生素补充剂通常会预防叶酸和复合 B 族维生素的缺乏，但因为其中铁元素含量较低 (10~20mg/ 片)，所以缺铁的现象仍持续存在[13]。

腹部是减肥手术治疗的关键部位，患者对减肥手术的不满意通常出现在对腹部的不满意上[14]，这些不满意包括皮肤松弛、脂肪残留、红斑以及清洁和活动上的困难。除了生理上的影响以外，这些不良反应也会对患者的生活质量、身体形象和自尊产生负面影响[15]。因此，腹壁整形术在这些患者的治疗中起着关键作用。

由于减肥手术后的腹部畸形包括纵向和横向，所以经常需要进行特定的腹壁整形术。腹壁整形术要具备良好的审美效果、低并发症发生率及能很好地保护皮肤感觉等特点[16]。此外，在这种手术过程中，需要切除大量多余的皮肤和脂肪，所以失血是不可避免的。由于大多数患者在术前已经出现缺铁症状，术后随访中患者较容易出现贫血症状。事实上，这是减肥手术后腹壁整形术的第二大常见并发症[14]。

虽然腹壁整形术通常是在减肥手术后需要进行的第 1 种手术，但并不是唯一的方法。乳房、上肢、大腿和面部都可能出现患者不满意的地方，也可以通过外科手术来解决。这就是为什么术后贫血可能会成为一个大问题。患者必须尽快将身体恢复到最佳健康状态，为下一个手术做好准备。因此，必须尽快恢复血红蛋白的水平，以便能够按时完成以后的手术[17]。因为铁是骨髓中红细胞生成的主要原料，在肥胖症患者中，较低的铁储

备会在一定程度上影响这种快速恢复[18,19]。

输血是快速提高血红蛋白水平的一种方法，但它有很多缺点。输血会增加感染性疾病和肺损伤的风险，对于输血的益处一直存在争议，因此输血要在更严格的方式下进行。而另一方面，这也导致了术前和术后贫血的发生率升高[20-23]。

因此，人们不仅要研究血红蛋白，还要研究减肥后进行腹壁整形术的患者术前和术后体内所有铁（血清铁、铁蛋白、转铁蛋白饱和度）的情况。

42.2 方法

一项前瞻性纵向非随机对照研究首次探讨了减肥手术后腹壁整形术中血液学指标和铁储备的变化[24]。在巴西圣保罗市，32 名妇女接受了非内镜下的 Roux-en-Y 胃空肠造口术。有脐上瘢痕，匹兹堡评分为腹壁畸形 3 级（图 42.1）[25]。患者术前无营养不良。排除标准包括怀孕、吸烟、慢性病、脱水或出血（如月经过多）。

在研究过程中，他们每日接受的营养补充剂(Materna®，惠氏，巴西圣保罗)包含 60mg 的铁、1mg 的叶酸、12μg 维生素 B_{12} 和其他要素。血红蛋白指标高于 7g/dL 不需要输血。实验分组为，治疗组：20 名患者；对照组：12 名患者。治疗组施行如科斯塔（Costa）等所介绍的腹壁整形术[26]。手术设计是用双向触诊来评估中央区域和耻骨上的多余组织量。

手术在全身麻醉、导尿和间断下肢气压泵下进行。用手术刀切开皮肤，用电刀切开其他组织，首先切除纵向部分多余的组织，然后切除水平部分多余的组织。对切除的标本进行称重，并对腹壁进行了分离。分 3 层依次逐层缝合前进行负压引流。术中全程给予患者静脉输注生理盐水，输注量为受试者千克体重数乘以 1.5mL。

术后给予患者静脉滴注生理盐水 12h，留置导尿管 24h，术后第 2 天出院，使用抗生素、止痛药、治疗 1 周。当每天引流量小于 50mL 时，拔出引流管。

治疗组在手术前夜、术后第 7 天、第 28 天和第 56 天进行血液检测，并在术后 48h 内进行了血红蛋白检测。对照组在第 1 次面诊及第 1 次抽血后的第 7 天、第 28 天和第 56 天进行血液检测。

血液检测包括血红蛋白、网织红细胞计数、血清铁、转铁蛋白、转铁蛋白饱和度和铁蛋白。对所有数据进行统计分析。

在腹壁整形术之前，对照组和治疗组之间的血液指标和铁状态没有差异。在术后第 2 天，治疗组血红蛋白降低了 2g/dL。在术后 1 周内，血红蛋白水平恢复了下降的 1/3，但直到第 8 周，血红蛋白水平仍没有达到术前的水平。在术后第 1 周，网织红细胞绝对值计数显著增加，并在 4 周内恢复到术前水平。在对照组，在 8 周的随访中，在网织红细胞计数或铁储备中未检测到变化（图 42.2）。

在治疗组，血清铁降低约 34μg/dL(从 88μg/dL 降到 54μg/dL)，直到术后 8 周，仍低于术前水平。

转铁蛋白在术后第 1 周内减少，但在研究结束时恢复到术前水平。转铁蛋白饱和度指数 (TSI) 与转铁蛋白变化趋势相同。在术后的第 1 周，铁蛋白增加；在接下来的几周，其水平下降；到第 8 周时，低于术前的水平。

研究结束时，治疗组 9 名患者的铁蛋白水平低于 11ng/mL，提示体内缺铁；11 名患者的铁蛋白水平高于这一水平。在第 8 周时，铁蛋白 <11ng/mL 的患者的血红蛋白缺失比例高于铁蛋白 >11ng/mL 的患者（图 42.3）。

42.3 讨论

铁摄入减少、胃酸的分泌以及食物与能够吸收铁的肠道黏膜的接触减少是减肥手术后缺铁的主要原因，术后 6 个月内铁吸收减少 40.3%[27]。为了预防贫血，促进更好地吸收铁，患者应定期服用多种维生素[10]。但是目前，市面上大多的复合维生素含铁量低于患者的实际需要。建议减肥手术后的患者每天铁摄入量为 40~65mg，育龄妇女由于月经失血摄入量还要更高一些[28]。能够达到这个标准的铁剂只存在于一些产前使用的补品中。一个双盲随机临床试验显示，每天两次口服 320mg 硫酸亚铁可以预防缺铁[29]。当口服补铁剂不足以预防缺铁时，应给予患者注射（主要是静脉）补充[11]。

在研究铁储备的时候，重要的是要认识到有

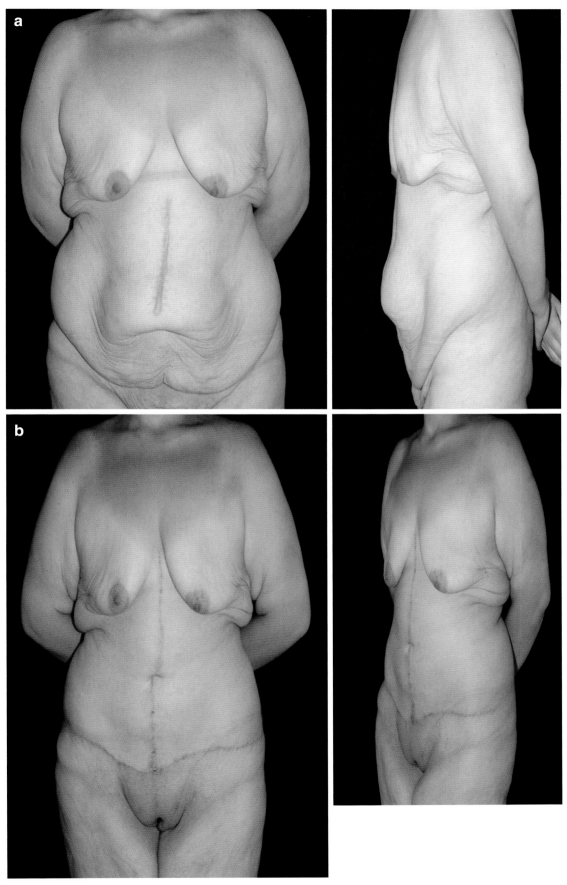

图 42.1 (a) 患者术前腹部畸形匹兹堡评分 3 级。(b) 腹壁整形术后 3 个月

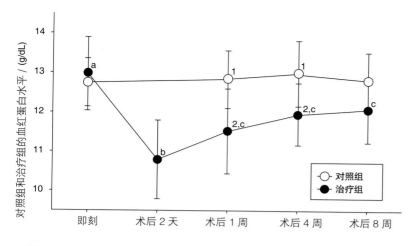

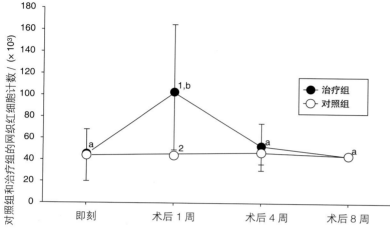

图 42.2 血红蛋白水平 (g/dL, 上图) 和网织红细胞计数 (μL, 下图) 在治疗组 (实心圆) 和对照组 (空心圆) 随时间分布图。每组不同时间 (a, b, c) 及组间 (1、2) 的数据均有差异 ($p<0.05$)

许多因素要比铁的吸收对其影响更大。由于转铁蛋白是一种与营养不良有关的肝脏蛋白，当其他微量元素如维生素 B_{12}、叶酸和白蛋白缺乏时，将影响转铁蛋白的水平[30]。当身体处于炎症状态时，C 反应蛋白水平升高也可以通过增加铁蛋白水平来影响铁储备[31]。脱水、吸烟、怀孕、血容量增加、晶体蛋白甚至实验误差都能引起血红蛋白水平的变化。

手术技术应该精准以减少手术过程中的失血和手术时间。术中出血不能完全依靠术中纱布的增重及测量吸引器中的内容物来评估。在术后第 2 天，血红蛋白水平可以间接地反映术中出血情况，此方法更具有临床意义[32]。切除多余的皮肤和脂肪可能导致血红蛋白在"锚式"腹壁整形术中降低 2g/dL[24]，在环形腹壁整形术中下降 3g/dL[33]。持

续输注生理盐水不会导致血液稀释[34]。在注射过程中，生理盐水能在 8h 内降低血红蛋白的水平，之后血红蛋白水平可以完全恢复。

在手术结束时，机体开始从手术创伤中恢复。促红细胞生成素刺激骨髓可增加骨髓细胞的造血能力，在 3~5d 内可明显地引起骨髓红系增生[35]。在术后 7d，血红蛋白水平显著提高，血红蛋白的增加可以纠正缺失的 1/3。在术后第 1 周血红蛋白水平快速恢复后，术后第 4 周和第 8 周血红蛋白水平再没有明显的增加。研究结束时，血红蛋白仍显著低于术前水平[24]。

目前尚不清楚术后贫血恢复的情况。大部分相关研究是对于行髋关节置换术的老年患者进行的研究[36-38]。在 8 周的随访中，血红蛋白水平不能完全恢复，血清铁和转铁蛋白水平降低，铁蛋

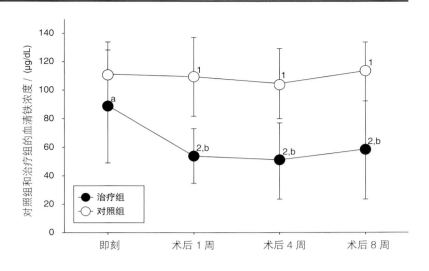

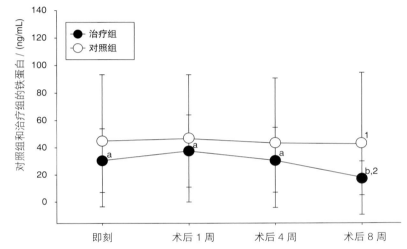

图 42.3　血清铁浓度（μg/dL，上图）和铁蛋白（ng/mL，下图）在治疗组（实心圆）和对照组（空心圆）随时间分布图。每组不同时间（a，b，c）或组间的数值（1、2）均有差异（$p<0.05$）

白水平增加。这些发现也存在于慢性贫血伴有炎症的患者中。这类贫血的主要原因是在网状内皮系统中储存的铁不能释放到骨髓以用于生成红细胞[39,40]。细胞因子如白介素 6(IL-6) 和 C 反应蛋白参与术后急性期的炎症反应，术后表达增加[37]。IL-6 是这个过程中的重要介质之一，负责提高铁调素的水平。铁调素是一种肝脏激素，可以减少十二指肠黏膜对铁的吸收，并从网状内皮系统中释放铁，促进血清铁的降低[41,42]。对手术创伤的炎症反应也限制了减肥手术后患者的红细胞生成[24,37]。

　　由于铁对红细胞的生成至关重要，因此铁含量的降低也可能导致术后贫血[36]。如果患者在手术后 6 周内处于低铁蛋白水平，或在手术后 6 周内发生缺铁，那么将不容易恢复血红蛋白的水平，

其原因是无法维持红细胞的生成，以补充术中的失血状况[24,36]。由于铁的缺乏，减肥手术后患者的铁蛋白含量较低[28]。在不消耗铁储备的情况下，维持足够的促红细胞生成素后，术前铁蛋白的含量应该在 56ng/mL 左右，才可以在不消耗铁储备的前提下纠正减肥手术后肥胖患者平均 2.18g/dL 的血红蛋白的缺失[24]。

　　研究提示，对于减肥手术后进行腹壁整形术的患者可以在术前或围术期静脉输注铁，以避免术后铁储备的衰竭，加速血红蛋白的术后恢复。正在进行随机对照的前瞻性临床试验 (ISAPA 试验，NCT01857011) 用于检测这项建议。在骨科患者中已经证明，对术前低铁蛋白水平的患者静脉内补铁是有利的[43]。因此，在不消耗铁储备的前提下，

尽快恢复患者的血红蛋白水平，有利于按期安全地进行下次的整形手术。

结论

因为减肥手术后的患者有较高的缺铁风险，施行整形手术应该有一个全面的术前评估。不仅是针对血红蛋白水平，还应观察铁储备，尤其是铁蛋白水平[44]。因此，在术前和术后，可以制定适当的铁储存计划。在手术后维持足够的铁储备对于减肥手术后的患者尤其重要，其原因是这些患者在术后短时间内容易缺铁并且有可能接受较多的整形手术。

参考文献

[1] Low S, Chin MC, Deurenberg-Yap M. Review on epidemic of obesity. Ann Acad Med Singapore. 2009;38(1):57–59.

[2] Catenacci VA, Hill JO, Wyatt HR. The obesity epidemic.Clin Chest Med. 2009;30(3):415–444.

[3] Santos LM, Oliveira IV, Peters LR, Conde WL. Trends in morbid obesity and in bariatric surgeries covered by the Brazilian Public Health System. Obes Surg.2010;20(7):943–948.

[4] James PT. Obesity: the worldwide epidemic. Clin Dermatol. 2004;22(4):276–280.

[5] Buchwald H, Avidor Y, Braunwald E, Jensen MD,Pories W, Fahrbach K, Schoelles K. Bariatric surgery:a systematic review and meta-analysis. JAMA.2004;292(140):1724–1737.

[6] Buchwald H, Williams SE. Bariatric surgery worldwide 2003. Obes Surg. 2004;14(9):1157–1164.

[7] Clegg A, Colquitt J, Sidhu M, Royle P, Walker A. Clinical and cost effectiveness of surgery for morbid obesity: a systematic review and economic evaluation. Int J Obes Relat Metab Disord. 2003;27(10):1167–1177.

[8] Rubin JP, Nguyen V, Schwentker A. Perioperative management of the post-gastric-bypass patient presenting for body contour surgery. Clin Plast Surg.2004;31(4):601–610.

[9] Love AL, Billett HH. Obesity, bariatric surgery, and iron defi ciency: true, true, true and related. Am J Hematol. 2008;83(5):403–409.

[10] Vargas-Ruiz AG, Hernández-Rivera G, Herrera MF. Prevalence of iron, folate, and vitamin B12 defi-ciency anemia after laparoscopic Roux-en-Y gastric bypass. Obes Surg. 2008;18(3):288–293.

[11] Marinella MA. Anemia following Roux-en-Y surgery for morbid obesity: a review. South Med J. 2008;101(10):1024–1031.

[12] Poulose BK, Holzman MD, Zhu Y, Smalley W,Richards WO, Wright JK, Melvin W, Griffi n MR. National variations in morbid obesity and bariatric surgery use. J Am Coll Surg. 2005;201(1):77–84.

[13] Brolin RE, Gorman RC, Milgrim LM, Kenler HA. Multivitamin prophylaxis in prevention of postgastric bypass vitamin and mineral defi ciencies. Int J Obes. 1991;15(10):661–667.

[14] Fraccalvieri M, Datta G, Bogetti P, Verna G, Pedrale R, Bocchiotti MA, Boriani F, Obbialero FD, Kefalas N, Bruschi S. Abdominoplasty after weight loss in morbidly obese patients: a 4-year clinical experience. Obes Surg. 2007;17(10):1319–1324.

[15] Song AY, Rubin JP, Thomas V, Dudas JR, Marra KG,Fernstrom MH. Body image and quality of life in post massive weight loss body contouring patients. Obesity. 2006;14(9):1626–1636.

[16] Bussolaro RA, Garcia EB, Barbosa MV, Omonte IR,Huijsmans JP, Bariani RL, Ferreira LM. Post-bariatric abdominoplasty: skin sensation evaluation. Obes Surg. 2010;20(7):855–860.

[17] Wallach SG. Abdominal contour surgery for the massive weight loss patient: the fl eur-de-lis approach. Aesthet Surg J. 2005;25(5):454–465.

[18] Agha-Mohammadi S, Hurwitz DJ. Potential impacts of nutritional defi ciency of postbariatric surgery patients in body contouring surgery. Plast Reconstr Surg. 2008;122(6):1901–1914.

[19] Bacuzzi A, Dionigi G, Piffaretti G, Tozzi M, Del Romano M, Guzzetti L, Parracchini F, Villa F, Cuffari

S. Preoperative methods to improve erythropoiesis. Transplant Proc. 2011;43(1):324–326.

[20] Marik PE, Corwin HL. Effi cacy of red blood cell transfusion in the critically ill: a systematic review of the literature. Crit Care Med. 2008;36(9):2667–2674.

[21] Glance LG, Dick AW, Mukamel DB, Fleming FJ,Zollo RA, Wissler R, Salloum R, Meredith UW, Osler TM. Association between intraoperative blood transfusion and mortality and morbidity in patients undergoing noncardiac surgery. Anesthesiolo gy.2011;114(2):283–292.

[22] Isbister JP, Shander A, Spahn DR, Erhard J, Farmer SL, Hofmann A. Adverse blood transfusion outcomes:establishing causation. Transfus Med Rev.2011;25(2):89–101.

[23] Conlon NP, Bale EP, Herbison GP, McCarroll M. Postoperative anemia and quality of life after primary hip arthroplasty in patients over 65 years old.Anesth Analg. 2008;106(4):1056–1061.

[24] Montano-Pedroso JC, Garcia EB, Omonte IR, Rocha MG, Ferreira LM. Hematological variables and iron status in abdominoplasty after bariatric surgery. Obes Surg. 2013;23(1):7–16.

[25] Song AY, Jean RD, Hurwitz DJ, Fernstrom MH,Scott JA, Rubin JP. A classifi cation of contour deformities after bariatric weight loss: the Pittsburgh Rating Scale. Plast Reconstr Surg. 2005;116(5):1535–1544.

[26] Costa LF, Landecker A, Manta AM. Optimizing body contour in massive weight loss patients: the modifi ed vertical abdominoplasty. Plast Reconstr Surg.2004;114(7):1917–1923.

[27] Ruz M, Carrasco F, Rojas P, Codoceo J, Inostroza J,Rebolledo A, Basfi -fer K, Csendes A, Papapietro K,Pizarro F, Olivares M, Sian L, Wesrcott JL, Hambidge KM, Krebs NF. Iron absorption and iron status are reduced after Roux-en-Y gastric bypass. Am J Clin Nutr. 2009;90(3):527–532.

[28] Dalcanale L, Oliveira CPS, Faintuch J, Nogueira MA,Rondó P, Lima VM, Mendonça S, Pajecki D, Mancini M, Carrilho FJ. Long-term nutritional outcome after gastric bypass. Obes Surg. 2010;20(2):181–187.

[29] Brolin RE, Gorman JH, Gorman RC, Petschenik AJ,Bradley LB, Kenler HA, Cody RP. Prophylactic iron supplementation after Roux-en-Y gastric bypass: a prospective, double-blind, randomized study. Arch Surg. 1998;133(7):740–744.

[30] Fuhrman MP, Charney P, Mueller CM. Hepatic proteins and nutrition assessment. J Am Diet Assoc.2004;104(8):1258–1264.

[31] Von Drygalski A, Andris DA. Anemia after bariatric surgery: more than just iron defi ciency. Nutr Clin Pract. 2009;24(2):217–226.

[32] Marín-Bertolín S, Valía Vera JC, González-Martínez R, Neira Giménez C, Amorrotu-Velayos J. Blood loss and hematological recovery following reduction mammaplasty and dermolipectomy: a prospective study. Aesthetic Plast Surg. 1998;22(3):168–172.

[33] Dini M, Mori A, Cassi LC, Lo Russo G, Lucchese M. Circumferential abdominoplasty. Obes Surg. 2008;18(11):1392–1399.

[34] Grathwohl KW, Bruns BJ, LeBrun CJ, Ohno AK,Dillard TA, Cushner HM. Does hemodilution exist?Effects of saline infusion on hematologic parameters in euvolemic subjects. South Med J. 1996;89(1):51–55.

[35] Hillman RS. Characteristics of marrow production and reticulocyte maturation in normal man in response to anemia. J Clin Invest. 1969;48(3):443–453.

[36] Wallis JP, Wells AW, Whitehead S, Brewster N. Recovery from post- operative anaemia. Transfus Med. 2005;15(5):413–418.

[37] Biesma DH, Van de Wiel A, Beguin Y, Kraaijenhagen RJ, Marx JJ. Post-operative erythropoiesis is limited by the infl ammatory effect of surgery on iron metabolism.Eur J Clin Invest. 1995;25(6):383–389.

[38] Van Iperen CE, Kraaijenhagen RJ, Biesma DH, Beguin Y, Marx JJ, Van de Wiel A. Iron metabolism and erythropoiesis after surgery. Br J Surg. 1998;85(1):41–45.

[39] Killip S, Bennett JM, Chambers MD. Iron defi ciency anemia. Am Fam Physician. 2007;75(5):671–678.

[40] Wish JB. Assessing iron status: beyond serum

ferritin and transferrin saturation. Clin J Am Soc Nephrol.2006;1 Suppl 1:S4–8.

[41] Ganz T. Hepcidin and iron regulation, 10 years later. Blood. 2011;117(17):4425–4433.

[42] Ganz T, Nemeth E. Hepcidin and disorders of iron metabolism. Annu Rev Med. 2011;62:347–360.

[43] García-Erce JA, Cuenca J, Martínez F, Cardona R, Pérez-Serrano L, Muñoz M. Perioperative intravenous iron preserves iron stores and may hasten the recovery from post-operative anaemia after knee replacement surgery. Transfus Med.2006;16(5):335–41.

[44] Davison SP, Clemens MW. Safety fi rst: precautions for the massive weight loss patient. Clin Plast Surg.2008;35(1):173–183.

路易斯·里卡多·马丁豪·索托 (Luís Ricardo Martinhão Souto) 著

本章是根据笔者博士论文和相关文章 [1] 所编写的。本章描述的部分内容已经发表在 2 篇文章中 [2,3]。

43.1　前言

根据世界卫生组织统计 [4]，自 1980 年以来，世界范围的肥胖症患者人数几乎翻了一番。2008 年，20 岁以上的成年人中超过 14 亿人超重，其中有 2 亿多男性和近 3 亿女性患有肥胖症 [4]。肥胖会增加多种疾病（糖尿病、高血压、激素失调和脂质代谢紊乱和心脏病）的发病率和死亡率 [5,6]，肥胖的定义为体重指数（BMI）$> 30kg/m^2$ [7]。

病态肥胖，定义为 BMI $> 40kg/m^2$ [7]，20 世纪 80 年代被首次定义，已经成为一些国家的严重公共卫生问题，通过保守治疗很难显著改善 [8]。对许多病态肥胖的患者来说，减肥手术一直是最有效的减重手段 [9,10]，减肥手术可以降低患肥胖相关疾病的风险 [11]。减肥手术后体重明显减轻，由于皮肤过度松弛和下垂，经常出现严重的身体轮廓畸形 [12,13]。减肥手术后腹部有可能会给患者带来不便，腹部多余的皮肤不仅造成美观畸形，还会造成皮疹、步行困难、耻骨上和腹股沟区卫生问题以及心理和社会生活问题 [14,15]。腹壁整形术应作为减肥手术后患者康复计划的一部分，并应综合考虑患者的生理和心理情况，兼顾审美问题 [16]。

近年来，在减肥手术后体重迅速减轻的患者进行腹壁整形术的过程中可能出现的严重并发症引起了人们的广泛关注，其中一种并发症是手术过程中出现过度出血的情况，一旦出现常常需要进行输血 [17,18]。弗拉卡维耶里（Fraccavieri）等 [16] 于 2007 年对 117 例体重迅速减轻的患者进行了回顾性分析。结果发现，腹腔镜手术并发症的发生率为 50.43%，其中，急性贫血 15 例、皮下血肿 9 例、需再次手术的出血 7 例（5.98%）、1 例深静脉血栓形成继发肺栓塞。2007 年，阿瑟斯（Arthurs）等 [19] 发表了一项研究报告，报告统计分析了 126 例进行整形手术的同时还进行了胃成形术的患者，其中并发症的发生率约为 40%。16 例患者出现了皮下血肿，8 例需要输血以补充术中或术后出血，与并发症密切相关的唯一风险因素是进行整形手术时的 BMI。马纳汉（Manahan）和舍马克（Shermak）[20] 在 2006 年发表了一项研究指出，在 23 例因在不同部位进行皮肤脂肪切除导致体重迅速下降的患者中，5 例（20%）患者需要进行输血。

术中和术后出血的原因有许多，其中包括使用抑制血小板功能的药物（乙酰水杨酸）[21]、使用口服药物或静脉注射抗凝剂（肝素）、维生素 K 缺乏症、血栓溶解剂（尿激酶和链激酶）的应用 [22]、维生素 C 缺乏 [23]、凝血因子 XI 缺乏 [24] 和血管性血友病 [25]。

迄今为止，对于进行减肥手术体重迅速减轻后接受腹壁整形术的患者与没有肥胖史单纯接受腹壁整形术的患者相比，更容易出现大出血这一现象的原因始终存在争议。有人认为，这种大出血可能是由于手术技术不佳 [26]、体重减轻的患者皮下组织中存在较大管径的血管[27]或术前常规检测未发现已存在的凝血功能变化[22]。

本章报道了一篇博士论文[1]的研究结果，将有助于阐明对于胃成形术后体重迅速减轻患者施行腹壁整形手术时出血增多的原因。

43.2 材料和方法

索托（Souto）等在 2012 年[2]和 2010 年[3]报道了 2 篇文章。文章中选取了 20 名女性患者进行研究，研究者将患者分为两组，每组 10 人，分别称为Ⅰ组（减肥手术后患者）和ⅠⅠ组（对照/非肥胖者）。Ⅰ组包括采用卡佩拉（Capella）[28,29]和福比（Fobi）[30,31]技术进行了至少 18 个月的胃减压成形术的患者，减肥手术后体重减轻，体重稳定至少 6 个月。Ⅱ组由以前没有进行过胃成形术的患者或者以前没有任何类型肥胖病史的患者组成。排除标准为患有血液学疾病，正在口服或注射激素类避孕药、抗凝剂或抑制血小板功能的药物，使用减肥药物或精神类药物，接触酒精、香烟和/或非法药物，如大麻、麦角酰二乙胺（LSD）、可卡因或海洛因。所有患者均进行常规术前检查，血清学检测结果为 HIV（人类免疫缺陷病毒）、梅毒、乙型肝炎和丙型肝炎阴性[1-3]。

在此研究中[1-3]，作者通过组织学检查评估了血管的数量和大小，采集血液后进行了与止血有关的实验室检查，并将评估进行了不同的分期。

研究结果如下。

43.2.1 手术前

每次手术前 14 天，所选患者接受以下实验室检查：全血细胞计数、出血时间（常春藤法）[32]、凝血酶原时间（PT）、活化部分凝血活酶时间（APTT）、凝血酶时间、凝血因子Ⅱ、凝血因子Ⅴ、凝血因子Ⅶ、凝血因子Ⅸ、凝血因子Ⅹ、凝血因子Ⅺ和凝血因子Ⅻ、维生素 C 和维生素 K[2]。

43.2.2 围术期（术前、术中和术后）

在腹壁整形术开始之前、在每次手术过程中、在腹部皮瓣剥离和严格的止血之后、在腹直肌缝合之前（手术期间）以及每次手术结束后即刻，对每位患者进行以下测试：全血细胞计数、凝血酶原时间（PT）、活化部分凝血活酶时间（APTT）、凝血因子Ⅰ、凝血因子Ⅱ、凝血因子Ⅴ、凝血因子Ⅶ、凝血因子Ⅷ、凝血因子Ⅸ、凝血因子Ⅹ、凝血因子Ⅺ和凝血因子Ⅻ的血浆测定，并且使用 ROTEG®05 设备（PENTAPHARM，GmbH，Munich，Germany）评估血液凝固的内源途径和外源途径[2]。

Ⅰ组中的所有患者（减肥手术后患者）通过科斯塔（Costa）等介绍的手术方法进行了腹壁整形术（图 43.1～图 43.3）。Ⅱ组（对照/非肥胖者）

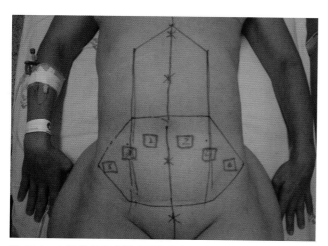

图 43.1 Ⅰ组患者（减肥术后患者）。采用科斯塔（Costa）技术进行腹壁整形术时的术前标记[26]

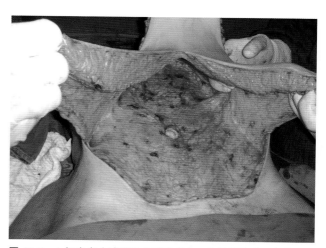

图 43.2 Ⅰ组患者（减肥手术后患者）。在前腹腱膜上方进行皮瓣剥离

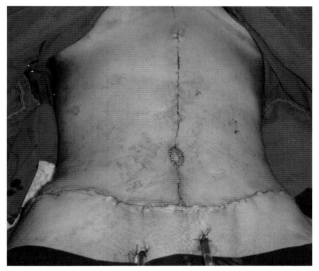

图 43.3　Ⅰ 组患者（减肥手术后患者）。手术结束时在耻骨瘢痕区放置皮下引流管

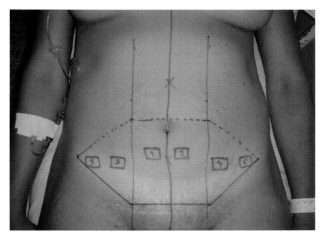

图 43.4　Ⅱ 组患者（对照 / 非肥胖者）。术前 / 标记，采用皮塔吉（Pitanguy）技术的腹壁整形术 [33]

中的所有患者进行了 1981 年由皮塔吉（Pitanguy）[33] 介绍的经典腹壁整形术（图 43.4 ～图 43.7）。在所有手术中，腹直肌的入路（折叠术）（图 43.6）和术后负压引流（Portovac®）时不使用任何抗凝剂 [1-3]。

记录每位患者的手术相关数据，包括每次手术的类型和持续时间、输液量和排尿量以及切取的手术标本（WRSS）的质量 [1-3]。搜集腹壁手术区域皮下组织的样品（活组织检查）（图 43.4），采用索托（Souto）等在 2010 年介绍的方法用抗 CD34 抗体进行免疫组织化学检测 [3]。

对于术中出血量的具体评估，在手术结束时进行计数和间接称重测量 [1-3]。在每次手术之后，根据切除手术样本的质量除以患者的体重（WRSS/PW）以及切除手术样本的质量除以患者的体重指数（WRSS/BMI）来计算去除组织量 [1,3]。

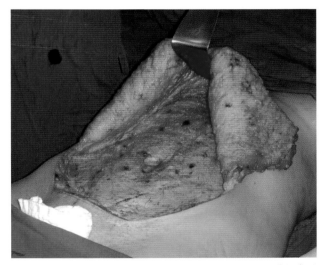

图 43.5　Ⅱ 组患者（对照 / 非肥胖者）。在前腹腱膜上进行皮瓣分离

43.2.3　术后

每 24h 进行 1 次引流液测量（Portovac®），直至去除引流管，只有当引流量在 24h 内小于 50mL 时才进行拔管。观察术后并发症的情况，观察患者的临床情况、生命体征、手术切口（瘢痕）和腹部情况 [1,2]。

为了对每个患者的取样脂肪组织中的血管

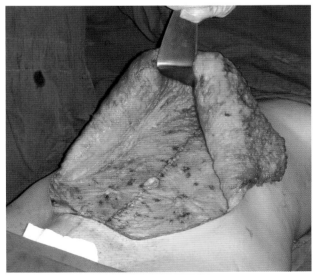

图 43.6　Ⅱ 组患者（对照 / 非肥胖者）。行腹直肌折叠

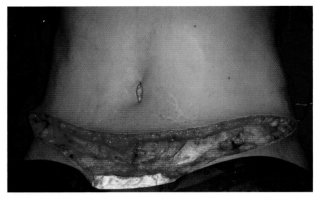

图 43.7　Ⅱ组患者（对照 / 非肥胖者）。耻骨上切口手术

进行量化，在血管生成评估中通常使用 3 个参数：微血管密度（MVD）、内皮面积百分比（% EndA）和平均内皮面积（MEndA）[1,3]。MVD 定义为每平方毫米微血管的数量，% EndA 定义为内皮细胞所占面积的百分比。2010 年索托（Souto）等曾报道过应用此方法所得到的结果及进行的统计学分析结果[3]。

通过对患者数据、手术和血液学检查进行统计分析，比较两组（Ⅰ和ⅠⅠ组）患者的结果，所采用的方法是 2012 年索托（Souto）等介绍的方法[2]。

43.3　结果

年龄方面，Ⅰ组和Ⅱ组患者之间没有统计学差异[1,2]。Ⅰ组患者的体重和体重指数（BMI）显著高于Ⅱ组患者。Ⅰ组患者的平均 BMI 为 28.68kg/m²，范围为 20.9~36.98kg/m²，Ⅱ组为 23.53kg/m²，范围为 21.77~26.4kg/m²[1-3]。

Ⅰ组患者手术的总手术时间、总出血量和每小时出血量显著高于Ⅱ组患者[1, 2]。总出血量中位数Ⅰ组为 485mL，Ⅱ组为 201mL[1-3]。在每小时出血量方面，Ⅰ组中位数为 145mL，方差为 108mL；Ⅱ组为 65mL，方差为 68mL[1,2]。Ⅰ组和Ⅱ组的术后每日引流量没有统计学差异，平均引流时间为 14 天[1-3]。Ⅰ组每日引流量中位数为 134.5mL，方差为 80.3mL；Ⅱ组为 80.3mL，方差为 89.1mL[1, 3]。Ⅰ组患者取出的手术标本（WRSS）的质量较高（差异具有统计学意义）[1,2]。

Ⅱ组患者术中仅有血红蛋白（Hb）水平明显升高，而在术前、术前即刻和术后即刻，血红蛋白水平无统计学差异，其他评估的血液参数无显著差异（血细胞压积和血小板计数）[1,2]。在所评估的各时间段，Ⅰ组和Ⅱ组之间在凝血系列检测（出血时间、凝血酶原时间、活化部分凝血活酶时间和凝血酶时间）方面没有显著差异。

Ⅰ组患者仅在术中出现凝血因子Ⅱ值急剧下降，在所有评估的"减肥术后患者"的手术期均存在凝血因子 X 水平显著下降。对于所有其他研究的凝血因子，在所有手术期间Ⅰ组和Ⅱ组之间没有显著差异。两组患者在不同的手术时间内所观察到的血栓弹性描记变量之间没有显著差异[1,2]。

研究中观察的血栓弹性描记变量与凝血酶时间、凝血酶原时间、活化部分凝血活酶时间、凝血因子水平、WRSS 除以患者体重（WRSS/PW）、WRSS 除以体重指数（WRSS/BMI）之间没有相关性，并且这些与观察到的总出血量或手术时间无关。凝血酶时间、凝血酶原时间、活化部分凝血活酶时间、凝血因子水平、WRSS、WRSS/PW 和 WRSS/BMI 之间没有相关性。同时发现，WRSS、WRSS/PW 和 WRSS/BMI 与手术期间观察到的出血量（以 mL 和 mL/h 为单位）有很强的正相关性[1,2]。

关于皮下组织血管的免疫组织化学研究发现，在微血管密度（MVD）、内皮面积百分比（% EndA）和 / 或平均内皮细胞面积（MENDA）方面ⅠⅠ组患者并无显著的统计学差异。ⅠⅠ组患者从不同的腹部区域获得组织的微血管密度值（MVD）之间也没有显著的统计学差异[1,3]。

4 例患者术后出现手术并发症，其中 3 例来自Ⅰ组，1 例来自Ⅱ组。Ⅱ组的这位患者在术后 14d 发现局部皮肤坏死伴有耻骨上小面积切口裂开（图 43.8），在手术后 45d 左右得到良好的愈合，属于轻微并发症（图 43.9）[1]。

Ⅰ组 1 位患者手术后第 10 天出现脐部切口区坏死（图 43.10），需要延长抗生素治疗时间，手术后 4 个月达到满意的效果（图 43.11）。另一位患者（Ⅰ组）在术后即刻出现轻度呼吸困难和右侧胸痛，放射学诊断为右上叶肺不张，用皮质激素（氢化可的松 500mg/d，每 6h）治疗 48h，治疗后恢复良好，并在术后 3 天内出院[1]。

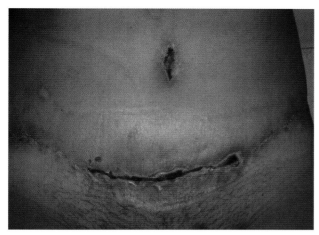

图 43.8　Ⅱ组患者（对照 / 非肥胖者）。在手术后第 14 天，耻骨上区皮肤发生坏死和裂开

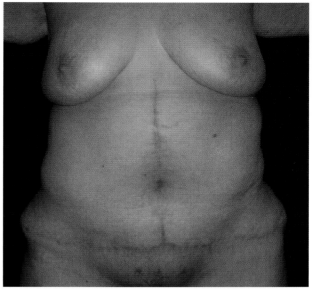

图 43.11　Ⅰ组患者（减肥手术后患者）。脐坏死区治疗 120d 后逐渐治愈

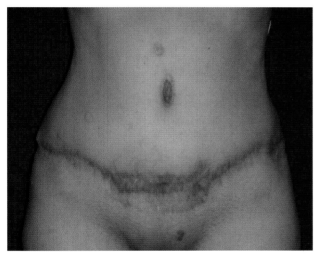

图 43.9　Ⅱ组患者（对照 / 非肥胖者）。耻骨上区皮肤坏死治疗后 120d

Ⅰ组患者中的第 3 例并发症属于主要并发症（非常严重），并且在手术结束时开始（图 43.12）。患者出现血流动力学不稳定性现象，需要输注浓缩红细胞（CEU）。病情没有改善，患者在术后即刻血流动力学不稳定，伴有凝血障碍，需要输注 3 个单位 CEU。在术后第 1 个 24h，患者出现严重的凝血障碍，接受 20U 新鲜冰冻血浆（FFP）、8U CEU 和 2U 高浓度血小板（PLT-C）输血，并出现弥漫性出血（"流涎"），皮下组织中观察到大量血凝块（图 43.13）。术后患者被转移至重症监护病房，并且在第 1 次手术后第 10 天保持凝血功能状态，在此期间接受了几次输血，最终进展为呼吸道感染，并在第 1 次手术后 46 天由于感染性休克死亡 [1]。

43.4　讨论

减肥手术后体重迅速减轻的患者进行腹壁整形术的过程中可能会引发过量出血，这一点目前已经达成共识。在这种情况下通常需要输血，并且可能导致血肿形成 [19,20,26,34]。但是到目前为止，评估和量化这种出血的研究很少 [1, 3, 17, 26]。索托（Souto）等 2012 年 [2]、2010 年 [3] 以及于 2009 年

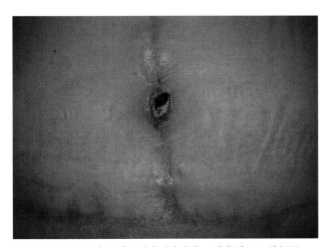

图 43.10　Ⅰ组患者（减肥手术后患者）。手术后 45d 脐坏死

[1] 的研究证实，既往接受过减肥手术的患者进行腹壁手术的过程中，较未接受过减肥手术的患者更容易出血[1-3]。正如本研究中所发现的，"减肥术后患者"（Ⅰ组）出血量大于预期值，因此了解其机制至关重要。

肥胖，即使只是营养过剩或者短期的一种状态，也会使机体处于易发生全身炎症的状态（促炎状态）[35]，这可能导致循环血液中的白细胞介素－6[36]、肿瘤坏死因子 α[37] 和 C－反应蛋白[38] 水平升高。这些促炎性物质的表达增高可以通过增加对胰岛素抵抗或内皮功能障碍来引起全身系统的改变，例如代谢综合征、糖尿病和动脉粥样硬化[39]，这些最终可能导致止血特性的改变，从而表现为Ⅰ组患者（减肥手术后患者）出现大量出血的现象。为了排除这种可能，并降低由于近期肥胖状态或者术后体重减轻导致的风险，2009 年，索托（Souto）[1] 通过对减肥手术后至少维持 6 个月体重的患者进行了研究，并为其他学者提供了建议[40,41]。

对于研究中的所有患者，均没有应用低分子量肝素预防血栓栓塞[1-3]，因为使用这种药物会增加 1% 的术中大出血的风险[42]。由于吸烟与血栓栓塞并发症的风险增加有关[43]，因此所有纳入研究的患者均为非吸烟者，并且在手术室温度保持在高水平（高于 25℃）的条件下进行手术，静脉输注预热液体以减少低温对凝血的有害影响[44,45]。

胃成形术后可能导致大量的体重减轻、肠道吸收不良、铁缺乏、维生素 B$_1$（硫胺素）和维生素 B$_{12}$ 缺乏、蛋白质缺乏以及维生素 A、维生素 D 和维生素 K 缺乏[46-49]，这些维生素缺乏可以解释在索托（Souto）等[2] 和索托（Souto）[1] 的研究中Ⅰ组患者（减肥手术后患者）出现的出血增加的现象。但是，索托（Souto）等[2] 和索托（Souto）[1] 研究的所有患者均在手术期间进行了白蛋白和血清蛋白剂量测定以及全血细胞计数。结果发现，这些数值没有任何变化。低血清维生素 K 水平可以解释手术期间患者出血增加的原因[47]；但是在索托（Souto）等的研究中[2]，Ⅰ组患者（减肥手术后患者）与Ⅱ组患者（对照 / 非肥胖者）相比具有更高的血清维生素 K 水平，这与预期相反。

索托（Souto）等对血红蛋白进行检测后发

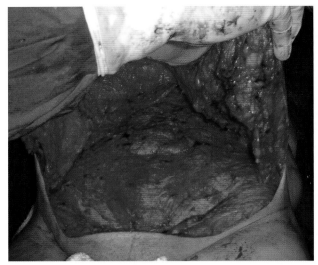

图 43.12　Ⅰ组患者（减肥手术后患者）。第 1 次手术期间出血增加并形成血块

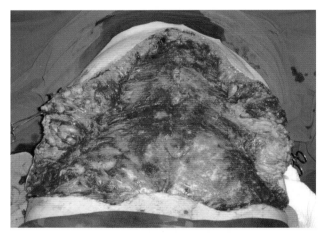

图 43.13　Ⅰ组患者（减肥手术后患者）。腹壁整形术（第 1 次手术）后 24h 行重新探查手术，可见出血和大量血块

现[2]，手术期间Ⅰ组患者的血红蛋白较低，可以解释在无其他自身出血性疾病的前提下患者出血较多的原因。在研究中，索托（Souto）等[2] 没有发现两组患者的凝血功能（凝血酶原时间和活化部分凝血活酶时间）存在异常或显著差异。通常情况下，术前的凝血功能检查只是一种筛查，即使有一种或多种凝血因子发生显著下调，检查结果仍然可能显示为正常[22]。由此可见，有必要将每一个凝血因子都列举出来进行检测，以揭示任何可能存在的并且没有被"筛选"检测到的变化。

在对特定凝血因子的检查中，索托（Souto）等[1,2] 发现，术中Ⅰ组患者的凝血因子Ⅱ（凝血酶原）水平较低，研究中的所有阶段Ⅰ组患者的凝血因子 X 都显著低于 I 组患者。凝血因子 II 和凝血因子 X 都是维生素 K 依赖性的[50]。这可能再次推断出 I 组患者手术中观察到的大量出血现象是由维生素 K 缺乏引起的这一假设。但是，凝血因子 VII 和凝血因子 IX 的含量也依赖于维生素 K，在索托（Souto）等的研究中，两组患者中凝血因子 VII 和凝血因子 IX 的含量没有显示出明显的缺乏或显著差异[2]。另外，索托（Souto）等[2]通过对血清中维生素 K 的具体剂量的研究显示，I 组患者的血液维生素 K 水平显著升高，从而排除了这些患者由于维生素 K 缺乏导致出血增加的假说。由于凝血因子 II（凝血酶原）在凝血活化增加的状态下被消耗，凝血因子 X 在常见的凝血途径中被激活，引发凝血酶的产生和随后纤维蛋白的形成，并且在高凝状态期间也被消耗得更多，这些机制使索托（Souto）等[1,2]认为，在手术过程中，凝血"级联"的激活增加[51]，导致凝血因子的耗竭[52]。基于这个理论，I 组手术患者出现了凝血弹性描记或者外科手术造成的较大组织创伤引起的出血相关性发生。

凝血酶是由血液中存在的几种凝血因子、细胞和血小板的相互作用产生的，纤维蛋白的聚合是凝血酶生成的生理结果[53]。凝血弹性描记通过分析全血来表达凝血过程，间接地反映了凝血酶的产生过程，并为实时止血提供了详细的信息[54]。

索托（Souto）等[1,2]的研究发现，在手术期间血栓弹性描记的指标中，I 组和 II 组之间没有统计学上的差异。但是一般来说，凝血和血栓弹性描记常规检查（凝血酶原时间和活化部分凝血活酶时间）之间的相关性较差[55]，因此在索托（Souto）等的研究中进行了 2 种检测是很有必要的[2]。血栓弹性描记提供了有关止血的更多信息，尤其是关于溶栓治疗[56]，从而排除了凝血功能障碍导致"减肥术后"患者出现严重出血的可能[1,2]。

同时有必要考虑巴普蒂斯塔（Baptista）等提出的减肥手术后患者皮下血管床/网状物密度可能更大的假设[27]。血管生成有利于组织的灌注[57]，改善氧气和营养物质的供应，促进细胞代谢最终产物的排出[58]。特定组织的增殖越快，其代谢需求越大，因此血管生成的程度应该更显著[59]。尽管代谢活动很少，但是对于肥胖患者，脂肪组织肥大/增生过程的维持常伴随血管床的扩张。

在减肥手术后的体重减轻过程中，脂肪细胞的数量和/或体积的减少比新形成的血管网减少得更大、更快，这将导致减肥手术后的患者脂肪组织与正常患者皮肤部位相比血管更多。因此，在重度肥胖的患者中，皮下组织中的血管数量较多，血管密度大于没有肥胖史的患者，可能导致减肥手术后患者在手术中出血较多。

索托（Souto）等[3]在 2010 年的研究中受到这种想法的启发，比较分析了微血管密度（MVD）和内皮面积百分比（% EndA）。结果显示，I 组（减肥手术后患者）和 II 组（对照/非肥胖者）的皮下组织中微血管数目没有差异。此研究结果排除了之前对于曾进行减肥手术患者的推测，即由于皮下组织中血管数目较多而导致在腹壁整形术中大出血的可能性。

同时，索托（Souto）等对 MVD 和 % EndA 的分析表明[3]，不排除 I 组患者具有较大直径微血管的可能性，因为 MVD 和 % EndA 只能评估组织中血管的相对数量和百分比面积，而没有明确这些血管的确切数量和大小/直径[60-62]。因此，索托（Souto）等[3]进行了平均内皮细胞面积（MEndA）的比较分析，这是一个间接测量血管口径的方法[63]。结果显示，两组患者并没有显著差异。此结果排除了在 I 组患者手术中的大量出血是由于这些患者的皮下细胞组织中存在较大血管的可能性。

研究者没有在减肥手术后的患者中观察到皮下组织中存在更多数量的血管和/或更大直径的血管，也没有发现凝血系统的改变，那么为什么会出现出血量增加呢？

手术创伤和损伤引起组织因子（TF）的暴露和活化，导致凝血级联反应激活，产生凝血酶释放炎性介质（细胞因子），从而进一步加速凝血过程[64,65]。组织创伤越大，外科手术越复杂，TF 暴露程度越大，凝血活化将越强烈，进而导致凝血酶和纤维蛋白产生增加，并随之消耗血小板和凝血因子[45]。这个过程在组织损伤之后立即启动，并且随着 TF 和凝血因子水平降低而下降[55]。富含凝血活酶的内皮下组织的大量暴露诱导了凝血"级联反应"的激活[51]，并且可以触发消耗性凝血性疾病的启动[66]。

索托（Souto）等 2012 年 [2] 和 2009 年 [1] 的研究中指出，皮尔逊（Pearson）相关性检验发现，出血量（总量和 mL/h）与切除的手术标本质量（WRSS）、WRSS/ 患者的体重（WRSS/PW）和WRSS/ 体重指数（WRSS/BMI）成很强的正相关 [67] 关系。研究者同时发现，较广泛的手术创伤造成减肥术后患者（Ⅰ组）与对照 / 非肥胖者（Ⅱ组）相比更容易大量出血，可能是由于这些患者在长时间的外科手术操作期间释放了更大量的组织因子（TF）。

2006 年，其他研究人员 [68,69] 将手术切除标本的尺寸（质量）和体重指数（BMI）作为肥胖患者术后腹腔积液并发症的主要预测因素。在索托（Souto）2009 年的研究中 [1]，10 位 "减肥手术后"患者（Ⅰ组）接受腹壁整形手术后有 3 位发生了并发症。与其他研究结果相比，先前进行过减肥手术的患者进行腹壁整形术后并发症的发生率为30%，是一个可接受的结果 [19,34,70]。但是在 3 名被研究的患者中有 1 人死亡，这是所有手术中最严重的并发症。该患者术后发生出血性凝血障碍，进展为肺部感染、感染性休克，直至死亡。手术可能引起了严重的组织损伤，在临床上凝血病的发生率可以高达 25% [71]。在严重的组织损伤和 /或严重的凝血病纠正之后，过度炎症反应（SIRS，全身性炎症反应综合征）所导致的并发症逐渐占主导地位，并且可能导致死亡 [55]。

根据索托（Souto）等的研究 [1-3]，在术前评估和手术过程中，对减肥手术后体重大量减少的患者应采取一些预防措施。其他学者建议，选择体重指数（BMI）小于 30kg/m² 的患者较为合适 [19,69]。BMI 非常高的患者并不都能通过减肥手术充分地减轻体重，从而达到 BMI 小于 30kg/m²；在这种情况下，手术最好推迟到 BMI 达到或者小于 35kg/m²进行，因为超过这个阈值，严重并发症的发生率非常高 [72]。如格米尔（Gmür）等在 2007 年所推荐的那样，最好不要在这些 "过于肥胖"患者的身体轮廓方面进行相关的外科手术 [73]。这些减肥手术后患者的整形手术应该在有资质的医院中进行，技术人员训练有素的医院和充足的血液储备可以满足手术过程中的任何需求。

结论

基于本章的研究结果 [1-3]，与从未有过肥胖病史的患者（ⅠⅠ组）相比，之前接受过减肥手术的患者（Ⅰ组）的腹壁整形手术过程中更容易发生大量出血。在 "过于肥胖"患者中观察到的这种出血现象不是由于血液凝固障碍或这些患者的皮下组织中存在更多和 / 或更大直径的血管造成的，而与患者手术时间长短和手术创伤大小有关 [74]。

参考文献

[1] Souto LR. Study of hemostasis in patients undergoing plastic surgery with and without a history of previous bariatric surgery. In: Doctoral (PhD) thesis. Faculty of Medical Sciences (Faculdade de Ciências Médicas–FCM)/State University of Campinas (Universidade Estadual de Campinas – UNICAMP), Campinas;2009. p. 371. http://www.bibliotecadigital.unicamp.br/document/?code=000471892 . Accessed 2/1/15.

[2] Souto LR, Chaim EA, Barbosa RC, Bizzacchi JM. Increased intraoperative bleeding in patients undergoing abdominoplasty after gastroplasty is not due to coagulopathy. Aesthetic Plast Surg.2012;36(6):1283–1291.

[3] Souto LR, Schenka AA, Vassallo J, Bizzacchi JM,Chaim EA. Subcutaneous angiogenesis in patients undergoing plastic surgery procedures after weightreducing gastroplasty: a reason for increased bleeding during intra- and postoperative periods? Eur J Plast Surg. 2010;33(6):341–348.

[4] W.H.O. – World Health Organization – Obesity and overweight. Fact sheet N°311, 2014. http://www.who.int/mediacentre/factsheets/fs311/en/ . Updated August 2014. Accessed 2/1/15.

[5] Papapietro K, Diaz E, Csendes A, Diaz JC, Braghetto I, Burdiles P, Maluenda F, Rojas J. Effects of gastric bypass on weight, blood glucose, serum lipid levels and arterial blood pressure in obese patients. Rev Med Chil. 2005;133(5):511–516.

[6] Sjöström LV. Mortality of severely obese subjects.Am

J Clin Nutr. 1992;55(2 Suppl):516S–523.

[7] National Institutes of Health. Gastrointestinal surgery for severe obesity: National Institutes of Health Consensus Development Conference Statement. Am J Surg. 1992;55(2 Suppl):615S–619S.

[8] Wooley SC, Garner DM. Obesity treatment: the high cost of false hope. J Am Diet Assoc.1991;91(10): 1248–1251.

[9] Deitel M. A synopsis of the development of bariatric operations. Obes Surg. 2007;17(6):707–710.

[10] Yach D, Stuckler D, Brownell KD. Epidemiologic and economic consequences of the global epidemics of obesity and diabetes. Nat Med. 2006;12(1):62–66.

[11] Sjöström L, Lindroos AK, Peltonen M, Torgerson J,Bouchard C, Carlsson B, Dahlgren S, Larsson B,Narbro K, Sjöström CD, Sullivan M, Wedel H. Lifestyle, diabetes and cardiovascular risk factors 10 years after bariatric surgery. N Engl J Med.2004;351(26):2683–2693.

[12] Strauch B, Herman C, Rohde C, Baum T. Mid-body contouring in the post-bariatric surgery patient. Plast Reconstr Surg. 2006;117(7):2200–2211.

[13] Ellabban MG, Hart NB. Body contouring by combined abdominoplasty and medial vertical thigh reduction; experience of 14 cases. Br J Plast Surg.2004;57(3):222–227.

[14] McGohan LD. Body contouring following major weight loss. J Contin Educ Nurs. 2007;38(3):103–104.

[15] Kinzl JF, Traweger C, Trefalt E, Biebl W. Psychosocial consequences of weight loss following gastric banding for morbid obesity. Obes Surg.2003;13(1):105–110.

[16] Fraccalvieri M, Datta G, Bogetti P, Verna G, Pedrale R, Bocchiotti MA, Boriani F, Obbialero FD, Kefalas N, Bruschi S. Abdominoplasty after weight loss in morbidly obese patients: a 4-year clinical experience. Obes Surg. 2007;17(10):1319–1324.

[17] Iglesias M, Ortega-Rojo A, Garcia-Alvarez MN,Vargas-Vorackova F, Gonzales-Chavez AM, Gonzales Chaves MA, Butron P, Pineda-Solis K. Demographic factors, outcomes, and complications in abdominal contouring surgery after massive weight loss in a developing country. Ann Plast Surg.2012;69(1):54–58.

[18] Gravante G, Araco A, Araco F, Delogu D, Filingeri V,Cervelli V. Postobese patients and inherent surgical complications. Ann Plast Surg. 2006;56(5):585–586.

[19] Arthurs ZM, Cuadrado D, Sohn V, Wolcott K,Lesperance K, Carter P, Sebesta J. Post-bariatric panniculectomy:pre-panniculectomy body mass index impacts the complication profi le. Am J Surg.2007;193(5):567–570.

[20] Manahan M, Shermak M. Massive panniculectomy after massive weight loss. Plast Reconstr Surg.2006; 117(7):2191–497.

[21] Muskett A, Barber 5th WH, Lineaweaver WC. The plastic surgeon's guide to drugs affecting hemostasis. Ann Plast Surg. 2005;54(5):570–576.

[22] McKenna R. Abnormal coagulation in the postoperative period contributing to excessive bleeding. Med Clin North Am. 2001;85(5):1277–1310.

[23] Blee TH, Cogbill TH, Lambert PJ. Hemorrhage associated with vitamin C defi ciency in surgical patients.Surgery. 2002;131(4):408–412.

[24] Borud LJ, Matarasso A, Spaccavento CM, Hanzlik RM. Factor XI defi ciency: implications for management of patients undergoing aesthetic surgery. Plast Reconstr Surg. 1999;104(6):1907–1913.

[25] Guyuron B, Zarandy S, Tirgan A. Von Willebrand's disease and plastic surgery. Ann Plast Surg. 1994;32(4):351–355.

[26] Costa LF, Landecker A, Manta AM. Optimizing body contour in massive weight loss patients: the modifi ed vertical abdominoplasty. Plast Reconstr Surg.2004;114(7):1917–1923.

[27] Baptista LS, da Silva KR, da Pedrosa CS, Claudio-da-Silva C, Carneiro JR, Aniceto M, de Melo-Coelgo V,Takiya CM, Rossi MI, Borojevic R. Adipose tissue of control and ex-obese patients exhibit differences in blood vessel content and resident mesenchymal stem cell population. Obes Surg. 2009;19(9):1304–1312.

[28] Capella JF, Capella RF. An assessment of vertical banded gastroplasty-Roux-en-Y gastric bypass

for the treatment of morbid obesity. Am J Surg. 2002;183(2):117–123.

[29] Capella RF, Capella JF, Mandec H, Nath P. Vertical banded gastroplasty-gastric bypass: preliminary report. Obes Surg. 1991;1(4):389–395.

[30] Fobi MA, Lee H, Holness R, Cabinda D. Gastric bypass operation for obesity. World J Surg. 1998;22(9):925–935.

[31] Fobi MA. Gastric bypass: standard surgical technique. Obes Surg. 1997;7(6):518–520.

[32] Heikinheimo R. Ivy's method for the determination of bleeding time. Duodecim. 1961;77:837–840.

[33] Pitanguy I. Abdomen. In: Pitanguy I, editor. Aesthetic plastic surgery of head and body. Berlin: Springer;1981. p. 99–128.

[34] Vastine VL, Morgan RF, Williams GS, Gampper TJ, Drake DB, Knox LK, Lin KY. Wound complications of abdominoplasty in obese patients. Ann Plast Surg.1999;42(1):34–39.

[35] Ziccard P, Nappo F, Giugliano G, Esposito K, Marfella R, Cioffi M, D'Andrea F, Molinari AM, Giugliano D. Reduction of infl ammatory cytokine concentrations and improvement of endothelial functions in obese women after weight loss over one year.Circulation. 2002;105(7):804–809.

[36] Bastard JP, Maachi M, Van Nhieu JT, Jardel C,Bruckert E, Grimaldi A, Robert JJ, Capeau J, Hainque B. Adipose tissue IL-6 content correlates with resistance to insulin activation of glucose uptake both in vivo and in vitro. J Clin Endocrinol Metab.2002;87(5):2084–2089.

[37] Kern PA, Ranganathan S, Li C, Wood L, Ranganathan G. Adipose tissue tumor necrosis factor and interleukin-6 expression in human obesity and insulin resistance.Am J Physiol Endocrinol Metab. 2001;280(5):E745–751.

[38] Yudkin JS, Stehouwer CD, Emeis JJ, Coppack SW. C-reactive protein in healthy subjects: associations with obesity, insulin resistance, and endothelial dysfunction: a potential role for cytokines originating from adipose tissue? Arterioscler Thromb Vasc Biol.1999;19(4):972–978.

[39] Esposito K, Giugliano G, Scuderi N, Giugliano D. Role of adipokines in the obesity-infl ammation relationship: the effect of fat removal. Plast Reconstr Surg. 2006;118(4):1048–1057.

[40] Wolf AM, Kuhlmann HW. Reconstructive procedures after massive weight loss. Obes Surg. 2007;17(3):355–360.

[41] Aly AS, Cram AE, Heddens C. Truncal body contouring surgery in the massive weight loss patient. Clin Plast Surg. 2004;31(4):611–624.

[42] Büller HR, Davidson BL, Decousus H, Gallus A,Gent M, Piovella F, Prins MH, Raskob G, Segers AE,Cariou R, Leeuwenkamp O, Lensing AW, Matisse Investigators. Fondaparinux or enoxaparin for the initial treatment of symptomatic deep venous thrombosis:a randomized trial. Ann Intern Med.2004;140(11):867–873.

[43] Gravante G, Araco A, Sorge R, Araco F, Delogu D,Cervelli V. Wound infections in post-bariatric patients undergoing body contouring abdominoplasty: the role of smoking. Obes Surg. 2007;17(10):1325–1331.

[44] Coon D, Michaels 5th J, Gusenoff JA, Chong T,Purnell C, Rubin JP. Hypothermia and complications in postbariatric body contouring. Plast Reconstr Surg.2012;130(2):443–448.

[45] Tieu BH, Holcomb JB, Schreiber MA. Coagulopathy:its pathophysiology and treatment in the injured patient. World J Surg. 2007;31(5):1055–1064.

[46] Mason ME, Jalagani H, Vinik AI. Metabolic complications of bariatric surgery: diagnosis and management issues. Gastroenterol Clin North Am.2005;34(1):25–33.

[47] Fujioka K. Follow-up of nutritional and metabolic problems after bariatric surgery. Diabetes Care.2005;28(2):481–484.

[48] Faintuch J, Matsuda M, Cruz ME, Silva MM, Teivelis MP, Garrido Jr AB, Gama-Rodrigues JJ. Severe protein- calorie malnutrition after bariatric procedures.

Obes Surg. 2004;14(2):175–181.

[49] Ukleja A, Stone RL. Medical and gastroenterologic management of the post-bariatric surgery patient.J Clin Gastroenterol. 2004;38(4):312–321.

[50] Hanslik T, Prinseau J. The use of vitamin K in patients on anticoagulant therapy: a practical guide. Am J Cardiovasc Drugs. 2004;4(1):43–55.

[51] Gando S, Tedo I, Kubota M. Posttrauma coagulation and fi brinolysis. Crit Care Med. 1992;20(5):594–600.

[52] Aucar JA, Norman P, Whitten E, Granchi TS, Liscum KR, Wall MJ, Mattox KL. Intraoperative detection of traumatic coagulopathy using activated coagulation time. Shock. 2003;19(5):404–407.

[53] Mann KG. Biochemistry and physiology of blood coagulation. Thromb Haemost. 1999;82(2):165–174.

[54] Sorensen B, Johansen P, Christiansen K, Woelke M,Ingerslev J. Whole blood coagulati profi les employing minimal tissue factor activation. J Thromb Haemost.2003;1(3):551–558.

[55] Schreiber MA, Differding J, Thorborg P, Mayberry JC, Mullins RJ. Hypercoagulability is most prevalent early after injury and in female patients. J Trauma.2005;58(3):475–480.

[56] Di Benedetto P, Baciarello M, Cabetti L, Martucci M,Chiaschi A, Bertini L. Thrombelastography: present and future perspectives in clinical practice. Minerva Anestesiol. 2003;69(6):501–515.

[57] Weidner N. The importance of tumor angiogenesis:the evidence continues to grow. Am J Clin Pathol.2004; 122(5):675–677.

[58] Folkman J, Shing Y. Angiogenesis. J Biol Chem.1992;267(16):10931–10934.

[59] Schoell WM, Pieber D, Reich O, Lahousen M,Janicek M, Guecer F, Winter R. Tumor angiogenesis as a prognostic factor in ovarian carcinoma:quantifi cation of endothelial immunoreactivity by image analysis. Cancer. 1997;80(12):2257–2262.

[60] Boyle J. Histological measurement of tumor angiogenesis.Eur J Cancer. 2003;39(7):859–860.

[61] Vermeulen PB, Gasparini G, Fox SB, Colpaert C,Marson LP, Gion M, Beliën JA, de Waal RM, Van Marck E, Magnani E, Weidner N, Harris AL, Dirix LY. Second international consensus on the methodology and criteria of evaluation of angiogenesis quantifi cation in solid human tumours. Eur J Cancer.2002;38(12):1564–1579.

[62] Hasan J, Byers R, Jayson GC. Intra-tumoral microvessel density in human solid tumours. Br J Cancer.2002;86(10):1566–1577.

[63] Offersen BV, Borre M, Overgaard J. Quantifi cation of angiogenesis as a prognostic marker in human carcinomas:a critical evaluation of histopathological methods for estimation of vascular density. Eur J Cancer. 2003;39(7):881–890.

[64] Kaneko T, Fujii S, Matsumoto A, Goto D, Makita N,Hamada J, Moriuchi T, Kitabatake A. Induction of tissue factor expression in endothelial cells by basic fi broblast growth factor and its modulation by fenofi bric acid. Thromb J. 2003;1(1):6.

[65] Bokarewa MI, Morrissey JH, Tarkowski A. Tissue factor as a proinfl ammatory agent. Arthritis Res.2002;4(3):190–195.

[66] Cosgriff N, Moore EE, Sauaia A, Kenny-Moynihan M, Burch JM, Galloway B. Predicting life-threatening coagulopathy in the massively transfused trauma patient: hypothermia and acidoses revisited. J Trauma.1997;42(5):857–861.

[67] Morettin PA, Bussab WO. Estatística Básica. 5th ed.São Paulo: Saraiva; 2002. p. 526.

[68] Espinosa-de-los-Monteros A, de la Torre JI,Rosenberg LZ, Ahumada LA, Stoff A, Williams EH,Vásconez LO. Abdominoplasty with total abdominal liposuction for patients with massive weight loss.Aesthetic Plast Surg. 2006;30(1):42–46.

[69] Rogliani M, Silvi E, Labardi L, Maggiulli F, Cervelli V. Obese and nonobese patients: complications of abdominoplasty. Ann Plast Surg. 2006;57(3):336–338.

[70] Shermak MA. Hernia repair and abdominoplasty in gastric bypass patients. Plast Reconstr Surg.2006; 117(4):1145–1150.

[71] MacLeod JB, Lynn M, McKenney MG, Cohn SM,Murtha M. Early coagulopathy predicts mortality

in trauma. J Trauma. 2003;55(1):39–44.

[72] Shermak MA, Chang DC, Heller J. Factors impacting thromboembolism after bariatric body contouring surgery.Plast Reconstr Surg. 2007;119(5):1590–1596.

[73] Gmür RU, Banic A, Erni D. Is it safe to combine abdominoplasty with other dermolipectomy procedures to correct skin excess after weight loss? Ann Plast Surg. 2003;51(4):353–357.

[74] Pitanguy I. Abdominal lipectomy. Clin Plast Surg.1975;2(3):401–410.

治疗效果和满意度

第 44 章　英国国家医疗服务系统和私营诊所腹壁整形手术短期效果的比较

艾伦·G. A. 韦尔 (Alan G. A. Weir)，皮尔斯·R.J. 佩奇（Piers R. J. Page），尔吉特·S. 迪安萨（Baljit S. Dheansa) 著

44.1 前言

近年来，腹壁整形术在英国公众中已经得到普及。一个对 5000 名女性进行的最新调查显示，如果经济条件允许，45% 的人会去做美容手术，这些人中有一半希望进行乳房手术或腹壁整形手术[1]。随着腹壁整形手术受欢迎程度的提高，一些求美者选择在国外进行手术，由于那些地方的手术费用低于英国私营诊所。虽然《医疗旅游》已经对这一现象进行了分析评价[2-4]，但是尚无研究比较英国的国家医疗服务系统（NHS）和私营诊所进行腹壁整形手术的短期效果。为此，研究者进行了一项回顾性研究，探讨两个场所之间是否存在差异；如果有差异，是否可以通过改进来提高腹壁整形手术患者的短期效果。

44.2 方法

在 2005 年 1 月 1 日至 2011 年 6 月 30 日期间，研究者选取了 NHS 和私营诊所的同一名外科医生进行的腹壁整形术的患者作为研究对象。2 名研究人员对住院病历、门诊病历和手术记录进行了评估和审查，便于收集患者信息进行统计，统计资料（表 44.1）包括：手术次数、手术时间、住院时间、引流时间、总引流量、术后并发症、术后就诊次数、出院后随访时间。

研究假设是，在英国国家医疗服务系统 (NHS) 或英国私营诊所进行腹壁整形手术的患者在这些方面没有差异。收集的数据采用独立样本 t 检验进行参数检验，$p < 0.05$ 为显著差异标准。

44.3 结果

在 2005 年 1 月 1 日和 2011 年 6 月 30 日期间，67 例患者在英国国家医疗服务系统行腹壁整形术。在调查时有 3 例患者资料缺失，剩余 64 例作为 NHS 组患者。在此期间，53 例患者在私营诊所进行腹壁整形。2 例患者资料缺失，剩余 51 例作为私营诊所组患者。

表 44.1　患者的统计资料

		NHS	私营诊所
患者数量		64	51
年龄[a]		38 ± 8.9	43 ± 11
性别	男性	1	1
	女性	63	50
体重指数[a]		27 ± 3	26 ± 3.5
吸烟	是	18	3
	否	46	8
	未记录	0	40
每个患者的并发症数量[a]		0.45 ± 0.9	0.29 ± 0.6

（a：均数 ± 标准差）

表 44.2 显示了统计结果（中位数和范围）。英国国家医疗服务系统患者的住院时间($p=0.000$)、手术医生的数量($p=0.000$)、引流时间($p=0.000$)、总引流量($p=0.007$)高于私营诊所。私营诊所组的患者术后就诊次数较多($p=0.004$)。

两组比较在手术时间($p=0.106$)、并发症数($p=0.759$)和出院后随访时间($p=0.891$)方面无统计学差异。对术后并发症（表44.3)的亚组分析显示，只有积液($p=0.003$)和假性囊肿($p=0.044$)在两组患者之间存在差异，这些并发症在私营诊所组的患者中出现较多。此外，没有患者出现需要紧急再次入院的并发症。

44.4　讨论

在国家医疗服务系统和私营诊所进行腹壁整

表 44.3　术后并发症

	NHS	私营诊所	p
血肿	8	2	0.085
切口感染	8	4	0.405
切口裂开	6	2	0.229
修复手术	7	4	0.596
皮下积液 [a]	3	14	0.003
听神经瘤	1	0	0.371
深静脉血栓形成	1	0	0.371
切口延期愈合	1	0	0.371
缝线脓肿形成	1	2	0.443
缝线肉芽肿	1	0	0.371
假性囊肿 [a]	0	4	0.044
瘢痕增生	0	1	0.322

（数据结果代表一些常见的并发症，标识为 a 的代表有意义的结果）

表 44.2　在 NHS 和私营诊所接受腹壁整形患者的短期疗效

	NHS	私营诊所	p
住院时间 [a] / 天	3	2	.000
	9	3	
手术医生的数量 [a]	2	1	.000
	3	0	
手术时间 /min	130	141	.106
	140	182	
引流时间 [a] / 天	3	2	.000
	9	2	
总引流量 [a]/ mL	142.5	75	.007
	3525	600	
并发症数	0	0	.759
	3	3	
术后就诊次数 [a]	2	4	.004
	7	43	
出院后随访时间 / 月	3	3	.891
	28	35	

（上下数据范围结果以中位数表示，标识为 a 的代表有意义的结果）

形术的患者，在短期效果中出现了一些明显的差异。对于在私营诊所接受这一手术的患者，总费用中包括了2天的住院费用。这与NHS患者相比减少了住院时间。从表面上看，可能是患者不愿意在私营诊所里多住几个晚上而增加相关费用。而实际情况是，私营诊所并没有收取过长时间住院的费用，因此经济因素不是导致住院时间长短差异的原因。在进一步的调查中研究者注意到，在私营诊所手术的患者一般在出院前再住2天，而在英国国家医疗服务系统的患者不一定有这种情况。研究者可以认为，与英国国家医疗服务系统的患者相比，在私营诊所组的患者住院时间延长，能够促使他们在出院后更快地恢复生活状况。

私营诊所中经验丰富的外科医生会每天看望患者，他们在48h内会将引流管拔除，术后引流量减少，然后自信地让患者出院回家。相反，这项研究中的NHS患者在周五下午进行手术，在接下来的2天里由另外一名外科医生或实习生看护，可能有些人不愿意代替手术医生做这些重要的决定。这导致引流管被保留更长的时间，因此总引流量更大，而且患者住院时间明显延长。可能有人会认为，这仅仅是安排在周五的手术才会出现的情况。然而，类似的情况也会发生在 1 周的其余时间里，因为许多外科医生没有每天亲自去检查患者的计划，例如他们在外地工作或者在另一个诊所进行治疗。这就产生了这项研究所看到的类似的情形。

目前，全世界范围内医生对腹壁整形术后是否允许患者出院回家的做法意见各不相同。在一些地方，腹壁整形手术是作为一种日间门诊手术进行的，患者在学会了如何护理引流管之后，就会带着引流管回家。尽管这种做法对住院治疗时间有很大的影响，但在这项研究中，大多数患者的住院时间至少为 1 晚。从术者的经验中发现，患者在腹壁整形手术后倾向于减少活动。正是出于这个原因，而不是引流管护理的因素，让患者宁可住院也不愿进行日间门诊手术治疗。

考虑到 NHS 组的引流时间更长，因此这一组的总引流量更多。尽管吸脂术和在腹壁整形术中去除的组织量会影响引流量，但是，由于没有患者接受吸脂术，切除的组织量也未被常规记录，因此无法将其作为影响因素进行分析。当然，感染和术后出血等并发症也会引起更多的引流量，但由于 NHS 组的血肿或皮下积液的发病率没有增加，这一现象很可能是由时间决定的。

手术医生数量的显著差异是很容易解释的。NHS 是一个培训机构，受训人员始终可以参与手术操作。外科医生的数量取决于手术当天的需要，而实习医生的参与程度取决于他们实习的阶段。主刀医生在手术中参与的多少取决于在场实习医生的资历和经验。在这项研究中，患者的记录证实 NHS 的主刀医生在场，并在一定程度上参与了每一个腹壁整形术的操作。相比之下，私营诊所不是一个培训机构，患者支付费用让一个特定的外科医生进行手术，实习助理不经常出现，尤其是遇上他们在国家医疗服务系统进行培训工作期间，只有在不值班的时候实习助理才能获得这样的操作机会。一项调查发现，只有 32% 的私营诊所的患者乐于接受实习医生的手术治疗[5]。正是因为这个原因，私营诊所多是由一个主刀医生完成腹壁整形术的所有工作。鉴于英国国家医疗服务

体系内进行的腹壁整形手术数量正在减少，而且在这两种场合，这一手术方法本质上是相同的，因此私营诊所也可能提供一个机会让实习医生观摩并且获得这一手术经验，但是这种机会相对较少。

在私营诊所组中，患者术后就诊的次数明显增加。在私营诊所，手术医生在换药检查时总是在场，而不仅仅是在外科诊室进行检查，因为两个诊室检查被安排在同一时间。相比之下，NHS 的患者除非有并发症，否则通常先在护士主管的换药室进行检查，然后再进行外科检查。因此，与私营诊所组患者相比，大多数 NHS 的患者被医生检查的机会较少。简而言之，检查的意义在于手术医生在私营诊所换药室处理他们的患者的能力。在国家医疗服务系统的外科医生的工作计划中，几乎不可能有专门在换药室的时间。

有趣的是，对术后并发症的亚组分析显示，在私营诊所组的患者皮下积液和假性囊肿的发生率明显升高。对这一发现，有 2 种可能的解释。第 1 种解释是在 48h 后常规拔除引流管。对于一些可能有持续渗出的患者保持更长时间的引流管对他们是有益处的，在 48h 内拔除所有的引流管可能会形成皮下积液。但是，在回顾病程记录时，并没有记录这些皮下积液是什么时候形成的。这导致无法分析皮下积液是否是在拔除引流管之后形成的，进而无法为二者建立一个直接联系，无法确定是否 48h 拔除引流管或当引流管拔除后会促进皮下积液的形成。第 2 种解释是，NHS 组中的皮下积液率实际上没被记录。在 NHS 组中患者被一位经验丰富的医生随访检查的机会比私营诊所组少。并且有一些皮下积液可能没有被诊断出来，因此护理人员和没有经验的实习医生没有做记录。这种怀疑从本研究收集的数据中得不到证实，目前有学者认为，引流管拔除和皮下积液形成是一个可能值得进行进一步研究的课题。

在手术时间的长短、术后并发症的总数和出院后的随访时间这几个方面，两组之间没有明显差异。这表明，国家医疗服务系统和私营诊所在手术和术后护理方面都有很高的一致性。

这项研究表明，术前咨询预期 2d 的住院时间，可以有助于患者选择进行手术。此外，如果可以

设定一项工作计划，在国家医疗服务系统内促使手术医生亲自检查他们的术后 2d 的患者，那么能更及时地做出拔除引流管或出院回家的决定。如果能够在英国国家医疗服务系统中实现这一点，那么就有可能节省大量的卧床天数。

本研究还有更重要的一点需要注意，两个部门在手术时间上相似。据报道，如果主刀医生是培训期的年轻医生，那么手术时间会更长。然而，这项研究已经表明事实并非如此，有证据表明，在不同的场合，在提供及时有效的外科服务的同时均可以对下一代外科医生进行必要的训练。

参考文献

[1] Molina AR, Baker RH, Nduka C. "What women want"—the UK's largest cosmetic surgery survey. Eur J Plast Surg. 2011;35(8):607–612.

[2] Miyagi K, Auberson D, Patel AJ, Malata CM. The unwritten price of cosmetic tourism: an observational study and cost analysis. J Plast Reconstr Aesthet Surg.2012;65(1):22–28.

[3] Melendez MMM, Alizadeh KK. Complications from international surgery tourism. Aesthet Surg J. 2011;31(6):694–697.

[4] Jeevan R, Birch J, Armstrong AP. Travelling abroad for aesthetic surgery: Informing healthcare practitioners and providers while improving patient safety.J Plast Reconstr Aesthet Surg. 2011;64(2):143–147.

[5] Schenker M, Lees VC, McGeorge DD, Orton CI,Hancock K. Aesthetic surgical training in the UK independent sector–the clients' view: results of a survey on 155 private patients. J Plast Reconstr Aesthet Surg. 2006;59(11):1188–1192.

第45章 传统腹壁整形术在社区治疗中的效果

保罗・佩尔西凯蒂（Paolo Persichetti），乔瓦尼・弗朗切斯科・马兰吉（Giovanni Francesco Marangi），蒂齐亚诺・帕拉拉（Tiziano Pallara）著

45.1 前言

　　腹壁整形术的概念在1990年被首次提出[1]。这一技术旨在修复从肋缘下到腹股沟、耻骨区之间的前躯干轮廓异常，消除与腹部多余组织相关的症状。一经提出，腹壁整形术就成为五大常见整形手术之一，而且常与吸脂术[2]等一些整形手术共同进行。最初，腹壁整形术由简单的楔形切除术组成，以解决下腹部组织过量。后来，该技术不断得到改进，包括由巴布科克（Babcock）[3]引入的垂直椭圆切除术和由皮塔吉（Pitanguy）[4]于1967年提出的低横切口手术，这两种术式都对腹壁产生大面积的破坏。格瑞则（Grazer）[5]后来修改了皮塔吉（Pitanguy）的术式，采取腹直肌腱膜折叠而不切开腹直肌筋膜。为了使整形外科医生对腹部畸形的手术矫正有更多的选择，人们做了多次尝试，并对腹壁整形术进行分类[6, 7]。可以根据术前患者的特点和对手术的期望值来选择手术方式，局部脂肪沉积、肥胖、肌肉和皮肤松弛、适应性、既往手术疤痕、年龄、怀孕史、激素替代疗法、更年期和遗传学等都是选择手术需要考虑的问题。这种手术的相关因素具有多变性和多样性，外科医生必须认识到潜在的并发症和结果。

45.2 患者的术前评估

　　对病史、心理状态和畸形程度的准确评估是合理选择身体轮廓异常患者的基本要素。可能影响手术结果的主要医学问题包括高血压和/或深静脉血栓形成、冠状动脉疾病和/或其他血液病症、服用可能影响凝血的药物、慢性阻塞性肺病、肥胖症、糖尿病、HIV感染、流产史、40岁以上和腹疝史。另外，腹腔内手术史也是影响因素之一。既往手术遗留的疤痕位置是确定手术方式的参考。尽管在腹壁整形术中大部分脐下疤痕可以去除，但是脐上或脐旁的疤痕可能会对手术产生影响，例如导致皮瓣的血液供应受损或疤痕组织难以分离。

　　腹壁组织过量的主要原因是节食、手术和孕后的大量体重丢失。这种情况可能导致功能和心理障碍，继而严重影响正常生活。在更严重的病例中，组织过量与腹壁肌肉腱膜松弛有关，并会引起背痛和呼吸障碍[8-10]。此外，在西方社会中，大量体重丢失后皮肤过度增厚的皮肤病患者数量急剧增加，这主要是由于肥胖患者接受减肥手术的人数增加，这些手术包括对极度肥胖者进行的各种手术。

45.3 限制性和减少吸收性手术

　　限制性手术的目的只是限制食物的摄入，不会干扰正常的消化过程。外科医生在胃顶部隔离出一个小囊，这样大多数术后患者会丧失一次性大量进食的能力。针对肥胖症的限制性手术包括可调

节的胃束带术 (Adjustable Gastric Banding，AGB)、垂直带状胃成形术 (Vertical Banded Gastroplasty，VBG)、袖状胃切除术、胃球囊术和胃折叠术。在长期减重的效果方面，限制性手术的效果比减少吸收性手术差。此外，减重的成功取决于患者是否能够长期依从健康饮食计划和进行规律体力活动。应在体重下降趋于稳定至少 1 年以后开始计划进行塑形手术。

减少吸收性手术是针对减肥的最常见的胃肠手术。这些手术既可限制食物的摄入量，又可减少人体吸收的热量和营养素。主要的减少吸收性手术如下：

（1）Roux-en-Y 胃旁路术 (Roux-en-Y Gastric Bypass，RGB)。这种术式已经成为最常见和最成功的旁路手术。首先，创建一个小胃囊来限制食物的摄入。然后，将小肠的 Y 形部分与胃囊吻合，使食物绕过胃下部、十二指肠和空肠起始段。这种旁路手术减少了人体吸收的热量和营养物质。

（2）胆胰分流术 (Biliopancreatic Diversion，BPD)。这种术式切除一部分胃，将胃腔直接与小肠末段吻合，完全绕过十二指肠和空肠。虽然这种术式能够达到减重的目的，但因发生营养不良等风险性高，其使用频率低于其他类型的手术。

（3）十二指肠转位术。BPD 的一种衍生手术包括"十二指肠转位术"，这种术式保留了包括幽门环在内的大部分胃，也保留十二指肠的一小部分。这种术式比 BPD 更常用，但不如旁路手术或束带术应用广泛。

减少吸收性手术和胃减容术可有效逆转与严重肥胖相关的健康问题。这些患者通常会在术后 2 年内减少 2/3 的体重，纠正或至少大大缓解一系列的并发症。减少吸收性手术确实增加了因十二指肠和空肠旁路而导致的营养不良的风险，但大部分铁和钙可以被吸收。由于维生素 B_{12} 和铁吸收不足，经期妇女可能发生贫血。钙吸收减少也可能导致骨质疏松症和代谢性骨病。患者需要补充铁、钙、维生素 A、维生素 B_{12}、维生素 D、维生素 E、维生素 K 等营养素。由于胃内容物快速通过中段小肠，RGB 手术和 BPD 手术常引起令人不快的倾倒综合征。高糖和高脂肪最容易引起即刻的恶心、虚弱、出汗、视力模糊和腹泻[11]。

45.4　术后效果

腹壁整形术已成为一种成熟的手术方式，但是，并发症的发生率依然很高。目前由于缺乏大样本量的研究，其实际并发症的发生率仍难以确定，导致这种手术方式对患者的益处尚未完全明确。这些数据的获取几乎完全基于临床经验和回顾性病例分析。

根据严重程度，可将并发症分为严重并发症和轻微并发症。严重并发症包括需要抽吸的血清肿、需要清除的血肿、深静脉血栓 / 肺栓塞以及需要应用抗生素的感染。轻微的并发症包括不需要进行干预的血清肿和血肿、切口脓肿、脂肪坏死、切口裂开、脐部坏死和增生性瘢痕。亨塞尔（Hensel）等[12] 报道，总体并发症的发生率为 32%，严重并发症的发生率为 1.4%。此外，也有回顾性分析根据并发症出现时间的早晚进行区分。在这个系列研究中，"早期"并发症 (18%) 包括血清肿、血肿、感染、静脉栓塞、皮肤或脂肪坏死以及切口愈合延迟[13-14]。有 25% 的患者出现"迟发性"并发症，主要是美学相关问题，包括"猫耳"畸形、局部脂肪过多和瘢痕增生。

并发症的发生取决于多种因素，包括所实施手术的类型和数量、患者的危险因素以及减重的方式[15]。事实证明，吸烟者和糖尿病和 / 或高血压病患者的并发症发生率明显增加。患有病态肥胖 (BMI ≥ 40) 的患者更可能发生严重并发症。一些研究表明，男性更容易发生各种并发症[16]。

45.4.1　出血（瘀血、血肿和失血）

任何手术都会出现术后瘀血[17]。首次出现血肿时 (发生率约为 9%)，可以通过引流管或针头抽吸。如果血肿未被吸出，腔隙中的血液凝固液将慢慢变成典型的浆液，从而形成假性囊肿。加压包扎、卧床休息和用冰袋冷敷有助于防止出血。

如果出现持续性出血，则需要进行手术探查。

45.4.2 积液

腹壁整形术后放置引流管通常可防止血液积聚，但并不总是能够完全防止积液形成，这是与腹壁整形术相关的最常见的并发症之一，文献报道积液的发生率 3.0%~37.3% 不等[18]。皮瓣下的无效腔，可能从剑突延伸到耻骨，很容易充满积液。对积液大多是采取保守治疗。有一小部分可能需要进行手术干预，特别是当积液继发感染并需要进行抗生素治疗时。糖尿病患者的积液发生率显著增加[19]。

45.4.3 血栓栓塞

据研究报道，静脉血栓栓塞的发生率在 2%~8% 之间[10]。接受手术的患者都有发生静脉血栓栓塞的风险。因此，详细询问病史对能否发现栓塞性并发症这一危险因素至关重要。应用弹力加压袜进行机械预防和 / 或应用肝素进行化学预防是预防静脉血栓栓塞的有效措施。

45.4.4 感染

任何清洁手术都可能出现切口感染。特别是在留置引流管的情况下，进行抗生素治疗是非常重要的。如果患者使用抗生素时仍然出现明显的切口红肿，则可能需要增加抗生素剂量或调整抗生素的种类，并对切口进行严密监测。可以在门诊或入院后应用抗生素。对抗生素治疗无反应的感染需要咨询感染学专家，如果治疗不充分，可能会演变成早期坏死性筋膜炎或中毒性休克综合征。

45.4.5 切口裂开

切口裂开的发生率和皮肤坏死率为 6% ~ 8%。腹壁整形术后切口裂开最常发生于腹中线切口关闭张力最大的部位。高张力关腹拉长了血管，导致血管痉挛和栓塞，随后出现组织坏死和切口裂开。其他相关因素包括吸烟、控制不佳的糖尿病、潜在的血肿或血清肿等，患者的过度活动也可能导致切口裂开。如果裂开的切口张力过大、无法关闭，应采取保守措施治疗，使切口处的坏死组织慢慢脱落，从而获得二期愈合。通常情况下，瘢痕会充分收缩，形成一个稍宽的瘢痕，必要时可以进行修复。

45.4.6 坏死

患者有吸烟史时，同时进行腹部吸脂手术或在更表浅的层次建立皮肤隧道等情况时更容易发生坏死。控制不良的糖尿病、切口张力过大、血肿或血清肿以及感染均可能导致坏死和坏死的进展。如果患者既往有上腹部横向瘢痕，受牵拉的腹部皮瓣更容易发生坏死。有时，使用不同类型的切除设计可能是防止坏死的有效方法。最好的治疗方法是根据需要进行清创观察，使切口获得二期愈合。将皮肤移植物置于肉芽形成的腹部创面上将缩短愈合时间，但不会使切口收缩到足以减少瘢痕的程度。

45.4.7 腹腔脏器穿孔

在修复脐疝或腹壁疝的同时，进行腹壁整形术，可能发生肠穿孔。因此，必须打开疝囊以观察疝囊内的肠管，并且必须保证仅在暴露良好的筋膜表面进行缝合。如果怀疑有肠穿孔，应及时进行腹部 X 线检查。如果确诊穿孔，则应立即进行手术干预以防止发生严重的感染。

45.4.8 瘢痕形成（增宽、增厚、肥厚和瘢痕疙瘩）

因为需要紧密缝合以获得平坦的腹部外形，所以腹壁整形术后经常出现宽大的瘢痕。某些个体更易发生肥厚性瘢痕或瘢痕疙瘩，但这通常是不可预测的。肥厚性瘢痕可能自行消退而无须治疗。有多种治疗瘢痕疙瘩的方法，例如皮质激素、压迫疗法、激光或手术等，这些方法通常需要联合应用。

45.4.9 不对称和"猫耳"畸形

如果仅关注躯干的美学畸形，而不考虑整体外观，可能导致身体美学单位的不对称和不平衡。如果术前没有注意进行很好的画线标记，就存在这样的风险。应在脐部以上和耻骨部位画线标记中线。术前也应画线标记下腹部横切口，使两侧切口与中线距离相等。切口侧向延长线的末端高度应与某些可测量点的上方或下方等距，如髂前上棘。从皮瓣中线两侧等距点用力牵拉皮瓣，以确定皮肤切除的范围。这种方法可以防止皮瓣一侧比另一侧张力大。必须注意以脐为中心，以防止涉及脐的不对称。可以通过手术切除多余的脂肪或皮肤以纠正不对称。也可以通过吸脂术去除脂肪过量区域的脂肪。下腹部横切口的缝合可以从中线开始，以便将脐固定在正确的位置。然后从侧面开始关闭切口，使切口的最外侧区域具有平整的外观。如果在容易形成"猫耳"畸形的区域中有过多的脂肪组织，则应该在关闭之前切除该组织。在脂肪组织过多的区域容易形成"猫耳"畸形，应在关闭切口前切除这些多余的脂肪组织。通常情况下，小的"猫耳"畸形可在3个月内不经治疗而自行消退。如果"猫耳"畸形持续存在3个月以上，则应在局麻下予以切除，通常为椭圆形切除。非常大的"猫耳"和脂肪富集区可以通过吸脂术和切除来治疗。

45.4.10 腹壁复发性脂膜突出

应该预先告知患者，腹壁整形术后的体重增加可能会导致腹部脂肪和脂膜堆积复发，可能需要再次进行手术。腹壁整形术后的妊娠是造成皮肤松弛、肌肉和中线拉伸、皮肤细纹的危险因素。这可能导致需要进行二次腹壁整形术。事实上，大多数外科医生建议女性患者确定不再生产之后再接受腹部轮廓改善手术。

有些患者的腹壁肌肉非常松弛，即使进行看起来足够的筋膜修复之后，仍具有脂膜突出复发的倾向。可以通过再次紧密关闭腹中线的腹壁筋膜与侧腹壁(腹外斜肌腱膜)来改善。这种修复方式也适用于由于缝线松动或断裂所导致的复发性脂膜突出患者。

45.4.11 感觉

腹壁整形术后经常出现感觉变化。拉皮德(Lapid)等[20]对16个不同的腹部和大腿区域术后1年和术前的感觉情况进行了比较。结果发现，接受标准腹壁整形术的患者的大腿和上腹部的感觉没有下降；而脐部至脐下区域的感觉有所下降。同时接受吸脂术和腹壁整形术的患者腹壁感觉丧失更为常见。这种感觉变化通常是暂时性的，不经治疗即可自愈。有报道称曾发生股外侧皮神经损伤，这会导致沿着大腿前部、外侧和后部的永久性感觉丧失。但是，感觉丧失通常不在干扰正常活动的区域发生。

45.4.12 肺功能

许多临床医生推断，腹直肌筋膜折叠术后的肺容量有所减少。但是，佩林(Perin)等[21]对术后30天内的肺功能进行测定，发现与术前测定值无明显变化。另一项研究结果显示，14例腹壁整形术患者的术后最大肺活量明显提高，提示患者术后肺功能得到改善[9]。

45.4.13 生活质量、自尊、情绪稳定性的影响

腹壁整形术除了可改变躯体外形外，还会产生积极的情绪改变。主要积极影响包括幸福感的提升、背痛的减轻、体态的改善、身体活动能力的提高以及个人卫生的改善。帕帕佐普洛斯(Papadopulos)等[22]对63例接受腹壁整形术的患者进行调查后发现，术后患者整体生活质量、情绪稳定性和身体形象满意度均有较高水平的提升。莫米尼(Momeni)等[23]的研究表明，即使是腹壁整形术后出现并发症的患者，一般也不会因此受

到负面影响。相反，他们对手术感到满意，并会向朋友推荐手术。斯图尔茨（Stuerz）等 [24] 在另一项对照研究中，通过 5 个不同的调查问卷，对 34 例腹壁整形患者术前和术后的心理社会参数进行评估，并对 26 例接受胃束带术而未接受腹壁整形术的减重患者的上述临床数据进行了调查。与对照组相比较，腹壁整形术组患者身体外形的吸引力和自尊心均有显著改善。

大量研究证实，腹壁整形术会对患者的生活质量产生积极的影响。术后患者的自尊心提高，并会从稳定的情绪中获益。

参考文献

[1] Kelly HA. Excision of the fat of the abdominal walllipectomy.Surg Gynecol Obstet. 1910;10:229–231.

[2] American Society of Plastic Surgeons. Top fi ve surgical cosmetic procedures in 2010. Available at: http://www.plasticsurgery.org/Documents/news-resources/statistics/2010-statisticss/Top-Level/2010-UScosmetic-reconstructiveplastic-surgery-minimallyinvasive-statistics2.pdf . Accessed 18 Mar 2011.

[3] Babcock WW. The correction of the obese and relaxed abdominal wall with especial reference to the buried silver chain. Am J Obstet. 1916;74:596–611.

[4] Pitanguy I. Abdominal lipectomy: an approach to it through an analysis of 300 consecutive cases. Plast Reconstr Surg. 1967;40(4):384–391.

[5] Grazer FM. Abdominoplasty. Plast Reconstr Surg. 1973;51(6):617–623.

[6] Bozola AR, Psillakis JM. Abdominoplasty: a new concept and classifi cation for treatment. Plast Reconstr Surg. 1988;82(6):983–993.

[7] Matarasso A. Abdominolipoplasty: a system of classify cation and treatment for combined abdominoplasty and suction assisted lipectomy. Aesthetic Plast Surg.1991;15(2):111–121.

[8] Toranto IR. The relief of low back pain with the WARP abdominoplasty: preliminary report. Plast Reconstr Surg. 1990;85(4):545–555.

[9] Tercan M, Bekerecioglu M, Dikensoy O, Kocoglu H,Atik B, Isik D, Tercan A. Effects of abdominoplasty on respiratory functions: a prospective study. Ann Plast Surg. 2002;49(6):617–620.

[10] Staalesen T, Elander A, Strandell A, Bergh C. A systematic review of outcomes of abdominoplasty.J Plast Surg Hand Surg. 2012;46(3–4):139–144.

[11] Hurwitz DJ. Obesity and plastic surgery. In: Hurwitz DJ, editor. Total body lift™ surgery: reshaping the breasts, chest, arms, thighs, hips, back, waist, abdomen,and knees after weight loss. New York: MD Publish.com; 2005.

[12] Hensel JM, Lehman Jr JA, Tantri MP, Parker MG,Wagner DS, Topham NS. An outcomes analysis and satisfaction survey of 199 consecutive abdominoplasties.Ann Plast Surg. 2001;46(4):357–363.

[13] Buck DW, Mustoe TA. An evidence-based approach to abdominoplasty. Plast Reconstr Surg. 2010;126(6):2189–2195.

[14] Stewart KJ, Stewart DA, Coghlan B, Harrison DH,Jones BM, Waterhouse N. Complications of 278 consecutive abdominoplasties. J Plast Reconstr Aesthet Surg. 2006;59(11):1152–1155.

[15] Pallara T, Del Buono R, Marangi GF, Langella M,Toto V, Persichetti P. Outcomes of traditional cosmetic abdominoplasty in a community setting: a retrospective analysis of 1008 patients. Plast Reconstr Surg. 2013;132(5):863e–864.

[16] Hurvitz KA, Olaya WA, Nguyen A, Wells JH. Evidence-based medicine: abdominoplasty. Plast Reconstr Surg. 2014;133(5):1214–1221.

[17] Shiffman MA, Di Giuseppe A. Body contouring: art,science, and clinical practice. Berlin: Springer; 2010.

[18] Neaman KC, Armstrong SD, Baca ME, Albert M,Vander Woude DL, Renucci JD. Outcomes of traditional cosmetic abdominoplasty in a community setting:a retrospective analysis of 1008 patients. Plast Reconstr Surg. 2013;131(3):403e–410.

[19] Neaman KC, Hansen JE. Analysis of complications from abdominoplasty: a review of 206 cases at a

university hospital. Ann Plast Surg. 2007;58(3):292–298.

[20] Lapid O, Plakht Y, van der Horst CM. Prospective evaluation of the sensory outcome following abdominoplasty.Ann Plast Surg. 2009;63(6):597–599.

[21] Perin LF, Saad Jr R, Stirbulov R, Helene Jr A. Spirometric evaluation in individuals undergoing abdominoplasty. J Plast Reconstr Aesthet Surg. 2008;61(11):1392–1394.

[22] Papadopulos NA, Staffl er V, Mirceva V, Henrich G, Papadopoulos ON, Kovacs L, Herschbach P, Machens HG, Biemer E. Does abdominoplasty have a positive infl uence on quality of life, self-esteem, and emotional stability? Plast Reconstr Surg. 2012;129(6):957e–962.

[23] Momeni A, Heier M, Torio-Padron N, Penna V,Bannasch H, Stark BG. Correlation between complication rate and patient satisfaction in abdominoplasty.Ann Plast Surg. 2009;62(1):5–6.

[24] Stuerz K, Piza H, Niermann K, Kinzl JF. Psychosocial impact of abdominoplasty. Obes Surg. 2008;18(1):34–38.

第 46 章　腹壁整形术中中线腱膜折叠术的远期超声评估

伊沃·皮塔吉伊（Ivo Pitanguy），亨利·N. 拉德万斯基（Henrique N. Radwanski），法比奥·X. 纳哈斯（Fabio X. Nahas），爱德华多·约瑟·帕萨麦（Eduardo José Passamai）著

46.1　前言

腹壁畸形的整复是整形外科中最常见的手术之一[1]。在腹壁整形术中，通常通过折叠腹直肌前鞘来矫正松弛的腹壁肌肉腱膜系统[2,3]。但是，在进行缝合时存在对抗的张力，可以产生于腹部器官、疤痕收缩、组织弹性回缩以及腹内压生理性增高（如体育运动、咳嗽和肥胖等）。短期或长期随访时发现，这些因素都可能导致肌肉分离、松弛复发。就如同行疝修补术数年后也可能复发一样[3]，所以对这些患者的远期随访尤为重要。

另一个重要的问题是患者表现出来的腹直肌松弛的类型，有些患者表现为先天性的腹直肌在肋缘处从外侧长入。在这些病例中，腹直肌的反复收缩可能会导致上腹部分离复发[4]。

一项旨在评估短期和长期腹直肌分离复发情况，确定术前腹直肌插入位置的研究在巴西里约热内卢的圣卡萨（Santa Casa）中心医院第 38 病区进行[2]。研究者对 87 名接受了腹壁整形术的患者进行了电话随访。其中，38 名入选研究的患者签署了知情同意书。患者被分为两组：A 组（n=18），从 5 年前开始（2004 年 1—3 月期间）接受手术；B 组（n=20），从 1 年前开始（2008 年 1—3 月期间）接受手术。只有在填写问卷中完全合作并愿意接受超声检查的患者才在研究范围之内。

所有患者根据一个公认的标准，接受了美国的术前腹壁评估。患者在术前和术后分别测量体重，计算体重指数（BMI）。术后检查包括手术区域腹壁的大体观察。由于在站立位以及后仰卧位时可以保持肌肉的紧张，因此在这些体位下进行腹壁的触诊，记录腹壁疝和腹壁间隙。

每个患者测量 3 组数据[1]：横向腹部瘢痕与阴毛的距离[5]、中线处横向瘢痕和脐的距离以及脐与剑突的距离[6]。在检查时将这些数据提供给放射科医生作为参考。所有的超声检查由相同的研究者操作，遵守与术前检查相同的规定，以此来减少误差。

46.2　外科技术

本研究中的所有患者都采用了皮塔吉（Pitanguy）标准下腹壁整形术。其主要相关步骤为：当腹部皮瓣完成剥离后，用亚甲蓝从剑突到耻骨联合标记腹直肌内侧缘。使用强力拉钩将腹壁腱膜向内侧拉，以便检查腹壁的张力强度。与皮塔吉（Pitanguy）最初叙述的相同[7,8]，不打开腹直肌鞘，用 2-0 的尼龙线进行反 "8" 字缝合，将线结埋在深面。

46.3　超声评价

圣卡萨（Santa Casa）中心医院放射科医生以相同的标准和设备对所有患者的术前、术后进行超声检查。超声机为产自加拿大的 EX 型，带多频线性探针，频率为 10 ~ 13MHz。头接触面涂凝胶耦合剂。患者于俯卧位时进行检查，以放松腹部

肌肉。超声探头沿着腹正中线从剑突扫描到脐，以检查腹直肌间隙宽度及是否存在疝。然后横向扫描耻骨上区域。在选定的两个水平位置测量两侧腹直肌内侧缘的距离。这两个水平分别为：耻骨与脐连线的中点、脐与剑突连线的中点。研究人员用点1和点2表示腹直肌的内侧边界，如果点1和点2之间的测量值为0，则可认为超声检查结果令人满意。

超声检查时应用PANO方法对影像进行重建，采用线性扫描获得全景图，如图46.1所示。这一方法增强了腹壁肌肉和本研究所关注因素的可视化，如腹直肌分离和疝。

46.4 统计分析

F检验用来比较组间的差异。t检验用来比较组间的平均年龄差异。Sturges检验用来评估组间特征。Z检验用来评估褶皱的有效性。Shapiro检验用来评估测量的分布。检验水准为0.05。

46.5 结果

A组与B组患者依据年龄、体重指数（表46.1）、吸烟数量、体育活动和怀孕情况分组。使用t检验、F检验和Sturges检验（表46.2）进行比较。分类方差使用Shapiro检验。年龄方差使用t检验。检验水准 $p \leqslant 0.05$。

A组，术后即刻的超声检查为 20.96 ~ 27.06kg/m^2。其中，4名患者术后体重减轻，14名患者体重增加。B组体重指数为 21.62 ~ 29.49kg/m^2。其中，2名患者术后体重没有变化，6名患者体重减轻，12名患者体重增加（图46.1）。

术中发现5例患者患有轻微疝并加以及时矫正：其中A组1例（6%），B组4例（20%）。这些疝在术前的超声评估中并未发现。通过对腱膜边缘的简单处理对这些疝进行了外科矫正。

并发症方面，A组中只有1例患者在术后的24h内出现轻微的血肿，需要进行手术修复。B组中有2例患者出现血清肿，予以持续吸引。没有发现其他并发症。

临床检查显示，B组中1名患者，上腹部有轻微的肌肉分离。其他的患者均否认有任何疼痛或运动时中线有任何不适。因此，说明只有1例患者发生肌肉分离。

术后5年，A组中所有腱膜的边缘距离测量值接近于0（图46.2）。B组中2名患者表现为分离复发，在这两例患者中发现上腹部腱膜的边缘距离增加（图46.3）。其中，一名患者为0.87，另一名患者为1.30。这两名患者均复发在剑突附近。超声检查显示，肋骨的边缘有腹直肌横向插入。在这些患者中，中线稍有凸起。尽管如此，没有因此发现相关的这两名患者的临床主诉。

46.6 讨论

腹直肌分离的矫正始于19世纪60年代，通常采用腹直肌前鞘折叠的方法矫正腹直肌的分离[7,9-14]。皮塔吉（Pitanguy）阐述了其手术方案，即保持腹直肌鞘的完整性，将腹直肌鞘的边缘用2-0尼龙线以反"8"字从剑突到耻骨边界进行缝合。

超声检查是评价腹直肌间隙较好的检查方法[6,15]。对于特殊类型的肌肉腱膜层的矫正，取决于患者的畸形表现[3]。

既往研究表明，腹直肌鞘腱鞘的矫正用可吸收线或不可吸收线均有效[3,16]。另外，长期随访（平均超过82个月）结果表明，治疗这种类型的折叠术有效[17,18]，甚至术后怀孕的患者也没有复发[19]。

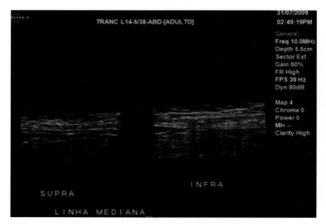

图46.1 用PANO方法重建腹壁。沿腹壁纵轴从剑突延伸到耻骨可以看到腹直肌。上腹部和下腹部之间的暗区是脐区

表 46.1　体重指数从 2004 年到 2008 年的变化

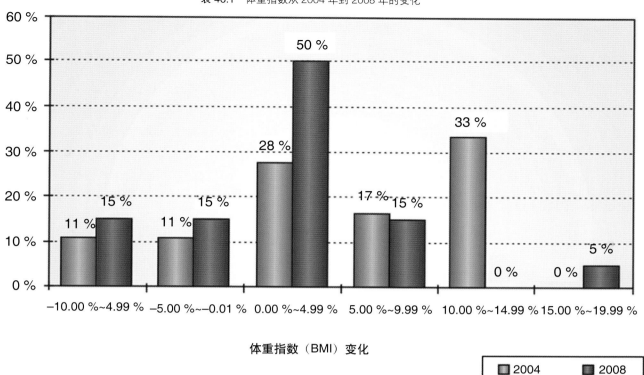

体重指数（BMI）变化

表 46.2　患者依据年龄、体重指数、吸烟数量、体育活动和怀孕情况进行比较

分类	A 组（5 年前）	B 组（1 年前）
年龄	34 ～ 67 p=48	23 ～ 68 p=43
手术时 BMI	20.96~27.06 p=23.73	21.62~29.49 p=24.72
吸烟数量	4（22.22%）	3（15%）
经常锻炼的患者数	10（56%）	11（55%）
之前怀孕的患者数	18（100%）	19（95%）

尽管大量研究证明这种技术有效，但也有人对此持不同看法。范·乌切内特（Van Uchelenet）等在他们平均随访 64 个月的患者中发现有 40% 的复发率[20,21]。对这项研究的主要争论在于大部分患者有大面积的腹直肌折叠，这些患者进行过广泛的腹直肌鞘折叠术，例如，有的患者从腹直肌鞘的外侧缘折叠到内侧缘。因此，在腱膜边缘的缝合具有更大的张力，可能导致腱膜边缘裂开。

本研究结果表明，2 名患者的短期随访（术后 1 年）中出现间隙的复发，但长期随访（术后 5 年）中没有出现此并发症。因此，可认为腹直肌间隙的复发与随访时间没有相关性。

对于腹直肌间隙复发的原因存在一些假设。腹内压增高可能是其中一个原因。它也与随年龄变化导致胶原蛋白含量的改变有关。另一种可能是与腹直肌的结构改变有关，但很少见。2001 年纳哈斯（Nahas）曾经报道[22]，在一些患者中，腹直肌从外侧横向插入肋缘，他将这些患者归类为 C 型腱膜畸形。可以通过推进腹直肌鞘对腹直肌进行重新定位，此种方式与经典的腹直肌折叠术相反。这项技术的基本原理是横向插入肌肉的重复收缩可能会由于琴弦效应导致间隙的复发，因此应用此方法可以使腹直肌回到脐旁位置，从而减少肌肉松弛分离的复发。在脐旁间隙复发的患者中，以往的研究中已证实腹直肌鞘推进的有效性[4]。

对于 2 组患者的分析指出，38 例患者中有 2 例（5.3%）表现为脐旁间隙的复发。这与纳哈斯（Nahas）88 例 C 型患者的复发率（7%）非常相似[23]。

研究同时发现，临床主诉与腹直肌间隙复发

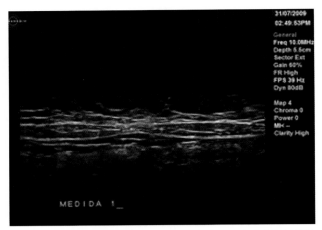

图 46.2　在此患者中没有腹直肌分离的复发。注意腹直肌前鞘修复 5 年后，中线的腹直肌紧密连接在一起

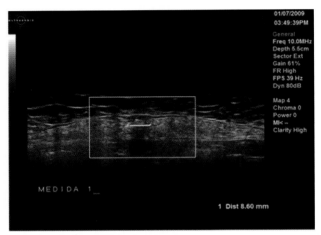

图 46.3　超声检查显示，B 组中的 2 名患者中有 1 名患者腱膜边缘出现 0.87cm 的间距，为腹直肌分离术后复发

的宽度无明显对比关系。这一点可以根据布劳曼（Brauman）发现的间隙复发率与临床症状不相关来解释[24]。

　　另一个有趣的发现是，大多数肌肉重叠的患者没有临床表现。皮塔吉（Pitanguy）认为，这表明外科医生的目的仅仅在于矫正腹直肌间隙，并没有打开腱鞘。因此，在大多数病例中存在过度矫正。

结论

　　腹直肌间隙的复发和随访期限没有直接相关性。腹直肌间隙复发的超声检查结果和临床畸形的确诊不总是相关。今后的研究可以进一步探讨上腹部腹直肌间隙的复发和腹直肌的横向插入之间的关系。

参考文献

[1] American Society of Plastic Surgery. 2008 Plastic Surgery Procedural Statistics. http://www.plastic surgery.org/news/plastic-surgery-statistics/2008-plastic- surgery-statistics . Accessed 16 Jan 2015.

[2] de Castro EJ, Radwanski HN, Pitanguy I, Nahas F. Long-term ultrasonographic evaluation of midline aponeurotic plication during abdominoplasty. Plast Reconstr Surg. 2013;132(2):333–338.

[3] Mendes Dde A, Nahas FX, Veiga DF, Mendes FV,Figueiras RG, Gomes HC, Ely PB, Novo NF, Ferreira LM. Ultrasonography for measuring rectus abdominis muscles diastasis. Acta Cir Bras. 2007;22(3):182–186.

[4] Nahas FX. An aesthetic classifi cation of the abdomen based on the myoaponeurotic layer. Plast Reconstr Surg. 2001;108(6):1787–1795.

[5] Baroudi R, Kkeppke EM, Neto FT. Abdominoplasty. Plast Reconstr Surg. 1974;54(2):161–168.

[6] Bozola AR, Psillakis M. Abdominoplasty: a new concept and classifi cation for treatment. Plast Reconstr Surg.·1988;82(6):983–993.

[7] Pitanguy I. Technique for trunk reductions. In:Transactions 5th International Congress of Plastic Reconstructive Surgery. Melbourne: Butterworth;1971. p. 1204–1210.

[8] Pontes R. Plástica abdominal: importância de sua associação à correção das hérnias incisionais. Ver Bras Cir. 1965;52(2):85–92.

[9] Pitanguy I. Advantages of the use of plaster-of-paris containment in abdominal plastic surgery. Minerva Chir. 1967;22(10):595–598.

[10] Pitanguy I. Abdominoplastias. Hospital (Rio J).1967;71(6):1541–1556.

[11] Pitanguy I. Abdominal lipectomy: an approach to it though an analysis of 300 consecutive cases. Plast Reconstr Surg. 1967;40(4):384–391.

[12] Pitanguy I. Surgical reduction of the abdomen thigh,and buttocks. Surg Clin North Am. 1971;51(2): 478–489.

[13] Pitanguy I. Aesthetic plastic surgery of head and body. Berlin: Springer; 1981. p. 99–127.

[14] Sinder R. Cirurgia Plástica do Abdomen. Rio de Janeiro: R. Niterói; 1979.

[15] Burger JW, Luijendijk RW, Hop WC, Halm JA, Verdaasdonk EG, Jeekel J. Long-term follow-up of a randomized controlled trial of suture versus mesh repair of incisional hernia. Ann Surg. 2004;240(4):578–585.

[16] Nahas FX, Ferreira LM. Concepts on correction of the musculoaponeurotic layer in abdominoplasty. Clin Plast Surg. 2010;37(3):527–538.

[17] Nahas FX, Augusto SM, Ghelfond C. Nylon versus polydioxanone in the correction of rectus diastasis. Plast Reconstr Surg. 2001;107(3):700–706.

[18] Nahas FX, Augusto SM, Ghelfond C. Long-term follow-up of correction of rectus diastasis. Plast Reconstr Surg. 2005;115(6):1736–1741.

[19] Nahas FX, Ferreira LM, Ely PB, Ghelfond C. Rectus diastasis corrected with absorbable suture: a longterm evaluation. Aesthetic Plast Surg. 2011;35(1):43–48.

[20] Nahas FX. Pregnancy after abdominoplasty. Aesthetic Plast Surg. 2002;26(4):284–286.

[21] Van Uchelen JH, Kon M, Werker PM. The long-term durability of plication of the anterior rectus sheath assessed by ultrasonography. Plast Reconstr Surg. 2001;107(6):1578–1584.

[22] Nahas FX, Barbosa MV, Ferreira LM. Factors that may infl uence failure of the correction of the musculoaponeurotic deformities of the abdomen. Plast Reconstr Surg. 2009;124(1):334.

[23] Nahas FX, Ferreira LM, Mendes Jde A. An effi cient way to correct recurrent rectus diastasis. Aesthetic Plast Surg. 2004;28(4):189–196.

[24] Brauman D. Diastasis recti: clinical anatomy. Plast Reconstr Surg. 2008;122(5):1564–1569.

第47章 减肥手术后腹壁整形术的并发症及术后满意度

玛丽亚·路易莎·加西亚－加西亚(María Luisa García-García),约瑟夫·路易斯·阿加约－阿尔巴西尼（ José Luis Aguayo-Albasini ）著

47.1 前言

随着世界各地肥胖人数的增长，肥胖治疗手术成比例地增加。手术是长期的、持久保持体重减轻和减少并发症的唯一治疗措施，但同时伴有不雅赘肉和松弛的皮肤。越来越多的患者在接受减肥治疗程序后会行腹壁整形术[1,2]。

腹壁整形术或腹部皮肤脂肪切除术是美容塑身术中一种较为成熟的改进身体外形的手术，从凯利（ Kelly ）首次提出[3]至今已经有 100 多年的历史。贯穿此手术程序的历史进程中，腹部皮肤和脂肪固定法的改进以及通过吸脂去除多余脂肪的吸脂术使这项技术变得更加精准，现在是最常见的美容整形外科手术之一，并且经常与其他诸如乳房缩小或增大的美容手术同时进行[4]。

为了调整体重大量减少的后续影响，需要整形外科医生与病态肥胖多学科小组协作共同对肥胖患者进行多项综合手术。此外，许多希望进行腹壁整形术的患者都具有并发症，因此潜在的手术并发症的发生率很高[5,6]。虽然这些手术关系到生活的高质量及患者的幸福感，但相对高的并发症的发生率对这些益处的获得有着负面影响[4]。

47.2 术前评估

术前除了对患者的体重减少和增加的数量以及体重指数进行准确评估外，还要评估完整的既往史和体格检查，特别是有无并发症。

麻醉师的术前评估对于这些患者的选择和护理很重要。美国麻醉医生学会（ASA）对于 1 级和 2 级麻醉剂监管严格。术前需要检测患者的血细胞压积以及血红蛋白、血糖、肝功能和凝血功能，需要进行心电图和胸部 X 线片的检查。在手术前至少 3 个月要求人血白蛋白 ≥ 4g/dL，血红蛋白 ≥ 13.5g/dL。

体重指数应小于 35，如果患者在手术前 6 个月没有稳定其体重，不建议进行手术。原因是为了使患者达到新陈代谢和体内营养的平衡，患者接近理想体重时，手术并发症的发生风险较低，而且如果患者接近正常体重会得到更好的美观效果[7]，因此选择正确的手术时机是很有必要的。相对禁忌证是具有肺或心脏疾病、糖尿病患者血糖控制不良、有精神病史或吸烟者。克鲁格（ Krueger ）和罗里奇（ Rohrich ）[8]建议在择期手术的术前 4 周和术后 4 周内弃用所有烟草制品。吸烟有可能影响切口愈合[9]。

外科医生必须确定局部皮下脂肪的厚度和有可能出现的瘢痕组织或疝（图 47.1）。因此，外科医生必须评估腹壁整形对生活质量的影响，量化此手术对于患者身体形象和自尊心等自我感觉所产生的精神效果，掌握希望进行该整形手术患者的期望值。

47.3 手术技术

术前于准备间分别于患者站立位和仰卧位时

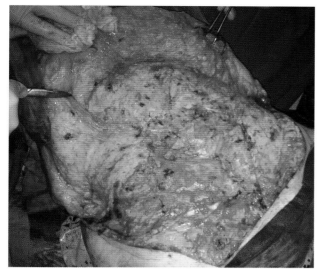

图 47.1 腹壁整形术和应用疝补片行切口疝修补术

标记出要切除的多余皮肤区域。手术程序如下：取髂骨弓切口，随后剥离脂肪皮瓣直到剑突弓；隔离脐孔、保护脐茎，身体倾斜 45°，确认皮瓣到达下切口而没有明显的张力之后，去除过多的皮肤组织；根据分离层次及各层缝合线的定位，建立新脐孔的位置。如果有切开的疝气，必须将其修复（图 47.1）。

手术当天和术后第 1 天，应用肝素预防血栓，使用弹性袜 / 机械小腿压缩防止出血。预防性抗生素选择单剂量头孢呋辛。

47.4 风险和并发症

虽然腹壁整形术中的总体并发症只发生于少数病例中，但仍然令人困扰。最早深入讨论并发症的文章是对 958 名外科医生的意见进行的调查，而不是临床观察。格瑞则（Grazer）和戈尔德温（Goldwyn）[10] 就哪些问题使腹壁整形术复杂化提出了自己的见解，并发症的发病率为 14.6%。文献中对不良后果的预测因素存在争议。术前身体轮廓和体重指数[11-13]、减重比例过高[4,11]、吸烟[14-16]、糖尿病和 / 或高血压[14,17]、营养缺乏[18]、ASA 分类[19]、移除组织的总量[11-13]、手术时间、多个程序、最大体重指数以及从最大体重值到当前体重值的变化值均为风险因素[4,11]。

明确风险因素、术前治疗方案、手术分期、手术类型、适当的手术时间和术后护理都是为了保证患者的安全，预防并发症的发生，以达到最理想的效果。

并发症的评估[20]

笔者根据修改后的克拉维恩（Clavien）分类将并发症分为 5 个等级 (表 47.1)。这是一种以治疗为导向的分级系统，并根据治疗意向按严重程度分为 5 个级别。在许多外科领域，分类法的应用呈上升趋势，这样可以比较在不同的中心，采用不同的治疗方法及治疗时间不同所致的治疗结果的数据[21,22]。

47.4.1.1 早期并发症（2 周内）

（1）血清肿：腹壁整形术后的血清肿形成是最常见的并发症，可自愈，发生率为 0.3% ~90%。采用闭式引流、减张缝合和压缩黏合剂可预防这种并发症的发生。

（2）切口裂开。

（3）手术部位感染。

（4）血肿 / 出血。

（5）皮肤坏死。

（6）其他：肺炎、心脏问题、深静脉血栓形成、肺血栓栓塞或死亡。

47.4.1.2 后期并发症

（1）肉芽肿。

（2）增生性瘢痕。

（3）松弛复发。

（4）双侧不对称。

（5）对术后审美效果不满。

（6）精神障碍。

47.5 满意度与生活质量

体重明显减轻后的外观变化会明显地改变患者的体形和生活质量。因体形发生重大变化而进

表 47.1　手术并发症的 Clavien 分级

分级	定义
I	任何偏离正常的术后病程，无须进行药物治疗或手术、内窥镜和放射疗法干预，允许使用药物如止吐剂、解热药、止痛药、利尿剂、电解质和物理治疗，该级还包括床边的开放性切口感染
II	除 I 级并发症以外的需要进行药物治疗的并发症（包括输血和全肠外营养）
III	需要外科、内镜或放射疗法干预
A	干预不在全身麻醉下进行
B	干预在全身麻醉下进行
IV	危及生命的并发症（需要重症监护）
A	单器官功能障碍
B	多器官功能障碍
V	患者死亡

行塑形手术的人并不多见，最常见的是患者由于对身体某一部位感觉不美和自我意识一直对自身形象存在不满[23,24]。感知与身体满意度之间有一定的关系。局部身体塑形增加了患者对该部位的满意度，但又会把他／她的注意力转移到其他未手术的地方。需要帮助患者接受体重骤减的结果并提高他们之后的审美标准[25]。

有助于临床护理与研究的有效方法是询问患者如何从整形手术中获益，这是完成减肥患者术后治疗过程中不可或缺的一部分[26]。在现代医学和健康管理中，生活质量日益被重视。尤其是在美容整形手术中，生活质量的提高有时是唯一的手术适应证。虽然有些塑形效果可能是审美上的，但对于整体心理健康、生活质量和机体功能确实有着积极效果，而所有这些都是构成患者整体结果的重要部分[27]。

宋（Song）等[28]调查了患者经塑形术后 3~6 个月的变化情况。研究表明，患者生活质量较好、身体形态好、未发现心情变化、心情稳定[28]。这些结果与描述身体形象、自尊、生活质量和精神健康改善的定量和定性研究结果[26,29,30]相似。范德贝克（Van der Beek）等[2]的一项有关减肥手术后重建过程的影响因素的研究中发现，术后患者身体外观、身体功能、精神健康、社会接受度、亲密关系和性行为等方面均有显著改善。辛格（Singh）等[31]最近的一份报告通过对身体塑形术后和减肥手术后的患者进行比较发现，身体塑形没有显示出生活质量获得明显改善，但在情绪和社会功能上得分明显较低，表明其精神层次上的生活质量下降。

许多研究报告重点关注了术后并发症，但是，并发症对患者满意度的影响迄今尚未得到完全解决。亨塞尔（Hensel）等[14]对 199 名腹壁整形术患者的术后满意度调查发现，患者满意率为 86%。

笔者进行了回顾性分析，调查腹壁整形术后并发症的发生以及这些并发症对患者满意度的影响。总体并发症的发生率为 45.8%，并发症的发生与患者的满意度、再手术率和延长住院时间有着密切的关系。患者的满意度受到了并发症的负面影响，而不是美容结果的影响[4]。而且，严重并发症增加了每位患者的平均花费[5]。但是，莫米尼（Momeni）等[32]的研究并未发现术后并发症对患者满意度有负面影响。

结论

人们对于减肥的需求不断增加，其原因是减肥可以改善患者的身体、情感状态和生活质量。腹壁整形术是减肥手术过程中不可或缺的一部分，在对病态肥胖症患者实施减肥手术后重建腹壁轮廓应该被纳入多学科治疗项目。

体重骤减后的治疗需要患者和专业人员密切关注，这是一项风险高并且术后并发症高发的手术。优化患者的选择和选取适当的手术时机是非常必要的。

患者满意度受多种因素影响，包括感知、动机和期望。患者对整形手术后效果的看法取决于每位患者的个人经历。有些患者在接受身体塑形术之后抱有持续的不满。对于那些考虑接受减肥手术的患者应该了解发生松垂后去除多余皮肤的高风险，目的是希望对此类手术产生的结果持有正确和现实的期望值，能够以正确的期望值来缓解他们的不满，使其充分认识到此手术后有体重反弹的风险。

参考文献

[1] Van der Beek ES, van der Molen AM, van Ramshorst B. Complications after body contouring surgery in post-bariatric patients: the importance of a stable weight close to normal. Obes Facts. 2011;4(1):61–66.

[2] Van der Beek ES, de Riele W, Specken TF, Boerma D,Ramshorst B. The impact of reconstructive procedures following bariatric surgery on patient well-being and quality of life. Obes Surg. 2010;20(1):36–41.

[3] Kelly HA. Report of gynaecological cases. Johns Hopkins Med J. 1899;10:197.

[4] García-García ML, Martín-Lorenzo JG, Campillo-Soto A, Torralba-Martínez JA, Lirón-Ruiz R, Miguel-Perelló J, Mengual-Ballester M, Aguayo-Albasini JL. Complications and level of satisfaction after dermolipectomy and abdominoplasty post-bariatric surgery.Cir Esp. 2014;92(4):254–260.

[5] Poyatos JV, Balibrea del Castillo JM, Sales BO, Vidal AA. Post-bariatric surgery body contouring treatment in the public health system: cost study and perception by patients. Plast Reconstr Surg. 2014;134(3):448–454.

[6] Campillo-Soto A, Martín-Lorenzo JG, Lirón-Ruíz R, Torralba-Martínez JA, Bento-Gerard M, Flores-Pastor B, Aguayo-Albasini JL. Evaluation of the clinical pathway for laparoscopic bariatric surgery. Obes Surg. 2008;18(4):395–400.

[7] Fraccalvieri M, Datta G, Bogetti P, Verna G, Pedrale R, Bocchiotti MA, Boriani F, Obbialero FD, Kefalas N, Bruschi S. Abdominoplasty after weight loss in morbidly obese patients: a 4 year clinical experience. Obes Surg. 2007;17(10):1319–1324.

[8] Krueger JK, Rohrich RJ. Clearing the smoke. The scientifi c rationale for tobacco abstention with plastic surgery. Plast Reconstr Surg. 2001;108(4):1063–1073.

[9] Manassa EH, Hertl CH, Olbrisch RR. Wound healing problems in smokers and nonsmokers after 132 abdominoplasties. Plast Reconstr Surg.2003;111(6):2082–2087.

[10] Grazer FM, Goldwyn RM. Abdominoplasty assessed by survey with emphasis on complications. Plast Reconstr Surg. 1977;59(4):513–517.

[11] Iglesias M, Ortega-Rojo A, Garcia-Alvarez MN, Vargas-Vorackova F, Gonzalez-Chavez AM, Gonzalez-Chavez MA, Butron P, Pineda-Solis K. Demographic factors, outcomes, and complications in abdominal contouring surgery after massive weight loss in a developing country. Ann Plast Surg. 2012;69(1):54–58.

[12] Neaman KC, Hansen JE. Analysis of complications of abdominoplasty in obese patients: a review of 206 cases at a university hospital. Ann Plast Surg.2007;58(3):292–298.

[13] De Kerviler S, Husler R, Banic A, Constantinescu MA. Body contouring surgery following bariatric surgery and dietetically induced massive weight reduction;a risk analysis. Obes Surg. 2009;19(9):553–559.

[14] Hensel JM, Lehman JA, Tantri MP, Parker MG,Wagner DS, Topham NS. An outcomes analysis and satisfaction survey of 199 consecutive abdominoplasties.Ann Plast Surg. 2001;46(4):357–363.

[15] Gravante G, Araco A, Sorge R, Araco F, Delogu D,Cervelli V. Wound infections in aesthetic abdominoplasties:the role of smoking. Plast Reconstr Surg.2008;121(5):305e–310.

[16] Mosely L, Finseth F. Cigarette smoking: impairment of digital blood fl ow and wound healing in the hand. Hand. 1977;9(2):97–101.

[17] De Ciuceis C, Porteri E, Rizzoni D, Cobellini C,la Boria E, Boari GE, Pilu A, Mittempergher F, Di Betta E, Casella C, Nascimbeni R, Rosei CA, Ruggeri G, Caimi L, Rosei EA. Effects of weight loss on structural and functional alterations of subcutaneous small arteries in obese patients. Hypertension.2011;58(1):29–36.

[18] Agha-Mohammadi S, Hurwitz D. Potential impacts of nutritional defi ciency of post-bariatric patients on body contouring surgery. Plast Reconstr Surg.

2008;122(6):1901–1914.

[19] Greco JA, Castaldo ET, Nanney LB, Wendel JJ, Summit JB, Kelly KJ, Braun SA, Hagan KF, Shack RB. The effect of weight loss surgery and body mass index on wound complications after abdominal contouring operations. Ann Plast Surg. 2008;61(3):235–242.

[20] Ruiz de Adana JC, Sánchez Santos R. Guías clínicas de la asociación española de cirujanos: Cirugía de la Obesidad Mórbida. Madrid: Aran; 2012. p. 243–244.

[21] Dindo D, Demartines N, Clavien P. Classifi cation of surgical complications. A new proposal with evaluation in a cohort of 6336 patients and results of a survey.Ann Surg. 2004;240(2):205–213.

[22] Clavien PA, Barkun J, Oliveira ML, Vauthey JN,Dindo D, Schulick RD, de Santibanes E, Pekolj J, Slankamenac K, Bassi C, Graf R, Vonlanthen R, Padbury R, Cameron JL, Makuuchi M. The Clavien-Dindo classifi cation of surgical complications:fi ve-year experience. Ann Surg. 2009;250(2):187–196.

[23] Kitzinger HB, Abayev S, Pittermann A, Karle B,Kubiena H, Bohdjalian A, Langer FB, Prager G, Frey M. The prevalence of body contouring surgery after gastric bypass surgery. Obes Surg. 2012;22(1):8–12.

[24] Kitzinger HB, Abayev S, Pittermann A, Karle B,Bohdjalian A, Langer FB, Prager G, Frey M. After massive weight loss: patients' expectations of body contouring surgery. Obes Surg. 2012;22(4):544–548.

[25] Aldaqal SM, Samargandi OA, El-Deek BS, Awan BA, Ashy AA, Kensarah AA. Prevalence and desire for body contouring surgery in postbariatric patients in Saudi Arabia. N Am J Med Sci. 2012;4(2):94–98.

[26] Stuerz K, Piza H, Kinzl JF. The impact of abdominoplasty after massive weight loss: a qualitative study.Ann Plast Surg. 2013;71(5):547–549.

[27] Papadopulos NA, Staffl er V, Mirceva V, Henrich G,Papadopoulos ON, Kovacs L, Herschbach P, Machens HG, Biemer E. Does abdominoplasty have a positive infl uence on quality of life, self-esteem, and emotional stability? Plast Reconstr Surg. 2012;129(6):957e–962.

[28] Song AY, Rubin JP, Thomas V, Dudas JR, Marra KG, Fernstrom MH. Body image and quality of life in post massive weight loss body contouring patients.Obesity. 2006;14(9):1626–1636.

[29] Cintra Jr W, Modoli MLA, Gemperli R, Gobbi CIC, Faintuch J, Ferreira MC. Quality of life after abdominoplasty in women after bariatric surgery.Obes Surg. 2008;18(6):728–732.

[30] De Brito MJ, Nahas FX, Barbosa MV, Dini GM,Kimura AK, Farah AB, Ferreira LM. Abdominoplasty and its effect on body image, self-esteem, and mental health. Ann Plast Surg. 2010;65(1):5–10.

[31] Singh D, Zahiri HR, Janes LE, Sabino J, Matthews JA,Bell RL, Thomson JG. Mental and physical impact of body contouring procedures on post- bariatric surgery patients. Eplasty. 2012;12, e47.

[32] Momeni A, Heier M, Torio-Padron N, Penna V,Bannasch H, Stark BG. Correlation between complication rate and patient satisfaction in abdominoplasty.Ann Plast Surg. 2009;62(1):5–6.